Matthias Franz/André Karger (Hg.)

Männliche Sexualität und Bindung

Vandenhoeck & Ruprecht

Mit 3 Abbildungen und 5 Tabellen

Bibliografische Information der Deutschen Nationalbibliothek

Die Deutsche Nationalbibliothek verzeichnet diese Publikation in der
Deutschen Nationalbibliografie; detaillierte bibliografische Daten sind
im Internet über http://dnb.d-nb.de abrufbar.

ISBN 978-3-525-46274-4

Weitere Ausgaben und Online-Angebote sind erhältlich unter: www.v-r.de

Umschlagabbildung: © Sibylle Pietrek

© 2017, Vandenhoeck & Ruprecht GmbH & Co. KG,
Theaterstraße 13, D-37073 Göttingen /
Vandenhoeck & Ruprecht LLC, Bristol, CT, U.S.A.
www.v-r.de

Satz: SchwabScantechnik, Göttingen
Druck und Bindung: ⊕ Hubert & Co GmbH & Co. KG,
Robert-Bosch-Breite 6, D-37079 Göttingen

Gedruckt auf alterungsbeständigem Papier.

Inhalt

Vorwort   7

Martin Dinges
Männliche Sexualität und Bindung als Thema
der Sexualgeschichte?   17

Toni Tholen
Die Bedeutung von Bindung für die Modellierung von
Männlichkeiten in Literatur und Literaturwissenschaft   39

Hans-Joachim Lenz
Sexualisierte Gewalt gegen männliche Flüchtlinge und
Migranten – Skizze einer ersten Annäherung an ein
verdecktes Problemfeld   57

Martin Schott
Äußere Beziehung und innere Objekte bei Sexualstraftätern –
ihre Bedeutung für Psychodynamik und Psychotherapie   95

Heribert Blaß
Pornografie und die Angst vor (abhängiger) Bindung   113

Hans Jellouschek
»Was lange hält …« – Merkmale langjähriger
Liebesbeziehungen aus männlicher Sicht   129

Beate West-Leuer
»Love in the Office« – Sexualität am Arbeitsplatz zwischen
Flirt und Belästigung   141

Bernd Nitzschke
Der alte Mann und das Mehr – Über die Grenzen
des (sexuellen) Begehrens im Alter 155

André Karger
Thanatos meets Eros – Männliche Sexualität bei Krebs 181

Wolfgang Bühmann
Hoden- und Prostatakrebs – sexuelle Ängste nach
der Diagnose 195

Matthias Franz
Genitalbeschneidung – Patriarchalische Loyalität statt Bindung 201

Hans Hopf
Die psychosexuelle Entwicklung des Jungen und
ihre Störungen 221

Hermann Staats
Männlicher Stolz? Bindungs- und Autonomiebedürfnisse
bei Jungen und Männern 235

Frank Dammasch
Emotionale Starrheit und die Angst vor der Sexualität
bei männlichen Jugendlichen 251

Sophinette Becker
Transsexualität, psychosexuelle Identität und
multiple Facetten männlicher Identität 273

Josef Christian Aigner
Männlichkeit und männliche Sexualität als das Andere,
Fremde – wovor Genderforscher/-innen Angst haben könnten 291

Die Autorinnen und Autoren 313

Vorwort

Der Impuls für dieses Buch stammt aus der therapeutischen Arbeit mit Männern, die sich in ihrer Beziehungsfähigkeit, Emotionalität und Sexualität als beeinträchtigt erleben. Psychoanalytiker und Psychotherapeuten sehen in ihren Behandlungen immer wieder Männer, die an der konflikthaften Unvereinbarkeit ihrer Beziehungs- und sexuellen Wünsche leiden – und sich selbst dabei oft nicht verstehen können. Anhaltende Beziehungskonflikte, aber auch das Erleben schwerer Belastungen gehen sehr häufig mit psychosomatischen Beeinträchtigungen einher – oft auch mit Auswirkungen auf die Sexualität. Ein Grund dafür ist, dass sowohl die Gestaltung von Beziehungen als auch der Umgang mit schweren Belastungen geprägt ist von kindheitlich erworbenen Bindungsmustern.

Die frühkindlichen Erfahrungen mit den elterlichen Bezugspersonen und ihren Reaktionen auf die kindlichen Affektsignale und die dahinter stehenden Impulse und Motive des Kindes werden im Wesentlichen vorsprachlich verinnerlicht und zu zeitstabilen Bindungsmustern verdichtet. Diese obligatorischen Bindungsstile spiegeln die kindlichen Erfahrungen im Umgang mit weitgehender Abhängigkeit wider. Je nach verinnerlichtem Bindungsmuster werden Abhängigkeit und emotionale Intimität in späteren Liebesbeziehungen auch noch von Erwachsenen beispielsweise als gefährlich und ängstigend vermieden oder als hilfreich oder sogar beglückend zugelassen. Dementsprechend werden die psychischen Repräsentanzen dieser kindlichen Beziehungserfahrung später zumeist unbewusst auf Liebespartner übertragen und bestimmen die konkreten Aspekte der sexuellen Begegnung.

Als sichere oder unsichere Bindungsdispositionen beeinflussen sie die späteren Ausformungen der Sexualität des Erwachsenen

innerhalb von Beziehungen (Ciocca et al., 2015). So projizieren
sich kindlich erworbene Bindungsmuster in die gelebte männliche
Sexualität hinein. Die Integration mütterlich wie väterlich vermit-
telter Bindungsrepräsentanzen in die sexuelle Identität kann Ausgangspunkt einer mehr oder weniger konflikthaften sexuellen Trieb-
entwicklung werden. Ein unsicher-vermeidendes Bindungsmuster
kann sich beispielsweise in einer emotional vom Beziehungspartner
abgespaltenen, physiologisch aber kompetenten Sexualität, oder in
Form sexueller Funktionsstörungen vermitteln. So kann im Laufe
einer Psychotherapie der (vorübergehende) Verlust zuvor unbeein-
trächtigter Erektionsfähigkeit bei vermeidend-gebundenen narzisstischen Patienten paradoxerweise im Einzelfall sogar einen Thera-
piefortschritt anzeigen, wenn die phallische Potenzfunktion zuvor
unbewusst der Beherrschung und Kontrolle des Partners zur Vermeidung von Intimität und Abhängigkeit diente (vgl. Dunkley, Dang,
Chang u. Gorzalka, 2016).

Dem Zusammenhang von frühen Bindungserfahrungen und den
dadurch beeinflussten Ausformungen der Sexualität Erwachsener
sind die Beiträge dieses Buchs gewidmet. Wie beeinflussen frühkindliche Erfahrungen mit den primären Bindungspersonen und in diesem
Zusammenhang erlebte Verletzungen die Fähigkeit, innerhalb von
späteren Beziehungen mit Sexualität umzugehen? Kann eine Sexualität gelebt werden, die die Beziehung vertieft, oder dient diese gerade
der Abwehr von Abhängigkeit und Intimität und wird zum Symptom?
Wie manifestieren sich kindliche Beziehungserfahrungen und früh
verinnerlichte Bindungsmuster im gelebten Umgang mit Sexualität
und Triebhaftigkeit? Kommt es zur Koexistenz von Trieb und Objekt
innerhalb wechselseitig befriedigender Liebesbeziehungen oder existiert eine schizoide Spaltung, die bewirkt, dass das eine mit dem anderen nichts mehr zu tun hat? Und wie stellt sich dieser spannungsvolle
Zusammenhang gerade beim männlichen Geschlecht dar?

Schon Sigmund Freud hat in seiner Arbeit »Triebe und Triebschicksale« auf die relative Unbestimmtheit sexueller Triebimpulse hingewiesen. Er schreibt vor fast genau hundert Jahren: »Das
Objekt des Triebes ist dasjenige, an welchem oder durch welches
der Trieb sein Ziel erreichen kann. Es ist das variabelste am Triebe,
nicht ursprünglich mit ihm verknüpft, sondern ihm nur infolge sei-

ner Eignung zur Ermöglichung der Befriedigung zugeordnet. Es ist nicht notwendig ein fremder Gegenstand, sondern ebensowohl ein Teil des eigenen Körpers. Es kann im Laufe der Lebensschicksale des Triebes beliebig oft gewechselt werden; dieser Verschiebung des Triebes fallen die bedeutsamsten Rollen zu« (Freud, 1915, S. 215).

Freud beschreibt hier den lockeren, den irritierbaren Zusammenhang von Trieb und Objekt. Die moderne Bindungstheorie weist uns darauf hin, dass frühe Erfahrungen von emotionaler Zuwendung oder Zurückweisung des Kindes durch die primären Bindungspersonen entscheidend auch für dessen Fähigkeit sind, Sexualität später als Erwachsener innerhalb einer Liebesbeziehung zu integrieren oder eben abzuspalten. Ein unsicher-vermeidender Bindungsstil wirkt sich auf die gelebte partnerschaftliche Sexualität anders aus als ein sicheres Bindungsmuster, das die emotionale und sexuelle Verbindung über alle Affektqualitäten hinweg erlaubt.

Zu diesem, Psychoanalytikern wohlbekannten klinisch-psycho-therapeutischen Erfahrungswissen existieren heute auch empirische Untersuchungen. So konnte in einer explorativen Fallkontrollstudie an einer klinischen Stichprobe von Männern, die an funktionellen Erektionsstörungen litten, gezeigt werden, dass Männer mit disruptiven kindlichen Bindungserfahrungen früher und stärker beeinträchtigt unter Erektionsstörungen litten und häufiger Singles waren (Rajkumar, 2015). Stefanou und McCabe (2012) beschrieben in einer Übersicht Zusammenhänge zwischen einem ängstlich-vermeidenden Bindungsmuster und weniger befriedigend erlebten sexuellen Beziehungen, stärkerer Beeinträchtigung durch sexuelle Funktionsstörungen sowie weitere Auffälligkeiten.

Die komplexen Zusammenhänge zwischen kindheitlichen Bindungserfahrungen, Rollenstereotypen, späteren gesundheitlichen Belastungen und männlicher Sexualität beleuchteten im Rahmen des Männerkongresses 2016 (www.maennerkongress2016.de) ausgewiesene Expertinnen und Experten aus unterschiedlichen wissenschaftlichen Perspektiven. Ihre aktuellen Beiträge sind hier wiedergegeben.

Der Zusammenhang von Bindung und Sexualität markiert eine offensichtliche Leerstelle im Geschlechterdiskurs. Der Historiker und Männerforscher *Martin Dinges* zeigt einleitend in seinem Beitrag auf, dass in der Sexualgeschichte Verweiszusammenhänge zwischen männlicher Sexualität und Bindung kaum aufzufinden sind. Die historischen Großtrends des Männerbildes seit dem Zweiten Weltkrieg sind vielmehr durch Normierung, Befreiung, später Normalisierung, Flexibilisierung und Entgrenzung umrissen, ohne dass das Bindungskonstrukt in wahrnehmbarer Weise repräsentiert war. Dementsprechend wird in dem Beitrag eine Spurensuche versucht, bei der insbesondere die Zeit seit dem Zweiten Weltkrieg beachtet wird.

Toni Tholen geht es aus literaturwissenschaftlicher Sicht um die Bedeutung von Bindung für die Modellierung von Männlichkeiten. Ausgehend von Connells männlichkeitstheoretischen Überlegungen zur emotionalen Bindungsstruktur (Kathexis) zeigt Tholen, inwiefern Bindung als dynamische Kategorie bei der Konfiguration von literarischen Männlichkeiten von Bedeutung ist. Skizziert werden Schritte auf dem Weg zu einer noch ausstehenden literarischen Emotionsgeschichte der Männlichkeit, welche Schreibprozesse von exemplarischen männlichen Autoren (bspw. Knausgård) in nicht-fiktionalen (z. B. autobiografischen) Texten miteinbezieht.

Hans-Joachim Lenz und Martin Schott widmen sich dem Thema der sexualisierten Gewalt, die Männer als Opfer erfahren und als Täter ausüben. *Hans-Joachim Lenz* befasst sich mit der männlichen Verletzbarkeit, die gesellschaftlich bis heute durch Geschlechterklischees verdeckt wird, am Beispiel der sexualisierten Gewalt gegen männliche Flüchtlinge und Migranten und ihrer kulturellen Verdeckung im aktuellen gesellschaftlichen Diskurs. Obwohl seit Anfang der 1970er Jahre in der polizeilichen Kriminalstatistik jedes Jahr dokumentiert wird, dass die Opfer von Gewalttaten mehrheitlich Männer sind, ist (sexualisierte) Gewalt an Männern (immer noch) kein Thema der Sozial- und Gesundheitspolitik. Diese Problematik radikalisiert sich im aktuellen Umgang mit Flucht und Migration. Lenz zeigt, wie relevant sexualisierte Viktimisierung für Jungen und Männer im Kontext von Flucht und Migration ist, und kritisiert die strukturelle und personale Ignoranz herkömmlicher Geschlechter- und Migrationspolitik gegenüber der hohen Gewaltbetroffenheit von Männern und Jungen. Seine zentrale These ist, dass die Verletzbarkeit bei männlichen Flüchtlingen und Migranten doppelt verdeckt wird, da die Viktimisierung verleugnet und männliche Täterschaft einseitig in den Vordergrund gestellt wird.

Martin Schott geht auf den Zusammenhang zwischen frühesten Bindungserfahrungen, innerer Objektwelt und äußeren Beziehungen bei Sexualstraftätern ein. Viele Sexualstraftäter weisen als Ergebnis einer schwerwiegend beeinträchtigten kindlichen Entwicklung eine Persönlichkeitsstörung auf. Gestört ist dabei die fundamentale Bindung zum frühesten Liebesobjekt, zur Mutter, das mit nicht integrierbaren erotisierten und aggressiven Aspekten verinnerlicht wurde. Das ständig von innen durch Fragmentierung bedrohte unsichere Selbst muss durch Pseudoautonomie und emotionale Distanz geschützt werden. Im Delikt und der dazugehörigen Fantasie wird das traumatisierte Erleben des Kleinkindes durch Umwandlung ohnmächtigen Ausgeliefert- und Verlassenseins in narzisstischen Triumph und das Ausagieren von Wut kompensiert. Der Autor eröffnet vor diesem objektbeziehungstheoretischen Hintergrund therapeutische Zugangsmöglichkeiten und Perspektiven und hinterfragt zugleich die aktuellen forensischen Therapiekonzepte, die einseitig mehr auf eine Deliktaufarbeitung als auf einen beziehungs- und entwicklungspsychologischen therapeutischen Ansatz zielen.

Heribert Blaß betrachtet aus klinisch-psychoanalytischer und entwicklungspsychologischer Sicht das Phänomen der zumeist von Männern in Form von Internetpornografie und interaktiven Cybersexangeboten genutzten computervermittelten Sexualität. Diese virtuelle Welt lässt sich als realitätsnahe Manifestation eigener sexueller Fantasien verstehen und kann daher nicht nur als pathologisches Phänomen betrachtet werden. Unter dem Aspekt der Belebung eigener Fantasien kann sie, insbesondere bei Jugendlichen, sogar zum Aufbau eigener sexueller Repräsentanzen verwendet werden. Diese kreative Unterstützung eigener sexueller Fantasien ist aber nur möglich im Rahmen bestehender ödipaler Identifikationen, weil Pornografie hier eine Spielart sexueller Fantasie darstellt und gegebenenfalls wieder aufgegeben werden kann. Eine andere Funktion erhält sie bei unterschiedlichen Störungen der Bindung an Mutter und Vater. Insbesondere bei Fortbestehen einer dyadischen Bindung des Jungen an seine Mutter und damit auch an ihren Körper, kann Pornografie entweder als Abwehr oder als Reparationsversuch eingesetzt werden. Exzessive Nutzung von Pornografie und begleitende Masturbation können dann der Abwehr

einer gefürchteten Abhängigkeit dienen. Blaß demonstriert diese
Zusammenspiele anhand von Fallbeispielen.

Zum Themenbereich Bindung, Treue und sexuelle Paarbeziehung
schreibt *Hans Jellouschek* zu den Merkmalen langjähriger Liebesbeziehungen aus männlicher Sicht. Auch für Männer ist die Dauerhaftigkeit ihrer Paarbeziehung von großer Bedeutung. Der Autor
beschreibt vor dem Hintergrund seiner langjährigen therapeutischen
Erfahrungen, was Männern für eine dauerhafte Bindung wichtig ist
und worauf sie besonderen Wert legen. Er thematisiert Unterschiede
zur weiblichen Perspektive und schildert praxis- und erfahrungsnah,
welche Beziehungsprobleme daraus entstehen können.

Nirgendwo gibt es so viele Flirtmöglichkeiten wie am Arbeitsplatz – der Ort, an dem sich die meisten Liebesbeziehungen anbahnen. *Beate West-Leuer* weist auf die unvermeidliche Präsenz von Eros
und Psyche auch in der Arbeitswelt hin. Können Führungskräfte
diese Realität als arbeitsweltliche Dimension integrieren, dann können sie bei sich selbst und ihren Mitarbeitern erotische Gedanken
und Gefühle zulassen, ohne diese zwanghaft auszuagieren. Flirt-
beziehungen am Arbeitsplatz haben jedoch den klar definierten
Grundsatz der Freiwilligkeit. Die Autorin zeigt dies anhand von Fallbeispielen und demonstriert die fatalen Folgen eines nicht offenen
Umgangs mit sexueller Belästigung am Arbeitsplatz.

Der Bereich männliche Sexualität und (beschädigte) Körperlichkeit wird von Bernd Nitzschke, André Karger, Matthias Franz und
Wolfgang Bühmann bearbeitet. *Bernd Nitzschke* setzt sich zunächst
mit dem traditionellen Bild der Männerrolle auseinander. Der
richtige Mann gibt niemals auf, kennt keine Schwächen und keinen Schmerz, ist durchsetzungsfähig, leistungs- und konkurrenz-
orientiert – bis in das hohe Alter. Mutig im Kampf und in Gefahr
bleibt er doch fair und zollt seinem Gegner Respekt. Ausgehend von
dem heldenhaften Archetyp, den Hemingway beschrieb und verkörperte, beschäftigt sich Nitzschke mit der Frage, was geschieht, wenn
der (alte) Mann an Grenzen stößt, wenn der Schmerz des Abschied-
nehmens spürbar und der Rückblick auf sein Männerleben unausweichlich wird. Nicht nur Alter, sondern auch Krankheit bedrohen
die narzisstische Integrität jedes Mannes. Im Besonderen stellt eine
Krebserkrankung eine existenzielle Herausforderung dar, die den

Erkrankten mit der Möglichkeit des eigenen Sterbens konfrontiert.
Viele Patienten berichten während und nach einer Krebserkrankung
über den Verlust oder deutliche Einschränkungen ihrer Sexualität.
Die Problematik wird noch verstärkt, sind wie bei der häufigsten
Krebserkrankung des Mannes, dem Prostatakrebs, die Sexualorgane
selbst betroffen. Im Beitrag von *André Karger* berichten Patienten
mit Prostata- und Hodenkrebs über ihren Umgang mit der Sexualität in der Partnerschaft. Dabei verstellen männliche Geschlechternormen (in unserem Gesundheitssystem und bei den Betroffenen)
oft adäquate Hilfen für Männer in einer solchen Situation. Hier ist
gesundheitspolitisches Handeln gefordert, um Mentalitäten (von
Patienten und Ärzten) und Versorgungsbarrieren zu verändern.

Auch der Urologe *Wolfgang Bühmann* thematisiert die sexuellen
Ängste und Fragen von Männern nach der Diagnose eines Hoden-
oder Prostatakrebses: »Wie gut kann ich noch?« und »Muss ich denn
noch wollen oder darf ich auch nicht mehr können?«. Neben der
seelischen Belastung durch die Diagnose und die körperlichen Stra-
pazen durch die eingreifenden Behandlungen werden die zumeist
jungen Hodentumorpatienten von Versagensangst um ihre sexuelle
Kompetenz und je nach Lebensstadium auch um ihre Familienplanung umgetrieben. Aber auch Prostatakarzinom-Betroffene
sorgen sich um sexuelle Beeinträchtigungen als mögliche Behand-
lungsfolge. Stetige Behandlungsfortschritte mit Langzeitüberlebens-
raten von über 90 Prozent bei beiden Krebserkrankungen dürften
nicht über die individuellen seelischen Probleme hinwegtäuschen.
Bühmann fordert deshalb für Betroffene hinsichtlich der Stabilisierung auch der seelischen Lebensqualität eine leistungsfähige und
nachhaltige psychoonkologische Begleitung.

Matthias Franz widmet sich dem Tabuthema der rituellen Jungenbeschneidung und weist auf den transgenerationalen Charakter der traumatisch erzeugten patriarchalischen Loyalität hin. Aus
medizinischer Sicht gibt es keinen Grund, einem gesunden Jungen
seine gesunde Vorhaut abzuschneiden. Die rituelle Beschneidung
von Jungen ohne medizinische Indikation ist eine traumatische Verletzung ihrer genitalen kindlichen Integrität. Dieser potenziell mit
erheblichen medizinischen Risiken verbundene Eingriff bewirkt aus
psychoanalytischer Sicht bei vielen der Jungen bleibende Ängste um

ihre Männlichkeit und als Reaktion darauf einen hochkränkbaren Ehrbegriff. Dies gilt besonders dann, wenn die Beschneidung in einer für die sexuelle kindliche Entwicklung vulnerablen Entwicklungsphase vorgenommen wird. Nicht selten resultieren dann Vertrauensbrüche in der Elternbeziehung und als Abwehr dieser Erfahrung eine patriarchalische Loyalität und Identifikation mit dem Aggressor. Die auf die Mutter gerichtete Enttäuschungswut, zu der vor der Beschneidung eine wechselseitige Idealisierungsbeziehung bestand und die trotzdem die Beschneidung nicht verhinderte, kann nach diesem abrupten Bruch dann später tief greifende Ängste vor einer unkontrollierten Weiblichkeit und einer selbstbestimmten weiblichen Sexualität bewirken. Für die destruktive Tiefenwirkung und die zuweilen neurotischen Ausformungen dieser sexuellen Gewalterfahrung besteht in weiten Teilen der Öffentlichkeit und der Politik trotz wachsender Sensibilisierung für den Kinderschutz bislang weder ein empathisches noch ein intellektuelles Bewusstsein.

Zu kindlichen Entwicklungsaspekten männlicher Identitäts- und Sexualitätsformen schreiben aus psychoanalytischer Sicht abschließend Hans Hopf, Hermann Staats, Frank Dammasch, Sophinette Becker und Josef Christian Aigner. Der Kinder- und Jugendlichenpsychoanalytiker *Hans Hopf* beschreibt zunächst die allgemeine psychosexuelle Entwicklung des Jungen. Aufgrund ihres komplexen Verlaufs von der primären Entidentifizierung über die phallische Phase sowie die Triangulierung bis hin zum Ödipuskomplex ist sie in besonderer Weise störbar. Der Beitrag verdeutlicht die Rolle des Vaters für die Entstehung der männlichen Identität und für die Entwicklung unterschiedlicher Varianten von Männlichkeit im Beziehungsdreieck zwischen Mutter, Vater und Kind. Dabei geht Hopf auch auf die Bedeutung von Übergriffigkeiten, Missbrauch und sadistischer Gewalt ein.

Hermann Staats bringt den Begriff des männlichen Stolzes aus bindungstheoretischer Perspektive in Verbindung mit Bindungs- und Autonomiebedürfnissen bei Jungen und Männern. Der Autor interpretiert männlichen Stolz als ein Erlebens- und Verhaltensmuster, das der Bewältigung von Konflikten zwischen Bindungswünschen und Autonomiebedürfnissen dient. Der Autor plädiert auch unter Berücksichtigung empirischer Befunde für einen differenzierten

Umgang mit jungenhaftem und männlichem Stolz in Familien, Kitas, Schulen und im öffentlichen Raum, um *männlichen Stolz* in seinen Funktionen besser zu verstehen – als Beziehungsangebot, als Mittel der Bewahrung von Bewährtem, als Hilfe bei der Bewältigung von Angst und als Element männlicher Sexualität und Aggression.

Frank Dammasch beschreibt in einer psychoanalytischen Fallstudie die Behandlung eines emotional- und kontaktgestörten männlichen Jugendlichen. Er zeigt auf, dass der bewusste auf Mädchen bezogene Hass des Patienten seine Wurzeln im unbewussten Hass auf die eigenen weiblich-mütterlichen Anteile hatte. Dies hatte Entwicklungskonflikte zur Folge, welche die Entwicklung und die positive Integration sexueller Impulse und Beziehungswünsche beeinträchtigten. Dies bildete sich auch in der therapeutischen Beziehung ab. Im Zentrum des intrapsychischen Konflikts und der Entwicklungshemmung des Jugendlichen steht dessen Angst vor frühen Versagungsgefühlen und Abhängigkeitswünschen aus der Mutter-Sohn-Beziehung. Dammasch illustriert mit dieser Fallstudie mögliche Hintergründe dafür, dass männliche Jugendliche sich zunehmend der Auseinandersetzung mit den psychosexuellen Entwicklungsaufgaben der Pubertät durch Lernstörungen und Triebverleugnung entziehen.

Die Sexualwissenschaftlerin *Sophinette Becker* setzt sich damit auseinander, dass derzeit in unserer Kultur die Grenzen zwischen den Geschlechtern flexibler zu werden scheinen und die Trennschärfe zwischen den sexuellen Orientierungen und Kategorien abnimmt. Viele alte Gewissheiten in Bezug auf Geschlecht und sexuelle Orientierung sind so ins Wanken geraten – und existieren gleichzeitig fort. Vor diesem Hintergrund geht sie der Frage nach, wie transsexuelle Entwicklungen bei biologischen Männern Facetten, Probleme und Krisen männlicher Identität codieren.

Josef Christian Aigner greift schließlich anknüpfend an Hopf die erst in den letzten Jahren zunehmend erkannte Bedeutung und die distinktiven Funktionen des Vaters im Vergleich zur Mutterbeziehung auf. Die herkömmliche Konstellation der patriarchalen Familie mit Mutterdominanz und fernem Vater erzeugt eine spezifische Beziehungskonstellation, die insbesondere für Jungen und ihre Entwicklung problematische Folgen zeitigen kann. Aigner kontrastiert im Weiteren die gegenläufige Tendenz aktueller Gendertheorien, welche die Bedeutung des Unterschieds zwischen Müttern und Vätern und so auch zwischen den Geschlechtern tendenziell nivelliert. Aigner geht diesem Widerspruch entlang der körperlichen und sexuellen Entwicklung nach, fragt nach den Folgen für die Jungen und versucht zu zeigen, welche Ausblendungen und genderpolitischen Befürchtungen einer Vernachlässigung oder gar Leugnung des Geschlechtsunterschieds und seiner Bedeutung für das Mannwerden zugrunde liegen könnten.

Matthias Franz und André Karger

Literatur

Ciocca, G., Limoncin, E., Di Tommaso, S., Mollaioli, D., Gravina, G. L., Marcozzi, A., Tullii, A., Carosa, E., Di Sante, S., Gianfrilli, D., Lenzi, A., Jannini, E. A. (2015). Attachment styles and sexual dysfunctions: a case-control study of female and male sexuality. International Journal of Impotent Research, 27 (3), 81–85.

Dunkley, C. R., Dang, S. S., Chang, S. C., Gorzalka, B. B. (2016). Sexual functioning in young women and men: Role of attachment orientation. Journal of Sex and Marital Therapy, 42 (5), 413–430.

Freud, S. (1915). Triebe und Triebschicksale. G. W. Bd. X. Frankfurt a. M.: Fischer.

Rajkumar, R. P. (2015). The impact of disrupted childhood attachment on the presentation of psychogenic erectile dysfunction: an exploratory study. Journal of Sexual Medicine, 12 (3), 798–803.

Stefanou, C., McCabe, M. P. (2012). Adult attachment and sexual functioning: a review of past research. Journal of Sexual Medicine, 9 (10), 2499–2507.

Martin Dinges

Männliche Sexualität und Bindung als Thema der Sexualgeschichte?

Die Einladung, als Historiker einen Beitrag für diesen Band zu liefern, zeigt das Interesse der Nachbardisziplinen für die Geschichtswissenschaft, ist aber auch eine Herausforderung. Ich habe das Problem einer angemessenen Fassung des Themas durch das Fragezeichen am Ende des Titels auszudrücken versucht. Die Bindungsforschung betraf ja zunächst entwicklungspsychologische Aspekte der Kindheit. Man hatte beobachtet, dass bestimmte Formen der Interaktion zwischen Mutter und Kind einen positiven oder negativen Einfluss auf die spätere Entwicklung haben. So fördert feinfühlige Behandlung Bindung. Missbrauch oder Vernachlässigung hingegen haben einen besonders negativen Einfluss, der eine psychische Störung auslösen oder begünstigen kann. Auch gelten stabile längere Bindungen als der wichtigste Schutzfaktor vor psychischen Störungen. Solche Beziehungen können offenbar auch die Folgen von traumatischen Erfahrungen, wie sexuellem Missbrauch oder Misshandlung, abmildern (Tress, 1986, S. 129). Schließlich gibt es einen transgenerationalen Effekt: Günstige Bindungsrepräsentanzen bei den Eltern fördern die Entwicklung entsprechend günstiger Bindungstypen bei den Kindern. Legt man das Vierphasenmodell nach Bowlby zugrunde, dann sind nach den ersten sechs Lebensmonaten insbesondere die ersten drei Lebensjahre entscheidend, auch wenn später noch eine gewisse Plastizität besteht. Allerdings sind all diese Zusammenhänge höchst komplex, wie nicht zuletzt die Mannheimer Längsschnittstudie zeige (Laucht, 2015, bes. S. 64–68; Tress, 1986, S. 28 ff.).

Wo lassen sich nun Bezüge zum Thema Sexualität herstellen? Zusammenhänge zu liberalen Sexualverhältnissen und mangelhafter Verhütung bestehen, sind aber indirekt. Die Bindungsforschung belegt ansonsten, dass sexuell missbrauchte Jungen etwas andere

Kompensationen suchen als Mädchen. Eine weitere Problemstellung wäre der Zusammenhang von Bindungserfahrung und männlicher Sexualität, die manchmal mit Bindungsangst einhergeht – aber auch das ist ein Thema für Psychologen, nicht für Historiker; da mangelt es uns schlicht an Quellen.

Ist schon der Zusammenhang von Bindungstheorie mit Sexualität nicht gerade eng, so ist eine sexualitäts*geschichtliche* Rekonstruktion noch schwerer herzustellen. Natürlich könnte man in die Wissenschaftsgeschichte ausweichen und über die frühe Rezeption der Bindungstheorie und ihre empirische Überprüfung in der DDR berichten. Sie führte zu politisch so unerwünschten Ergebnissen, dass man die Forschung schleunigst einstellte (Plückhahn, 2000). Mittlerweile sind einige der damaligen Annahmen, die gegen eine frühe umfassende Betreuung sehr kleiner Kinder durch Dritte sprachen, allerdings widerlegt. Stichworte sind hier die funktionale Bindung, die Kinder zur Pflegemutter entwickeln können, und die entscheidende Bedeutung der Qualität, nicht der Quantität, der Präsenz einer Hauptbezugsperson; außerdem werden die Bindungen an die Väter höher eingeschätzt als damals. Die Väter kamen aber erst um die Jahrtausendwende in den Blick – da mittlerweile die Überbetonung der Mutterrolle in der Nachkriegspsychologie relativiert war (Zaretsky, 2009, S. 353 ff.). Immerhin zeigt sich hier die gesellschaftliche Relevanz solcher Ergebnisse. Über deren Bewertung wurde später in der BRD bei der geplanten Einführung von Krippenplätzen für ein Drittel der Kinder erneut trefflich gestritten.

In der gängigen Sexualitätsgeschichte geht es jedenfalls um ganz andere Probleme als um Bindung und Bindungsfähigkeit.[1] Vielmehr thematisierte man Normierung, Befreiung, später Normalisierung, Flexibilisierung, Virtualisierung und Entgrenzung – von Sexualität (Dinges, 2017). Die Bindungswirkung von Sexualität wurde allenfalls in Bezug auf Paare erwähnt. Die Auswirkungen auf Dritte, also Kinder, waren nie von Interesse.

Ich habe mir deshalb vorgenommen, einen kurzen Überblick über die deutsche Sexualitätsgeschichte der letzten 80 Jahre zu bieten, also

---

1   Explizit wird das von einem etwas irritierten Befragten angesprochen in
    Schmidt, Matthiesen, Dekker und Starke (2006, S. 92).

über die Zeit, die heute lebende Personen, die in der Beratung auftauchen, noch direkt oder indirekt beeinflusst.

Ich tue das anhand zweier Fragestellungen, die eine Beziehung zur Bindungstheorie herstellen: Wie wirkten sich die *Sexualitätsregime,* also die zeitgenössischen normativen Rahmungen erwünschter Sexualität, aus

1. auf die Stabilität von Paarbeziehungen und damit
2. auf die Chancen der Kinder, stabile Bindungen zu entwickeln?

Hintergrund meiner Überlegung ist der aktuelle Stand der psychologischen Forschung. Danach bieten stabilere Paare bessere Voraussetzungen für die Entwicklung solider Bindungen. Ich weiß sehr wohl, dass zwanghaft zusammenbleibende Partner kein Erfolgsmodell sind und Scheidungen lange vor ihrem Vollzug Schatten werfen. Aber die psychologische Forschung macht es plausibel, dass eine frühzeitige Beendigung der Paarbeziehung, insbesondere für sehr kleine Kinder, erhöhte Risiken birgt. Scheidungen können für alle Beteiligten hilfreich sein, für die Kinder sind sie aber oft am schwierigsten zu bewältigen. Das gilt wegen der Trennungsverarbeitung sowie der Reorganisation des mentalen Bindungsmodells. Dazu kommt die psychisch hohe Belastung der Mutter (Franz, 2013, S. 82 f.; Gloger-Tippelt u. König, 2003, S. 142 f.). Die dissoziativen Wirkungen von Trennungen sind außerdem bei Jungen höher als bei Mädchen (Franz, 2013, S. 85, S. 87 ff., S. 92–97; Schlack, 2013, S. 128–132, S. 139). Zusätzlich belastend ist es, wenn der mit dem Kind allein bleibende Elternteil – viele Jahrzehnte war das fast immer die Mutter, heute ist das wieder zu 90 Prozent der Fall – auch noch fast ausschließlich für die ökonomische Sicherung des Haushalts zuständig ist.[2] Die Vollzeitbeschäftigtenquote ist auch deshalb bei Alleinerziehenden mit 42 Prozent immer noch deutlich höher, als bei Müttern in Paarhaushalten mit 27 Prozent

---

2   Dazu trägt oft bei, dass der Erzeuger nicht zahlt – aus welchen Gründen auch immer. Siehe dazu die in den Medien stark rezipierte Studie von Lenze (2014, S. 19–21). Diese Bertelsmann-Studie zur Finanzlage der Alleinerziehenden ist umstritten, da die Datenlage, insbesondere zur Zahlungsunwilligkeit der Väter, nicht überzeugt.

(Kraus, 2014, S. 62 f.).[3] Wiederverheiratungen sind bei allen Geschiedenen, auch denjenigen ohne Kinder, häufig: Generell waren sie in der ersten Dekade des neuen Jahrtausends jedenfalls bei 35- bis 45-jährigen Frauen häufiger als Erstverheiratungen in dieser Altersgruppe (Kraus, 2014, S. 55 f.). Auch hier gilt: Patchwork-Familien können gut funktionieren, aber besonders für Kinder sind sie herausfordernd. Dementsprechend werde ich versuchen, für die einzelnen Zeitabschnitte Informationen zusammenzutragen, die Rahmenbedingungen für die Entstehung guter Bindung charakterisieren und in ihrer recht unterschiedlichen gesellschaftlichen Bewertung historisch situieren:

-   Dauer von Partnerschaften und Ehen,
-   Scheidungen,
-   Anzahl unehelicher Geburten,
-   Anzahl von Einelternfamilien und
-   Berufstätigkeitsquoten von Müttern, insbesondere kleiner Kinder.

Vorbemerkung zum Kindesmissbrauch

Sexualität, insbesondere die vom Thema des Buches geforderte männliche Sexualität, kommt aber nicht nur bei Paarbildung und Dauer von Partnerschaften ins Spiel, sondern auch im Zusammenhang mit Kindesmissbrauch, zu dem ich vorab noch einige Bemerkungen machen muss. Das ist eine der massivsten Beschädigungen von Bindung und Vertrauen (Engfer, 2016). Die Wahrscheinlichkeit von Missbrauch ist in zwei Typen von Elternpaaren mit sehr ungleicher Machtverteilung besonders häufig: Wenn die Mutter besonders dominant oder wenn sie besonders hilflos ist und der Vater jeweils die Gegenposition ausfüllt (Haag, 2015, S. 163). Dementsprechend sollen ausgeglichene Paarkonstellationen weniger zu Missbrauch führen. Schließlich sind Kinder, die als wenig geschützt wahrgenommen werden, stärker gefährdet; Stiefkinder gelten als klassisches Opfer. Sexueller Missbrauch ist dabei nur die Spitze des Eisberges von verschie-

---

3   Die Beschäftigungsquoten sanken von 1997 bis 2009 um ein Fünftel – unfreiwillig bei den Alleinerziehenden. Deren Beschäftigungsverhältnisse sind öfter befristet, also prekär – und das mit zunehmender Tendenz; Alleinerziehende sind außerdem länger und häufiger arbeitslos.

denen Arten des Missbrauchs, mit dem das Vertrauen von Kindern zerstört wird (Jungnitz, Lenz, Puchert, Puhe u. Walter, 2007, S. 19 ff., S. 45 ff.). Aus historischen Untersuchungen über uneheliche Kinder weiß man, dass Nichtanerkennung und Missachtung von diesen Kindern als zweitschwerste Belastung empfunden wurde – übrigens deutlich vor Erfahrungen materieller Armut (Arbeitsgruppe Illegitimität, 2004, S. 360, S. 337, S. 356; vgl. auch Dinges, 2013).

Sieht man sich allerdings aktuelle Zahlen zum sexuellen Missbrauch an, dann zeigt sich, dass der Zusammenhang mit der gängigen Kernfamilie eher indirekt ist.[4] Zunächst zu den Prävalenzen: Schließt man Handlungen ohne Körperkontakt und Akte von Gleichaltrigen aus, dann bleiben in der Gegenwart folgende Größenordnungen für den zumeist einmaligen Fall des sexuellen Missbrauchs: 6 bis 10 Prozent der befragten Frauen und 2 bis 3,4 Prozent der befragten Männer machten, als sie unter 14 Jahren alt waren, solche Erfahrungen. Mädchen waren also etwa dreimal häufiger betroffen (Engfer, 2016, S. 15). Der Anteil schwerster Fälle (mit Penetration auch bei Jungen) lag bei beiden Geschlechtern etwa gleich hoch, nämlich bei einem Fünftel. Missbrauch durch Frauen ist also nicht weniger gewalttätig.

Bei 97,5 Prozent der weiblichen Opfer und bei 78,7 Prozent der männlichen Opfer sind die Täter Männer (Engfer, 2016, S. 18). Unter den zumeist männlichen Tätern stellten Bekannte die Hälfte aller Täter, Fremde ein Fünftel; alle Verwandten und Angehörigen demgegenüber nur ein Viertel. Hier ist auch der sehr geringe Anteil der Väter und Stiefväter eingeordnet – sowie die noch sehr viel seltener beteiligten Mütter und Stiefmütter.

Allerdings nimmt man an, dass der Anteil der weiblichen Täter unterschätzt wird, da Frauen mehr Körperkontakt zugestanden wird und deshalb Missbrauch leichter kaschiert werden kann, außerdem Jungen, die von Frauen missbraucht werden, dies seltener so bezeichnen (Jungnitz et al., 2007, S. 55 ff.). Sexueller Missbrauch durch Frauen wird zumeist von Müttern begangen, und dies über lange Zeit (Günther, 2000, S. 190). Insgesamt kann man aber feststellen, dass der sexuelle Missbrauch durch eine Bindungsperson, der besonders stark

---

4   Zur Methodik vgl. Ernst (2005), Mosser (2009, S. 21–27), Jungnitz et al. (2007, S. 49).

traumatisiert, sehr viel seltener ist als in der öffentlichen Wahrnehmung (Strauß u. Schwartze, 2016, S. 113).[5] Ein besonderer Zusammenhang des sexuellen Missbrauchs mit der Konstellation, dass Mütter
allein erziehen, ist nach meiner Kenntnis bisher nicht belegt (Elliott,
1995, S. 176–276; Günther, 2000, S. 61–65, S. 86–89; Haag, 2015).

Schließlich sind nach der polizeilichen Kriminalitätsstatistik auch
keine quantitativen Veränderungen im Zeitablauf feststellbar: Von 1985
bis 1995 blieben die Raten pro 100.000 Kinder gleich, auch die Befragungen älterer Alterskohorten ergaben keine Varianz. Ich habe deshalb das Missbrauchsthema nicht weiter verfolgt (Engfer, 2016, S. 16).[6]

Ich versuche nun, den Wandel der privaten Lebensformen und
ihre Auswirkungen auf Bindungschancen im Rahmen der verschiedenen Sexualitätsregime ohne kulturpessimistische Färbung vorzustellen, und bin mir dabei der Schwierigkeit bewusst, mit Plausibili-
täten argumentieren zu müssen.

Bevölkerungspolitisch und rassistisch inspirierte Teilentkopplung von Ehe und Sexualität während der NS-Zeit und deren Nachwirkungen

Ein Blick auf die NS-Sexualpolitik ist unumgänglich: Ziel der Rasse-
gesetze war die Verhinderung legitimer Paarbildung und des außerehelichen Verkehrs zwischen Juden und Nicht-Juden. Dieser war
nur für Männer strafbar; Frauen hielt man für passiv und wollte
außerdem ihre Motivation zur Denunziation befördern. Die Erb-
gesundheitsgesetze gegen »geistig oder körperlich minder Bemit-
telte« sollten »erbkranken Nachwuchs« verhindern, was zu fast
400.000 Sterilisierungen führte.[7] Demgegenüber erleichterte die
NS-Regierung 1938 Scheidungen nach dem Zerrüttungsprinzip,

---

5 Brisch (2003, S. 111) weist allerdings auf die ebenfalls einschneidende Rolle
   von Missbrauchserfahrungen mit Personen in einer Fürsorgestellung hin.
6 Günther (2000, S. 171 f.) weist auf den Rückgang im Hellfeld hin: So sank
   die Häufigkeitszahl pro 100.000 Einwohner von 31,9 im Jahr 1955 auf 19,2
   im Jahr 1996, was vielleicht auf eine sinkende Anzeigebereitschaft zeigt.
7 Als Erbkrankheiten im Sinne des Gesetzes galten: angeborener Schwachsinn, Schizophrenie, zirkuläres (manisch-depressives) Irresein (heute Bipola-
   re Störung), erbliche Fallsucht (heute Epilepsie), erblicher Veitstanz (heute

um die Geburtenrate zu erhöhen. Das führte zu einer kurzen Welle nachgeholter Scheidungen, die Paare, die nicht zusammenbleiben wollten, nach drei Trennungsjahren entlastete.

Die Radikalisierung von Männlichkeit nach dem Modell des NS-Soldaten, das heißt die Erziehung zur Härte anderen, aber auch sich selbst gegenüber, senkte die Empathiefähigkeit von Männern gezielt ab und förderte autoritäres Gebaren in Paaren und gegenüber Kindern (Müller-Münch, 2012, S. 79 f.). Sexuelle Beutezüge der Soldaten während des Krieges lockerten die bisherige Einhegung von Sexualität in der Ehe und konnten bis zur brutalen sexuellen Ausbeutung der eigenen Kinder führen (Mühlhäuser, 2010, S. 368, S. 373 f., S. 378; Müller-Hohagen, 1994, S. 216–220; Müller-Hohagen, 2005, S. 73 f., S. 108). Die Traumatisierung durch Kriegserfahrungen und die Schwierigkeiten der Rückkehrer, diese mitzuteilen, führten zu erheblichem Druck in den Familien und konnten Gewaltneigungen fördern (Goltermann, 2009, S. 130–162).

Für das Verhältnis zu Kindern ist der Hinweis auf die ideologische Rechtfertigung von Strenge in der Erziehung besonders wichtig. Die NS-Erziehungslehre von Johanna Haarer, deren Buch »Die deutsche Mutter und ihr erstes Kind« bis 1987 in fast 1,2 Millionen Exemplaren verkauft wurde, setzte systematisch darauf, keine emotionale Bindung zwischen Mutter und Kind entstehen zu lassen, damit diese nicht durch das Kind manipulierbar wird.[8] Vielmehr sollte schon der Säugling auf Folgebereitschaft hin konditioniert werden, indem man den Blickkontakt zu ihm mied. Weiter ließ man ihn außerhalb der streng regulierten Stillzeiten schreien, auch wenn er im dunklen Zimmer nicht einschlafen wollte. Das Motto war: »Versagt auch der Schnuller, dann, liebe Mutter, werde hart!« (Haarer, 1943, S. 121 f., S. 171 ff., S. 176). Im zweiten Vierteljahr seines Lebens sollte man dem Säugling beim Zufüttern Tischsitten beibringen und abgelehnte Nahrung zum nächsten Regelzeit-

---

Chorea Huntington), erbliche Blindheit, erbliche Taubheit, schwere erbliche körperliche Missbildung. Ferner konnte unfruchtbar gemacht werden, wer an »schwerem Alkoholismus« litt.

8   Ähnliche Tendenzen waren aber bereits älter und existierten zeitgenössisch auch zum Beispiel in den USA, s. Höffer-Mehlmer (2003, S. 171–175); s. aber Chamberlain (1998, bes. S. 118–128).

punkt wieder anbieten – nichts anderes (vgl. Haarer, 1951, S. 76).
Kurz, man solle nicht »Psychologie« anstelle von Erziehung setzen
(Haarer, 1943, S. 262, S. 274).[9] Haarers zweites Erziehungsbuch für
die Zwei- bis Sechsjährigen »Unsere kleinen Kinder« wurde ebenfalls bis ins dritte Jahrzehnt der Bundesrepublik weiter aufgelegt.
Es betont 1936 wie 1951 mit identischen Handlungsempfehlungen
die überragende Rolle der Erziehung zum Gehorsam, die Zulässig-
keit und Notwendigkeit von Schlägen sowie die Bedeutung regelmäßiger Entleerungen und des frühen »Sauberwerdens« (vgl. zu
Gehorsam: Haarer, 1936, S. 181; 1951, S. 93; zur Vermeidung von
Verkehrs- und Hausunfällen: 1936, S. 231; 1951, S. 91; zu Schlägen: 1936, S. 184; 1951, S. 99; zur Entleerung etc.: 1936, S. 46; 1951,
S. 165).[10]
Das NS-Sexualregime nahm mit seiner Scheidungspolitik also
kurzfristig etwas Druck aus manchen Beziehungen. Viel wichtiger
war anderes: Kriegsfolgen und -erlebnisse sowie das brutalisierte
Männlichkeitsleitbild und die offiziell propagierte Erziehungslehre
verringerten die Chancen der Kinder, förderliche Bindungen aufzubauen.[11] Erschwerend kam als Kriegsfolge hinzu, dass viele Mütter zunächst Vaterabwesenheit ausgleichen und nach dem Tod des
Partners als Alleinerziehende die ganze Familie ernähren mussten –
also unter hohem Druck standen.

---

 9 Vgl. zur Implementation in Mütterschulungskursen Quindeau, Einert und
    Teuber (2012, S. 97).
10 Auch die Verbreitung dieses Werkes muss sehr hoch gewesen sein. Bereits
    die Auflage von 1951 wird mit »251. bis 262. Tausend« angegeben, die »voll-
    ständig neu bearbeitete Auflage« erreicht bis 1972 noch einmal das 267. Tau-
    send. Die einzige Modifikation, die ich an den einschlägigen Stellen fest-
    stellen konnte, betraf das Ziel der »Hebung der Geburtenzahl«. So sollten
    »saubere Kinder« (1936, S. 48) den anderen Volksgenossen »Lust auf Kinder
    machen«. Eine Übersetzung ins Spanische erfolgte 1970. Daneben erschien
    im Münchner Verlag Gerber von 1950 bis 1970 noch ein Werk über Schul-
    kinder; 1957 ein Buch über Erziehung von Kindern auf dem Land (Bayeri-
    scher Landwirtschaftsverlag, neu aufgelegt 1959).
11 Ihre jüngste Tochter hat die besonderen Schwierigkeiten, Bindung herzu-
    stellen, schmerzhaft erfahren und eindrucksvoll verarbeitet. Vgl. J. Haarer,
    G. Haarer (2012, bes. S. 384 f.); vgl. auch Lorenz (2012, S. 165 f. zum Enkel
    Michael Haarer).

Die sogenannten »wilden Jahre« direkt nach dem Krieg waren durch große Not und erhebliche Unordnung, nicht zuletzt durch gewaltige Bevölkerungsverschiebungen, gekennzeichnet. »Die Gefallenen und Vermissten hinterließen mehr als 1,7 Millionen Witwen sowie fast 2,5 Millionen Halbwaisen und Vollwaisen. Geschätzt wuchs ungefähr ein Viertel aller Kinder nach dem Zweiten Weltkrieg auf Dauer ohne Vater auf« (Radebold, 2004, S. 115–119).[12] Die Erleichterung, das Grauen überlebt zu haben, führte auch zu manchem entlastenden Exzess.

Ein Indikator ist die Rate unehelicher Geburten. Sie verdoppelte sich nach geringen 8 Prozent in den 1930er Jahren 1946 einmalig auf über 16 Prozent, um von über 12 Prozent im Jahr 1947 bis 1964 wieder auf unter 5 Prozent abzusinken (Statistisches Bundesamt, 1972, S. 108). Tress hat allerdings gezeigt, dass uneheliche Geburt korrelationsstatistisch für die spätere psychische Gesundheit nicht relevant ist (Tress, 1986, S. 85). Viel wichtiger ist, welche Bindungschancen das Kind nachher hat. Insofern ist die Anzahl der mit Besatzungssoldaten gezeugten Kinder, die eine große Rolle in den Medien spielten, wichtiger, weil diese Unehelichen häufig in Heime kamen: Ihre Zahl entsprach 1946/47 etwa einem Zehntel, die der farbigen Besatzungskinder 1 Prozent aller Unehelichen (Buske, 2004, S. 196 f.).

Versuchte Zwangskopplung von Sexualität und Ehe in den 1950er Jahren als »Bewältigung« der »NS-Erbschaft«

In der Folgezeit zielte die BRD auf eine Restauration des traditionellen Ehe- und Familienmodells, das einen wesentlichen Beitrag zur moralischen Katharsis erbringen sollte (Herzog, 2005). Die deutsche Niederlage wurde gern mit der Unsittlichkeit des NS-Regimes und seiner Sexualpolitik begründet (dramatisch in Stellungnahmen der katholischen Hierarchie, vgl. Buske, 2004, S. 219 f.). Eherecht,

---

12 Dort noch detailliertere Angaben zu einzelnen Alterskohorten: mindestens sechs Monate Vaterabwesenheit beim Jahrgang 1945 bei 41,2 % – wohl in der ersten Bindungsphase –, beim Jahrgang 1935 sogar 58,4 % – wohl meist danach.

Renten-, Sozial- und Steuerrecht wurden so modifiziert, dass alle
ökonomischen Anreize für die Hausfrauenehe sprachen. Solche
Versorgungsehen sind aber durch ein erhebliches Ungleichgewicht
zwischen den Spielräumen der Partner gekennzeichnet – sie können
also Missbrauch fördern. Mit der Frau am Herd hoffte man auch die
Mutter im Haushalt zu produzieren, die nicht zuletzt die psychischen
Wunden der Männer durch ihre Zuwendung heilen sollte. Verhü-
tungsmittel wurden durch Abbau der Automaten ab 1959 wieder
schwerer zugänglich.

Die Akzeptanz für voreheliche Sex war 1949 mit 71 Prozent viel
höher als in England. Sie sank aber bis 1963 um 10 Prozent. So war
Ende der 1950er Jahre jede dritte Braut schwanger. Bei einem Sechstel
der Brautleute war mindestens eine Person sogar minderjährig. Man
»musste dann heiraten«, wie es damals hieß. Das zeigt, in welchem
Ausmaß legitime Sexualität tatsächlich an die Ehe gebunden werden
sollte. Man kann sich fragen, ob viele dieser zumeist ungewollten
Schwangerschaften zu glücklichen Paaren, befriedigender ehelicher
Sexualität und bindungsfähigen Eltern führten. Jedenfalls wurden
im aufkeimenden Wohlstand bis 1964 immer mehr Kinder geboren.

Viele wurden allein von ihren Müttern betreut, deren ökonomische Lage aber sehr unterschiedlich war. Von 100 Witwen standen
nur 29 im Erwerbsleben, von 100 geschiedenen Müttern waren 70,
von 100 nicht verheirateten Müttern waren sogar 82 erwerbstätig,
ein weiterer Hinweis auf deren spezifische Benachteiligung (Münch,
2008, S. 555). Nur 7 Prozent der Kinder wurden 1962/63 in Kinder*gärten* betreut, 4 Prozent durch privat finanzierte Kindermädchen, mehr als ein Drittel durch Großeltern oder andere Verwandte.[13]
Dementsprechend konnte, durfte oder musste insgesamt etwa die
Hälfte aller Kinder über drei Jahren auch schon damals sogenannte

---

13 Für die Kinder nicht altersgruppenspezifisch aufgeschlüsselte Angaben (nach
    dem Alter der Mutter) bieten auf der Grundlage einer Befragung »zum Zwe-
    cke der Erhebung körperlicher und seelischer Schädigungen bei der doppel-
    berufstätigen Ehefrau« von 1000 Frauen in Süddeutschland Hofmann und
    Kersten (1958, S. 150–153). Für 1956/57 werden gut 5 % der Kinder in Heim-
    und Internatsunterbringung sowie etwa ebenso viele »pendelnde« Kinder für
    Hospitalismus-gefährdet gehalten. Außerdem sind etwa 10 % Hortkinder
    belegt.

funktionale Bindungen an eine Betreuungsperson entwickeln. Da die entscheidende Phase für die Entwicklung sicherer Bindungen aber vor dem dritten Geburtstag liegt, ist die sehr geringe Zahl der Kinder*krippen*plätze beachtlich: Die gab es nur für deutlich weniger als 1 Prozent aller unter Dreijährigen (Münch, 2008, S. 556).[14]

Die Erziehungslehre von Johanna Haarer wurde um die rasse-biologischen Spitzen entschärft. Mehr Exemplare ihres Buches als in der NS-Zeit wurden bis 1987 verkauft. In den von Nachkriegs-armut, Flüchtlingselend und hohen Arbeitszeiten geprägten 1950er und 1960er Jahren wurden ihre Erziehungsrezepte auch befolgt.[15] Es herrschte durchgehend Strenge und ein autoritäres Beziehungs-muster, das den damaligen Kindern kürzlich den Titel »geprügelte Generation« einbrachte. Gewalt in der Erziehung war völlig normal (Kiess et al., 2014, S. 155 ff.; Müller-Hohagen, 2005, S. 14 f., S. 76–80, S. 108, S. 200; Pilzweger, 2015, S. 215–219). Das waren keine guten Bedingungen für die freie, spielerische Entwicklung von Bindung.

Kopplung von Sexualität an die »Beziehung« statt nur an die Ehe ab Mitte der 1960er Jahre

Die Zeit um 1968 wird als Epoche der sexuellen Befreiung oder, weniger euphorisch, als Periode der Liberalisierung, aber auch Kommerzialisierung des Sex charakterisiert. Hintergrund dieses Befreiungsnarrativs ist das *Dampfkesselmodell* der Sexualität: Danach treibe das sexuelle Begehren die Menschen ständig um, befreite Sexualität führe zu befreiten Subjekten, wie umgekehrt Sexualunter-drückung zu politischer Repression passen soll.

Die Verbreitung der empfängnisverhütenden »Pille« erlaubte nun relativ gefahrlose voreheliche und auch außereheliche Sexua-lität. Damit einher ging eine längere Erprobungsphase vor der Eheschließung, falls diese überhaupt noch angestrebt wurde. Aus

---

14 17.137 Plätze für 5.560.000 Kinder unter sechs Jahren; nimmt man von die-ser Zahl die Hälfte, da in der Regel dort Ein- bis Dreijährige betreut wurden, also 2.780.000 (gut 0,6 %); legt man nur zwei Altersjahrgänge, nämlich die Zwei- bis Dreijährigen zugrunde, sind es etwas mehr als 0,9 %.

15 Bis 1944 wurden 562.000 Exemplare verkauft, der größere (!) Rest unter dem Titel »Die Mutter und ihr erstes Kind« ab 1949 bis 1987!

9,5 Eheschließungen pro 1000 Einwohner im Jahr 1960 wurden 7,4 im Jahr 1970 und 6,3 im Jahr 1980. Seit 2005 hat sich der Wert bei etwa 4,7 eingependelt. Insgesamt gab es bis 2005 immer weniger Eheschließungen, außerdem immer mehr Scheidungen (Statistisches Bundesamt, 2013, S. 9, S. 11). Seither hat sich die Zahl der Eheschließungen stabilisiert, die Scheidungsraten sinken weiter (Statistisches Bundesamt, 2016a, S. 51).[16] Die sogenannten »Muss-Ehen« erledigten sich weitgehend, da unerwünschte Schwangerschaften seltener vorkamen und uneheliche Schwangerschaften gesellschaftlich stärker akzeptiert wurden. Die Zahl nichtehelicher Lebensgemeinschaften stieg von 1972 bis 2004 in »Westdeutschland« von 137.000 auf 1,8 Millionen, in »Ostdeutschland« seit 1981 von 327.000 auf 580.000 (Geißler, 2006, S. 341). 2015 gab es 2,9 Millionen solcher Lebensgemeinschaften, davon 766.000 in den »Neuen Ländern« und Berlin (Statistisches Bundesamt, 2016b, S. 77). Mittlerweile kommt mehr als ein Drittel der Kinder außerhalb von Ehen zur Welt, im Osten 58 Prozent, im Westen 29 Prozent (Lion, 2016).

Die Auswirkungen auf das Beziehungsgeschehen sind für die drei Halbgenerationen der 1942, 1957 und 1972 Geborenen vergleichend für Hamburg und Leipzig gut erforscht. Elternschaft wurde immer weiter aufgeschoben – das geschah früher und stärker im Westen als im Osten Deutschlands wegen der dort viel stärker ausgebauten Kinderbetreuung und der Familien- und Wohnungspolitik, insbesondere seit den 1980er Jahren.

So werden Kinder nicht mehr in der ersten, sondern immer häufiger erst in späteren Beziehungen geboren (Schmidt, Matthiesen, Dekker u. Starke 2006, S. 95). Man kann also unter den Geborenen von mehr »Wunschkindern« ausgehen. Außerdem wachsen 2014 relativ weniger Kinder in Ehen (−17 Prozent) und mehr Kinder in Lebensgemeinschaften auf (+22 Prozent) als noch 2004 (Statistisches Bundesamt, 2016a, S. 51). Die Bezugsgröße für Sexualität wurde in den 1970er Jahren die »Beziehung«, die als »reine«, emotional fundierte Beziehung

---

16 Mittlerweile sinkt die Scheidungsrate fast auf das Niveau von 1950 und 1990: 2,1 statt 2,0! (allerdings bei 50 bis 100 % weniger Eheschließungen). Vgl. auch Geißler (2006, S. 335–340).

gedacht war. Versorgung sollte nachrangig sein. Beziehungen wurden auch immer geschlechteregalitärer – vom Beitrag zum Haushaltseinkommen bis zur Erledigung der Hausarbeiten und der Kindererziehung (Döge, 2006; Schmidt et al., 2006, S. 98 ff.; Zulehner u. Volz, 2009). Das Aushandeln von Sexualität zwischen den Partnern gehört ebenfalls zum Leitbild. All das dürfte das Verhältnis zu den Kindern entspannt haben, da das Machtgefälle innerhalb der Beziehungen geringer wurde.

Dauer und Qualität der Beziehung standen allerdings stets in Konkurrenz, sodass Trennungen häufiger wurden (Schmidt et al., 2006, S. 33, S. 27 ff.). Lebensabschnittspartnerschaften führten zu einer Art sequenzieller Monogamie. Demgegenüber hielten sich die Tendenzen, Sexualität von Beziehung abzukoppeln, in engen Grenzen. Singles haben wenig Sex!

Unter allen Trennungen sind diejenigen von Beziehungen – also nicht mehr unbedingt Ehen – mit Kindern für unsere Frage nach den Chancen guter Bindung besonders wichtig. Sehen wir uns dazu die Entwicklung des Anteils der Alleinerziehenden während der letzten 20 Jahre an.

Alleinerziehende, die mit mindestens einem ledigen Kind unter 18 Jahren zusammenleben

Tabelle 1: Alleinerziehende in Deutschland (Statistisches Bundesamt, 2010, S. 7 f.)[17]

Jahr	1996	2009	2014
Familien mit minderjährigen Kindern (Mio.)	9,4	8,2	8,1
Alleinerziehende (Mio.)	*1,3*	*1,6*	*1,6*
Nichteheliche Lebensgemeinschaften			0,8
Alleinerziehende als *Prozentsatz* aller Familien	14,0	19,0	20,0
Westdeutschland	13,0	17,0	18,6
Ostdeutschland (einschließlich Berlin)	18,0	27,0	27,8
Lebensgemeinschaften (Prozentsatz)		10,0	10,3

---

17 Angaben für 1970 aus Münch (2007, S. 639) betreffen alle Familien und Alleinerziehenden, auch mit Kindern, die nicht mehr minderjährig sind: 1,5 Mio. von 9,7 Mio. Familien. Angaben für 2014 (Statistisches Bundesamt, 2015, S. 111): 5,6 Mio. Ehepaare mit minderjährigen Kindern.

Man kann aus Tabelle 1 eine eindeutige Tendenz ablesen: Es gibt
immer weniger Familien mit Kindern (−3,8 Prozent in 18 Jahren),
gleichzeitig einen stetig steigenden Anteil von Alleinerziehenden
(+ 23 Prozent), der mittlerweile fast ein Fünftel aller Haushalte
mit Kindern ausmacht. Bereits von 1972 bis 1990 war der Anteil
von Kindern in Haushalten Alleinerziehender von 6,6 Prozent auf
11,1 Prozent aller Kinder gestiegen – absolut von 1,1 Millionen auf ca.
1,3 Millionen (Voit, 1992, S. 229). 2014 waren 233.000 dieser Kinder
unter drei Jahren alt (von den 1,9 Mio. Kindern dieser Altersgruppe
[Statistisches Bundesamt, 2015a, S. 111] leben 12,3 Prozent bei Alleinerziehenden). Ein Viertel der Alleinerziehenden ist ledig. Zu ihnen
gibt es genauere Daten: Kurz vor der Jahrtausendwende waren vier
von fünf Schwangerschaften der ledigen Alleinerziehenden nicht
gewollt; ledige Alleinerziehende trennten sich in 47 Prozent der Fälle
bereits während der Schwangerschaft, 24 Prozent innerhalb der ersten sechs Monate nach der Geburt (vgl. Schneider, 2003, S. 73; Befragung von 500 repräsentativ Ausgewählten). Das verweist auf erhebliche Belastungen in der wichtigsten Bindungsphase.

Auch der Neubeginn einer Partnerschaft ist für die (Stief-)Kin-
der nicht selten mit zusätzlichen Belastungen verbunden. Alleinerziehende haben oft bereits im ersten Jahr nach der Trennung eine
neue Beziehung, bis zum vierten Jahr nach der Trennung steigt die
Zahl von Haushaltsgründungen mit einem neuen Partner. Zehn
Jahre nach der Trennung sind 50 Prozent wieder in einer Paarbeziehung. Allerdings gilt: Je kleiner die Kinder, desto geringer die
Chancen einer Frau, einen neuen Partner zu finden (Kraus, 2014,
S. 58). Dementsprechend bleibt die Belastung, allein zu erziehen, oft
gerade bei sehr jungen Kindern länger bestehen.

Das Risiko der Einkommensarmut ist bei Alleinerziehenden vier-
mal so hoch wie bei Paaren und stieg von 1998 bis 2010 noch einmal von 34,7 auf 40,1 Prozent. Das gilt, obwohl die Erwerbstätigen-
quote von Alleinerziehenden mit Kindern unter drei Jahren von
39,7 auf 40,9 Prozent leicht stieg; bei den Alleinerziehenden mit
drei- bis sechsjährigen Kindern stieg sie sogar von 52,3 auf 62,0 Prozent (1996–2012; Lenze, 2014, S. 19–21). Die Politik lässt hier eine
Gruppe, die viel für die Gesellschaft leistet, im Regen stehen, während sie mit dem Ehegattensplitting weiterhin Ehepaare ohne Kinder

finanziell erheblich begünstigt. Jedenfalls erschwert das alles Alleinerziehenden, sich die Zeit zu nehmen, die (kleine) Kinder brauchen.

In den Haushalten Alleinerziehender waren die Kinder unter sechs Jahren 2014 außerdem ganz unterschiedlich auf die 1,5 Millionen Frauen und die 180.000 Männer verteilt: Bei den Frauen machten sie 32 Prozent aus, bei den Männern nur 12 Prozent. Die Trennungen finden für etwa ein Fünftel der Kinder sehr früh statt.[18] Das sind keine guten Voraussetzungen für die Triangulierung. Die nächste Altersgruppe der sechs- bis neunjährigen Kinder ist bei alleinerziehenden Männern und Frauen mit etwa 20 Prozent gleich vertreten (Statistisches Bundesamt, 2016a, S. 48).

Nun ist es für die Verarbeitung von Bindungsirritation und Trennungen für Kinder entscheidend, wie das Klima in der Familie vor der Trennung war, wie die Trennungsphase verlief und welche Kontakte die Kinder nach der Trennung zu beiden Elternteilen haben. In diesem Zusammenhang sind Befunde aus der Beziehungsstudie zu den drei Generationen aus Leipzig und Hamburg interessant: Ein Drittel der Trennungen waren hochstreitig. Aber binukleare Modelle der Kinderbetreuung sind seit Mitte der 1980er Jahre auf dem Vormarsch.[19] Die Kinder leben dann bei einem Partner und sehen den anderen regelmäßig mindestens zweimal monatlich. Innerhalb nur eines Jahrzehnts von 1984 bis 1995 stieg der Anteil dieser Konstellation von etwa 40 Prozent auf zwei Drittel der Fälle. Gleichzeitig wuchs der Anteil gemeinsamen Sorgerechts von 6 auf 56 Prozent, 2014 lag er schon bei 96 Prozent (Schmidt et al., 2006, S. 106; zu 2014: Statistisches Bundesamt, 2016a, S. 51). Der Anteil der Kinder, die kaum oder keinen Kontakt zum Vater haben, reduzierte

---

18 Alleinerziehende haben jüngere Kinder, geschiedene oder verwitwete Frauen ältere.

19 Außerdem scheinen die Regelungen des Sozialrechts Anreize zu setzen, die sich gegen Eheschließung und das Zusammenziehen auswirken können. So wohnen immer mehr Elternpaare getrennt, um das geringe Hartz-IV-Einkommen – inklusive Wohngeldaufstockung – voll auszuschöpfen. Dabei bekommen beide den Höchstsatz. Wenn einer mehr oder weniger unterbrechungsfrei arbeitet, wird es doch keine Bedarfsgemeinschaft (nach ALG II), sodass der Verdiener sein Einkommen nicht zur Gänze für den anderen aufwenden bzw. der Nichtverdiener auf eigenes Einkommen verzichten muss.

sich von 55 auf 30 Prozent (Schmidt et al., 2006, S. 106). Trotzdem führt ein Fünftel aller Trennungen zum Kontaktabbruch des Kindes mit dem Vater und in einem Drittel der Fälle brechen die früheren Paare den Kontakt auch untereinander völlig ab.

Gleichzeitig hat sich ein erheblicher Wandel bei der Betreuung von Kindern unter drei Jahren vollzogen. Von den circa 2,2 Millionen Kindern unter drei Jahren waren Ende 2002 nur 3 Prozent in Ländern der alten Bundesrepublik in Tageseinrichtungen untergebracht; in Ostdeutschland waren es damals schon 37 Prozent (Henry-Huthmacher, 2005, S. 4). Mittlerweile hat sich das Bild sehr gewandelt.

Tabelle 2: Kinder unter drei Jahren in Tageseinrichtungen (in Tsd.)[20]

Jahr	2002	2006	2009	2012	2015
Deutschland	190	254	356	472	594

Der Anteil der aktuell betreuten Kinder entspricht einer Verdreifachung in 13 Jahren (vgl. Tabelle 2)! 2007 lag das Ausbauziel für 2013 mit 750.000 Plätzen sogar noch höher; das sollten wohl die 33 Prozent sein, die der EU-Gipfel von Barcelona im Jahr 2002 bereits für 2010 vereinbart hatte. Diese Quote wurde erst 2015 erreicht.

Tabelle 3: Betreuungsquoten Null- bis Zweijähriger[21]

Jahr	1989/90	1994	2012	2015
Deutschland			27,6 %	32,9 %
Flächenstaaten/Stadtstaaten				
Früheres Bundesgebiet	1–2,7/ 15–27 %	2 %	22,3 %	28,2 %
Neue Länder und Berlin	52–60 %	41 %	49,0 %	51,9 %

---

20 Angaben zu Kindern in Tageseinrichtungen: Bundesländer, Stichtag, Altersgruppen (Statistisches Bundesamt, 2017); Angabe für 2002 aus Henry-Huthmacher (2005, S. 17). 1970 waren 17,4 % der unter vierjährigen Kinder in einem Kindergarten. Angaben für 1970 aus Münch (2007, S. 640).

21 Vgl. Statistisches Bundesamt (2012, 2015b).

Die Betreuungsquote der Unter-Zweijährigen, die im Westen zunächst nur ein Metropolenphänomen war, hat sich seit den 1990er Jahren auch sehr stark erhöht, aber immer noch nicht das Niveau Ostdeutschlands erreicht (Tabelle 3). Psychologen können sicher trefflich diskutieren, ob die verstärkte Aufnahme von sehr kleinen Kindern in Betreuungseinrichtungen ihrem Bindungsverhalten helfen kann oder ob sie es tatsächlich behindert (Böhm, 2013).

Schlussbemerkungen

Kehren wir zu unserer Ausgangsfragestellung nach der Auswirkung der Sexualitätsregime zurück. Zunächst einmal muss man hier feststellen, dass beim Zeugungsakt männliche Sexualität schlecht von weiblicher zu trennen ist; deswegen habe ich am wenigsten über die im Titel annoncierte »männliche Sexualität« sagen können. Da sexueller Missbrauch nur zum kleineren Teil zwischen Vätern bzw. Stiefvätern und -kindern bzw. deren Müttern geschieht, habe ich dieses Thema nicht weiter vertieft. Auch die Entdeckung und größere gesellschaftliche Legitimierung weiblichen Begehrens seit 1968 lässt sich schwerlich direkt auf die Bindungsthematik beziehen – es sei denn, man beachtet das Beispiel der (wenigen) Frauen, die sich Kinder ohne einen Dauerpartner wünschten und damit ein egozentrisches Bindungsmodell anstrebten.

Misst man die Stabilität von Paarbeziehungen an ihrer Dauer, dann hat sich die Liberalisierung seit 1968 auf den ersten Blick fraglos destabilisierend ausgewirkt: Es gibt weniger Bereitschaft zu rechtlich langfristiger Bindung in Ehen, und die geschlossenen Ehen wurden bis 2005 immer häufiger geschieden. Allerdings kamen auch weniger Muss- und Versorgungsehen im Stil der 1950er und 1960er Jahre zustande, die zwar länger hielten, aber durch ein erhebliches inneres Machtungleichgewicht der Partner gekennzeichnet waren. Auch Lebenspartnerschaften halten heute weniger lang als in den 1960ern.

Es ist zumindest plausibel, dass Kinder, die bereits während der ersten drei Lebensjahre mit nur einem Elternteil aufwachsen, eine Problemgruppe werden können. Das gilt derzeit auch, weil ihre Mütter ökonomisch und sozial unter zunehmendem Druck stehen. Der Anteil dieser Kinder an allen Kindern steigt außerdem. Sie haben tendenziell weniger Chancen, stabile Bindungen zu entwickeln. Allerdings kommt es sehr darauf an, wie hoch man die Bedeutung der sekundären Bindungspersonen einschätzt. Sowohl das vergrößerte, hoffentlich auch verbesserte Betreuungsangebot in Krippen als auch das stärkere Engagement der Väter relativieren die Aussagekraft der steigenden Zahl von Alleinerziehenden mit sehr kleinen Kindern.

Schließlich ist auch zu bedenken, dass heute viel mehr Zuwendung zum Kind gefordert wird, als es die autoritären Erziehungslehren der frühen Bundesrepublik nahelegten. Erziehungsstile haben sich, eher zugunsten von Bindungsentwicklung, stark geändert. Außerdem sind Kinder Alleinerziehender heute nicht annähernd so ausgegrenzt wie die unehelichen Kinder der 1950er Jahre.[22] Allerdings wären detailliertere Forschungen über die Zusammenhänge von Haushaltsform, Zuwendungsmöglichkeiten und Wirkung der institutionellen Unterstützung sehr wünschenswert.

Literatur

Arbeitsgruppe Illegitimität in Selbstzeugnissen (Hrsg.) (2004). »Als lediges Kind geboren …«: autobiographische Erzählungen 1865–1945. Wien: Böhlau.

Böhm, R. (2013). Auswirkungen früher Trennungen. In M. Franz, A. Karger (Hrsg.), Scheiden tut weh. Elterliche Trennung aus Sicht der Väter und Kinder (S. 163–171). Göttingen: Vandenhoeck & Ruprecht.

Brisch, K.-H. (2003). Bindungsstörungen und Trauma. In K.-H. Brisch, T. Hellbrügge (Hrsg.), Bindung und Trauma. Risiken und Schutzfaktoren von Kindern (S. 105–135). Stuttgart: Klett-Cotta.

Bullion, C. von (2016). Cottbus versus Eichstätt. Jedes dritte Kind kommt nichtehelich zur Welt. Süddeutsche Zeitung vom 15.07.2016, Nr. 163, S. 9. Zugriff am 16.05.2017 unter http://www.sueddeutsche.de/politik/familien-cottbus-versus-eichstaett-1.3080136

Buske, S. (2004). Fräulein Mutter und ihr Bastard: eine Geschichte der Unehelichkeit in Deutschland; 1900–1970. Göttingen: Wallstein.

Chamberlain, S. (1998). Adolf Hitler, die deutsche Mutter und ihr erstes Kind: über zwei NS-Erziehungsbücher. Gießen: Psychosozial-Verlag.

Dinges, M. (2013). Kulturgeschichte der Trennung. In M. Franz, A. Karger (Hrsg.), Scheiden tut weh. Elterliche Trennung aus Sicht der Väter und Kinder (S. 19–42). Göttingen: Vandenhoeck & Ruprecht.

---

22 Wie sich die relative Armut dieser Kinder sozialpsychologisch auswirkt, wäre genauer zu erforschen.

Dinges, M. (2017). Sexualität in Deutschland (1933–2016). In Stiftung Männer-gesundheit (Hrsg.), Sexualität von Männern. Dritter Deutscher Männerge-sundheitsbericht (S. 23–38). Gießen: Psychosozial-Verlag.

Döge, P. (2006). Männer – Paschas und Nestflüchter? Zeitverwendung von Män-nern in der Bundesrepublik Deutschland. Opladen: Budrich.

Elliott, M. (Hrsg.) (1995). Frauen als Täterinnen: sexueller Mißbrauch an Mäd-chen und Jungen. Ruhnmark: Donna Vita.

Engfer, A. (2016). Formen der Misshandlung von Kindern – Definitionen, Häu-figkeiten, Erklärungsansätze. In U. T. Egle, P. Joraschky, A. Lampe, I. Seiffge-Krenke (Hrsg.), Sexueller Missbrauch, Misshandlung, Vernachlässigung: Erkennung, Therapie und Prävention der Folgen früher Stresserfahrungen (S. 3–23). Stuttgart: Schattauer.

Ernst, C. (2005). Zu den Problemen der epidemiologischen Erforschung des sexuellen Missbrauchs. In G. Amann, R. Wipplinger (Hrsg.), Sexueller Miss-brauch: Überblick zu Forschung, Beratung und Therapie (S. 61–80). Tübin-gen: Dgvt-Verlag.

Franz, M. (2013). Elterliche Trennung und Scheidung – Folgen und Risiken für die Kinder. In M. Franz, A. Karger (Hrsg.), Scheiden tut weh. Elterliche Trennung aus Sicht der Väter und Kinder (S. 80–121). Göttingen: Vanden-hoeck & Ruprecht.

Geißler, R. (2006). Die Sozialstruktur Deutschlands: zur gesellschaftlichen Ent-wicklung mit einer Bilanz zur Vereinigung (4. Aufl.). Wiesbaden: VS, Verlag für Sozialwissenschaften.

Gloger-Tippelt, G., König, L. (2003). Normale und belastete psychische Ent-wicklung von Kindern und Jugendlichen in unterschiedlichen Kontexten von Einelternfamilien. In J. M. Fegert, U. Ziegenhain (Hrsg.), Hilfen für Alleinerziehende: die Lebenssituation von Einelternfamilien in Deutschland (S. 125–147). Weinheim u. Basel: Beltz.

Goltermann, S. (2009). Die Gesellschaft der Überlebenden: Deutsche Kriegsheim-kehrer und ihre Gewalterfahrungen im Zweiten Weltkrieg. München: DVA.

Günther, K. (2000). Die Beteiligung von Frauen am sexuellen Mißbrauch von Kindern. Dissertation Universität Würzburg.

Haag, K. (2015). Wenn Mütter zu sehr lieben: Verstrickung und Missbrauch in der Mutter-Sohn-Beziehung (2. Aufl.). Stuttgart: Kohlhammer.

Haarer, J. (1936). Unsere kleinen Kinder. München: Lehmann.

Haarer, J. (1943). Die deutsche Mutter und ihr erstes Kind. (500.–532.000 Aufl.). München: Lehmann.

Haarer, J. (1951). Unsere kleinen Kinder. Neub. und neu ill. München: Gerber.

Haarer, J., Haarer, G. (2012). Die deutsche Mutter und ihr letztes Kind. Die Auto-biografien der erfolgreichsten NS-Erziehungsexpertin und ihrer jüngsten Tochter. Hannover: Offizin.

Henry-Huthmacher, C. (2005). Kinderbetreuung in Deutschland – Ein Über-blick, Arbeitspapier der Konrad-Adenauer-Stiftung. Sankt Augustin. Zugriff am 31.10.2016 unter http://www.kas.de/wf/doc/kas_6753-544-1-30. pdf?050603130225

Herzog, D. (2005). Die Politisierung der Lust: Sexualität in der deutschen Geschichte des 20. Jahrhunderts. München: Siedler.

Höffer-Mehlmer, M. (2003). Elternratgeber. Zur Geschichte eines Genres. Baltmannsweiler: Schneider.

Hofmann, A. C., Kersten, D. (1958). Frauen zwischen Familie und Fabrik. Die Doppelbelastung der Frau durch Familie und Beruf. München: Pfeiffer.

Jungnitz, L., Lenz, H.-J., Puchert, R., Puhe, H., Walter, W. (Hrsg.) (2007). Gewalt gegen Männer. Personale Gewaltwiderfahrnisse von Männern in Deutschland. Opladen: Barbara Budrich.

Kiess, J., Decker, O., Grave, T., Rothe, K., Weißmann, M., Brähler, E. (2014). Erinnertes elterliches Erziehungsverhalten und politische Einstellungen in den Generationen des Zweiten Weltkriegs und der Nachkriegszeit – Ergebnisse der »Mitte«-Studien. In I. Fooken, G. Heuft. (Hrsg.), Das späte Echo von Kriegskindheiten (S. 147–179). Göttingen: Vandenhoeck & Ruprecht.

Kraus, T. (2014). Wege aus der Armut für Alleinerziehende. Eine Analyse der Partner- und Arbeitsmarktchancen. Wiesbaden: Springer VS.

Laucht, M. (2015). Vulnerabilität und Resilienz in der Entwicklung von Kindern. Ergebnisse der Mannheimer Längsschnittstudie. In K. H. Brisch, T. Hellbrügge (Hrsg.), Bindung und Trauma: Risiken und Schutzfaktoren für die Entwicklung von Kindern (5. Aufl., S. 53–71). Stuttgart: Klett-Cotta.

Lenze, A. (2014). Alleinerziehende unter Druck. Gütersloh: Bertelsmann Stiftung. Zugriff am 28.10.2016 unter https://www.bertelsmann-stiftung.de/fileadmin/files/BSt/Publikationen/GrauePublikationen/GP_Alleinerziehende_unter_Druck.pdf

Lorenz, H. (2012). Weil der Krieg unsere Seelen frisst. Wie die blinden Flecken der Vergangenheit bis heute nachwirken. Berlin: Ullstein.

Mosser, P. (2009). Wege aus dem Dunkelfeld: Aufdeckung und Hilfesuche bei sexuellem Missbrauch an Jungen. Wiesbaden: VS, Verl. für Sozialwissenschaften.

Mühlhäuser, R. (2010). Eroberungen: sexuelle Gewalttaten und intime Beziehungen deutscher Soldaten in der Sowjetunion, 1941–1945. Hamburg: Hamburger Edition.

Müller-Hohagen, J. (1994). Geschichte in uns. Psychogramme aus dem Alltag. München: Knesebeck.

Müller-Hohagen, J. (2005). Verleugnet, verdrängt, verschwiegen. Seelische Nachwirkungen der NS-Zeit und Wege zu ihrer Überwindung. München: Kösel.

Müller-Münch, I. (2012). Die geprügelte Generation: Kochlöffel, Rohrstock und die Folgen. Stuttgart: Klett-Cotta.

Münch, U. (2007). Familien-, Jugend- und Altenpolitik. In Bundesministerium für Arbeit und Soziales, Hockerts, H. G. (Hrsg.), Geschichte der Sozialpolitik in Deutschland seit 1945. Bd. 5: 1966–1974 Bundesrepublik Deutschland (S. 633–708). Baden-Baden: Nomos.

Münch, U. (2008). Familien-, Jugend- und Altenpolitik. In Bundesministerium für Arbeit und Soziales, M. Ruck, M. Boldorf (Hrsg.), Geschichte der Sozialpolitik in Deutschland seit 1945. Bd. 4: 1957–1966 Bundesrepublik Deutschland (S. 549–610). Baden-Baden: Nomos.

Pilzweger, S. (2015). Männlichkeit zwischen Gefühl und Revolution: eine Emotionsgeschichte der bundesdeutschen 68er-Bewegung. Bielefeld: Transcript.

Plückhahn, J. (2000). Dauerheime für Säuglinge und Kleinkinder in der DDR aus dem Blickwinkel der Bindungstheorie. Potsdam. Fachhochschule, Diplomarbeit. Zugriff am 28.10.2016 unter http://nbn-resolving.de/urn:nbn:de:kobv:525–2266

Quindeau, I., Einert, K., Teuber, N. (2012). Kindheiten im Nationalsozialismus und Zweiten Weltkrieg. Das Zusammenwirken von NS-Erziehung und Bombenangriffen. Zeitschrift für Biographieforschung, Oral History und Lebensverlaufsanalysen, 25 (1), 87–117.

Radebold, H. (2004). Abwesende Väter – Fakten und Forschungsergebnisse. In H. Schulz, H. Radebold, J. Reulecke (Hrsg.), Söhne ohne Väter: Erfahrungen der Kriegsgeneration (S. 117–123). Berlin: Links.

Schlack, R. (2013). Die Gesundheit von Kindern und Jugendlichen in Eineltern- und Stieffamilien unter besonderer Berücksichtigung der Jungen. In M. Franz, A. Karger (Hrsg.), Scheiden tut weh. Elterliche Trennung aus Sicht der Väter und Kinder (S. 122–144). Göttingen: Vandenhoeck & Ruprecht.

Schmidt, G., Matthiesen, S., Dekker, A., Starke, K. (2006). Spätmoderne Beziehungswelten: Report über Partnerschaft und Sexualität in drei Generationen. Wiesbaden: VS, Verlag für Sozialwissenschaften.

Schneider, N. F. (2003). Alleinerziehen – soziologische Betrachtungen zur Vielfalt und Dynamik einer Lebensform. In J. M. Fegert, U. Ziegenhain (Hrsg.), Hilfen für Alleinerziehende: die Lebenssituation von Einelternfamilien in Deutschland (S. 70–79). Weinheim: Beltz.

Statistisches Bundesamt (Hrsg.) (1972). Bevölkerung und Wirtschaft 1872–1972. Stuttgart u. Mainz: W. Kohlhammer.

Statistisches Bundesamt (Hrsg.) (2010). Alleinerziehende in Deutschland. Ergebnisse des Mikrozensus 2009. Wiesbaden. Zugriff am 31.10.2016 unter https://www.destatis.de/DE/PresseService/Presse/Pressekonferenzen/2010/Alleinerziehende/pressebroschuere_Alleinerziehende2009.pdf?__blob=publicationFile

Statistisches Bundesamt (Hrsg.) (2012). Betreuungsquoten der Kinder unter 6 Jahren in Kindertagesbetreuung am 01.03.2012 nach Ländern. Zugriff am 16.05.2017 unter https://www.destatis.de/DE/ZahlenFakten/Gesellschaft-Staat/Soziales/Sozialleistungen/Kindertagesbetreuung/Tabellen/Tabellen_Betreuungsquote.html;jsessionid=A6DCEF69BAC86EA52011CA6C976EAA30.cae4

Statistisches Bundesamt (Hrsg.) (2013). Bevölkerung und Erwerbstätigkeit. Statistik der rechtskräftigen Beschlüsse in Eheauflösungssachen (Scheidungsstatistik), 2012. Wiesbaden: Statistisches Bundesamt. Zugriff am 31.10.2016 unter https://www.destatis.de/DE/Publikationen/Thematisch/Bevoelkerung/Bevoelkerungsbewegung/Scheidungsstatistik2010140127004.pdf?__blob=publicationFile

Statistisches Bundesamt (Hrsg.) (2015a). Bevölkerung und Erwerbstätigkeit. Haushalte und Familien. Ergebnisse des Mikrozensus 2014. Wiesbaden: Statistisches Bundesamt. Zugriff am 31.10.2016 unter https://www.destatis.de/

DE/Publikationen/Thematisch/Bevoelkerung/HaushalteMikrozensus/Haus-halteFamilien2010300147004.pdf?__blob=publicationFile.

Statistisches Bundesamt (Hrsg.) (2015b). Betreuungsquoten der Kinder unter 6 Jahren in Kindertagesbetreuung am 01.03.2015 nach Ländern. Zugriff am 16.05.2017 unter https://www.destatis.de/DE/ZahlenFakten/Gesellschaft-Staat/Soziales/Sozialleistungen/Kindertagesbetreuung/Tabellen/Tabellen_Betreuungsquote.html;jsessionid=A6DCEF69BAC86EA52011CA6C976 EAA30.cae4

Statistisches Bundesamt (Hrsg.) (2016a). Datenreport 2016, Kap. 2: Familie, Lebensformen und Kinder. Wiesbaden: Statistisches Bundesamt. Zugriff am 31.10.2016 unter https://www.destatis.de/DE/Publikationen/Datenreport/ Downloads/Datenreport2016Kap2.pdf?__blob=publicationFile

Statistisches Bundesamt (Hrsg.) (2016b). Bevölkerung und Erwerbstätigkeit. Haushalte und Familien. Ergebnisse des Mikrozensus 2015. Wiesbaden: Statistisches Bundesamt. Zugriff am 04.05.2017 unter https://www.destatis.de/ DE/Publikationen/Thematisch/Bevoelkerung/HaushalteMikrozensus/Haus-halteFamilien2010300157004.pdf?__blob=publicationFile

Statistisches Bundesamt (2017). Kinder in Tageseinrichtungen: Bundeslän-der, Stichtag, Altersgruppen. Zugriff am 16.05.2017 unter https://www-genesis.destatis.de/genesis/online;jsessionid=668C91E6F8A7B1ACAD19 E5BEBDD7AFAF.tomcat_GO_1_3?operation=previous&levelindex=2&-levelid=1494928340278&step=2

Strauß, B., Schwartze, D. (2016). Vernachlässigung und Misshandlung aus der Sicht der Bindungstheorie. In U. T. Egle, P. Joraschky, A. Lampe, I. Seiffge-Krenke (Hrsg.), Sexueller Missbrauch, Misshandlung, Vernachlässigung: Erkennung, Therapie und Prävention der Folgen früher Stresserfahrungen (S. 104–118). Stuttgart: Schattauer.

Tress, W. (1986). Das Rätsel der seelischen Gesundheit: traumatische Kind-heit und früher Schutz gegen psychogene Störungen. Eine retrospektive epidemiologische Studie an Risikopersonen. Göttingen: Verlag für Med. Psychologie im Verlag Vandenhoeck & Ruprecht.

Voit, H. (1992). Haushalts- und Familientypen 1972 und 1990. Wirtschaft und Statistik, 4, 223–230.

Zaretsky, E. (2009). Freuds Jahrhundert: Die Geschichte der Psychoanalyse. München: Deutscher Taschenbuch Verlag.

Zulehner, P. M., Volz, R. (2009). Männer in Bewegung: zehn Jahre Männerent-wicklung in Deutschland. Baden-Baden: Nomos.

Toni Tholen

Die Bedeutung von Bindung für die Modellierung von Männlichkeiten in Literatur und Literaturwissenschaft

Die Literaturwissenschaft erforscht nun seit etwa 20 Jahren als Teil der Gender und Masculinity Studies Männlichkeiten intensiver. Nach der Bedeutung von Bindung für die Modellierung bzw. Konstituierung von Männlichkeiten in der Literatur wird aber bisher wenig bzw. wenig explizit gefragt (vgl. Horlacher, Jansen u. Schwanebeck, 2016, S. 270–346). Das liegt sicherlich zum einen daran, dass der Begriff eher einem fachlichen Spektrum entstammt, nämlich der Psychologie, vor allem der Bindungstheorie, und der Psychoanalyse, Disziplinen, die zwar für die Literaturpsychologie und für eine psychologisch oder psychoanalytisch orientierte Literaturwissenschaft selbstredend relevant sind, allerdings längst nicht alle Literaturwissenschaftler/-innen im Hinblick auf die Erschließung ihres eigensten Gegenstandsbereiches interessieren bzw. überzeugen.[1] Zum anderen ist zu konstatieren, dass sich die noch relativ junge literatur- und kulturwissenschaftliche Männlichkeitenforschung in der Tradition einer kritischen Frauen- und Geschlechterforschung zwar durchaus mit psychoanalytischen Ansätzen der männlichen Identitätsbildung (vgl. Horlacher, 2010) beschäftigt, dabei aber Aspekte von Bindung, auch im Rahmen einer literarischen Emotionsgeschichte von Männlichkeit, noch nicht sonderlich in den Fokus gestellt hat. Allerdings gibt es einige in diese Richtung wirkende Ansätze und Vorarbeiten, die ich im Folgenden gern vorstellen möchte mit dem Ziel, sie hinsichtlich des Begriffs der Bindung zu bündeln und damit Aspekte von Bindung in ihrer

---

1 Vgl. zum Stellenwert psychologischer bzw. psychoanalytischer Erkenntnisse und Methoden für die Literaturwissenschaft Anz (2013, inbes. S. 317–323 u. S. 478–486).

Bedeutung für die Erforschung literarischer Männlichkeiten etwas umfänglicher als bisher geschehen in den Blick zu nehmen. Ich möchte das hier auf zwei Ebenen tun: zum Ersten auf der Ebene von Figurenkonstellationen in literarischen Texten, zum Zweiten werde ich kurz auf die Wichtigkeit von Bindungskonstellationen im Hinblick auf die Poetik und Autorschaftsentwürfe männlicher Literaten der Gegenwart eingehen.

Dass die Bedeutung von Bindung innerhalb der geistes- und kulturwissenschaftlichen Forschung in den letzten zwei Jahrzehnten zugenommen hat, lässt sich auch daran erkennen, dass die Subjekt- und Intersubjektivitätstheorie das Phänomen der Bindung stark berücksichtigt. Stellvertretend zu nennen ist Axel Honneth, der sich im Rahmen seiner Anerkennungstheorie auf die Objektbeziehungs- theorie bezieht, vor allem auf Donald Winnicott und Hans Loewald (Honneth, 1994, S. 153–174; Honneth, 2015, S. 138–161), dabei aber Fragen des Geschlechts nicht explizit thematisiert, obwohl das auf der Hand läge; zudem sind Judith Butlers subjekttheoretische Über- legungen in ihrem Buch »Psyche der Macht. Das Subjekt der Unter- werfung« (2001) zu erwähnen, in dem sie versucht zu zeigen, dass sich schon das kleine Kind binden muss, um Subjekt zu werden, dies aber zu einer konstitutiven Anfälligkeit führt, sich der herrschenden heteronormativen Geschlechterordnung zu unterwerfen. Das führt Butler zum Gedanken einer grundlegenden Melancholie und damit zur Annahme des Verlusts eines geliebten – auch gleichgeschlecht- lichen – Anderen (Butler, 2001, S. 7–34, S. 125 ff.).

Allein schon diese beiden erwähnten Ansätze wären eine eigene, detaillierte Auseinandersetzung wert, bei der deren jeweilige Reich- weite und Differenziertheit mit Blick auf die Konstituierung von Männlichkeiten zu prüfen wären. Ich möchte hier aber einen anderen Weg beschreiten und eine Kategorie einführen, die innerhalb eines der bis heute prominentesten Ansätze der Männlichkeitsforschung zwar schon vor längerem ins Spiel gebracht worden ist, allerdings bisher wenig rezipiert und weiterentwickelt worden ist. Ich meine die Kategorie der *Kathexis* in Raewyn Connells herrschaftssozio- logischer Geschlechtertheorie. Sehr schnell und ausgiebig hat man sich auf Connells Konzept der *hegemonialen Männlichkeit* bezogen, ohne dabei (jedenfalls in der kultur- und literaturwissenschaftlichen

Adaption) zu beachten, dass diesem Konzept ein dreistufiges Analysemodell unterlegt ist, das angibt, auf welchen Ebenen denn eigentlich hegemoniale Männlichkeit zu untersuchen ist.

Die drei Aspekte des Modells sind zum Ersten Machtbeziehungen, zum Zweiten Produktionsbeziehungen und zum Dritten eben Kathexis, in der deutschen Übersetzung des Buches »Masculinities« (1999) als *emotionale Bindungsstruktur* bezeichnet. Diese dritte Komponente, die übrigens mit den anderen beiden in Verbindung steht, wird eng an Freuds Begriff der *Besetzung* angelehnt und meint »emotionally charged social relations with ›objects‹ (i. e. other people) in the real world« (Connell, 1987, S. 112). Connell geht davon aus, dass es soziale Praktiken sind, die das hetero- wie homosexuelle Begehren formen, und dass dieses deshalb auch »ein Aspekt der Geschlechterordnung« (Connell, 1999, S. 95) ist, welche freilich ihrerseits dem historischen wie gesellschaftlichen Wandel unterliegt.

Ich selbst habe in meiner Studie »Verlust der Nähe. Reflexion von Männlichkeit in der Literatur« (2005) diese Analyseebene aufgenommen (im Anschluss daran auch Blawid, 2011) und auf die Untersuchung von Konfigurationen von Männlichkeit in hochkanonisierten Texten der literarischen Tradition wie vor allem Goethes »Faust« (1808 ff.) und Hermann Brochs »Die Schlafwandler« (1931–32) angewendet. Dabei hatte ich vor allem die Figuren von Texten bzw. in Texten vor Augen, weniger die Komponenten Autor und Poetik. Deutlich wurde mir, dass Männlichkeit sich in literarischen Texten nicht einfach in der Charakterisierung und Klassifizierung von einzelnen Typen (z. B. Don Juan, Faust, Dandy), Individuen oder gar Stereotypen (z. B. Weichei, wilde Kerle) erschließt, sondern in einer komplexen Konfiguration von Figurenbeziehungen und -überlappungen, in mann-weiblichen genauso wie in mann-männlichen. Und diese Figurenbeziehungen gehen aus erotischen und affektiven Bindungen, aber auch aus Ent-Bindungen hervor.

Dies habe ich versucht mit den Kategorien Nähe und Ferne im Begriff der Ent-Fernungen auf den Punkt zu bringen. Die emotionale Bindungsstruktur in Texten ist mithin nicht statisch, sondern dynamisch, sie geht hervor aus und erschließt sich in einer *Konfiguration-in-Bewegung* (Tholen, 2015a, S. 14). Dass die Bindung

zwischen Figuren in literarischen Texten einer Bewegung und Veränderung unterliegt, muss nicht immer zwangsläufig heißen, dass
sie generell instabil ist, aber sie ist in vielen Texten mehrdimen-
sional, von Gefühlsambivalenzen, von unterschiedlichen Objektbesetzungen und Ambiguitäten durchsetzt und führt zu einer Vorstellung männlicher Subjektivität, die vielschichtig und vielfältig ist.
Von einer erstrebenswerten männlichen Identität, gar von einem
männlichen Ich-Ideal zu reden, erweist sich im Kosmos der Literatur
meines Erachtens als dysfunktional. Connell selbst hat in »Gender
and Power« (1987) auf die Bedeutung des Begriffs der Ambivalenz
für die Analyse der Kathexis hingewiesen und erinnert dabei an
den kompletten Ödipuskomplex. Interessanter als der Hinweis
auf Freud ist für meine nachfolgenden Überlegungen jedoch, dass
Connell zum einen emotionale Bindungen immer auch im Zusammenhang von Machtbeziehungen und gesellschaftlich-kulturellen
Geschlechternormen reflektiert und zum anderen »the structure
of cathexis« als »multilevelled« (Connell, 1987, S. 114) bezeichnet.
    Diesem letzten Hinweis möchte ich nun weiter folgen und mich
fragen, wie das von Connell vorgeschlagene Mehrebenenmodell der
Kathexis im Feld der Literatur bzw. durch literaturwissenschaftliche
Begriffsbildung eingeholt werden kann. Ich schlage dazu vor, bei der
Kategorienbildung zunächst die Ebene des Textes und der in literarischen Texten dargestellten Figurenkonstellationen in den Blick zu
nehmen. Wie der von Connell angesprochene Wandel der Kathexis
auch auf männliche Autorschafts- und Produktionsvorstellungen
einwirkt, werde ich in einem abschließenden Kapitel zur Literatur
der Gegenwart zeigen.

Drei Ebenen der Kathexis

Ich unterscheide und benenne drei Ebenen der Kathexis, die man an
literarischen Texten ablesen kann: die *Mono-Kathexis,* die *triadische
Kathexis* und die *Pluri-Kathexis.* Bei den Texten, die die Struktur einer Mono-Kathexis aufweisen, haben wir es mit einem Bin-
dungsszenario zweier Figuren zu tun. Das kann zum Beispiel die
emotional enge Beziehung von Mutter und Sohn, Vater und Sohn
oder auch von Mann zu Frau, Mann zu Mann oder Gott/Teufel zu

Mann sein, die das Zentrum eines literarischen Textes ausmacht. Ich verbleibe im Übrigen bei den Beispielen im Bereich personaler, das heißt menschlicher oder menschenähnlicher Figuren. Man könnte die Untersuchung natürlich beliebig auf Tiere oder auch auf anthropomorphe Wesen und Gegenstände ausdehnen. Wichtig für die Unterscheidung der Ebenen ist allerdings, dass die Texte mit Mono-Kathexis wesentlich das enge Bindungsverhältnis von nur zwei Figuren zueinander darstellen.

Ein bekanntes Beispiel begegnet uns in Kafkas »Brief an den Vater« (1919/1990), wo der Sohn in Form der Anklage fest an den Vater gebunden bleibt, oder auch im »Tagebuch der Trauer« (2009/2010) von Roland Barthes, wo es auf über 200 Seiten einzig und allein um das notathafte Festhalten der nicht endenden Trauer des Sohnes um die verstorbene Mutter geht. Ein Beispiel für eine enge freundschaftliche Bindung zwischen zwei nicht verwandten Männern ist Michel de Montaignes Essay »Über die Freundschaft« (1580 ff./1998), wo es im Moment der Trauer und im Andenken an Montaignes kurz zuvor verstorbenen Freund Étienne de la Boétie heißt: »Bei der Freundschaft hingegen, von der ich spreche, verschmelzen zwei Seelen und gehen derart ineinander auf, daß sie sogar die Naht nicht mehr finden, die sie einte« (Montaigne, 1580 ff./1998, S. 101). Mann-männliche Freundschaft wird hier als Seelenverschmelzung beschrieben.

Schon in diesen drei genannten Fällen von Mono-Kathexis konstituiert der Text Männlichkeit über unterschiedliche Besetzungen der Bezugsfiguren, die sich im Fall Kafkas in einer Konkurrenz- bzw. Konfliktkonfiguration darstellt, im Fall Barthes' eine lebenslange und für seine literarische Arbeit höchst bedeutsame Mutterbindung zu erkennen gibt, die in dem genannten Buch die Gestalt einer trauernden Männlichkeit sichtbar werden lässt. Und im Fall Montaignes bezeugt sich eine mann-männliche Freundschaft von großer Intensität, außerhalb einer familialen Bindungsdynamik.

Von der Mono-Kathexis unterscheiden sich die Modelle der triadischen Kathexis. Diese Bindungsstruktur kennzeichnet Texte, die im Wesentlichen über eine dreigliedrige Konfiguration funktionieren und Männlichkeiten konstituieren. Die Triaden können unterschiedlich besetzt sein. Klassisch ist natürlich die trianguläre

Zelle von Mutter, Vater und Sohn. Idealtypisch geschlossen findet
man diese Triade zum Beispiel in Hanns-Josef Ortheils Buch »Die
Moselreise. Roman eines Kindes« (2012), weitgehend strukturiert
sie auch die Kindheitsgeschichte des in den ersten Lebensjahren
stummen Jungen Johannes in Ortheils autobiografisch gefärbtem
Roman »Die Erfindung des Lebens« (2011). Die Bindung des Jungen
an beide Elternteile ist zudem nahezu gleich verteilt, sodass man für
die genannten Texte von einem *gleichschenkligen Bindungsdreieck*
sprechen kann. Der Mann Johannes Catt, das Alter Ego des Autors,
rekonstruiert sein ganzes Leben über diese Verbindung zu Vater wie
zu Mutter. Seine Arbeit als Schreibender steht mit dieser lebenslangen Bindung an die Eltern in engstem Zusammenhang. Das zeigt
sich gut daran, dass er nach dem Tod seiner Eltern an der Stelle ein
Archiv für seine Notizbücher und Aufzeichnungen erbauen lässt,
wo er mit seinen Eltern als einziger Sohn jahrelang gewohnt hat. Er
nennt den Ort und das Haus »Familienphantasie«. In »Die Erfindung
des Lebens« wird die als »Familienphantasie« bezeichnete Gleich-
verteilung der emotionalen Bindung vor allem durch die Lage des
Geländes, auf dem das Haus errichtet worden ist, explizit gemacht:
»Dieses Gelände befindet sich ganz in der Nähe der [väterlicher-
seits] großelterlichen Gastwirtschaft, vor der ich den ersten Satz meines Lebens sagte, und es befindet sich gleichzeitig auch ganz in der
Nähe des Wohnhauses meiner mütterlichen Großeltern. Ein Geo-
dät wie mein Vater hat einmal errechnet, dass *Die Familienphantasie*
zusammen mit den beiden großelterlichen Häusern fast exakt ein
gleichschenkliges Dreieck bildet« (Ortheil, 2011, S. 289). Catts und
wohl auch Ortheils tägliche Schreibarbeit siedelt sich symbolisch an
diesem Ort und in diesem gleichschenkligen Bindungsdreieck an.

Eine andere Triade ist die von drei männlichen bzw. männlich
konnotierten Figuren. In fast idealtypischer Form findet sie sich
in Kafkas Erzählung »Das Urteil« (1912/1983). Sieht man einmal
von der nur am Rande vorkommenden Verlobten des männlichen Protagonisten ab, so agieren in dieser Erzählung Vater und
Sohn Bendemann über einen abwesenden Freund des Sohnes. Es
ist kaum von der Hand zu weisen, dass dieser Freund eine Projek-
tionsfigur der emotionalen Beziehungen von Vater und Sohn ist,
die von höchster Ambivalenz geprägt und mit destruktiver Energie

geladen sind; gleichzeitig ist er aber auch die Projektionsfläche für ein latentes homoerotisches Begehren (vgl. Kanz, 2002). Eine solche rein männlich besetzte Triade ist auch Baustein für größere Erzählungen und Dramen, wenngleich sie dort nicht die einzige bzw. zentrale Bindungsstruktur ist, innerhalb derer sich Männlichkeit konfiguriert. Finden lässt sie sich etwa in Hermann Brochs Romantrilogie »Die Schlafwandler« (vgl. Tholen, 2005, S. 152–155).

Wie in diesen rein männlich besetzten Triaden finden sich auch in der Anordnung Mann-Mann-Frau Spuren homoerotischen bzw. homosozialen Begehrens, wie sie zuerst von Eve K. Sedgwick in ihrer Studie »Between men. English literature and male homosocial desire« (1985) anhand eben solcher Triaden in der englischsprachigen Literatur von Shakespeare bis zu Dickens identifiziert und mit dem Begriff der Homosozialität gekennzeichnet worden sind. Der Kern der Beobachtung steckt darin, dass die Beziehung zwischen zwei scheinbar heterosexuellen Männern und die Begehrensstruktur zwischen Mann und Frau nicht voneinander getrennt zu betrachten sind. Denn es können zwei Männer dieselbe Frau begehren, um ein mögliches homoerotisches Verlangen nach einander umzuleiten, »was bedeutet, dass die wesentlich stärkere interpersonale Beziehung dann nicht die heterosexuelle, sondern diejenige zwischen den beiden Männern wäre« (Reeser, 2016, S. 35). Daraus können mehr oder weniger starke Bindungen zwischen männlichen Protagonisten hervorgehen, je nachdem, wo sie sich in dem Begehrenskontinuum *heterosexuell – homosozial – homosexuell* ansiedeln. In der Literatur sind diese mann-männlichen Bindungen oft camoufliert (Detering, 2002), das heißt nur im Subtext identifizierbar. Modifiziert findet man die Triade Mann – Mann – Frau auch in der Form, dass einer der beiden Männer eine Frau begehrt, zugleich aber ein homoerotisches Verlangen dazu führt, dass die Frau geopfert wird und sich ein festes mann-männliches, lebenslanges Band knüpft, das vor allem in der deutschen Literatur nicht selten durch die Form des Paktes besiegelt wird. Das *male bonding* äußert sich darin dann entweder subkutan homoerotisch, wie im Fall von Faust und Mephisto in Goethes »Faust«, oder ganz offen homosexuell, wie im Fall des in Hans Henny Jahnns Roman »Fluß ohne Ufer« (1949–50/1986) dargestellten Lebensbündnisses des Komponisten Gustav Anias Horn

und seines Freundes Tutein, der gleichzeitig der Mörder von Horns
Verlobter ist.

Die Triade Mann – Mann – Frau im Kontext von Homosozialität
kann man schließlich auch vor dem Hintergrund der Formierung
männerbündischer Strukturen betrachten, wie sie in Deutschland
vor allem in den ersten Jahrzehnten des 20. Jahrhunderts wirkungs-
voller Bestandteil der kulturellen und gesellschaftlichen Praktiken
waren und deshalb auch in viele literarische Texte deutschsprachiger
Autoren eingegangen sind. Der Männerbund als eine mann-männliche Bindungsform par excellence resultiert aus einer Abwertung bzw.
Ausgrenzung der Frau und des Weiblichen und damit der seit dem
19. Jahrhundert weiblich konnotierten Sphäre von Familie und Pri-
vatheit sowie einer Aufwertung und Kultivierung mann-männlicher
Bindungen in außerfamilialen, öffentlichen, halböffentlichen oder
geheimen Gruppierungen, Kollektiven und eben auch künstlerisch-
intellektuellen Kreisen: vom berühmt-berüchtigten George-Kreis
und seiner Literatur bis hin zu einzelnen Autoren der *Klassischen
Moderne* wie Rilke, Thomas Mann und Broch, die Spielarten des
Männerbundes als einen bedeutenden Bestandteil der Konfiguration von Männlichkeit in ihre Texte einbauen (vgl. Widdig, 1992;
Brunotte, 2004).

Allerdings verweist der Hinweis auf die Montage solcher männerbündischer Motive und Narrationen in teilweise sehr umfänglichen
Texten schon darauf, dass die triadische Kathexis nicht ausreicht,
um noch komplexere emotionale Bindungsstrukturen hinreichend
zu erfassen, wie sie mit sehr viel mehr Personal zum Beispiel in den
großen Dramen oder auch in komplexen Romanen vorzufinden sind
und auf ein sehr vielgestaltiges Männlichkeitskonstrukt hindeuten.
Deswegen möchte ich noch eine dritte Ebene unterscheiden, die
ich Pluri-Kathexis nenne. Bei Texten mit einer solchen Bindungsstruktur kann man in Hinsicht auf die Konstruktion von Männlichkeit gar nicht mehr von einzelnen Figuren ausgehen, sondern *Figur*
bedeutet nichts anderes als eine großflächige Konfiguration oder
auch Konstellation von Beziehungsverhältnissen und emotionalen
Bindungen. Es wäre etwa im Fall von Goethes »Faust« verkürzend
die gleichnamige Hauptfigur nur als Typus des Großen Mannes zu
verstehen, was allerdings in der Rezeptionsgeschichte des Faust-

Stoffes immer wieder geschieht: Individuum par excellence, Genius, Schöpfer, Staatengründer, sexueller Übermann, kurz: Mann der Tat; genauso wenig geht die Figur in der Beschreibung als Anti-Typus auf: etwa als gescheiterter Gelehrter, Melancholiker, schuldhaft Liebender, Teufelsbündner. Wenn man den Text nur figurentypologisch betrachtet, entgeht einem, dass die in Goethes Drama aufzufindende Struktur der Männlichkeit aus vielen emotionalen, erotischen Bindungskonstellationen besteht, die sich sowohl überlappen als auch im Handlungsstrang fortentwickelt werden. Anfänglich erscheinen rein männliche Bindungsdreiecke wie zum Beispiel das von Gott, dem Herrn, Teufel (Mephistopheles) und Faust, der im »Prolog im Himmel« »Knecht« genannt wird. Das Gespräch im Himmel variiert die Situation im alttestamentarischen Buch »Hiob«, wo es um ein ähnliches Gespräch und eine Prüfung des Gottesglaubens Hiobs geht. In diesem in Goethes Drama immer wieder auftauchenden mann-männlichen Bindungsdreieck werden bisweilen die Figuren ausgetauscht, die (Macht-)Positionen verschieben sich, das Ganze wird aber letztlich von einer Struktur hegemonialer Männlichkeit gerahmt, deren Stabilitätsgarantie in einem *Transzendenzbündnis* liegt. Die der Position Gottes, des Herrn, attribuierten Eigenschaften der Vollkommenheit und Allmacht kommen modifiziert auch den beiden anderen männlichen Figuren zu. Dem Teufel als Gegenspieler ist die Allmacht auf Erden gegeben. Dem Mann Faust wird eine das Gesamtgeschehen steuernde *Vollkommenheits- und Allmachtsillusion*[2] inkorporiert. Auch wenn sich die Illusion als solche zu erkennen gibt, vor allem zu Beginn im sogenannten Gelehrtendrama, wo Faust bei seinem Versuch, wie Gott zu sein, scheitert, so ist sie damit keineswegs aus der Welt. Denn der anschließende Pakt mit dem Teufel fungiert in erster Linie als eine Produktionsmaschine von Vollkommenheits- und Allmachtsprojektionen, die sich ihre Realisate an den jeweiligen Stationen von Fausts Lebensreise schafft. Ob es die erotisch-sexuelle, die künstlerisch-schöpferische oder auch die

---

2   Ich schließe hier an eine interessante Diagnose Christa Rohde-Dachsers an, dergemäß Bestandteil jeder männlichen Selbstdefinition eine »Vollkommenheitsillusion« (Rohde-Dachser, 2014, S. 174 f.) ist, in mehr oder weniger ausgeprägter Weise.

politische und territoriale Herrschaftsillusion ist – sie alle werden
in ihrer jeweiligen Ausrichtung durch dieses ursprünglich statuierte
Bindungsdreieck hervorgebracht, befriedigt und auf Dauer gestellt,
sodass das männliche Begehren, Fühlen und Handeln immer wieder
zur (Re-)Produktion hegemonialer Männlichkeit führt.

Diese hegemoniale Position resultiert genau genommen aus einer
doppelten Bewegung, einer *Ent-Bindung*. Indem sich Faust an die
Transzendenzfiguren Gott und Teufel bindet, entbindet er sich von
begrenzteren Lebensformen im Hier und Jetzt. Das von Mephisto
anfänglich als Möglichkeit angedeutete mann-männliche Lebens-
bündnis wird verunmöglicht durch die Faust in Aussicht gestellte
Erdenherrschaft, die allerdings eine unhintergehbare Prämisse hat:
die Losbindung, das Sich-Losreißen, die Zurückweisung imma-
nenter Bindung an andere (menschliche) Personen. Diese Entbin-
dung artikuliert sich in den berühmten Versen, die Faust dem teuf-
lischen Gesellen entgegenschleudert: »Werd' ich zum Augenblicke
sagen:/Verweile doch! Du bist so schön!/Dann magst du mich in
Fesseln schlagen,/Dann will ich gern zu Grunde gehen!« (Goethe,
1808/1999, Bd. 7/1, V. S. 1669 ff.). Das mann-männliche Verhältnis
zwischen Faust und Mephisto verfestigt sich im Zuge dieses Willens zum rastlosen Fortschreiten zu einer manifesten homosozialen
Komplizenschaft, welche der Grund dafür ist, dass alle anderen im
»Faust« dargestellten Bindungen, die der männliche Protagonist ein-
geht, vor allem auch die zu weiblichen Figuren wie Margarethe und
Helena, nur temporär sind und mit dem Tod oder dem Verschwinden enden: Gretchen endet als Kindsmörderin am Galgen, Helena
und der mit Faust gezeugte Sohn Euphorion, deren Geschichte als
eine triadisch-quasifamiliale Mythe im »Faust II« inszeniert wird,
kehren dahin zurück, wo sie zuvor schon waren: in den Hades. Ihr
Auftritt hat den Charakter einer bloßen Episode, eines einmaligen
Erscheinens und Verschwindens.

Gerade in Bezug auf die affektiv-erotische Bindung an Frauenfi-
guren wird deutlich, dass der von Faust verkörperten Männlichkeit
ein Begehren zugrunde liegt, jede personale Bindung zugunsten der
Bindung an die Transzendenz nach kurzer Zeit wieder zu lösen. Und
genau daraus erwächst die Art von *Ab-solutheit,* die das besondere
Spezifikum von Männlichkeit in Goethes »Faust« ist. Diese Ab-solut-

heit verwirklicht sich gegen Ende von Fausts Leben zugleich in Herrschaft *und* Einsamkeit. Der Text als ganzer ist männlichkeitsreflexiv
in der Weise, dass er über ein Wissen um die unentwegte Reproduktion von Herrschaft durch Vorgänge der Ent-Bindung verfügt, das
faustische Dispositiv verfügt jedoch nicht über die Möglichkeit, sich
selbst in Bezug auf eine *andere* Männlichkeit zu überschreiten; in
Goethes Version des Faust-Narrativs ebenso wenig wie in den vielen
anderen ästhetischen Versionen vor und nach ihr.

Die Bedeutung von Bindung im Narrativ
einer *anderen Männlichkeit*

Ich komme im letzten Abschnitt meiner Überlegungen zur Bedeutung von Bindung für die Modellierung von Männlichkeiten in der
Literatur noch einmal auf Connells Aussage zurück, dergemäß die
emotionale Bindungsstruktur (Kathexis) wie auch die Macht- und
Produktionsbeziehungen als soziale Praktiken, aus denen Formen
von Männlichkeit hervorgehen, einem historischen und sozialen
Wandel unterliegen. In der Gegenwartsliteratur lässt sich ein solcher Wandel beobachten und damit auch ein Wandel hin zu anderen Konfigurationen von Männlichkeit und noch mehr: hin zum
Narrativ einer *anderen Männlichkeit.* Man kann ihn gut an der Art
und Weise erkennen, wie männliche Autoren in vorzugsweise autobiografischen bzw. autofiktionalen Schreibprojekten daran arbeiten,
ihr Leben und ihre schriftstellerische Arbeit, genauer: ihre Vorstellung von Arbeit zu verändern. Und hierbei spielen Veränderungen
in Bezug auf die Beurteilung und das Praktizieren von Bindung eine
entscheidende Rolle. Der angesprochene Wandel ist ein grundsätz-
licher, weil es nicht nur um fiktive Ideen bzw. spielerische Experimente geht, sondern um den Lebensprozess als ganzen, das heißt
um das konkrete Leben und Erleben des Autors einschließlich seiner Poetik, das heißt seines künstlerischen Selbstkonzepts und seiner Schreibweisen. Der beobachtbare Wandel ist allerdings auch
einer, der von starken Gefühlsschwankungen, Ambivalenzen und
auch Aggressionen geprägt ist, weil vor allem eine lange Zeit stabile
Rahmenbedingung künstlerischer Praxis von Männern ins Wanken
gerät: die zeitliche und räumliche Autonomie, und daran gekoppelt:

die Kultivierung von Schöpfertum und solitärer Existenz (vgl. dazu
Tholen, 2015b). Besonders gut lässt sich all das zeigen an der mittlerweile reichhaltigen autobiografisch grundierten Literatur, in der
männliche Autoren gleichzeitig Sorgeaufgaben im familialen Kontext übernehmen. Es sind Autoren, die um die Jahrtausendwende
und danach selbst Väter werden und sich dem Umstand stellen müssen, die Sorgearbeit nicht an ihre Partnerinnen delegieren zu können, weil diese entweder dauerhaft abwesend sind oder weiterhin
berufstätig sein wollen. Es handelt sich aber auch um Männer, die
in der Sorge für ihre Kinder sich selbst neu wahrnehmen lernen und
daraus Folgerungen für ihr Leben in der Doppelfunktion von Fami-
lienmitgliedschaft und Autorexistenz ziehen. Texte solcher Autoren,
die die neue Lebenssituation als Familienmänner beschreiben und
reflektieren, sind sicherlich auch im Kontext des Phänomens um die
neuen Väter zu sehen (vgl. Kassner, 2008).

Aber das Feld des Wandels, das sich in der Literatur auftut, reicht
weit über das Vatersein hinaus. Denn die literarische Kathexis
erstreckt sich zum Beispiel auf die weit verzweigte Struktur interge-
nerationaler Bindungen und Beziehungen. Männlichkeit konstituiert
sich bei einigen Autoren in mehrfacher Bindungsrichtung: in Bezug
auf das eigene Vater- wie auf das Sohn- und das Partnersein. Die Kathexis erstreckt sich aber auch auf den Lebensverlauf, das heißt auf
einzelne Lebensphasen, und verändert sich. Und schließlich wird die
ästhetische Praxis selbst, das Schreiben, zunehmend als eine Form
der Bindung greifbar, insofern es kontinuierlich, ja oft tagtäglich
stattfindet, in Aufzeichnungen, Notizen und Tagebüchern und ferner,
insofern es Rechenschaft ablegt von den emotionalen Beziehungen
des Schreibenden zu anderen Menschen seines näheren und weiteren
Umfeldes. Diese Formen des Schreibens sind wesentlicher Teil des
Lebensprozesses des Schreibenden (einige Autoren bezeichnen sie als
»lebensnotwendig«; Ortheil, 2012, S. 8), und sie sind darüber hinaus
integrale Bestandteile der literarischen Werke, das heißt, sie sind
nicht ästhetisch minderwertige Vorformen, Materialien im Dienste
eines Werkes, sondern sie sind Literatur im Sinne des geschriebenen
und erschriebenen Lebens, mit anderen Worten: Literatur im Zwischenraum von Faktualität und Fiktionalität, eng angebunden an das
Erleben und die affektiven Praktiken des Schreibenden.

Ich habe vor einigen Jahren damit begonnen, das weite Feld der Gegenwartsliteratur auf das soeben Skizzierte hin zu untersuchen (vgl. Tholen, 2015a), habe aber den Eindruck, dass die immer noch steigende Zahl der für die Erforschung relevanten Texte allein der europäischen Literaturen nicht nur die Aktualität der Suche nach Narrativen einer anderen, nichthegemonialen Männlichkeit und den entsprechenden Formen der Bindung erweist, sondern auch immer wieder neue Fragen und Aspekte generiert, die zuvor noch nicht im Blick waren. Wir haben es also mit einem sehr offenen literaturwissenschaftlichen Forschungsfeld zu tun.

Abschließend werde ich ein paar in diesem Kontext wichtige Aspekte skizzieren und literarische Beispiele nennen. Als Erstes möchte ich erwähnen, dass es einen Text gibt, der mir gewissermaßen das Tor zu meinen Forschungen geöffnet hat: Peter Handkes »Kindergeschichte« (1981/1984). Handke ist innerhalb der deutschen Literaturgeschichte einer der Ersten, die das Verhältnis von Familienmännlichkeit und Autorschaft ganz neu beleuchtet haben (vgl. Tholen, 2015a, S. 79–99). Der stark autobiografisch gefärbte Text erzählt von der engen Bindung des Vaters an seine Tochter, deren Mutter bald nach der Geburt wieder am Theater arbeitet und der Familie nicht weiter zur Verfügung steht. Der Vater übernimmt die Sorge für die Tochter, gerät aber dadurch in Konflikt mit seiner Schreibtätigkeit, die ein Höchstmaß an Zurückgezogenheit, Zeit und Konzentration erfordert. Dies führt zu einer starken Ambivalenz in Bezug auf die Tochter, schließlich auch zu Gewaltausbrüchen. Dem Vater gelingt es jedoch, seine Situation zu reflektieren, und er entwickelt nach dem Durchleben eines absoluten Tiefpunktes der Beziehung zur Tochter sowohl ein überaus liebevolles und sorgendes Verhältnis zu ihr als auch ein neues Verhältnis zu seiner Arbeit. Er verschiebt seinen Werktraum auf spätere Zeiten und begnügt sich fortan damit, kleinere Texte zu schreiben: Aufzeichnungen, Notate, kürzere literarische Texte. Handke spricht in der »Kindergeschichte« bezüglich der Veränderung seiner Schreibpraxis von einer Poetik des »Stückwerk[s]« (Handke, 1981/1984, S. 64).

Um und nach 2000 erschienen dann immer mehr Texte von Autoren, die selbst Väter wurden bzw. geworden waren und ihre Erfahrungen festgehalten und literarisch verarbeitet haben. Auffällig sind die Ambivalenzen, Ängste, Aggressionen und Konflikte angesichts eines zuvor autonom gestalteten Berufs- und Privatlebens. Allerdings zeigen die Texte auch eine wachsende Bereitschaft der Väter, enge Bindungen zu den Kindern einzugehen und sie auch praktisch auszugestalten, in dauerhafter und verantwortungsvoller Zuwendung, und vor allem auch: diesen Wandel im Männlichkeitskonzept zum zentralen Thema der Literatur zu machen, was schließlich auch zur Herausbildung neuer Schreibverfahren führt.

Exemplarisch hervorheben möchte ich hier den norwegischen Autor Karl Ove Knausgård, der in seinem autobiografischen Schreibprojekt »Min Kamp«, das in sechs Bänden zwischen 2009 und 2011, erschienen ist (mittlerweile auch der letzte Band auf Deutsch), eine vielschichtige emotionale Textur, bestehend aus liebevoll-sorgender familialer und freundschaftlicher Zuwendung einerseits und aus homosozialer Abschottung und Depression andererseits, geschaffen hat; eine Textur, die das Verhältnis von Männlichkeit, Bindung und auch Sexualität auf ganz unterschiedlichen Ebenen radikal ausleuchtet (vgl. Tholen, 2015a, S. 123–141).

Genauso wie bei Knausgård der männliche Ich-Erzähler trotz zahlreicher Konflikte an seine Familie gebunden bleibt und diese Bindung als Sorgebeziehung lebt, tritt in Michael Kumpfmüllers Roman »Die Erziehung des Mannes« (2016) ein männlicher Protagonist auf (erzählt wird aus der Ich-Perspektive), der als erfolgreicher und viel beschäftigter Komponist die enge Bindung an seine Kinder pflegt und an ihrer Entwicklung ein Leben lang aktiv teilhat. Bezeichnenderweise in der Schlusspassage des Romans heißt es: »Der Verlust eines meiner Kinder würde mein Leben sofort zum Einsturz bringen« (Kumpfmüller, 2016, S. 316).

Während in Kumpfmüllers Text die Beziehungen zu Frauen, auch zur Ehefrau, scheitern, liegt mit André Gorz' »Brief an D. Geschichte einer Liebe« (2006/2007) ein Text vor, in dem der Autor im hohen Alter die Erneuerung seines Liebesbekenntnisses an seine todkranke Ehefrau mit einem Schuldeingeständnis verbindet, sie und ihre Bedeutung für sein eigenes Leben in seinen Schriften zuvor nicht genügend sichtbar gemacht zu haben (vgl. Tholen, 2015a, S. 177–193).

Es gibt auch autobiografische Schreibprojekte, die die intensive familiale Bindung des männlichen Autors in doppelter und sogar

dreifacher Weise als Akt der Sorge und liebevollen Zuwendung aus-
gestalten. Hanns-Josef Ortheil hat dies in dem bereits erwähnten
Roman »Die Moselreise« getan. Die enge Bindung der Eltern, Vater
wie Mutter, an ihren Sohn, ihre Sorge für das in den ersten Lebensjahren stumme Kind, bringt Ortheil durch den Text selbst, durch
sein collagiertes autobiografisches Schreiben, in dem sich visuali-
sierte Erinnerung und Reiseerzählung durchmischen, in ein Wech-
selverhältnis gegenseitiger Sorge und Bindung. Anlässlich der Wiederholung einer Moselreise, die er als elfjähriger Junge mit seinem
Vater gemacht hatte, hält er als fast 40-jähriger Mann auf seinem Weg
nach Trier fest: »Ich werde meinen toten Vater nicht vergessen, nein,
ich werde weiter mit meinem toten Vater leben. Wir werden den Rest
meines Lebens gemeinsam erleben, mein Vater und ich, und wir werden das gemeinsam mit der Mutter tun, mit der Mutter, ja, genau,
gemeinsam mit der noch lebenden Mutter. So wird unsere Familie noch ein gutes Stück Leben zusammenbleiben, und ich werde
der Aufschreiber dieses gemeinsamen Familienlebens sein« (Ortheil, 2012, S. 210). Das Aufschreiben wird hier explizit zur Bindung
an beide Elternteile. Das Schreiben im autobiografischen Raum ist
Garant der Bindung. Diese wechselseitige liebevolle Zuwendung gibt
Ortheil als Vater weiter, an seine eigenen Kinder. Davon erzählt »Lo
und Lu. Roman eines Vaters« (2001). Männlichkeit bzw. männliches
Schreiben konstituiert sich hier als Herstellung und Darstellung von
Bindung im intergenerationalen Zusammenhang.

Eine vergleichbare Funktion hat das Schreiben des norwegischen
Autors Tomas Espedal, ein Kollege und Freund von Knausgård. In
»Wider die Kunst (Die Notizbücher)« (2009/2015) erzählt Espedal
von sich als Familienmann und Schreibender. Er verliert in kurzer Zeit (Ex-)Frau und Mutter und übernimmt in starker Identifizierung mit der eigenen Mutter die Sorge für die Tochter und den
eigenen verwitweten Vater. Auch hier ist das Schreiben ganz eng
mit den familialen Bindungen verbunden. Und ganz ähnlich wie
bei Ortheil ist das Notieren und Aufzeichnen wesentlich für die entstehenden Texte, weil das Schreiben nicht zu trennen ist vom täglichen Erleben der Schreibenden. Das Buch »Wider die Natur (Die
Notizbücher)« (2011/2015) endet in der Präsentation von Notizen,
die für Espedal laut eigenem Bekunden fast wichtiger sind als die

Romane, die er geschrieben hat (vgl. Espedal, 2011/2015, S. 152). Und
es findet sich in diesen Notizen eine, mit der ich meinen kleinen
Überblick beenden möchte: »Kann nicht ohne Liebe leben« (Espedal, 2011/2015, S. 162).

Ein kurzes Resümee

Bindung ist eine zentrale Kategorie für die Modellierung von Männlichkeiten in der Literatur. Ich habe im Anschluss an und in Ausdif-
ferenzierung von Connells Kategorie der Kathexis, der emotionalen Bindungsstruktur, versucht zu zeigen, dass sich Männlichkeiten
innerhalb von Konfigurationen, also von Relationen zwischen unterschiedlichen Figuren bzw. Protagonisten, aufgrund affektiver und
erotischer Besetzungen, die nicht unabhängig vom Machtbegeh-
ren und unterschiedlichen Positionen innerhalb der herrschenden
Geschlechterordnung zu betrachten sind, herausbilden und die
Literatur sie in ihrer ganzen Fülle und Vielgestaltigkeit vor Augen
führt. Vom Standpunkt literaturwissenschaftlicher Männlichkeitsforschung aus rate ich von einsträngigen, ahistorischen Erklärungen der
Herausbildung einer vermeintlich männlichen Identität über ganz
bestimmte Bindungs- oder Losbindungskonstellationen ab. Demgegenüber ist es für die gegenwärtige inter- und transdisziplinäre
Diskussion über Männlichkeiten meines Erachtens interessant, den
angedeuteten Wandel in der zeitgenössischen Literatur in Bezug auf
die Darstellung von Bindungen, emotionalen Besetzungen gerade im
Raum autobiografischer Textproduktion männlicher Autoren weiter zu beobachten, denn es deutet sich an, dass wir es hier mit der
Darstellung neuer, weniger hegemonialer Praktiken einer emotional anders ausgestatteten Männlichkeit – in welcher familialen oder
auch (gleich)geschlechtlichen Konstellation auch immer – zu tun
haben. Dieser Wandel steht in enger Wechselwirkung mit den Formen des Schreibens und damit mit der Selbstwahrnehmung männlicher Autoren.

Literatur

Anz, T. (Hrsg.) (2013). Handbuch Literaturwissenschaft. Bd. 2. Methoden und Theorien. Stuttgart u. Weimar: Metzler.

Barthes, R. (2009/2010). Tagebuch der Trauer. München: Hanser.

Blawid, M. (2011). Von Kraftmenschen und Schwächlingen. Literarische Männlichkeitsentwürfe bei Lessing, Goethe, Schiller und Mozart. Berlin u. New York: de Gruyter.

Broch, H. (1931–32/1994). Die Schlafwandler. Eine Romantrilogie. Frankfurt a. M.: Suhrkamp.

Brunotte, U. (2004). Zwischen Eros und Krieg. Männerbund und Ritual in der Moderne. Berlin: Wagenbach.

Butler, J. (2001). Psyche der Macht. Das Subjekt der Unterwerfung. Frankfurt a. M.: Suhrkamp.

Connell, R. W. (1987). Gender and power. Society, the person and sexual politics. Stanford: Stanford University Press.

Connell, R. W. (1999). Der gemachte Mann. Konstruktion und Krise von Männlichkeiten. Opladen: Leske + Budrich.

Detering, H. (2002). Das offene Geheimnis. Zur literarischen Produktivität eines Tabus von Winckelmann bis zu Thomas Mann (2. Aufl.). Göttingen: Wallstein.

Espedal, T. (2009/2015). Wider die Kunst (Die Notizbücher). Berlin: Matthes & Seitz.

Espedal, T. (2011/2015). Wider die Natur (Die Notizbücher). Berlin: Suhrkamp.

Goethe, J. W. (1808 ff./1999). Faust und Kommentare. Sämtliche Werke, Briefe, Tagebücher und Gespräche. Bde. 7/1 u. 7/2 (4. Aufl.). Hrsg. von A. Schöne. Frankfurt a. M.: Deutscher Klassiker Verlag.

Gorz, A. (2007). Brief an D. Geschichte einer Liebe. Zürich: Rotpunktverlag.

Handke, P. (1981/1984). Kindergeschichte. Frankfurt a. M.: Suhrkamp.

Honneth, A. (1994). Kampf um Anerkennung. Zur moralischen Grammatik sozialer Konflikte. Frankfurt a. M.: Suhrkamp.

Honneth, A. (2015). Unsichtbarkeit. Stationen einer Theorie der Intersubjektivität (3. Aufl.). Frankfurt a. M.: Suhrkamp.

Horlacher, S. (2010). Überlegungen zur theoretischen Konzeption männlicher Identität aus kulturwissenschaftlicher Perspektive. In S. Horlacher (Hrsg.), »Wann ist die Frau eine Frau?« »Wann ist der Mann ein Mann?« Konstruktionen von Geschlechtlichkeit von der Antike bis ins 21. Jahrhundert (S. 195–238). Würzburg: Königshausen & Neumann.

Horlacher, S., Jansen, B., Schwanebeck, W. (Hrsg.) (2016). Männlichkeit. Ein interdisziplinäres Handbuch. Stuttgart: Metzler.

Jahnn, H. H. (1949–50/1986). Fluß ohne Ufer I. Roman in drei Teilen. Hamburg: Hoffmann u. Campe.

Kafka, F. (1912/1983). Das Urteil. In P. Raabe (Hrsg.), Franz Kafka. Sämtliche Erzählungen (S. 23–32). Frankfurt a. M.: Fischer.

Kafka, F. (1919/1990). Brief an den Vater. Frankfurt a. M.: Fischer.

Kanz, C. (2002). Differente Männlichkeiten: Kafkas Das Urteil aus gendertheoretischer Perspektive. In O. Jahraus, S. Neuhaus (Hrsg.), Kafkas »Urteil« und die Literaturtheorie. Zehn Modellanalysen. Stuttgart: Reclam.

Kassner, K. (2008). Männlichkeitskonstruktionen von »neuen Vätern«. In N. Baur, J. Luedtke (Hrsg.), Die soziale Konstruktion von Männlichkeit. Hegemoniale und marginalisierte Männlichkeiten in Deutschland (S. 141–164). Opladen u. Farmington Hills: Budrich.

Knausgård, K. O. (2009/2013). Lieben. Roman (= Min Kamp. Bd. 2). München: btb.

Kumpfmüller, M. (2016). Die Erziehung des Mannes. Roman. Köln: Kiepenheuer & Witsch.

Montaigne, M. de (1580 ff./1998). Von der Freundschaft. In M. de Montaigne, Essais (S. 98–104). Frankfurt a. M.: Eichborn.

Ortheil, H.-J. (2003). Lo und Lu. Roman eines Vaters (2. Aufl.). München: btb.

Ortheil, H.-J. (2011). Die Erfindung des Lebens. Roman (6. Aufl.). München: btb.

Ortheil, H.-J. (2012). Die Moselreise. Roman eines Kindes (6. Aufl.). München: btb.

Reeser, T. W. (2016). Englischsprachige Männlichkeitsforschung. In S. Horlacher, B. Jansen, W. Schwanebeck (Hrsg.), Männlichkeit. Ein interdisziplinäres Handbuch (S. 26–42). Stuttgart: Metzler.

Rohde-Dachser, C. (2014). Kommentar. In I. Quindeau, F. Dammasch (Hrsg.), Männlichkeiten. Wie weibliche und männliche Psychoanalytiker Jungen und Männer behandeln (S. 173–179). Stuttgart: Klett-Cotta.

Sedgwick, E. K. (1985). Between men. English literature and male homosocial desire. New York: Columbia University Press.

Tholen, T. (2005). Verlust der Nähe. Reflexion von Männlichkeit in der Literatur. Heidelberg: Winter.

Tholen, T. (2015a). Männlichkeiten in der Literatur. Konzepte und Praktiken zwischen Wandel und Beharrung. Bielefeld: transcript.

Tholen, T. (2015b). Zum Wandel von Väterlichkeit und Care/Sorge in der Literatur. In A. Heilmann, G. Jähnert, F. Schnicke, C. Schönwetter, M. Vollhardt (Hrsg.), Männlichkeit und Reproduktion. Zum gesellschaftlichen Ort historischer und aktueller Männlichkeitsproduktionen (S. 117–134). Wiesbaden: Springer VS.

Widdig, B. (1992). Männerbünde und Massen. Zur Krise männlicher Identität in der Literatur der Moderne. Opladen: VS Verlag.

Hans-Joachim Lenz

Sexualisierte Gewalt gegen männliche Flüchtlinge und Migranten – Skizze einer ersten Annäherung an ein verdecktes Problemfeld

Vorbemerkungen

Seit dem Zweiten Weltkrieg gibt es global große Migrations- und Fluchtbewegungen. Wer ein Flüchtling und wer ein Migrant ist, ist nicht eindeutig bestimmbar. Die Übergänge sind fließend. In den sozialwissenschaftlichen Diskursen steht bislang eine Klärung des Flüchtlingsbegriffs in Abgrenzung zum Migrationsbegriff aus (Scherr, 2015). Im Völkerrecht wird eine Trennlinie gezogen zwischen Menschen, die zur Flucht aufgrund äußerer Ereignisse veranlasst sind (Flüchtlinge), und Menschen, die aus eigenem Antrieb auf der Suche nach besseren Lebensperspektiven ihr Land verlassen (Migranten) (BMZ, 2017). »Flüchtlinge werden zur Flucht gezwungen; Migranten suchen zumeist aus eigenem Antrieb Möglichkeiten, ihren wirtschaftlichen Status zu verbessern« (UNHCR, 2017a).

Von den gegenwärtig weltweit 60 Millionen Menschen, die auf der Flucht sind, erreicht nur ein Teil der Flüchtenden Europa.[1] Die meisten Menschen flüchten innerhalb ihres Landes und ein anderer großer Teil flüchtet in die (zumeist armen) Nachbarländer der Krisengebiete,[2] das bedeutet, dass die Hauptlast der Flüchtlingsproblematik die Krisenländer und ihre Nachbarländer selbst tragen. Es gibt verschiedene Gründe, wonach die Menschen zur Migration nach Europa veranlasst werden: Wirtschaftsmigration, politische Migration, Flucht vor Krieg und Deportationen, religiöse und konfessionelle Migration, Kolonialzuwanderung, ethnische Minderheiten und Klimamigration. Häufig sind diese Arten von Flucht und Migration

---

1   Die UNHCR gibt aktuell für Afrika an: 7,5 % (UNHCR, 2017b).
2   Die UNHCR gibt aktuell für Afrika an: 85 % (UNHCR, 2017c).

ineinander verschränkt und nicht klar voneinander abzugrenzen. Für
Flucht und Migration gibt es meist nicht nur eine Ursache.

Deutschland ist eines der größten Einwanderungsländer der Welt.
Rund 17 Millionen Bürger (von ca. 82 Millionen Einwohnern; Stand
2015, Statistisches Bundesamt, 2017) besitzen einen Migrationshintergrund.[3] Nach Angaben des Bundesinstituts für Bevölkerungsforschung (2017b) gehören zu den Personen mit Migrationshintergrund die ausländische Bevölkerung – unabhängig davon, ob sie im
Inland oder im Ausland geboren wurde – sowie alle Zugewanderten
unabhängig von ihrer Nationalität. Daneben zählen zu den Personen mit Migrationshintergrund auch die in Deutschland geborenen eingebürgerten Ausländer sowie eine Reihe von in Deutschland
Geborenen mit deutscher Staatsangehörigkeit, bei denen sich der
Migrationshintergrund aus dem Migrationsstatus der Eltern ableitet.
Zu den Letzteren gehören die deutschen Kinder (Nachkommen der
ersten Generation) von Spätaussiedlern und Eingebürgerten, und
zwar auch dann, wenn nur ein Elternteil diese Bedingungen erfüllt,
während der andere keinen Migrationshintergrund aufweist. Außerdem gehören zu dieser Gruppe seit 2000 auch die (deutschen) Kinder ausländischer Eltern, die mit einer deutschen und einer ausländischen Staatsangehörigkeit in Deutschland geboren wurden.

Die größte Gruppe der Personen mit Migrationshintergrund
hat türkische Wurzeln (2,9 Millionen). An zweiter Stelle folgen
1,7 Millionen Personen, die polnischer Herkunft sind. Ein Drittel aller Personen mit Migrationshintergrund haben in einem EU-
Mitgliedsstaat ihre Wurzeln; ein weiteres Drittel kommt aus einem

---

3   Das Bundesinstitut für Bevölkerungsforschung bestimmt den *Migrationshin-*
    tergrund folgendermaßen: »Bei der Bevölkerung mit Migrationshintergrund
    handelt es sich um Personen, die nach 1949 auf das heutige Gebiet der Bun-
    desrepublik Deutschland zugezogen sind, sowie alle in Deutschland gebore-
    nen Ausländer/-innen und alle in Deutschland Geborenen mit zumindest
    einem zugezogenen oder als Ausländer in Deutschland geborenen Eltern-
    teil. Der Migrationsstatus einer Person wird hierbei aus seinen persönlichen
    Merkmalen zu Zuzug, Einbürgerung und Staatsangehörigkeit sowie aus den
    entsprechenden Merkmalen seiner Eltern bestimmt« (Bundesinstitut für Be-
    völkerungsforschung, 2017a).

europäischen Land, das nicht Mitglied der EU ist. Das verbleibende Drittel stammt aus den unterschiedlichsten Ländern.

Umgangssprachlich gelten alle Menschen, die aus ihrem Heimatland fliehen, als Flüchtlinge. Rechtlich ist es komplizierter, denn nach Artikel 16a des Grundgesetzes genießen politisch Verfolgte in Deutschland Asyl, worauf die Bundesregierung in ihrem Blog »Flucht und Asyl: Fakten und Hintergründe« (Stand: Januar 2017) verweist. Das bedeutet:

- »Kommt ein Mensch nach Deutschland, um Asyl zu suchen, heißt er ›Asylsuchender‹.
- Sobald er beim Bundesamt für Migration und Flüchtlinge (BAMF) Asyl beantragt, wird er zum ›Asylbewerber‹.
- Kann er nachweisen, dass er aus politischen Gründen in seiner Heimat vom Staat verfolgt wird, erhält er Asyl. Er ist dann ein ›Asylberechtigter‹.

Schutz gewährt Deutschland auch jenen, die aus Kriegsgebieten fliehen. Dazu hat Deutschland 1951 gemeinsam mit fünf anderen Ländern die Genfer Flüchtlingskonvention unterzeichnet. Mittlerweile haben sich 143 Staaten diesem internationalen Vertrag angeschlossen. Die Staaten verpflichten sich damit, Asylbewerber und Flüchtlinge nach bestimmten Standards zu behandeln« (Presse- und Informationsamt der Bundesregierung, 2017).

Artikel 1 der Genfer Flüchtlingskonvention (1945) definiert einen Flüchtling als Person, »die sich außerhalb des Landes befindet, dessen Staatsangehörigkeit sie besitzt oder in dem sie ihren ständigen Wohnsitz hat, und die wegen ihrer Rasse, Religion, Nationalität, Zugehörigkeit zu einer bestimmten sozialen Gruppe oder wegen ihrer politischen Überzeugung eine wohlbegründete Furcht vor Verfolgung hat und den Schutz dieses Landes nicht in Anspruch nehmen kann oder wegen dieser Furcht vor Verfolgung nicht dorthin zurückkehren kann« (United Nations, 1945).

Jeder Flüchtling hat das Recht, würdig behandelt und sicher untergebracht zu werden. Und jeder hat ein Recht darauf, dass die Gründe seiner Flucht in einem ordentlichen Verfahren geprüft werden.

Beim Flüchtlingsschutz nach der Genfer Flüchtlingskonvention sind die Anforderungen etwas geringer als beim Asyl. Die Verfolgung muss nicht vom Staat ausgehen. Das gilt zum Beispiel für Syrer, die vor der Terrormiliz »Islamischer Staat« geflohen sind. Wird im Asylverfahren festgestellt, dass der Bewerber das Recht auf Flüchtlingsschutz hat, wird er als Flüchtling anerkannt.

Darüber hinaus kann Deutschland auch Menschen Schutz gewähren, wenn zu befürchten ist, dass ihr Leben im Herkunftsland bedroht ist. Das nennt sich *subsidiärer Schutz.*

Wie viele Asylbewerber und Flüchtlinge sich derzeit in Deutschland aufhalten, lässt sich gemäß dem Bundesamt für Migration und Flüchtlinge nicht mit Sicherheit sagen. Von ihrer Ankunft in Deutschland über die Verteilung in Erstaufnahmeeinrichtungen der Bundesländer bis zum Stellen des Asylantrags können Tage, manchmal auch Wochen oder Monate vergehen. Im Jahr 2016 haben insgesamt 745.545 Personen in Deutschland Asyl beantragt. Hauptherkunftsländer waren Syrien, Afghanistan und Irak (Bundesministerium des Inneren, 2017).

Um differenzierte Erkenntnisse über die sehr unterschiedlichen Motive und Hintergründe für Migration und Flucht zu erhalten, führen das Bundesamt für Migration und Flüchtlinge und das Institut für Arbeitsmarkt- und Berufsforschung der Bundesanstalt für Arbeit bei Geflüchteten eine jährliche Erhebung durch, bei der rund 4.500 Geflüchtete wiederholt befragt werden. Interviewt wurden erwachsene Personen, die vom 1. Januar 2013 bis zum 31. Januar 2016 in Deutschland eingereist waren und einen Asylantrag gestellt haben, sowie ihre Haushaltsmitglieder (Brücker, Rother u. Schupp, 2016b). Im Rahmen dieser Studie wurden 123 Flüchtlinge in Deutschland und 26 Experten aus der Flüchtlingsarbeit qualitativ befragt (Brücker et al., 2016a). Ziel dieser Teilstudie ist es, vertiefte Einblicke in die Lebenslagen, Erfahrungen, Einstellungen und Erwartungen von geflüchteten Menschen in Deutschland zu gewinnen. Ein wichtiges Ergebnis ist, dass auf der Flucht viele Geflüchtete ihre Gesundheit und ihr Leben riskieren. Flüchtlinge sind nicht nur schlechten Lebensbedingungen, sondern auch unterschiedlichen Gewaltformen in Lagern und anderen Umgebungen ausgesetzt. Ein Viertel gibt an, Opfer von Schiffbruch, zwei Fünftel Opfer von Gewalt geworden zu sein (Brücker et al., 2016b, S. 6, S. 27; Bundesamt für Migration und Flüchtlinge, 2016). Zudem berichten zwei Fünftel der Männer und ein Drittel der Frauen von körperlichen Gewalterfahrungen, 15 Prozent der Frauen und 4 Prozent der Männer von sexualisierten Übergriffen (vgl. Brücker et al., 2016a, S. 27). »Vergewaltigungen und andere Formen der sexualisierten Nötigung werden in den Berichten zumindest angedeutet. […] Hinzu kommt, dass es nach Angaben eines iranischen Kulturmittlers in der iranischen oder afghanischen Kultur eine folgenreiche Entscheidung ist, über eine Vergewaltigung zu sprechen. Er erläutert, dass Opfer von sexualisierter Gewalt traditionell aus der Familie ausgeschlossen werden, besonders Gewalterfahrungen von Männern sind ein Tabu« (Brücker et al., 2016b, S. 61).

Bereits Ende der 1980er Jahre hat Tahar Ben Jelloun – ein französischer Schriftsteller, der in Marokko geboren ist – in einem seiner ersten Bücher »Die tiefste der Einsamkeiten: Das emotionale und sexuelle Elend der nordafrikanischen Immigranten« (1988) die Wirkung der patriarchalen Mechanismen und Haltungen im Zusammenhang mit sexualisierter Gewalt bei Migranten beschrieben. Seine These lautet: Je traditionell-patriarchaler eine Kultur ist, umso stärker die alltägliche Gewalt und die sexualisierte Gewalt, der der Schwächere desselben und des anderen Geschlechts ausgesetzt ist.

Die nachfolgende Skizze verfolgt die zentrale These: Das Ausgesetztsein von (sexualisierter) Viktimisierung im Kontext von Flucht und Migration unterliegt einem doppelten Verdeckungszusammenhang. Doppelt, weil zum einen das Konstrukt Mann als Opfer in männlichkeitsdominierten Verhältnissen ein kulturelles Paradox (vgl. Lenz, 2016) darstellt und als nicht denkbar gilt. Zum anderen werden männliche Migranten und Flüchtlinge auf einer intuitiv-instinktiven Ebene als Gefährder assoziiert: Weil sie männlich sind, sind sie gefährlich und deshalb müssen wir Angst vor ihnen haben. Beides führt zu einer sich gegenseitig bedingenden Verdeckung der männlichen Verletzbarkeit. Das Leid der Migranten und Flüchtlinge ist aufgeladen mit Projektionen von ihrer Gefährlichkeit und trägt dazu bei, dass es unsichtbar gehalten werden kann.

Wie gehe ich vor? Zunächst werden die theoretisch-gedanklichen Ausgangspunkte der Skizze genauer bestimmt. Danach werden einige Phänomene hinsichtlich sexualisierter Gewaltübergriffe

im Feld von jugendlichen und erwachsenen männlichen Flüchtlingen beschrieben: so die wenigen vorliegenden Befunde zur sexualisierten Gewalt
- in den Herkunftsländern,
- im Alltag gegen Jungen und junge Männer in Afghanistan,
- als Kriegswaffe gegen Männer,
- bezüglich männlicher Genitalmanipulation,
- auf der Flucht und in deutschen Flüchtlingsunterkünften.

Schlussfolgerungen schließen den Text ab.

Die Grenzen des folgenden Textes liegen darin, dass es sich in Anbetracht der unzureichenden Datenlage nur um eine erste Annäherung in Form einer fragmentarischen Skizze handeln kann. Aus unterschiedlichen Quellen werden Informationen zusammengetragen: Neben seriösen wissenschaftlichen Belegen finden sich auch Materialien mit teilweise anekdotisch oder narrativ-journalistischem Charakter. Für den Leser kann dabei an der einen oder anderen Stelle der Eindruck entstehen, dass die benannten Phänomene relativ wahllos zusammengewürfelt sind und deren zugrunde liegende Komplexität nicht berücksichtigt wird. Sollte dieser nicht beabsichtigte Fall eintreten, ist dies der kaum entwickelten Forschungslage geschuldet. Der Text kann nur eine erste Orientierung in einem bislang weitgehend verdeckten sozialen Problemfeld bieten. Damit lassen sich Fragen aufwerfen, denen dann in notwendigen empirischen Untersuchungen qualitative und quantitative Relevanz verschafft werden könnte.[4]

---

4   Ich danke Herrn Dr. Peter Mosser von »Kibs« in München, einer Beratungsstelle für Jungen und junge Männer, denen sexualisierte Gewalt widerfahren ist, dafür, dass er mich spontan an den Früchten seiner Recherche zu diesem Thema teilhaben ließ. Mit ihm verbindet mich ein erstes gemeinsames Buchprojekt »Sexualisierte Gewalt gegen Jungen: Prävention und Intervention. Ein Handbuch für die Praxis« (2014), das wir zusammen mit weiteren Kollegen vor einigen Jahren realisieren konnten. In meinem Beitrag »Wenn der Domspatz weiblich wäre … Über den Zusammenhang der Verdeckung sexualisierter Gewalt an Männern und kulturellen Geschlechterkonstruktionen« (Lenz, 2014) findet sich die These über den geschlechtsspezifischen Verdeckungszusammenhang von sexualisierter Gewalt an Jungen und Männern.

Das Gemeinsame der beschriebenen Phänomene ist die sexuelle Traumatisierung von männlichen Migranten und deren fehlende Kommunizierbarkeit. Die Anlässe und Kontexte der Übergriffe sind unterschiedlich und vermutlich nicht verallgemeinerbar. Da keine belastbaren Daten vorliegen und die Problematik gesellschaftlich noch weitgehend verdeckt ist, können auch keine systematisch fundierten Aussagen gemacht werden. Weder können bislang die massenhaften Fluchtbewegungen (wie die Begleiterscheinungen des Zusammenbruchs von Ordnungssystemen) erklärt werden noch lassen sich Szenarien präzisieren, in denen sexualisierte Gewalt epidemische Ausmaße annimmt oder in denen kaum sexualisierte Gewalt auftritt.

Es scheint bei sexualisierter Viktimisierung von männlichen Flüchtlingen und Migranten eine analoge, unzureichende Situation hinsichtlich der kaum entwickelten gesellschaftlichen Perspektive auf die Viktimisierung von Jungen und Männern in der Mehrheitsgesellschaft vorzuliegen. Nicht nur sind die »Erfahrungen von Männern als Opfer von Gewalt im sozialen Nahraum wenig beforscht« (Guzy, Birkel u. Mischkowitz, 2015, S. 575), auch über die männliche Viktimisierung im öffentlichen Raum und speziell zu sexualisierter Gewalt fehlen weitgehend systematisch-theoretische Analysen als auch empirisch belastbare Grundlagenforschung (vgl. Lenz u. Kapella, 2012).

Klärung der theoretisch-gedanklichen Grundlagen

Obwohl Gender im Kontext von Flucht und Migration eine hochbedeutsame Erkenntniskategorie darstellt, wurde dies lange Zeit übersehen. Hinter dem geschlechtsvergessenen Blick wirkt(e) eine androzentrische Perspektive. Beispielsweise galten bei der Migration Frauen »als Anhängsel wandernder Männer, und als mit ihren Kindern allein am Herkunftsort zurückgeblieben oder später ihrem Mann nachziehend von ihm abhängig« (Westphal, 2004, S. 1). Erst seit den 1990er Jahren wird in der Flüchtlingsarbeit Gender reflektiert »und mittlerweile im doppelten Sinne berücksichtigt, einerseits in Schutzmaßnahmen nach und insbesondere vor sexualisierter und geschlechterbasierter Gewalt und andererseits in Frauenförderungs-

und Empowerment-Projekten« (Krause u. Scherschel, o. J., AK Flucht
und Gender). Bei einem Workshop des Netzwerks Flüchtlingsforschung zu »Flucht, Gender, Menschenrechte. Neue Herausforderungen für die Soziale Arbeit« (Scherschel, 2016) stellt die Berichterstatterin fest: »Gender ist eine relevante Dimension von Migrationen.
Sowohl Migrationspolitiken als auch Migrationsbewegungen sind
geschlechtlich strukturiert« (Scherschel, 2016, S. 2). Krieg, Flucht
und Migration sind also keine geschlechtsneutralen Ereignisse, sondern stellen vergeschlechtlichte Vorgänge dar.

In einer qualitativen Fallstudie »Genderbeziehungen im begrenzten Raum. Bedingungen, Ausmaß und Formen von der Gewalt an
Frauen in kriegsbedingten Flüchtlingslagern« untersucht Ulrike
Krause in Uganda unter anderem die Effekte begrenzter Lebensbedingungen in Flüchtlingslagern auf Männer (Krause, 2016). »Obwohl
Männer als die hegemonialen sozialen Kategorien angesehen wer-
den, entstehen Spannungsgeflechte zwischen Rollenzuschreibung
und faktischer Position im humanitären System« (Krause, 2016,
S. 119). Es wird erarbeitet, dass die von den Akteuren und Akteu-
rinnen beim Flüchtlingshilfswerk der UN verwendete Formel zur
Gendersensibilität »UNHCR is the better husband« sich projekt-
bezogen nur bei Frauen ansetzen lässt, da diese als verletzbare
Gruppen gelten (Krause, 2016). »Männer werden als hegemoniale
Akteure verstanden, sie können dies aber nicht leben« (Krause, 2016,
S. 141). In einem Bericht über den bereits erwähnten Workshop zur
Flüchtlingsforschung bringt es die Berichterstatterin auf den Punkt:
»Während mit Frauen bspw. über die Folgen der Vergewaltigung
gesprochen wird, werden solche Angebote erst gar nicht an Männer adressiert. Frauen sind Nutznießerinnen der Frauenförderung,
während Männer einen Entmännlichungsprozess und Statusverlust
erleben, der aber nicht projektbezogen aufgegriffen und kompensiert
wird« (Krause, zit. nach Scherschel, 2016, S. 5). Bei diesem Fokus auf
Frauen bleibt eine strukturelle Vernachlässigung von Männern nicht
aus. Damit ist gemeint, dass Männer nicht den gleichen Grad an Aufmerksamkeit und daraus ableitbare (sozial-)politische Anerkennung
wie weibliche Betroffene erhalten. Die Forscherin fordert daher, den
gendersensiblen Blick auf die Lage von Männern zu öffnen (Krause,
zit. nach Scherschel, 2016, S. 5).

Dieser Prozess der Entwicklung einer tatsächlichen geschlechtssensiblen Perspektive scheint sehr langwierig zu sein, da erhebliche Gegenkräfte wirken. Bereits 2004 wurde auf die gering entwickelte Forschung zu männlichen Flüchtlingen hingewiesen: »Obwohl Migration jahrelang als männlich galt, ist die wissenschaftliche Datenlage zu Migranten im Speziellen sehr gering. Vielmehr werden Vorurteile in der Wissenschaft und in den Medien immer wieder neu reproduziert« (Westphal, 2004, S. 8). Der Fokus »vieler Studien zu Flüchtlingssituationen [liegt] mittlerweile auf Frauen. Dadurch wurden und werden Opferperspektiven auf Frauen manifestiert, binäre Strukturen von weiblichen Opfern und männlichen Tätern konstruiert und aufrechterhalten sowie Positionen von und Bedingungen für Männer vernachlässigt« (Krause, 2016, S. 119). Die strukturelle Vernachlässigung von Männern drückt sich darin aus, dass Fragen danach, wie Flucht und Flüchtlingssituationen auf Männer und Maskulinitäten wirkten, welche Gefahren für Männer bestehen und wie sie mit den Bedingungen umgehen, bislang deutlich weniger wissenschaftliche Beachtung erhalten.

Die nachstehend ausgeführten Punkte sind zentral für die Reflexion der Genderdimension bei Flucht und Migration. Diese sind Voraussetzung und Folge einer geschlechtssensiblen Betrachtung der sozialen Problemlage männlicher Betroffener von sexualisierter Gewalt:

– Die für Mitteleuropa bestimmbaren Inhalte und Konzeptionen der polaren Geschlechterkonstruktion sind nicht einfach auf Migranten und Migrantinnen übertragbar. »Sie müssen sich zwar mit den dominanten Konzepten und Vorstellungen im Aufnahmeland auseinandersetzen, doch übernehmen sie diese nicht unmodifiziert in ihre geschlechtlichen Selbstbeschreibungen« (Westphal, 2004, S. 8). Von der Geschlechtsidentität bei Migrantinnen und Migranten in Deutschland lässt sich nicht sprechen. Die Fokussierung auf den ethnisch-kulturellen Hintergrund reicht nicht aus, sondern es bedarf gerade bei Minderjährigen »des Einbezugs lebensweltlicher Belastungsmomente, wie etwa soziale Deprivation oder erlittene Anerkennungsdefizite in der Familie, der Schule sowie in den außerschulischen Beziehungen« (Uslucan, 2015, S. 284).

– Zwischen den verschiedenen Gruppierungen von Migranten und
   Migrantinnen und der Mehrheitsgesellschaft bestehen Mentali-
   tätsunterschiede vor dem Hintergrund ihrer patriarchalen Her-
   kunftskulturen. Die Wirkung patriarchaler Mechanismen und
   Haltungen (z. B. männliche Ehre) sind ein Ausdruck der kulturellen Tradition dieser Heimatländer in Verflechtung mit spezifischen religiösen Motiven und Praktiken. Der Begriff *patriarchal*
   wird hier beschreibend und nicht analytisch verwendet und unterstellt keine kulturelle Homogenisierung der Sozialisation. Er
   macht aber deutlich, dass in dem so bezeichneten sozialen Gefüge
   ein hegemonial männliches Hierarchiedenken die Empathie für
   Schwächere (Frauen, andere Männer, Kinder) verhindert bzw. ein-
   schränkt und ein biologistisches *Recht des Stärkeren* propagiert.
– Bei Widerfahrnissen der Viktimisierung durch sexualisierte
   Gewalt im Kontext von Flucht und Migration geht es in allererster
   Linie stets um Menschen und erst in zweiter Linie darum, ob sie
   Männer oder Frauen oder irgendetwas daneben oder dazwischen
   sind, schwarz oder weiß, jüdischen, christlichen, islamischen oder
   buddhistischen Glaubens oder Atheisten sind. In dem Maße, in
   dem sie in ihren unveräußerlichen Rechten bedroht oder verletzt werden, sind sie zu verteidigen und zu schützen und in dem
   Maße, in dem sie die unveräußerlichen Rechte anderer bedrohen
   oder verletzen, zu begrenzen. Insofern verdienen Männer wie
   Frauen, die zum Beispiel Opfer von Gewalt werden oder geworden sind, migrantisch oder nicht, Empathie und Unterstützung.
   Gewaltausübung dagegen ist sozial klar zurückzuweisen und zu
   ächten und erst in zweiter Linie ist zum Zwecke der Prävention
   danach zu fragen, was die spezifischen Charakteristika von Tätern
   bzw. Situationen, in denen Gewalt ausgeübt wird, sind.[5]
– Die Gewaltforschung arbeitet mit zahlreichen verschiedenen
   Begriffen ihres Untersuchungsgegenstandes. Teilweise widersprechen und überschneiden sich diese. »Diese Vielfalt ist den

---

5 Dank an Herrn Dr. Robert Schlack vom Robert-Koch-Institut Berlin für
   diesen menschenrechtlichen Hinweis und weitere Kommentare zu einem
   früheren Entwurf dieses Textes.

qualitativ und quantitativ sehr unterschiedlichen Phänomenen geschuldet, die als Gewalt verstanden und analysiert werden« (Christ, 2017, S. 13). So besteht für den Begriff der sexualisierten Gewalt keine einheitliche Definition (Rabe, 2017). Nach einem Verständnis, das häufig der praktischen Beratung Betroffener zugrunde liegt, »ist sexualisierte Gewalt dann gegeben, wenn ein Mensch an einem anderen Menschen gegen dessen Willen mit sexuellen Handlungen eigene Bedürfnisse befriedigt« (Rabe, 2017, S. 27). Das kann von einer verbalen sexuellen Belästigung bis zur Vergewaltigung reichen. Rabe weist darauf hin, dass in anderen Zusammenhängen wie der Forschung oder dem Strafrecht »dieses breite Spektrum nach unterschiedlichen Logiken weiter ausdifferenziert und in verschiedene Begriffe unterteilt wird« (Rabe, 2017, S. 27). Als Beispiele werden der sexuelle Missbrauch, die sexuelle Nötigung und die Vergewaltigung angeführt.

Hinsichtlich der sexualisierten Gewalt gegen Männer sind spezifische Formen nachgewiesen: Vergewaltigung, erzwungene Sterilisation und andere Formen sexualisierter Gewalt wie erzwungene Nacktheit, erzwungene Masturbation und genitale Gewalt (Sivakumaran, 2010).

Im Feld der Partnergewalt hat sich der Begriff Gewalt im Geschlechterverhältnis (engl. gender based violence) durchgesetzt (Hagemann-White, 2016). Definiert wird dieser Begriff als »jede Verletzung der körperlichen oder seelischen Integrität einer Person, welche mit der Geschlechtlichkeit des Opfers und des Täters zusammenhängt und unter Ausnutzung eines Machtverhältnisses durch die strukturell stärkere Person zugefügt wird. […] Dazu gehören sowohl die Befriedigung sexueller Wünsche auf Kosten eines Opfers oder gegen dessen Willen, wie auch alle Verletzungen, die aufgrund einer vorhandenen geschlechtlichen Beziehung (oder zwecks Durchsetzung einer solchen) zugefügt werden. […] Aus heutiger Sicht wäre notwendig, auch diejenigen absichtlichen Verletzungen zu benennen, die zur Durchsetzung der heteronormativen Ordnung der Zweigeschlechtlichkeit (engl. gender order) dienen« (Hagemann-White, 2016, S. 18). Die auf der Folie der Geschlechterstereotypen männlicher Täterschaft und weiblichen Opferseins entwickelte Auseinandersetzung mit der Gewalt im Geschlechterverhältnis öffnet sich mit zunehmender Differenzierung des Forschungsfeldes inzwischen auch für die verdeckten Seiten: das männliche Opfer und die Täterin (vgl. IASC, 2015). Gerade bei männlichen Migranten und Flüchtlingen ist diese Verdeckung hochwirksam, da mit ihnen vorrangig Gefährdung und Täterschaft assoziiert wird.

Einblick in die aktuelle Forschungslage zur sexualisierten Gewalt in der deutschen Bevölkerung bietet eine 2015 auf der Grundlage einer bevölkerungsrepräsentativen Stichprobe (N = 2513) durchgeführten Befragung zu Erfahrungen von Viktimisierung. Dabei gaben 0,6 Prozent der Männer (n = 6) und 1,2 Prozent der Frauen (n = 16) an, in den vergangenen zwölf Monaten sexualisierter Gewalt ausgesetzt gewesen zu sein (Allroggen et al., 2016). Die Forscher betonen, »dass insbesondere Opfererfahrungen von Männern und Täterverhalten von Frauen, bislang unterschätzt und nur unzureichend berücksichtigt wurden, […] auch wenn in Übereinstimmung mit früheren Studien deutlich wird, dass Frauen häufiger als Männer Opfer sexueller Gewalt werden und dass Männer häufiger als Frauen sexuell aggressives Verhalten zeigen« (IASC, 2015). Zudem ist die Interpretation der Ergebnisse in Anbetracht der geringen Zahl deutlich erschwert. Eine Forschungslage zur sexualisierten Gewalt an männlichen Flüchtlingen und Migranten in Deutschland liegt nicht vor.

Befunde zur sexualisierten Gewalt gegen Jungen in den Herkunftsländern

Männliche Flüchtlinge und Migranten waren teils in ihren Herkunftsländern insbesondere in Krisengebieten in früheren Lebensphasen hohen Risiken ausgesetzt, Opfer sexualisierter Gewalt zu werden. Kindern und Jugendlichen widerfährt sexualisierte Gewalt in Verbindung mit anderen Gewaltformen wie Rekrutierung Minderjähriger, Zwangsverheiratung Minderjähriger, gefährliche Kinderarbeit, Schuldknechtschaft, Kinderhandel und Kinderprostitution. Die Traumatisierung für männliche Betroffene findet häufig im Kontext patriarchaler Verhältnisse der Herkunftsfamilie statt (Hargasser, 2015).

Die UNICEF-Reporte »Kinder vor Gewalt schützen« (2011) und »Hidden in plain sight« (2014) konstatieren: »Häusliche Gewalt gegen Kinder gibt es in allen Ländern der Erde und in allen gesellschaftlichen Gruppen. Gleichzeitig liegt bis heute das tatsächliche Ausmaß von Gewalt, der Kinder in ihrem näheren Umfeld ausgesetzt sind, im Dunklen. Erstmals hat UNICEF jetzt weltweit Daten zu diesem Problem aus 190 Ländern untersucht und die Erscheinungsformen sowie die zugrunde liegenden Einstellungen und Normen dokumentiert« (UNICEF Deutschland, 2014, S. 1). Viele Migranten und Flüchtlinge sind mit Gewaltbiografien behaftet. In Verbindung mit anderen übergriffigen und gewalttätigen Formen fand auch sexualisierte Gewalt gegen sie statt.

Die beiden angeführten UNICEF-Reporte (2011, 2014) berichten, dass weltweit bis zu 1,5 Milliarden Kinder Opfer von Gewalt werden. Mehr als eine Milliarde Kinder leben in Gebieten, in denen es bewaffnete Konflikte gibt. Zudem werden drei von vier unter 14-Jährigen in ihren Familien gewaltsam bestraft. Während extreme, tödliche Gewalt gegen Kinder – den Berichten zufolge – relativ selten vorkommt, gehören Schläge, Anschreien und andere Formen der Misshandlung für die meisten Kinder weiter zum Alltag. Sechs von zehn Kindern zwischen zwei und 14 Jahren erleben regelmäßig körperliche Strafen. Dies sind etwa eine Milliarde Kinder. Schwere Schläge, zum Beispiel in das Gesicht, auf den Kopf oder harte Prügel, sind zwar weniger verbreitet. Die Auswertung von Daten aus 58 Staaten ergibt solche Erziehungspraktiken dort für 17 Prozent der Kinder – also etwa jedes sechste Kind. In einigen Ländern ist die Bestrafung von Kindern mit Stock- und Peitschenhieben erlaubt, in manchen Staaten auch Steinigung, lebenslange Haft oder sogar die Verhängung der Todesstrafe. Fünf Länder, darunter Iran und Saudi-Arabien, haben nach 2005 die Todesstrafe an Minderjährigen vollstreckt. In 156 Staaten gilt Gewalt in Kinderheimen als legitimes Erziehungsmittel. In 88 Ländern sind körperliche Strafen in Schulen nicht ausdrücklich verboten oder sogar explizit erlaubt, etwa in Brasilien, Kolumbien, in Entwicklungsländern im südlichen Afrika und Südasien, aber auch in Südkorea, Mexiko und in einigen US-Bundesstaaten (UNICEF, 2014).

Allerdings ist Gewalt in Familien kein Problem, das nur arme Länder haben: In Deutschland werden laut UNICEF-Studie rund 13 Prozent der Heranwachsenden misshandelt. Der sexualisierte Missbrauch ist eine Form der Gewalt, die am häufigsten im Verborgenen geschieht. Die Dunkelziffer ist sehr hoch. Vielfach werden

Kinder und Jugendliche von Personen missbraucht, zu denen sie
Vertrauen haben oder die für sie eine Autorität verkörpern – Verwandte, Nachbarn, Schulbedienstete oder Betreuer. In 75 bis 80 Prozent der Fälle kennen die Kinder die Täter (UNICEF, 2011), wobei
dieser Wert möglicherweise zu niedrig angesetzt ist.

Hier noch ein literarischer Beleg für die Alltäglichkeit sexualisierter Gewaltübergriffe an Jungen in orientalischen Kulturen: Der
Politikwissenschaftler Hamed Abdel-Samad beschreibt in seinem
Buch »Mein Abschied vom Himmel – Aus dem Leben eines Muslims
in Deutschland« (2009), wie er als vierjähriger Junge in Ägypten
durch einen Automechanikerlehrling rektal vergewaltigt wurde.
Auch berichtet er über andere alltägliche Formen brutaler Gewalt,
die ihm in der Kindheit zugefügt wurden.

Sexualisierte Gewalt gegen Jungen und junge Männer am Beispiel Afghanistans

In einem Erfahrungsbericht über den Einsatz eines Bundeswehr-
soldaten in Afghanistan beschrieb der Autor Achim Wohlgethan
(2008) – er gehörte Anfang 2002 zu den ersten deutschen Truppen-
teilen – eine entsprechende Szene während der Wache in der ersten
Nacht in Afghanistan. Im Rhythmus von vier Stunden wurde abge-
wechselt: Wache, Ruhephase, Wache. Die Stille der Nacht und die
Klarheit des Sternenhimmels beeindruckten ihn. Dann gab es plötzlich ins Mark gehende Schreie vermischt mit Wimmern. So etwas
hatte er noch nie gehört. Der Soldat nahm sein Nachtsichtgerät und
suchte die Umgebung ab, aus der die Schreie kamen. Er sah, wie
ältere Angehörige der afghanischen Nationalgarde junge Soldaten
rektal penetrierten. Diese Schreie verfolgten den Beobachter jede
Nacht während seines gesamten viermonatigen Einsatzes.

Der verfilmte Bestseller »Der Drachenläufer« (2008) des afgha-
nisch-US-amerikanischen Schriftstellers Khaled Hosseini greift
ebenfalls die Vergewaltigung eines Jungen auf. Das größtenteils in
Afghanistan handelnde biografische Werk und der Film dürfen in
Afghanistan nicht vertrieben und nicht gezeigt werden, da in der
weitgehend autobiografischen Geschichte die Vergewaltigung eines
Jungen durch einen anderen dargestellt wird.

Vor einigen Jahren war ich zu einem Vortrag bei einer Tagung an der Medizinischen Hochschule Hannover zur »Notfallmedizin in Afghanistan« eingeladen. Dort stellte ich jene gerade vorgetragene Szene vor. In der anschließenden Diskussion meldeten sich zwei in Deutschland lebende afghanische Teilnehmer (ein Augenarzt und ein Dolmetscher), die sich dafür bedankten, dass ich das Thema aufgegriffen und benannt habe. Sie bestätigten mir, dass die Vergewaltigung von Jungen und jungen Männern in Afghanistan ein großes Problem sei. Sex mit Frauen vor und außerhalb der Ehe sei ein Tabu, beim Aufdecken seiner Übertretung würden der Mann und die Frau sanktioniert. Stattdessen müssten die Knaben und jungen Männer herhalten. Diese Übergriffe öffentlich zu machen, gelte jedoch als ein Tabuverstoß. Daher würden die Vorfälle verschwiegen. Das Schweigen über das Vorgefallene zu durchbrechen scheint der erste Schritt für eine Bewältigung zu sein.

In der Pause der Tagung in Hannover nahm eine deutsche Psychotherapeutin mit mir Kontakt auf und berichtete, dass sie zurzeit in ihrer Praxis auffallend viele männliche türkische Patienten habe, die in ihrer Kindheit und Jugendzeit sexuell vergewaltigt worden seien.

Ein weiterer Aspekt der sexualisierten Gewalt betrifft ebenfalls speziell afghanische Jungen, und zwar aufgrund von Praktiken, die mit lokalen Sitten zu tun haben: »Bacha bazi«. Die Schweizerische Flüchtlingshilfe (SFH) beobachtet die Entwicklungen in Afghanistan seit mehreren Jahren. Die folgende Darstellung wird aus einem SFH-Report von 2013 (Geiser, 2013) übernommen.

»›Bacha Bazi‹ bedeutet Knabenspiel. Reiche Männer halten sich dabei Jungen im Alter zwischen elf und 16 Jahren, die als Frauen verkleidet an Festen tanzen. In vielen Fällen kommt es zur sexualisierten Gewalt. Der ›Bacha Baz‹, der ›Knabenspieler‹, trägt so seine finanzielle Macht zur Schau. Wenn sein Tanzknabe schön ist oder gut tanzt, steigt sein Ansehen umso mehr. Die ›Bachis‹, so der Name der tanzenden Jungen, sind Eigentum ihrer Herren. Sie gehören mächtigen Kriegsfürsten, lokalen Polizeichefs oder reichen Geschäftsmännern. Vor allem Mitglieder der afghanischen Sicherheitskräfte sollen in den Missbrauch involviert sein. Meist stammen die Jungen aus armen Familien, werden als Waisen von der Straße geholt oder entführt. Straßenkinder sind besonders gefährdet,

Opfer zu werden. Die Knaben haben kaum die Möglichkeit, ihre Herren zu verlassen. Es gibt Berichte über Bachis, welche von ihren Herren beim Versuch, sie zu verlassen, umgebracht wurden. Der Knabentanz wird seit Jahrhunderten praktiziert. Die Sozialwissenschaftlerin Ingeborg Baldauf sah nach einer Untersuchung in den 1970er Jahren in Afghanistan die Gründe für diese Art von Knabenliebe in der strikten Geschlechtertrennung und dem geringen Wert von Mädchen in der patriarchalisch islamischen Gesellschaft. Vor dem Krieg gegen die Sowjetunion war es üblich, dass der Vater eines Tanzknaben um sein Einverständnis gefragt werden musste. Im Krieg jedoch wurden viele Jungen entführt, die Mudschaheddin-Kämpfer nahmen sich ihre ›Bachis‹ mit Gewalt, und Knabentanz entwickelte sich zu einem beliebten Zeitvertreib für Kämpfer, die ihre Familien über Monate nicht zu Gesicht bekamen. […]

Stigmatisierung: Sobald bei den Tanzknaben der Bartwuchs einsetzt, tauscht ihr Besitzer sie gegen einen jüngeren Knaben (Bacha Bereesh – Junge ohne Bart) aus. Die Zeit als ›Bachi‹ hinterlässt bei vielen schwere seelische Schäden. Das Stigma, einmal ein Tanzknabe gewesen zu sein, ist eine lebenslange Bürde. Kaum jemand wird einem Mann, der als Junge missbraucht wurde, eine Frau zur Heirat geben. Im besten Fall werden diese Männer mit älteren Frauen verheiratet, die keine Jungfrauen mehr sind und kaum Chancen hätten, einen Ehemann zu finden. Viele verlassen daher ihre Gemeinden und Familien für immer. Die traumatisierten Jungen landen auf der Straße und stürzen ab. Sie werden oft drogensüchtig und schlagen sich als Bettler, Stricher oder Auftragstänzer durch. Bei einigen wenigen Jungen bleibt die Beziehung zu ihrem Herren eine lebenslange Verstrickung in Gewaltverhältnisse. Sie arbeiten weiterhin für ihre Herren oder werden mit einer deren Töchter verheiratet.

Tabuisierung: Radhika Coomaraswamy, UN-Sonderbeauftragte für Kinder in bewaffneten Konflikten, weist darauf hin, dass ›Bacha Bazi‹ zwar nie geleugnet, aber auch nicht darüber gesprochen werde. Sexualisierter Missbrauch wird tabuisiert und die Familien der Opfer schweigen aus Scham. […]

Straffreiheit für die Täter: Sexuelle Gewalt gegen Kinder ist in Afghanistan weit verbreitet. Doch in den wenigsten Fällen kommt es zu einer Anzeige. Das Vertrauen in das Justizsystem ist gering. Die Durchsetzungskraft der Justiz ist beschränkt und die Täter bleiben meistens straffrei. Zudem ist das Bewusstsein wenig ausgeprägt, dass sexualisierter Missbrauch von Kindern strafbar ist. Opfer aber auch Zeugen sexualisierter Gewalt werden nicht geschützt. Angst vor weiteren Übergriffen oder vor Vergeltungsmaßnahmen ist meist der Hauptgrund dafür, dass Täter nicht angezeigt werden. Da die Besitzer der Knaben einflussreiche Männer sind, werden sie in der Regel aufgrund ihrer Macht nicht strafrechtlich verfolgt. Zudem sind die verantwortlichen Behörden vielfach selbst in ›Bacha Bazi‹ involviert. So rekrutieren die afghanischen Sicherheitsdienste weiterhin minderjährige Jungen unter anderem auch für sexualisierte Zwecke. Sexualisierter Missbrauch von Kindern ist nicht explizit als Straftat definiert, sondern fällt unter den Artikel 427 des Strafgesetzbuches (1976). Darin ist die Bestrafung für außerehelichen Geschlechtsverkehr und Päderastie festgelegt. Die Bestrafung beläuft sich auf fünf bis 15 Jahre Haft.

Verurteilung der Opfer: Wenn überhaupt einmal gegen ›Bacha Bazi‹ vorgegangen wird, dann trifft es meistens nur die Knaben. Die minderjährigen Opfer sexualisierter Gewalt werden verhaftet und beschuldigt, außerehelichen Geschlechtsverkehr geplant zu haben. Einem Bericht der afghanischen Menschenrechtskommission zufolge verbüßen zwölf Prozent der männlichen Insassen von Jugendgefängnissen eine Strafe wegen Homosexualität oder Ehebruchs. Keiner von ihnen ist älter als dreizehn Jahre« (Geiser, 2013, S. 1–3).

Sexualisierte Gewalt als Kriegswaffe gegen Männer

Zahlreiche Flüchtlinge waren in ihren Herkunftsländern in kriegerischen Konflikten sowohl Täter als auch Opfer, wie die Existenz von Kindersoldaten aber auch viele Beispiele bei Erwachsenen zeigen. Generell ist sexualisierte Gewalt in Kriegen ein Gewaltakt gegen die Gegner. Als solche sind die gegnerischen Soldaten betroffen, aber auch Frauen und Kinder sowie ältere Männer in der Zivilbevölkerung. Der männliche Gegner wird real und symbolisch degradiert, indem er als unmännlich und machtlos und damit als weiblich oder homosexualisiert stigmatisiert wird. Die Mann-zu-Mann-Vergewaltigung als Mittel zur Herstellung von Ordnungen ist nach Smaus die ultimative Erniedrigung (2003; 2007). Sie dient wie die Kastration an Jungen und Männern noch immer in Kriegen als Mittel zur Demütigung und Demoralisierung des Gegners.

Für die geschichtswissenschaftliche Forschung war sexualisierte Gewalt in Kriegszeiten lange Zeit nicht von Interesse. Erst in den vergangenen Jahren widmete sich unter anderem die deutsch- und englischsprachige Forschung dem in dieser Hinsicht untererforschten Zweiten Weltkrieg (Beck, 2004; Mühlhäuser, 2010). »Dass Frauen nicht die alleinigen Opfer von sexualisierter Kriegsgewalt sind, dass das gesellschaftliche Tabu sehr stark ist und Männer ebenfalls Vergewaltigungsopfer sein können, wird in mehreren Aufsätzen deutlich« (Röger, 2013). Sexualisierte Gewalt gegen Männer in Kriegen gibt es bereits lange und wurde früher schon nicht wahrgenommen und verleugnet. Beispiele sind der Bangladesch-Krieg 1971, in dem es um die Unabhängigkeit Bangladeschs von Pakistan ging (Uddin, 2008), sowie die postjugoslawischen Kriege in den 1980er Jahren, in denen zahlreiche Völkermorddelikte und sexualisierte Kriegsverbrechen begangen wurden (Zarkov, 2002; Köhler, 2011; Müser, 2015). Ein Beispiel für Letzteres ist die sexualisierte Viktimisierung und Massakrierung von etwa 8000 muslimischen Männern (Bosniaken) nach der serbischen Eroberung der ostbosnischen UN-Schutzzone Srebrenica im Juli 1995. Die Expertenkommission der UN kommt in ihrem Abschlussbericht (Bassiouni-Report) zu der Einschätzung: »Men are also subject to sexual assault. They are forced to rape women and to perform sex acts on guards or each other. They have also been subjected to castration, circumcision or other sexual mutilation« (Bassiouni, 1992, S. 11). Es werden eine Reihe sexualisierter Übergriffe auf Männer beschrieben: Von Schlägen auf Geschlechtsteile und Zwangsentkleidungen über Vergewaltigung und Angriff durch Gegenstände bis zu Kastration und Genitalverstümmelung. Dem Bericht zufolge wurden Gefangene manchmal gezwungen, Gewaltakte gegeneinander auszuüben, während in anderen Fällen die Gefangenenwärter selbst die Täter waren (Bassiouni, 1992).

In einer Studie über die Unsichtbarkeit männlicher Opfer bei den Massenvergewaltigungen in Bosnien wurde der Frage nachgegangen, warum sexuell misshandelte Männer in den Medien und in akademischen Texten so unsichtbar bleiben (Zarkov, 2005). Eine These ist: »Die Repräsentation männlicher Opfer wird durch kulturell-ethnisierende und besonders durch homophobe Barrieren verhindert« (Cenan, 2005, S. 89). Untersucht wurden Berichte über sexualisiert misshandelte

Männer in serbischen und kroatischen Wochen- und Tageszeitungen (November 1991–Dezember 1993). Die Ergebnisse wurden kontrastiert mit einer Analyse niederländischer Zeitungen: »Im Allgemeinen waren männliche Opfer sexueller Gewalt so gut wie nicht existent in der Presse aller Republiken des ehemaligen Jugoslawiens. In einer Kultur, in der dominante Männlichkeit mit Macht und Heterosexualität gleichgesetzt wird, ist die Ausstellung von sexuell viktimisierten Körpern unmöglich. Und wo Frauen ausschließlich als Vergewaltigungsopfer wahrgenommen werden, bleibt wenig Platz für die Existenz männlicher Opfer von Vergewaltigung. […] [Unsichtbare] Verwundbarkeit (Opfer sein) und das Vermögen zu verletzen (Täter sein), ist nicht nur zwischen Frauen und Männern aufgeteilt, sondern wird durch die Vorstellungen von Feminität und Maskulinität konstruiert« (Cenan, 2005, S. 92). Die Folge ist, dass die Politik und die Aktivitäten im Feld der Menschenrechte (human rights policies and activism) bis zum heutigen Tage durch diese enggeführten Geschlechterkonstruktionen vorgegeben werden (DelZotto u. Jones, 2002, S. 5).

Für einen Workshopbeitrag im Jahr 2014 am Overseas Development Institut London gibt der Director des Refugee Law Project[6] der School of Law an der Makerere University Uganda, Chris Dolan, einen Überblick über »Sexual violence against men and boys in conflict«. Dabei stellt er fest, dass zwischen 1998 und 2008 sexuelle Gewalt gegen Männer in Berichten über 25 zwischenstaatliche Konflikte aufgegriffen wurde. Gegenwärtig seien das Libyen, Syrien, die Demokratische Republik Kongo und Zentralafrika. Im Jahr 2013 hat der UN-Sicherheitsrat mit der Resolution 2016 (United Nations, 2013) zum ersten Mal Männer und Jungen als Opfer sexueller Gewalt in Konflikten anerkannt (Dolan, 2014).

Aus den Vorarbeiten von Sivakumaran (2007) und eigenen Vorarbeiten erstellt Dolan (2014, S. 1) eine Aufstellung historischer Beispiele von Ländern und Regionen, in denen sexualisierte Gewalt gegen Männer in zwischenstaatlichen Konflikten dokumentiert worden ist:

---

6   Das »Refugee Law Project« (2017) der Makerere-Universität Uganda ist eine der wenigen Initiativen, die sich in Afrika um männliche Opfer sexualisierter Gewalt kümmern.

Tabelle 1: Länder, in denen sexuelle Gewalt gegen Männer dokumentiert wurde (nach Dolan, 2014)

Box 1: Historic examples of countries and regions in which conflict-related sexual violence against males has been documented	
– Argentina	– Kuwait
– Burundi	– Liberia
– Cambodia	– Libya
– Chechnya	– N. Ireland
– Chile	– Rwanda
– Croatia	– South Africa
– El Salvador	– Former Soviet Union
– Guatemala	– Sri Lanka
– Greece	– Turkey
– Iran	– Former Yugoslavia
– Kenya	– Zimbabwe

In einer weiteren Aufstellung listet Dolan (2014, S. 1) 16 Länder auf, in denen männliche Opfer sexueller Gewalt durch das Rechtssystem nicht geschützt sind:

Tabelle 2: Länder, in denen männliche Opfer sexueller Gewalt nicht durch das Rechtssystem geschützt sind (nach Dolan, 2014)

Box 2: Present day conflict-affected countries and regions in which the law does not provide protection to male victims of sexual violence	
– Afghanistan	– Myanmar
– Colombia	– Nigeria
– Central African Republic	– Pakistan
– Democratic Republic of Congo	– Sudan
– Egypt	– South Sudan
– Kashmir	– Somalia and Somaliland
– Iraq	– Syria
– Malaysia	– Yemen

Eine besonders tragische und auch vernachlässigte Zielgruppe sexualisierter Kriegsgewalt sind die sogenannten Kindersoldaten und -soldatinnen. Ein erheblicher Teil kommt als unbegleitete Minderjährige nach Europa und kann dort besondere Schutzrechte beanspruchen. »Weltweit werden Hunderttausende Kinder als Sol-datInnen zwangsrekrutiert. Zum Teil sind es Mädchen wie Jungen aus elenden Verhältnissen, die zum Beispiel als Straßenkinder oder Flüchtlingskinder lebten und in verschiedenen Ländern vor allem von Rebellentruppen aufgenommen und ausgenutzt werden. Die Kinder schieben Wache, tragen Proviant oder bewachen Stellungen, werden von den Kriegsführern als Sexsklavinnen gehalten. Zum Teil werden sie bereits mit Hilfe sexualisierter Gewalt und anderer Formen von Gewaltandrohung und Demütigungen rekrutiert und dadurch auch zum bewaffneten Kampf gezwungen, zum Teil zu ex-tremen Formen von brutalster Gewaltanwendung gegenüber ihren Gegnerinnen« (Hentschel, 2014). Aufschlussreich ist in diesem Zitat, dass anscheinend nur Sexsklavinnen im Blick sind, obwohl zuvor betont wurde, dass Mädchen und Jungen als Kindersoldaten betrof-fen sind. Bei der in Afghanistan praktizierten Form des Bacha bazi (wie bereits erwähnt) ist dies insofern relevant, da die Sexsklavin-nen Jungen sind.

Exkurs: Warum Beschneidung von Nicht-Einwilligungsfähigen sexualisierte Gewalt ist[7]

Für nicht einwilligungsfähige Jungen und Männer mit und ohne Migrationshintergrund ist rituelle »Beschneidung […] nicht harmlos – sie ist ein Übergriff an Wehrlosen« (Schmidbauer, 2012) und somit eine Körperverletzung. Marylin Milos, eine der Aktivistinnen der ers-ten Stunde gegen die Beschneidung an Kindern beiderlei Geschlechts, bezeichnet Beschneidung als »routinemäßigen, institutionalisier-ten Kindesmissbrauch« (Lightfoot-Klein 2003, S. 157). In der wis-senschaftlichen Literatur, welche die Bedenkenlosigkeit nachhaltig infrage stellt, ist dies schon lange belegt (Goldman, 1997; Gollaher, 2000/2002; vgl. auch den Beitrag von Matthias Franz in diesem Buch

---

7   In diesem Beitrag ist es nicht beabsichtigt, bestimmte Kulturen oder Milieus abzuwerten, sondern es geht um die Kritik an einer bestimmten Praktik, die innerhalb der einen oder anderen Kultur oder des einen oder anderen Milieus mehr oder weniger virulent ist und eine Menschenrechtsverletzung darstellt. Auch in Deutschland lebende jüdische und muslimische Jungen ha-ben – wie es für Mädchen aller Kulturen und Milieus in Deutschland selbst-verständlich ist – ein Recht auf genitale Autonomie.

und den von ihm 2014 herausgegebenen Band »Die Beschneidung von
Jungen. Ein trauriges Vermächtnis«, der einen vielfältigen aktuellen
Überblick des Spannungsfeldes der Grundrechte auf Religionsfreiheit einerseits und körperlicher Unversehrtheit andererseits bietet).
Unter der mitteleuropäischen Perspektive des Schutzes von Kindern
stellt eine medizinisch nicht begründete, jedoch religiös bzw. kulturell
legitimierte Genitalmanipulation eine sexualisierte Gewalthandlung
dar. Alte Männer und Frauen – wie immer sie ihr Tun begründen –
haben nichts an den Genitalien von Mädchen und Jungen zu suchen!

In Fachkreisen wird bereits lange konstatiert, dass es keine all-
gemeingültige Definition sexualisierter Gewalt gegen Kinder gibt.
Vielmehr werden in den verschiedenen Berufsfeldern und Erklä-
rungsansätzen unterschiedliche Aspekte von Übergriffen betont
(Herzig, 2010).

Angelehnt an die Definition sexualisierten Missbrauchs von
Bange und Deegener (1996, S. 105) erscheinen hinsichtlich männ-
licher Genitalmanipulationen folgende Punkte wichtig:
– Kinder können nicht zustimmen,
– Täter oder Täterin sind für die Tat verantwortlich,
– Täter und Täterinnen nutzen ihre Macht aus (Machtgefälle
  aufgrund von körperlicher und kognitiver Überlegenheit,
  Geschlecht, Alter, Herkunft sowie sozialem Status),
– Täter und Täterinnen nutzen Vertrauen aus,
– die Verantwortung für den Schutz von Kindern liegt deshalb bei
  den Erwachsenen.

Legt man diese Kriterien an eine nichtmedizinisch begründete
Genitalmanipulation von nicht einwilligungsfähigen Kindern an,
ist der Eingriff als deutlich gewalttätig erkennbar. Bei betroffenen
Mädchen scheint dies sofort einsichtig zu sein, denn die weibliche
Beschneidung ist in unserer Kultur ausnahmslos geächtet und es
wird politisch und rechtlich dagegen vorgegangen. Der weibliche
Körper gilt als schutzwürdiger. Rechtlich wird dessen besondere
Schutzwürdigkeit seit Juni 2013 durch den neu geschaffenen Paragra-
fen 226a des Strafgesetzbuches (StGB) durchgesetzt, was den Juristen
Walter zu der Aussage veranlasst: »In Deutschland wird jetzt Genital-
verstümmelung bestraft – aber nur, wenn Frauen die Opfer sind.

[…] Das, was eine Frau körperlich ausmacht, ist unantastbar. Aber das, was einen Mann körperlich ausmacht, darf zurechtgeschnitten werden. Das weibliche Geschlecht ist sakrosankt, das männliche disponibel« (Walter, 2013, Die Zeit vom 04.07.2013). Die Beschneidung des Mannes erfüllt nicht nur keinen besonderen Straftatbestand, sondern ist seit Juni 2013 sogar mit dem Paragrafen 1631d des Bürgerlichen Gesetzbuches (BGB) ausdrücklich legalisiert worden. In der Folge kann dadurch in Deutschland lebenden muslimischen und jüdischen Jungen ihre Schutzwürdigkeit legal vorenthalten werden.

Im Rahmen der Pilotstudie »Gewalt gegen Männer« (Jungnitz, Lenz, Puhe, Puchert u. Walter, 2007) waren 28 qualitative Interviews mit Männern durchgeführt worden. Ziel der Untersuchung war, das Feld zu durchleuchten und mögliche blinde Flecken zu entdecken. Eines dieser teilweise nach einer Zufallsauswahl durchgeführten Interviews identifizierte die Beschneidung eines Jungen (Jungnitz et al., 2007, S. 259 ff.). Ich selbst führte das Interview mit einem Kinderkrankenpfleger durch. Auszug aus dem paraphrasierten Protokoll:

Am vergangenen Wochenende sei wieder ein türkischer Junge als Notfall in die Klinik eingeliefert worden. Zu Hause habe ein Beschneidungsritual stattgefunden, danach stellten sich medizinische Komplikationen ein. Der Krankenpfleger berichtete weiter, dass diese Notfälle, verursacht durch häusliche Beschneidung, ab und zu vorkommen. Diese Jungen sind dann etwa ein, zwei Wochen auf der Station und danach werden sie im Allgemeinen wieder als geheilt entlassen. Er versuche dann in dieser Zeit mit den Jungen ins Gespräch zu kommen. In diesem Fall berichtete der Junge dem Krankenpfleger, seine Eltern hätten ihm gesagt: »Damit du ein ganzer Mann bist, musst du jetzt beschnitten werden. Wenn das jetzt nicht gemacht wird, dann kommst du mit 20 zum türkischen Militär. Die kontrollieren, ob du noch deine Vorhaut hast. Wenn sie sehen, dass du nicht beschnitten bist, nehmen sie die Hacke und hauen dir deinen ganzen Schniedel ab!« (Jungnitz et al., 2004, S. 259 ff.). Der Penis wird also mit dem Beil abgeschlagen – als Kastrationsdrohung. Der Krankenpfleger berichtete, diese Jungen seien hochgradig verängstigt. Die ganze Prozedur tue ihnen nicht gut. Die Koppelung des Zufügens von Leid und des Aushaltens von Ohnmacht und Schmerzen mit dem Versprechen von Männlichkeit erscheine hochriskant.

In den vergangenen zwölf Jahren erwähnte ich bei meinen Vorträgen und Veranstaltungen über das Thema Gewalt gegen Jungen und Männer häufig diese Geschichte mit dem Krankenpfleger und dem türkischen Jungen und dass auch Beschneidung möglicherweise ein Gewaltwiderfahrnis gegen Jungen sei, das gesellschaftlich im Regelfall (noch) nicht sichtbar sei.

Nach den Veranstaltungen kamen unabhängig voneinander dreimal türkische männliche Zuhörer (im Alter von ca. 30 bis 45 Jahren) auf mich zu und bedankten sich, dass ich dieses Thema angesprochen habe. Bisher hätten sie noch nie gehört, dass man darüber überhaupt sprechen und man es als Gewalt ansehen könne. Vermutlich geht es den meisten Flüchtlingen und Migranten ähnlich. Es gibt bislang keine bzw. kaum Anlässe, um diese kulturspezifischen Übergriffe zum Thema werden zu lassen.

Im deutschsprachigen Raum lagen lange Zeit keine Äußerungen Betroffener vor. Auch im Jahr der zugespitzten politischen Kontroverse um die Thematik (2012) wurde nur über und nicht mit Betroffenen argumentiert. In der Veröffentlichung von Bergner (2015) kommen erstmals in deutscher Sprache Betroffene zu Wort, deren Vorhaut beschnitten wurde. Sie sprechen offen und ehrlich über die negativen Folgen, unter denen sie leiden. Folgen, die sie sowohl körperlich als auch seelisch und sexuell beeinträchtigen. Die Idee dazu ist entstanden in der Hoch-Zeit des öffentlichen Streites um die Beschneidung von Jungen (Mitte 2012). Es häuften sich in einer neu eingerichteten Internetplattform (www.beschneidungsforum.de, Zugriff am 05.02.2017) innerhalb kürzester Zeit zahlreiche traurige und ergreifende Berichte betroffener Männer über ihre Leidensgeschichte. Aus diesen Beiträgen trug ein anonymer Autor Aussagen von insgesamt 76 weiteren Menschen (Männern, auch Migranten sowie Frauen) – schwerpunktmäßig aus Deutschland und Österreich, aber auch aus Großbritannien, Australien, Israel sowie den USA – zu der verleugneten anderen Seite der Vorhautbeschneidung zusammen.

Die Entscheidung des die Publikation herausgebenden Autors, seine eigene Beschneidungsgeschichte aufzuarbeiten, gab den Ausschlag für diese Initiative. Die Veröffentlichung beabsichtigt, dazu beizutragen, der Verharmlosung massenhaften Leids betroffener Männer ein Ende zu setzen. Als kleine Jungen waren sie – ohne ihre Zustimmung – einer nichtmedizinisch induzierten Genital-manipulation ausgesetzt. Damit wird ein anderer Fokus gesetzt als von denjenigen Männern, die von den Auswirkungen der Beschnei-dung (Penishygiene und Sexualleben) begeistert sind. »Ja, es gibt sie: Männer, die ihre Beschneidung als traumatisch empfinden, die von Schmerzen, Narben und Verwachsungen an ihrem operierten Penis berichten, von schweren Gefühlseinbußen und psychischen Pro-blemen. […] [Diese] unangenehme, schmerzhafte, brutale, scham- und problembehaftete Seite der Zirkumzision und ihrer Folgen« (Bergner, 2015, S. 71) werden in der Veröffentlichung anhand von Aussagen von Betroffenen und ihren Angehörigen über die Begrün-dungen der durchgeführten Genitalverstümmelungen vorgestellt, zudem welche psychischen und sexuellen Auswirkungen durch sie eingetreten sind und welche Möglichkeiten der Wiederherstellung der Vorhaut es gibt.

Es könnte sein, dass betroffene Geflüchtete und Migranten nach Räumen der Kommunikation suchen, in denen sie sich mit den Folgen der Genitalverstümmelung auseinandersetzen können. Hierzu bedarf es angemessener Gelegenheiten des Austauschs, des Gesprächs mit anderen Betroffenen und einer professionellen Unter-stützung.

Sexualisierte Gewalt auf der Flucht

Männliche Flüchtlinge sind auf der Flucht hohen Risiken ausgesetzt, Opfer sexualisierter Gewalt zu werden, weil sie vollkommen schutz-los sind und sexualisierte Ausbeutung teilweise als Dankeszoll für Fluchthilfe erzwungen wird.

Das Deutsche Komitee für UNICEF weist in seinem Lagebericht 2016 »Zur Situation der Flüchtlingskinder in Deutschland« darauf hin, dass auf der Flucht und in der Fremde den Fliehenden Gewalt, Ausbeutung, Missbrauch und Menschenhandel widerfahren kann. Für begleitete wie unbegleitete Kinder ist der Menschenschmuggel zudem ein Problem. Im Unterschied zum Menschenhandel, der auf Zwang beruht, ist Menschenschmuggel eine kommerzielle Verein-barung mit einem Schmuggler, der bereit ist, gegen Bezahlung eine illegale Einreise in ein anderes Land zu arrangieren. Gefährliche

Routen, die Abhängigkeit vom Schmuggler und brutale Behandlung sind die größten Gefahren für die Kinder. Flüchtlingskinder müssen oftmals auch arbeiten, um das Überleben ihrer Familie zu sichern. Viele Eltern verheiraten ihre Kinder, in der Hoffnung, sie dadurch zu schützen. Kinderarbeit und Kinderheiraten bedeuten schwere Belastungen (Deutsches Komitee UNICEF, 2016).

Eine neue Fallstudie von UNICEF France und United Kingdom zeigt die alltäglichen Erfahrungen von sexualisierter Ausbeutung, Gewalt und Arbeitszwang bei 60 Kindern im Alter von elf bis 17 Jahren in sieben Camps entlang der nordfranzösischen Küste zwischen Januar und April 2016 (UNICEF France, 2016). Helfer schätzen, dass rund 500 unbegleitete Minderjährige im Schnitt für fünf Monate im »jungle« (der Begriff findet Verwendung im Dokument von UNICEF France, 2016) lebten. Sie kommen aus Afghanistan, Ägypten, Eritrea, Äthiopien, Iran, Irak, Kuwait, Syrien und Vietnam und warten im Dschungel-Lager von Calais auf eine Gelegenheit als blinder Passagier ins Vereinigte Königreich zu kommen. Menschenhändler verlangen zwischen $ 5.600–$ 7.000 pro Person, um die Überquerung des Kanals zu ermöglichen.

Seit 2014 sind mindestens 200.000 unbegleitete minderjährige Ausländer (UMA) nach Europa gelangt (Sambuchi, 2016). Laut Europol sind europaweit schätzungsweise 10.000 unbegleitete Minderjährige in den letzten 18 bis 24 Monaten verschwunden. Nach Angaben des deutschen Bundeskriminalamts wurden im Jahr 2015 rund 8000 unbegleitete minderjährige Flüchtlinge (UMF) in Deutschland vermisst gemeldet. Gemäß Bundesverwaltungsamt wurden 52.656 unbegleitete minderjährige Ausländerinnen und Ausländer im Rahmen der jugendhilferechtlichen Zuständigkeit im Juni 2016 gezählt (Lüders, 2016).

Die Gefahren für UMA sind kriminelle Netzwerke entlang der Flüchtlingsrouten und in Aufnahmezentren. Viele UMA werden zur Prostitution gezwungen oder arbeiten als Gelegenheitsprostituierte. »Ihren Körper zu verkaufen sei für viele Flüchtlinge oft die einzige Möglichkeit, an Geld zu kommen« (Frontal 21, TV-Sendung vom 12.04.2016). Die Reviktimisierungsrisiken aufgrund der ökonomisch erzwungenen sexualisierten Ausbeutung führen zu einer permanenten Gefährdung junger männlicher Flüchtlinge. Vor diesem Hintergrund greift die moralische Bewertung sich prostituierender männlicher Flüchtlinge zu kurz, da es sich häufig wahrscheinlich um ein Überlebensmuster handelt, das ökonomische Ursachen und psychologische Auswirkungen hat.

Sexualisierte Gewalt in Deutschland in Flüchtlingsunterkünften

Auch in Flüchtlingsunterkünften in Deutschland werden männliche Migranten und Flüchtlinge zu Opfern von Gewaltübergriffen. Sie sind hohen Risiken ausgesetzt, Opfer sexualisierter Gewalt zu werden durch

– Schleuser, die sie nach Deutschland gebracht haben und nun sexualisiert ausbeuten (Abzahlen der Schulden),

– andere Personen (teilweise auch Flüchtlinge), die ihre Notlage ausnutzen, um sie sexualisiert auszubeuten,

– Personal (Mitarbeitende, Heimleitung, Sozialarbeitende, Security-Personal), das die zentralen Schnittstellen gestaltet. Ihre Machtfülle erlaubt es ihnen, Flüchtlinge erpressbar und sexuell gefügig zu machen. So können auch Männer zu sexuellen Handlungen gezwungen werden. »In den behördlichen Verfahrungsabläufen können Unerfahrene teilweise Hilfe nur im Tausch gegen ›sexuelle Dienstleistungen‹ erhalten. […] Sexuelle Nötigungen und Gewalt werden durch die institutionellen Bedingungen begünstig und erzeugt, weil die Bewegungsfreiheit der Geflüchteten beschränkt ist und sie den Bedingungen somit nicht entkommen können, ohne ihr Asylverfahren zu gefährden« (Linke, Hasehmi u. Voß, 2016, S. 2).

In Freiburg im Breisgau wurde im Herbst 2016 ein Wachmann wegen eines sexualisierten Übergriffs auf einen Flüchtlingsjungen in einer Freiburger Unterkunft verurteilt. Der 61-Jährige hatte im Februar im Spielzimmer einen neun Jahre alten Flüchtlingsjungen sexuell bedrängt, worauf andere Wachmänner eingeschritten waren (Badische Zeitung, 21. 09. 2016).

Fazit

Frauen und Männer sind sexualisierter Gewalt ausgesetzt. Vom derzeitigen Erkenntnisstand aus betrachtet, scheinen Frauen häufiger als Männer betroffen zu sein. Die (sexualisierte) Viktimisierung von Männern ist gesellschaftlich und wissenschaftlich immer noch verdeckt und folglich kaum ein Thema, das auf öffentliche Aufmerksamkeit stößt. Weil Betroffene bei dem notwendigen Infragestellen des vorherrschenden Männlichkeitsverständnisses kaum Unterstützung erhalten, können sie sich nicht angemessen outen und die damit verbundenen Probleme bislang nicht offen kommuniziert werden. Auch bei Flüchtlingen und Migranten bleibt die soziale Problemlage hinter gängigen Geschlechterstereotypen nun gekoppelt mit kulturell-ethnisierenden Zuschreibungen verborgen.

Damit widerfahrene männliche (sexualisierte) Viktimisierung sichtbar werden kann, ist die Öffnung eines gendersensiblen Raumes erforderlich, der auch männlichen Betroffenen Unterstützung und Hilfe bietet. Erst dieser Schutzraum ermöglicht, die eigene Verletzlichkeit und das damit verbundene Leid nicht länger verbergen zu müssen. Die zentrale Frage heißt also: Was brauchen migrantische und nichtmigrantische Männer, damit sie über die ihnen widerfahrenen Übergriffe und Misshandlungen durch andere sprechen können?

Im Hinblick auf sexualisierte Gewaltübergriffe an männlichen Flüchtlingen ist ein Fokus auf die jeweiligen kulturellen Eigenheiten im Umgang mit Sexualität unabdingbar. Zentral ist die kulturelle Selbstreflexion durch die jeweiligen migrantischen Milieus, da erst dann Räume geöffnet werden, die Übergriffe mitteilbar machen und später unter Umständen bewältigbar werden lassen.

In einem Interview mit »The European« ruft die türkische Soziologin Necla Kelek zu einer Revolution auf, damit sich auch muslimische Opfer von sexualisiertem Missbrauch an die Öffentlichkeit trauen. »Anstatt sich zu schämen, sollten auch die muslimischen Opfer darüber sprechen. Da wird noch einiges rauskommen. [...] Da tun sich Abgründe auf. Bis sich also in den Moscheen Kinder und Jugendliche dazu bekennen, Opfer sexualisierten Missbrauchs geworden zu sein, müssen wir noch eine Menge Vorarbeit und kritische Auseinandersetzung leisten« (Kelek, 2010, zit. nach Löhe, 2010). Vermutlich hat nicht nur die katholische Kirche ein massives strukturelles Problem mit (sexualisierter) Gewalt gegenüber Minderjährigen und Schutzbefohlenen, es gibt auch in islamischen Gesellschaften oder in islamischen Gemeinden ein strukturelles Problem mit (sexualisierter) Gewalt (Kirch, 2016).

Neben der kritischen Perspektive auf den kulturspezifischen Umgang mit Sexualität ist kompetente Hilfe für betroffene Jungen und Männer vonnöten. Damit Auswege gesehen werden können, ist vor allem auch das Hinterfragen der kulturübergreifenden hegemonialen Männlichkeitsbilder unabdingbar, insbesondere die Überidentifikation mit gängigen Männlichkeitsklischees der Mehrheitskultur, aber auch in den Minderheitskulturen bei Betroffenen, Angehörigen, Beratern, Ärzten, Therapeuten und anderen Helfenden und im politischen und wissenschaftlichen Feld.

In einem Interview mit dem Psychotherapeuten Andreas Maercker »Können auch Laien helfen? Viele Flüchtlinge haben Schreckliches erlebt. Doch es gibt zu wenig Behandlungsangebote. Wie lässt sich das ändern?« (Hilbk, 2016) wird festgestellt, dass bezüglich der Frage, welche Angebote es für Flüchtlinge geben soll, Zwist ausgebrochen sei. Die Anhänger verschiedener Therapieschulen werfen sich gegenseitig vor, dass der Ansatz der jeweils anderen uneffektiv oder gar gefährlich sei. Studien des US-amerikanischen Psychologen George Bonanno zu den Langzeitwirkungen von 9/11 haben festgestellt, dass manche Traumatherapien mehr schaden als nützen. Da geht es vor allem um das sogenannte Debriefing, bei dem die Betroffenen unmittelbar nach einer hochbelastenden Erfahrung sich mit dem Schrecken noch einmal konfrontieren sollen. Bonanno betont, dass im Einzelfall geklärt werden muss, ob jemand auf eine bedrohliche Erfahrung heftig reagiert, sich dann aber schnell erhole. Andere, an denen das Erlebte zunächst nahezu spurlos vorüberzugehen scheint, litten später jahrelang an den Folgen. Die biologischen und psychischen Schutzmechanismen, die jemand mitbringe – Stichwort Resilienz –, seien sehr unterschiedlich. Es gehe auch um die genetische Ausstattung, von der Stresstoleranz und Reizverarbeitung abhingen. »Neuere Forschungen haben aber gezeigt, dass die Umwelt eine weit größere Rolle spielt als angenommen: Familie, Arbeit, das soziale Netzwerk, finanzielle Ressourcen – all das ist mindestens ebenso wichtig wie die Gene« (Maercker in: Hilbk, 2016).

Maercker betont, dass sich zwei Möglichkeiten bewährt hätten: die sogenannte Peer-to-peer-Unterstützung und Internetangebote. Beide Angebote bedürften allerdings der vorbereitenden Anleitung. Wichtig sei auch eine Überprüfung der Behandlungsstrategien für Menschen, die aus ganz anderen Kulturen kämen. »Das, was wir Trauma nennen, drückt sich tatsächlich in anderen Kulturen anders aus. Die Beschwerden, die beispielsweise ein Nigerianer schildert, würde man bei uns vielleicht gar nicht als Traumafolgenstörung verbuchen. Das zu verstehen ist nun die Herausforderung, in der Forschung und in der Ausbildung von Helfern. Wir brauchen Menschen, die die unterschiedlichsten Ausdrucksformen von psychischem Leid verstehen – und genauso die verschiedenen, kulturell geprägten Strategien der Bewältigung« (Maercker in: Hilbk, 2016 vgl. hierzu auch Gahleitner, 2009; 2015; Gahleitner, Hensel, Baierl, Kühl u. Schmid, 2016).

Scherschel (2016) weist in ihrem bereits angeführten Bericht über die Tagung »Flucht, Gender, Menschenrechte« darauf hin, dass die Thematisierung der politischen Funktionen sexualisierter Gewalt aus der Perspektive der von ihr Betroffenen von großer Bedeutung sei. »Das Wissen um die militärischen und politischen Funktionen sexualisierter Gewalt wird von Opfern im Genesungsprozess bei der Bewältigung ihrer Erfahrungen als hilfreich erlebt. Eine Erklärung für das Geschehene trägt (zuweilen) zu einer besseren Verarbeitung von sexueller Gewalt bei« (Scherschel, 2016, S. 3). Zudem seien die Praktiker und Praktikerinnen wenig auf das Phänomen der sexualisierten Gewalt im Asyl- und Fluchtkontext vorbereitet. Sie stellten sich Fragen wie: »Existieren kulturell unterschiedliche Mechanismen bei der Bewältigung? Wie können Praktiker*innen künftig besser auf Personen die sexualisierter Gewalt ausgesetzt waren, vorbereitet werden? Was sind geeignete Instrumente im Umgang mit sexualisierter Gewalt? Es muss künftig darüber diskutiert werden, wie adäquate Bewältigungsmechanismen seitens der Betroffenen aussehen« (S. 3). Hinzu komme noch eine erforderliche Stärkung der Ressourcen der Sozialen Arbeit, um den enormen Druck, unter dem Sozialarbeiter und -arbeiterinnen im Feld gegenwärtig arbeiten müssen, abzumildern.

Zu hoffen ist, dass in Anbetracht der aktuellen Flüchtlingskrise in Europa – weltweit sind seit Ende 2013 so viele Menschen auf der Flucht wie seit dem Zweiten Weltkrieg nicht mehr – der geschlechtslose Blick auf Jungen und Männer mit Fluchterfahrungen sich nachhaltig zugunsten einer auch männlichkeitssensiblen Perspektive wandelt. Was brauchen männliche Jugendliche und Männer auf der Flucht und in der Migration? Da es sich um keine homogenen Gruppen handelt, sind unterschiedliche Perspektiven auf die Betroffenen notwendig. Neben praktischer Hilfe und Unterstützung und der grundlegenden Erforschung des neuen Feldes bieten sich Modellprojekte in der psychosozialen Arbeit an. So stellt der angekündigte praxisrelevante Beitrag des Bundesforum Männer zur gender-reflektierten Flüchtlingspolitik und Flüchtlingshilfe eventuell ein wichtiges Projekt dar. Für die Zielgruppen Jungen und Männer mit Fluchterfahrung (15 bis 27 Jahre) sowie Haupt- und Ehrenamtliche in der Arbeit mit geflüchteten Menschen soll ein Projekt »Flucht, Migration, Integration – Geschlechterreflektierte Arbeit mit männlichen Flüchtlingen« entwickelt werden. Dringend notwendig wäre, wenn hier auch die Widerfahrnisse männlicher Viktimisierung in den verschiedenen Dimensionen – wenn auch nicht bearbeitet – so zumindest aufgegriffen und thematisiert würden.

Literatur

Abdel-Samad, H. (2009). Mein Abschied vom Himmel. Aus dem Leben eines Muslims. Köln: Fackelträger-Verlag.

Allroggen, M., Rassenhofer, M., Witt, A., Plener, P. L., Brähler, E., Fegert, J. M. (2016). Prävalenz sexueller Gewalt – Ergebnisse einer bevölkerungsrepräsentativen Stichprobe. Deutsches Ärzteblatt international, 113 (7), 107–113. Zugriff am 31.01.2017 unter http://www.aerzteblatt.de/archiv/174931

Badische Zeitung (2016). Bewährung für Wachmann, der Flüchtlingskind sexuell bedrängt hat. Badische Zeitung vom 21.09.2016. Zugriff am 16.05.2017 unter http://www.badische-zeitung.de/freiburg/bewaehrung-fuer-wachmann-der-fluechtlingskind-sexuell-bedraengt-hat--127460204.html

Bange, D., Deegener, G. (1996). Sexueller Mißbrauch an Kindern. Ausmaß, Hintergründe, Folgen. Weinheim: Beltz Psychologie-Verl.-Union.

Bassiouni, M. C. (1992). Final report of the United Nations commission of experts established pursuant to security council resolution 780. Annex IX rape and sexual aussault. Zugriff am 01.02.2017 unter http://mcherifbassiouni.com/wp-content/uploads/2015/08/Yugoslavia-Report-Vol-5-Annex-IX.pdf

Beck, B. (2004). Wehrmacht und sexuelle Gewalt. Sexualverbrechen vor deutschen Militärgerichten 1939–1945. Paderborn: Schöningh. Rezension (Johannes Hürter): Zugriff am 05.05.2017 unter http://www.gbv.de/dms/faz-rez/FD12005091318359.pdf

Ben Jelloun, T. (1986). Die tiefste der Einsamkeiten. Das emotionale und sexuelle Elend nordafrikanischer Immigranten. Basel u. Frankfurt a. M.: Stroemfeld/Roter Stern.

Bergner, C. (2015). Ent-hüllt! Die Beschneidung von Jungen – Nur ein kleiner Schnitt? Betroffene packen aus über: Verlust – Schmerzen – Scham. Hamburg: tredition.

Brücker, H., Kunert, A., Mangold, U., Kalusche, B., Siegert, M., Schupp, J. (2016a). Geflüchtete Menschen in Deutschland: Eine qualitative Befragung. Studie im Rahmen der IAB-BAMF-SOEP-Befragung von geflüchteten Menschen. Hrsg. vom Institut für Arbeitsmarkt- und Berufsforschung der Bundesagentur für Arbeit. Nürnberg (IAB-Forschungsbericht, 9/2016). Zugriff am 18.01.2017 unter http://doku.iab.de/forschungsbericht/2016/fb0916.pdf

Brücker, H., Rother, N., Schupp, J. (2016b). IAB-BAMF-SOEP-Befragung von Geflüchteten. Überblick und erste Ergebnisse (Forschungsbericht 29). Nürnberg: Bundesamt für Migration und Flüchtlinge. Zugriff am 18.01.2017 unter https://www.bamf.de/SharedDocs/Anlagen/DE/Publikationen/Forschungsberichte/fb29-iab-bamf-soep-befragung-gefluechtete.pdf?__blob=publicationFile

Bundesamt für Migration und Flüchtlinge (BAMF) (2016). IAB-BAMF-SOEP-Befragung von Geflüchteten. Zugriff am 18.01.2017 unter https://www.bamf.de/SharedDocs/Projekte/DE/DasBAMF/Forschung/Integration/iab-bamf-soep-befragung-gefluechtete.html?nn=1366152

Bundesamt für Migration und Flüchtlinge (BAMF) (2017). Asylgeschäftsstatistiken. Zugriff am 18.01.2017 unter https://www.bpb.de/politik/innenpolitik/flucht/218788/zahlen-zu-asyl-in-deutschland

Bundesinstitut für Bevölkerungsforschung (BiB) (2017a). Glossar: Bevölkerung mit Migrationshintergrund. Zugriff am 27.01.2017 unter http://www.bib-demografie.de/SharedDocs/Glossareintraege/DE/B/bevoelkerung_migrationshintergrund.html

Bundesinstitut für Bevölkerungsforschung (BiB) (2017b). Glossar: Migrationshintergrund. Zugriff am 27.01.2017 unter http://www.bib-demografie.de/DE/Service/Glossar/_Functions/glossar.html?v2=3071706&lv3=3073328

Bundesministerium des Auswärtigen Amtes (BMA) (1954). Genfer Flüchtlingskonvention. Abkommen über die Rechtsstellung der Flüchtlinge vom 28. Juli 1951. Zugriff am 04.07.2017 unter http://www.asyl.net/fileadmin/user_upload/gesetzestexte/gfk.prn.pdf

Bundesministerium des Inneren (BMI) (2017). Migration und Integration: Asyl und Flüchtlingsschutz. Pressemitteilung vom 11.01.2017. Zugriff am 18.01.2017 unter http://www.bmi.bund.de/SharedDocs/Pressemitteilungen/DE/2017/01/asylantraege-2016.html

Bundesministerium für wirtschaftliche Zusammenarbeit und Entwicklung (BMZ) (2017). Begriffsbestimmungen und Erläuterungen. Flüchtling, Asylsuchender, Binnenvertriebener, Klimamigrant, UNHCR. Zugriff am 18.01.2017 unter https://www.bmz.de/de/themen/Sonderinitiative-Fluchtursachen-bekaempfen-Fluechtlinge-reintegrieren/hintergrund/definition_fluechtling/index.jsp

Cenan, D. (2005). Konstruktionen von Weiblichkeit, Männlichkeit und Ethnizität im kriegerischen Konflikt des ehemaligen Jugoslawien. Abschlussarbeit MA. Johann Wolfgang Goethe-Universität, Frankfurt a. M. Zugriff am 31.12.2016 unter http://docplayer.org/22401660-Konstruktionen-von-weiblichkeit-maennlichkeit-und-ethnizitaet-im-kriegerischen-konflikt-des-ehemaligen-jugoslawien.html

Christ, M. (2017). Gewaltforschung. Ein Überblick. Aus Politik und Zeitgeschichte: Gewalt, 67 (4), 9–15. Berlin: Bundeszentrale für politische Bildung. Zugriff am 04.05.2017 unter http://www.bpb.de/apuz/240907/gewaltforschung-ein-ueberblick

DelZotto, A., Jones, A. (2002). Male-on-male sexual violence in wartime: Human rights' last taboo? Paper presented to the Annual Convention of the International Studies Association (ISA), New Orleans, LA, 23–27 March 2002. New Orleans. Zugriff am 31.12.2016 unter http://adamjones.freeservers.com/malerape.htm

Deutsches Komitee für UNICEF (2016). Zur Situation der Flüchtlingskinder in Deutschland. UNICEF-Lagebericht. Zugriff am 23.11.2016 unter https://www.unicef.de/blob/115186/de54a5d3a8b6ea03337b489816eeaa08/zur-situation-der-fluechtlingskinder-in-deutschland-data.pdf

Dolan, C. (2014). Into the mainstream: Addressing sexual violence against men and boys in conflict. A briefing paper prepared for the workshop held at the Overseas Development Institute, London, 14 May 2014. Zugrifff am 05.05.2017 unter http://www.academia.edu/7530555/INTO_THE_MAINSTREAM_ADDRESSING_SEXUAL_VIOLENCE_AGAINST_MEN_AND_BOYS_IN_CONFLICT

Franz, M. (Hrsg.) (2014). Die Beschneidung von Jungen. Ein trauriges Vermächtnis. Göttingen: Vandenhoeck & Ruprecht.

Frontal 21 (2016). Bedroht, verfolgt, vergewaltigt – Schutzlos im Flüchtlingsheim (Frontal 21), 12.04.2016. Zugriff am 12.12.2016 unter https://www.zdf.de/politik/frontal-21/themen-der-sendung-vom-12-april-2016–100.html.

Gahleitner, S. B. (Hrsg.) (2009). Gender, Trauma, Sucht. Neues aus Forschung, Diagnostik und Praxis. Kröning: Asanger.

Gahleitner, S. B. (Hrsg.) (2015). Ein Trauma ist mehr als ein Trauma. Biopsychosoziale Traumakonzepte in Psychotherapie, Beratung, Supervision und Traumapädagogik. Weinheim u. Basel: Beltz Juventa.

Gahleitner, S. B., Hensel, T., Baierl, M., Kühn, M., Schmid, M. (Hrsg.) (2016). Traumapädagogik in psychosozialen Handlungsfeldern. Ein Handbuch für Jugendhilfe, Schule und Klinik (2., unveränderte Aufl.). Göttingen: Vandenhoeck & Ruprecht.

Geiser, A. (2013). Afghanistan: Bacha Bazi. Auskunft der SFH-Länderanalyse. Bern: Schweizer Flüchtlingshilfe. Zugriff am 23.10.2016 unter https://www. fluechtlingshilfe.ch/assets/herkunftslaender/mittlerer-osten-zentralasien/ afghanistan/afghanistan-bacha-bazi-knabenspiel.pdf

Goldman, R. (1997). Circumcision – the hidden trauma. How an American cultural practice affects infants and ultimately us all. Boston, MA: Vanguard Publ.

Gollaher, D., Marzin, F. F. (2002). Das verletzte Geschlecht. Die Geschichte der Beschneidung. Berlin: Aufbau-Verlag.

Guzy, N., Birkel, C., Mischkowitz, R. (Hrsg.) (2015). Viktimisierungsbefragungen in Deutschland. Bd. 2: Methodik und Methodologie. Wiesbaden: Bundeskriminalamt, Kriminalistisches Institut. Zugriff am 04.05.2017 unter https://www.bka.de/SharedDocs/Downloads/DE/Publikationen/Publikationsreihen/PolizeiUndForschung/1_47_2_ViktimisierungsbefragungenInDeutschland.html

Hagemann-White, C. (2016). Grundbegriffe und Fragen der Ethik bei der Forschung über Gewalt im Geschlechterverhältnis. In C. Helfferich, B. Kavemann, H. Kindler (Hrsg.), Forschungsmanual Gewalt. Grundlagen der empirischen Erhebung von Gewalt in Paarbeziehungen und sexualisierter Gewalt (S. 13–31). Wiesbaden: Springer VS.

Hargasser, B. (2015). Unbegleitete minderjährige Flüchtlinge. Sequentielle Traumatisierungsprozesse und die Aufgaben der Jugendhilfe (2. Aufl.). Frankfurt a. M.: Brandes & Apsel.

Hentschel, G. (2014). Sexualisierte Gewalt im Kriegskontext. Gunda-Werner-Institut in der Heinrich-Böll-Stiftung (Hrsg.). Zugriff am 24.10.2016 unter http://www.gwi-boell.de/de/2014/10/10/sexualisierte-gewalt-im-kriegskontext (zuerst erschienen in: Evangelischer Pressedienst Dokumentation (epd), »Frauen und Krieg«. Ein Diskussionsbeitrag in Verantwortung für den Frieden (Tagung der Evangelischen Frauen in Baden und der evangelischen Akademie Baden; 37/14).

Herzig, S. (2010). Sexuelle Gewalt gegen Mädchen und Jungen – Begriffe, Definitionen, Zahlen und Auswirkungen. Zugriff am 31.12.2016 unter https:// forum.sexualaufklaerung.de/index.php?docid=1347

Hilbk, M. (2016). Können auch Laien helfen? Viele Flüchtlinge haben Schreckliches erlebt. Doch es gibt zu wenig Behandlungsangebote. Wie lässt sich das ändern? Ein Gespräch mit dem Psychologen und Traumaforscher Andreas Maercker. Die Zeit vom 18.08.2016 (Nr. 35), S. 34. Zugriff am 02.01.2016 unter http://www.zeit.de/2016/35/trauma-fluechtlinge-psychologische-hilfe-laien

Hosseini, K. (2008). Drachenläufer (28. Aufl.). Berlin: Berliner Taschenbuch-Verlag.

IASC (International Accounting Standards Committee) (2015). Guidelines for integrating gender-based violence interventions in humanitarian action. Inter-Agency Standing Committee. Geneva, Switzerland (Hrsg.). Zugriff am 02.01.2016 unter http://interagencystandingcommittee.org/

Jungnitz, L., Lenz, H.-J., Puchert, R., Puhe, H., Walter, W. (Hrsg.) (2007). Gewalt gegen Männer. Personale Gewaltwiderfahrnisse von Männern in Deutschland. Opladen u. Farmington Hills: Barbara Budrich.

Kirch, S. (2016). Der Kölner Dom – ein blinder Fleck. Zugriff am 02.01.2017 unter http://www.bzw-weiterdenken.de/2016/01/der-koelner-dom-ein-blinder-fleck/

Köhler, S. (2011). Sexuelle Kriegsgewalt – Eine kritische Auseinandersetzung mit einem Kriegsphänomen, beispielhaft am Balkankonflikt. Zugriff am 24.10.2016 unter https://www.kuwi.europa-uni.de/de/lehrstuhl/lw/depolitbez/projekte/Gender-Lectures/Sabrina-Koehler/MA-Sabrina-Koehler_Sexuelle-Kriegsgewalt_April-2011.pdf

Krause, U. (2016). Hegemonie von Männern? Flüchtlingslager, Maskulinitäten und Gewalt in Uganda. Soziale Probleme, 27 (1), 119–145.

Krause, U., Scherschel, K. (o. J.). Netzwerk Flüchtlingsforschung. AK Flucht und Gender. Zugriff am 01.02.2017 unter http://fluechtlingsforschung.net/ak/gender/

Lenz, H.-J. (2014). Wenn der Domspatz weiblich wäre … Über den Zusammenhang der Verdeckung sexualisierter Gewalt an Männern und kulturellen Geschlechterkonstruktionen. In P. Mosser, H.-J. Lenz (2014). Sexualisierte Gewalt gegen Jungen: Prävention und Intervention. Ein Handbuch für die Praxis (S. 15–42). Wiesbaden: Springer VS.

Lenz, H.-J. (2016). Mann oder Opfer? Erkundungen im Feld von männlicher Gewaltbetroffenheit, der Verdeckung männlicher Verletzbarkeit und deren Bedeutung für das Helfersystem – auch im Suchtbereich. In D. Heinzen-Voß, H. Stöver (Hrsg.), Geschlecht und Sucht. Wie gendersensible Suchtarbeit gelingen kann (S. 165–189). Lengerich: Pabst Science Publishers.

Lenz, H.-J., Kapella, O. (2012), Männer, Gewalt, Verletzlichkeit. In M. Theunert (Hrsg.), Männerpolitik. Was Jungen, Männer und Väter stark macht (S. 309–332). Wiesbaden: VS Verlag für Sozialwissenschaften.

Lightfoot-Klein, H. (2003). Der Beschneidungsskandal. Berlin: Orlanda-Frauenverlag.

Linke, T., Hashemi, F., Voß, H.-J. (2016). Sexualisierte Gewalt, Traumatisierung und Flucht. Sexuologie – Zeitschrift für Sexualmedizin, Sexualtherapie und Sexualwissenschaft, 23 (1/2). Zugriff am 02.02.2017 unter http://heinzjuergenvoss.de/Linke_Hashemi_Voss_Sexualisierte_Gewalt_Flucht.pdf

Löhe, F. (2010). Da tun sich Abgründe auf. Gespräch mit Necla Kelek. Zugriff am 13.12.2016 unter http://www.theeuropean.de/241-necla-kelek/2611-im-gespraech-mit-necla-kelek

Lüders, C. (2016). Kinder und Jugendliche nach der Flucht. DJI Impulse, 3 (114), 4–6.

Mosser, P., Lenz, H.-J. (2014). Sexualisierte Gewalt gegen Jungen: Prävention und Intervention. Ein Handbuch für die Praxis. Wiesbaden: Springer VS.

Mühlhäuser, R. (2010). Eroberungen. Sexuelle Gewalttaten und intime Beziehungen deutscher Soldaten in der Sowjetunion 1941–1945. Hamburg: Hamburger Edition.

Müser, M. (2015). Vergewaltigung von Männern. Erniedrigung des Feindes durch Penetration (ZEITFRAGEN). Deutschlandradio Kultur, 30.11.2015. Zugriff am 12.12.2016 unter http://www.deutschlandradiokultur.de/vergewaltigung-von-maennern-erniedrigung-des-feindes-durch.976.de.html?dram:article_id=338426

Presse- und Informationsamt der Bundesregierung (2017). Flucht und Asyl: Fakten und Hintergründe. Zugriff am 27.01.2017 unter https://www.bundesregierung.de/Webs/Breg/DE/Themen/Fluechtlings-Asylpolitik/4-FAQ/_node.html?id=GlossarEntry1659092

Rabe, H. (2017). Sexualisierte Gewalt im reformierten Strafrecht. Ein Wertewandel – zumindest im Gesetz. Aus Politik und Zeitgeschichte: Gewalt, 67 (4), 27–32. Berlin: Bundeszentrale für politische Bildung. Zugriff am 04.05.2017 unter http://www.bpb.de/apuz/240913/sexualisierte-gewalt-im-reformierten-strafrecht?p=all

Röger, M. (2013). Sammelrezension: Sexuelle Gewalt in Kriegszeiten zu: R. Branche, F. Virgili: Rape in wartime. A history to be written. Basingstoke: Palgrave Macmillan, 2012. sowie S. M. Hedgepeth, R. G. Saidel (Eds.): Sexual violence against Jewish women during the Holocaust. Hanover and London: Brandeis University Press, 2010. Zugriff am 24.10.2016 unter http://www.hsozkult.de/publicationreview/id/rezbuecher-17753

Sambuchi, C. (2016). Auf der Flucht: Kinder spurlos verschwunden (DOK). Schweizer Radio und Fernsehen – SRF, 16.11.2016. Zugriff am 23.11.2016 unter http://www.srf.ch/sendungen/dok/auf-der-flucht-kinder-spurlos-verschwunden

Scherr, A. (2015). Wer ist ein Flüchtling? Impulse für sozialwissenschaftliche Diskussionen. Netzwerk Flüchtlingsforschung (06.04.2015). Zugriff am 18.01.2017 unter http://fluechtlingsforschung.net/wer-ist-ein-fluchtling/

Scherschel, K. (2016). Flucht, Gender, Menschenrechte. Neue Herausforderungen für die Soziale Arbeit. Bericht über einen Workshop an der Hochschule Rhein-Main im November 2015. Forschungsjournal Soziale Bewegungen, Online-Supplement, 1. Zugriff am 26.12.2016 unter http://forschungsjournal.de/sites/default/files/fjsbplus/fjsb-plus_2016-1_scherschel.pdf

Schmidbauer, W. (2012). Harmlos ist die Beschneidung nicht – sie wird nur von Interessengruppen so dargestellt. In: Süddeutsche Zeitung, 03.07.2012. Zugriff am 05.05.2017 unter http://wolfgang-schmidbauer.de/2654/harmlos-ist-die-beschneidung-nicht

Sivakumaran, S. (2007): Sexual violence against men in armed conflict. The European Journal of International Law, 18, 2, 253–276. http://www.ejil.org/pdfs/18/2/224.pdf

Sivakumaran, S. (2010): Lost in translation. UN responses to sexual violence against men and boys in situations of armed conflict. UN, New York. http://www.icrc.org/eng/assets/files/other/ irrc-877-sivakumaran.pdf

Smaus, G. (2003). Die Mann-von-Mann-Vergewaltigung als Mittel zur Herstellung von Ordnungen. In S. Lamnek, M. Boatcă (Hrsg.), Geschlecht – Gewalt – Gesellschaft (S. 100–122). Opladen: Leske + Budrich.

Smaus, G. (2007). Die ultimative Erniedrigung. Zugriff am 30.12.2016 unter http://www.nzz.ch/die-ultimative-erniedrigung-1.578156

Statistisches Bundesamt (2017). Zugriff am 30.01.2017 unter https://www.desta-tis.de/DE/ZahlenFakten/GesellschaftStaat/Bevoelkerung/Bevoelkerung.html

Uddin, Z. (Hrsg.) (2008). Wie unantastbar ist die Würde der Frau? Menschen aus Bangladesch und der westlichen Welt berichten; widersprüchlich und wirklich. Bremen: Skiba.

UNHCR (2017a). The UN Refugee Agency. Zugriff am 18.01.2017 unter http://www.unhcr.de/mandat/fluechtlinge.html

UNHCR (2017b). The UN Refugee Agency. Zugriff am 05.02.2017 unter http://www.unhcr.de/service/zahlen-und-statistiken.html

UNHCR (2017c). The UN Refugee Agency. Zugriff am 05.02.2017 unter http://www.unhcr.de/service/zahlen-und-statistiken.html

UNICEF (Hrsg.) (2014). Hidden in plain sight. A statistical analysis of violence against children. New York: UNICEF.

UNICEF Deutschland (Hrsg.) (2011). Kinder vor Gewalt schützen. UNICEF-Report 2011. Zusammenfassung wichtiger Ergebnisse. Zugriff am 12.12.2016 unter https://www.unicef.de/blob/9056/74aa45281ce3533b1cbc4c81f775ff04/kinder-vor-gewalt-schuetzen-2011-pdf-data.pdf

UNICEF Deutschland (Hrsg.) (2014). Das Unsichtbare sichtbar machen. Erster weltweiter UNICEF-Report zu häuslicher Gewalt gegen Kinder. Zusammen-fassung UNICEF-Report »Hidden in Plain Sight«. Zugriff am 30.12.2016 unter https://www.unicef.de/blob/56142/c4a3b7a18083ccea986417b86169 d03f/zusammenfassung-unicef-report-hidden-in-plain-sight-data.pdf

UNICEF Deutschland (Hrsg.) (2016). Lagebericht zur Situation der Flücht-lingskinder in Deutschland. Zugriff am 05.07.2017 unter http://www.unicef. de/blob/115186/de54a5d3a8b6ea03337b489816eeaa08/zur-situation-der-fluechtlingskinder-in-deutschland-data.pdf

UNICEF France (Hrsg.) (2016). Neither safe nor sound. Unaccompanied chil-dren on the coastline of the English Channel and the North Sea. Hg. v. UNICEF France. Zugriff am 22.01.2017 unter https://www.unicef.org/media/files/Unicef_NeitherSafeNorSound_(003).pdf

United Nations (1945). Charter of the United Nations and Statue of the Inter-national Court of Justice. Chapter V: refugees and stateless persons, 1. Cons-titution of the international refugee organization (Genfer Flüchtlingskon-vention).

United Nations. Security Council (2013). Resolution 2016. Zugriff am 03.02.2017 unter http://www.securitycouncilreport.org/atf/cf/%7B65BFCF9B-6D27–4E9C-8CD3-CF6E4FF96FF9 %7D/s_res_2106.pdf

Uslucan, H.-H. (2015). Kinder als Opfer von Gewalt: Spezifische Risiken und Herausforderungen zugewanderter Familien. In U. T. Egle, P. Joraschky, A. Lampe (Hrsg.), Sexueller Missbrauch, Misshandlung, Vernachlässsigung. Erkennung, Therapie und Prävention der Folgen früher Stresserfahrungen (S. 283–299; 4., überarb. u. erw. Aufl.). Stuttgart: Schattauer.

Walter, T. (2013). Das unantastbare Geschlecht. In Deutschland wird jetzt Genitalverstümmelung bestraft – aber nur, wenn Frauen die Opfer sind. Die Zeit, 04.07.2013. Zugriff am 05.05.2017 unter http://www.zeit.de/2013/28/genital-verstuemmelung-gesetz-frauen

Westphal, M. (2004). Migration und Genderaspekte. Feminisierung internationaler Migration. Berlin: Bundeszentrale für politische Bildung. Zugriff am 01.02.2017 unter http://www.gesunde-maenner.ch/data/data_172.pdf

Wohlgethan, A. (2008). Endstation Kabul. Als deutscher Soldat in Afghanistan – ein Insiderbericht; [top secret]. Mit D. Schulze (6. Aufl.). Berlin: Econ.

Zarkov, D. (2002). Srebrenica trauma. Masculinity, military and national self-image in Dutch daily newspapers. In C. Cockburn, D. Žarkov (Eds.), The postwar moment. Militaries, masculinities and international peacekeeping, Bosnia and the Netherlands (pp. 183–203). London: Lawrence & Wishart.

Zarkov, D. (2005). The body of the other man. Sexual violence and the construction of masculinity, sexuality and ethnicity in the Croation Media. In C. O. N. Moser, F. C. Clark (Eds.), Victims, perpetrators or actors? Gender, armed conflict and political violence (pp. 69–82). New Delhi, London, Zubaan: Zed Books.

Martin Schott

Äußere Beziehung und innere Objekte bei Sexualstraftätern – ihre Bedeutung für Psychodynamik und Psychotherapie

Die Ent-Bindung

Eine junge Frau entbindet verabredungsgemäß durch Kaiserschnitt. Zwei Stunden später, sie ist noch sichtlich erschöpft und hat Schmerzen, gibt sie ihrem Baby das Fläschchen. Es trinkt kaum und ist unruhig. Stillen hatte die Mutter abgelehnt und schon entsprechende Medikamente dagegen erhalten. Die hilflos wirkende Szene wird beendet, indem die Schwestern das Kind wieder entfernen. Bald danach wird der Mutter mitgeteilt, ihr Baby habe eine beunruhigende Tachykardie entwickelt und müsse in die Kinderklinik verlegt werden. Wenig später zerfließt die Mutter fast lautlos in Tränen, ihr Blick ist leer, als habe sie alles verloren. Der Ehemann war bis dahin noch nicht aufgetaucht.

Eine postpartale Depression ist nicht selten. Hormonelle Umstellungen spielen eine Rolle. Psychodynamisch kann die Geburt als Verlust erlebt worden sein oder die jetzt sichtbare Existenz des Kindes löst ein Chaos von Hilflosigkeit und Überforderung aus. In der Geburtsvorbereitung wäre es natürlich wichtig gewesen, über all die Ängste während der Schwangerschaft und Geburt, über die radikale Veränderung des eigenen Selbstbildes und der Beziehung zum Partner zu reden.

Mutter und Kind brauchen vor allem Nähe. Oft wird daher bei einer Erkrankung des Kindes die Mutter mit in die Kinderklinik verlegt. Das Baby der eben beschriebenen Mutter hatte sich offenbar in Panik befunden, sodass sein Herz wild angefangen hatte, zu schlagen. Das beste Mittel zur Beruhigung wäre gewesen, wenn es nackt am Körper der Mutter hätte liegen können.

Es ist zu hoffen, dass sich die körperliche und seelische Entfremdung zwischen dieser Mutter und ihrem Kind nicht fortgesetzt hat, dass das Kind nicht zur unerträglichen Belastung und zum Anlass für Schuldgefühle der Mutter wurde, dass sich bei der Mutter keine chronische Wut auf das Kind entwickelt hat, dass das Kind sich nicht auf einer sprachlosen Ebene als schlecht und hassenswert erleben musste und dass es nicht seine Liebesfähigkeit, weil selbst nicht geliebt, verschütten musste.

Ohne wenigstens ein Stück guter mütterlicher Beziehung am Beginn des Lebens kann ein Mensch nicht existieren. Schon ein quälender Zweifel daran kann ein bedrückendes Leben zum Tode, zu Sucht, psychosomatischen und psychischen Störungen und zu Dissozialität verursachen.

Sexualstraftäter und die Reinszenierung eines frühen Traumas

Mit Entsetzen erfahren wir immer wieder von Sexualstraftaten. Nicht selten ist von *Triebtätern* die Rede, so als hätten diese einen pathologischen oder überstarken Trieb, der sie zu impulsiven Taten zwänge, für den sie aber gleichwohl verantwortlich wären. Selten sind diese Täter aber etwa hormonell auffällig oder leben eine besonders intensive Sexualität. Im Gegenteil: Innerlich sind sie oft freudlos, leer, subdepressiv und leben in grenzenloser Einsamkeit. Weil sie nie eine geglückte primäre Bindung erlebten, konnten sie auch nie eine enge Bindung zu einem Freund entwickeln.

Was die Täter wie magisch beherrscht, ist das Drama des Delikts, das sie bewusst oder unbewusst inszenieren. In der sexuellen Erregung spüren sie scheinbar die Lebendigkeit, die ihnen sonst so fehlt. Es geht aber in Wirklichkeit nicht um Sexualität, sondern um die Reinszenierung einer früheren traumatischen Situation, die jetzt versucht wird zu bewältigen und doch wieder in einer Katastrophe endet. Im Missbrauch und in der Gewalt gegen das Opfer zeigt sich zweifellos Hass. Aber auch in der schlimmsten Szene eines Delikts lassen sich Elemente des Begehrens und des Besitzenwollens, auch in Form erbitterter Rache für erlittene Zurückweisung, erkennen.

Nicht selten versuchen etwa Vergewaltiger nach ihrer Tat in bizarrer Verkennung der Situation mit dem Opfer freundschaftliche Kontakte aufzunehmen. Auf einer tieferen Ebene könnte dieses Geschehen so interpretiert werden, dass erst die Liebe einer Frau, die man verletzt hat, zeigen würde, man wäre doch liebenswert. Dieses Motiv spielt auch bei vielen Stalkern eine zentrale Rolle, dass sie nämlich gegen alle Widerstände die Liebe ihres Opfers gewinnen wollen, ja oft wahnhaft überzeugt sind, insgeheim würden sie bereits von diesem geliebt, die Ablehnung sei nur gespielt – ein Liebestest – und sie müssten ihre Anstrengungen nur noch steigern, um erhört zu werden. Es geht also im übertragenen Sinn darum, die Liebe der abweisenden Mutter doch noch zu gewinnen, deren Ablehnung mit aller Macht zu überwinden und zu leugnen.

Bei einem jungen Vergewaltiger kam es nach der Tat zu einer langen Aussprache mit dem Opfer, einer kaufmännischen Angestellten. Diese entwickelte Interesse und Sympathie für den jungen Mann, der ihr seine ganze Lebensgeschichte erzählte. Später verliebte sie sich in ihn und besuchte ihn regelmäßig in einer psychiatrischen Klinik. Da die Beziehung dort äußerst restriktiv gehandhabt wurde, erreichten die beiden, dass der Täter in eine Klinik verlegt wurde, wo sowohl therapeutische Begleitung als auch Besuche ohne Aufsicht möglich waren. Je intensiver und intimer jetzt jedoch die Beziehung wurde, desto mehr zog sich die Frau zurück. Es wurde deutlich, dass der Patient bei ihr mütterliche Zuwendung suchte und sie anfangs von seinem Sehnen angezogen war. Sie wollte eine Idealmutter sein, spürte dann aber, dass sie das nicht konnte. Der Patient verarbeitete glücklicherweise die Enttäuschung, entwickelte sich in einer langen Psychotherapie sehr positiv und konnte geheilt entlassen werden.

In den amerikanischen Diskursen über Sexualstraftäter werden diese oft als *predator,* also Raubtiere, Bestien, bezeichnet. Man scheint dort zu glauben, die Neigung, Sexualstraftaten zu begehen, sei Folge einer Veranlagung, einer Psychopathie. Es wird versucht, Veränderungen im Gehirn zu identifizieren, die zu solchen Taten prädisponieren, beispielsweise geschrumpfte Strukturen, die für das Empfinden von Empathie zuständig sind. In der Tat ist das Gehirn außerordentlich plastisch und kann zum Beispiel unter längerem Stress traumatisch bedingt erhebliche Veränderungen aufweisen. Aber auch durch bloßes Lernen treten sichtbare Veränderungen auf, etwa die Größenzunahme der für den Dau-

men spezifischen Bereiche im Gehirn bei SMS-Versendern. Das
Bestreben, Störungen, die bei Sexualstraftätern – und auch anderen Straftätern – zu beobachten sind, als nicht weiter erklärbare
hirnorganische Veränderungen anzusehen und damit auch außer
strafrechtlichen Konsequenzen und chemischer Kastration keine
spezifischen psychotherapeutischen Behandlungen für sinnvoll
zu erachten, hängt vielleicht mit der gesellschaftlichen Verdrän-
gung des Leidens traumatisierter Kinder zusammen. Paradoxerweise wird Straftätern einerseits die alleinige Verantwortung für
ihr Handeln zuerkannt und andererseits werden sie zu unverbes-
serlichen psychopathischen Monstern erklärt, deren Gehirn falsch
funktioniert. Dies heißt allerdings keineswegs, dass man sie jetzt
bedauernd exkulpieren würde. Im Gegenteil – ein erhöhter Wert
im Psychopathiescore *PCL* kann in den USA zur Todesstrafe führen.

Psychodynamische Zusammenhänge
bei Sexualstraftaten

Alle Menschen haben auch feindselige, grausame und rücksichts-
lose Impulse. In Kriegszeiten treten diese Impulse bei sonst scheinbar friedlichen und angepassten Individuen erschreckend hervor.
Dies lässt sich teilweise durch massive kollektive Ängste, Bedro-
hungsgefühle und gruppeninduzierte Wahnvorstellungen bedingt
verstehen.

Bei persönlichkeitsgestörten Sexualstraftätern, also Vergewalti-
gern oder Kindesmissbrauchern, spielen andere psychodynamische
Zusammenhänge eine entscheidende Rolle. Ich hatte schon darauf
hingewiesen, dass solche Menschen keine guten, warmen, verlässlichen primären Bindungen hatten. So konnten keine stabilen inneren Objekte entstehen, also Bilder, Gefühlszustände, Vorstellungen
einer vertrauensvollen Beziehungskontinuität und einem in guten
Beziehungen eingebetteten Selbst, einem sicheren In-der-Welt-Sein.
Stabile innere Objekte ermöglichen es, spätere seelische Belastungen
und Verletzungen zu überstehen und neue entwicklungsangemes-
sene Beziehungen einzugehen.

In der Biografie von Sexualstraftätern findet man fast immer
Hinweise auf traumatische Situationen während der Kindheit und

Jugend, die in manifestem Missbrauch, in Überschreitung ihrer Grenzen oder in Form erotisch-sexueller Stimulierung bestanden haben können.

Die Mutter, die sich dem Kleinkind nur unzureichend hatte zuwenden können, brauchte das Kind später vielleicht als Partnerersatz.

So musste etwa ein pädophiler Patient bis über das dreißigste Lebensjahr hinaus bei seiner Mutter im Ehebett schlafen, als er längst schon erfolgreicher Zeitungsredakteur war. Als er sich später mit seiner Frau nach Irland absetzen wollte, reiste die Mutter nach. Die Beziehung zur Ehefrau zerbrach und es kam zu ersten pädophilen Delikten.

Bei einem anderen, noch jungen pädophilen Patienten, kam es während einer Familientherapiesitzung zu einem grotesken Vorfall. Gerade als der Patient zu einem längeren Statement ausholen wollte, stand die Mutter auf, unterbrach ihn und machte sich an seinem Gürtel zu schaffen. Sie nahm sein Hemd und stopfte es in die Hose, es habe so unordentlich ausgesehen. Darüber hinaus machte sie den Vorschlag, ihr Junge solle doch einfach ins Bordell gehen, dann müsse er nicht mehr straffällig werden.

Ein pädophiler Patient hatte sich mehrfach an Kinder gewandt und ihnen Geld angeboten, damit sie auf seinen Penis schlagen sollten. Seine Mutter, eine alleinerziehende Krankenschwester, hatte in seiner Kindheit lange und intensiv an seinem Penis manipuliert, weil sie – medizinisch unangebracht – angeblich eine kindliche Phimose beseitigen wollte. Diese Mutter hatte ihre beiden Söhne – der andere Sohn war schizophren – scheinbar völlig vereinnahmt.

Bei einem späteren Vergewaltiger war aus der Kindheit berichtet worden, er sei bereits mit sechs Jahren auffällig geworden. Er habe öfter der Mutter in unanständiger Weise unter den Rock gefasst. Die Mutter hatte den Jungen mit 18 bekommen und ihn der Großmutter übergeben. Einige Jahre später, als sie verheiratet war, nahm sie den Jungen wieder zu sich. Vermutlich war die auffällige Verhaltensweise des Jungen eine Reaktion auf eine Szene oder Konstellation in der Familie. Und

vor allem hat er damit wohl in ungeschickter Weise seine Sehnsucht
nach der Mutter zum Ausdruck gebracht.

Es finden sich biografisch nicht selten auch heftige Misshandlungen durch eine Mutter, die schlägt, einsperrt und verstößt. Erschre-
ckendes Beispiel ist der Fall des österreichischen Vergewaltigers und
Kerkermeisters der eigenen Tochter, Fritzl aus Amstetten, der als
uneheliches Kind von seiner Mutter offenbar massiv gedemütigt,
geschlagen und abgelehnt worden sei.

Häufig haben Sexualstraftäter also orale Vernachlässigung, erotisch sexuelle Überstimulierung und demütigende Gewalt durch
die Mutter erfahren. Sie entwickeln eine dissoziierende depressive
Grundstimmung, wehren diese mit obsessiven sexuellen Fantasien ab und werden manchmal von chronischer Wut auf die Mutter
beherrscht. In der Sexualstraftat wird diese Wut auf eine fremde Frau
verschoben, wie bei dem Patienten, der zweimal jeweils die Mutter
eines Schulkameraden aus der Nachbarschaft überfallen und vergewaltigt hatte und in einem Fall sein Opfer zuvor noch in den häuslichen Keller brachte. Der Patient hatte mit seiner Mutter allein gelebt.

In Elfriede Jelineks Roman »Die Klavierspielerin« wird exemplarisch eine verfolgende, moralisch und physisch überwältigende
Mutter beschrieben, die von der Tochter nur durch die Inszenierung einer schweren Perversion ertragen werden kann. Als ihre Aus-
bruchsversuche scheitern, wird sie in gewissem Sinne zur Sexual-
straftäterin. Das Bild der Mutter muss trotz allem als lebenswichtiges
inneres Objekt geschützt werden, und sei es noch so diffus. Die Wut
auf die Mutter wird deshalb meist verdrängt und auf ein anderes
äußeres Objekt gerichtet. Die Sexualstraftat hat also fatalerweise den
Schutz des brüchigen inneren Objekts zur Aufgabe.

Real besteht oft eine noch im höheren Alter sehr enge Bezie-
hung zur Mutter bis hin zu konkreter Abhängigkeit, nicht selten das
Wohnen bei der Mutter. Oft wird die Mutter als Heilige und andere
Frauen als Huren betrachtet.

Das Kind und auch der spätere Erwachsene können psychisch
nicht überleben, ohne ein gutes, Schutz gebendes inneres Objekt,
das Bild eines guten nahestehenden Menschen zu besitzen. Fehlt
weitgehend ein gutes äußeres Objekt, das man hätte verinnerlichen

können, oder fügt es solche Verletzungen zu, dass man es eigentlich innerlich vernichten möchte, wird nicht selten eine psychische Rettung damit erkauft, dass das Böse in illusionärer Weise auf ein anderes äußeres Objekt verschoben wird, um die innere Idealisierung des Primärobjekts aufrechterhalten zu können. Ohne innere Vorstellung eines guten Objekts kann es auch kein Bild eines guten Selbst, kann es kein gutes Selbstwertgefühl geben.

Deshalb versuchen selbst schwer vernachlässigte oder misshandelte Kinder meist, ihre Peiniger zu rechtfertigen, ja zu idealisieren, oder sie suchen sich, wenn dies nicht mehr gelingt, ein anderes Objekt, das sie innerlich positiv besetzen können. Solche Kinder müssen oft um jeden Preis ihren Hass verdrängen, vielleicht auf sich selbst richten, und betteln unterwürfig um Liebe. Andererseits identifizieren sie sich nicht selten mit dem Angreifer und werden selbst zum Täter.

Beim sogenannten Stockholm-Syndrom spielen sich ähnliche psychische Mechanismen ab, um die tödliche und hilflose Wut gegen die Angreifer zu verdrängen. Für Natascha Kampusch war es offenbar überlebenswichtig, in ihrem Entführer nicht nur den hassenswerten Zerstörer ihrer Kindheit zu sehen, sondern auch einen einsamen, nähebedürftigen Menschen, der das Mädchen nachts an sich band.

Je nach psychischem Strukturniveau können Sexualstraftäter äußere Beziehungen eingehen. Manche bleiben allerdings lebenslang an die Mutter gebunden, schaffen es weder, Kontakte zu suchen und aufzunehmen, noch gar feste Beziehungen einzugehen oder sich in dieser Beziehung zum Beispiel sexuell hinzugeben.

Der sogenannte Kannibale von Rothenburg war zwar besessen von dem Wunsch nach einem Objekt, konnte diesen Wunsch aber nicht auf erotisch-sexuelle Weise verwirklichen, sondern nur über einen unverbindlichen Internetkontakt und dadurch, dass er der aktive Partner in einer grausig-fremden Beziehung blieb und sich sein Opfer, oder vielmehr nur Teile des Opfers, buchstäblich ein-ver-leibte. Dies ist ja gerade der tiefe Sinn der Sexualität, ein Leib zu werden, sich zu vereinigen, nicht mehr einsam sein. Der Rothenburger Kannibale hatte früher mit seiner Mutter einen Gutshof bewohnt, auf dem er nach ihrem Tod allein hauste. Die Mutter soll eine ziemlich erschreckende

und dominante Frau gewesen sein, vielleicht so eine wie die Hexe in
Hänsel und Gretel, die den Jungen fressen will.

Vereinnahmend war auch die Mutter eines Unteroffiziers der Bundeswehr, der scheinbar aus heiterem Himmel heraus innerhalb eines Jahres
mehr als zehn Frauen überfiel und vergewaltigte. Der Vater hatte die
damals noch nicht 20-jährige Mutter geheiratet, kurz nachdem seine
erste Frau nach der Geburt eines dritten Kindes gestorben war. Aus
dem vermutlichen Wunsch dieser Frau, selbst Kind in einer Familie
zu sein, scheint ein Albtraum geworden zu sein. Sie war praktisch
und emotional offenbar völlig überfordert. In dieser Situation bekam
sie selbst noch ein Kind, den späteren Vergewaltiger und Patienten.
Biografisch wurde berichtet, das Kind habe nicht an der Brust trinken wollen. In Wirklichkeit dürfte die Mutter nicht mehr in der Lage
gewesen sein, noch mehr von sich zu geben. Das aufgeweckte Kind
verstand bald, dass es nur dann Zuwendung von der Mutter bekommen konnte, wenn es diese selbst bemutterte, für sie sorgte. So stand
es ihr in langen Phasen depressiver Verstimmungen bei, rettete sie
mehrfach bei Suizidversuchen und gab sich stabil. Früh schon band
sich der Patient an seine erste feste Beziehung und heiratete. Es fand
aber keine Ablösung von der Mutter statt. Das junge Paar wohnte in
einem Häuschen, das genau angrenzend zwischen den Eltern seiner
Partnerin und seinen eigenen Eltern gebaut wurde. Auch die Verpflichtung bei der Bundeswehr, wo er anfangs sogar bei Einsätzen in Kanada
stationiert war, verhalf ihm nicht zu mehr Freiheit. Überall war er der
nette, geschickte, überaus hilfsbereite, angepasste junge Mann, der
sich allen Erwartungen von außen unterwarf. In der kurzen Zeit nach
Dienstschluss, wo er normalerweise nach Hause zu seiner Frau eilte,
fanden dann die Vergewaltigungen statt. In einer weit über zehn Jahre
dauernden Therapie konnte er eine vertrauensvolle Beziehung zu seinem Therapeuten aufbauen und sich innerlich und äußerlich aus der
fatalen Abhängigkeit von seiner Mutter befreien. Heute ist er mit einer
Bibliothekarin verheiratet, hat einen mittlerweile schon fast erwachsenen Sohn und ist erfolgreicher Handwerksmeister.

Ein pädophiler Arzt wuchs als Einzelkind auf und wurde zu größter Ordnung und Sauberkeit erzogen. Er durfte nie Freunde mit nach Hause

bringen. Später blieb er während des Studiums und der Klinikzeit ein Einzelgänger. In der Klinik lernte er seine spätere Frau, eine Krankengymnastin kennen. Er tat sich in der Klinikhierarchie schwer und ließ sich als Allgemeinarzt nieder. Das Ehepaar bekam zwei Kinder. Suchtartig fing er eines Tages an, im Internet Sexseiten zu sammeln, insbesondere pädophile Bilder. Er legte umfangreiche Ordner an, in denen die verschiedenen Sujets katalogisiert waren. Gleichzeitig kam es immer wieder vor, dass er pubertierende Mädchen im Rahmen ärztlicher Untersuchungen missbräuchlich berührte. Er verlor schließlich seine Praxis und wurde in einem Gerichtsverfahren verurteilt. Der Arzt und seine Frau wirkten wie saubere und adrette Sportskameraden, die gerade vom Tennis kommen. Gemeinsam wurde die pädophile Problematik des Mannes geleugnet bzw. bagatellisiert. Es zeigte sich, dass das Paar auch sonst kaum über Emotionales sprach und nur auf den Alltag bezogen war. Beide wirkten völlig unbetroffen, unlebendig und wie stumm. Es schienen Freude und Lebenslust ebenso wie Trauer und Unglücklichsein zu fehlen. Die Delinquenz des Mannes wurde wie ein dummes Missgeschick behandelt.

Das Rätsel der Pädophilie

Trotz der fast immer zu beobachtenden deutlichen psychodynamischen Auffälligkeiten werden Pädophile oft als nicht weiter verstehbar oder gar therapierbar im Sinne von heilbar angesehen.

Wolfgang Berner, einer der bekanntesten forensischen Psychiater und Psychoanalytiker, schreibt in einem Artikel über Pädophilie, dass »der Schwerpunkt kindlicher Traumatisierung […] am ehesten in einer frühen Konfliktkonstellation mit der Mutter liegt, die von Anfang an als aggressiv, dominant, launisch und wechselhaft, als nicht zärtlich erlebt wird« (1996). Vaterfiguren blieben in der Erinnerung oft lange völlig ausgeblendet. »Eine oft überaktive, unruhige Mutter lässt kaum Phantasien langer Körperkontakte und ein Überfließen der Wärme von einem Körper zum anderen mit dem Kind zu« (Berner, 1996). Berner führt auf diese Konstellation ein bleibendes überstarkes Anklammerungsbedürfnis bei Pädophilen zurück. Er weist weiterhin darauf hin, dass es im Zusammenhang mit Bedürfnissen des traumatisierten Säuglings und dem reaktiv

verstärkten Anklammerungsbedürfnis auch zur Vorstellung einer
übermächtigen Riesenmutter komme.

Ich habe einmal einen pädophilen Patienten behandelt, der anschau-
lich seine dominierende Mutter beschrieb. Sie habe in der Familie den
Spitznamen *der General* gehabt. In seinem Zimmer hatte der Patient ein
Plakat aus dem Film »King Kong« hängen. Darauf war der riesige Affe
in der Großstadt zwischen Wolkenkratzern zu sehen, in seiner Hand die
zart und kindlich wirkende Protagonistin des Filmes. Es war unschwer zu
erkennen, dass sich der Patient selbst in der Figur des *King Kong* sah, ein
Ungeheuer, das aber liebevoll und behutsam mit einem geliebten Wesen
umgeht. Diese Fantasie stellte eine Projektion seiner tiefen Wünsche
nach Geborgenheit und Anklammerung bei der Mutter inmitten einer
bedrohlichen und chaotischen Umwelt dar. Gleichzeitig war scheinbar
nicht er der Schwache, der Mutter Ausgelieferte, sondern der Über-
mächtige, der das geliebte Wesen in der Hand hält – und am Ende doch
durch seine Liebe zugrunde geht.

Was bei Pädophilen immer wieder auffällt, sind groteske Größenvorstellungen, die hinter einem oft schüchternen, aggressiv gehemmten
Habitus stehen. Diese Größenvorstellungen, die sich manchmal etwa
als befremdlich herablassende Haltung zeigen, deuten darauf hin,
dass diese Täter mit dem inneren Objekt einer allmächtigen, übergriffigen Mutter identifiziert sind. Dies kann auch die Ursache sein
für ihren oft dreisten Umgang mit Opfern und dem manchmal fast
völligen Leugnen der Gefahr, entdeckt zu werden.

Die Sehnsucht vieler Pädophiler nach zärtlicher Vereinigung
mit einem geliebten kindlichen Wesen bedeutet wohl nichts anderes als die Wiederbelebung einer im Gegensatz zur Realität rein
und unschuldig fantasierten Liebe zur Mutter der Säuglingszeit. In
Identifikation mit der idealisierten Mutter entwickeln viele Pädophile Szenarien, in denen sie Körperpflegehandlungen an Kindern
vornehmen. Dabei sind sie gleichzeitig mit der Mutter und mit dem
aus ihrer Sicht lustvoll verwöhnten Kind identifiziert und fanta-
sieren oft, dass das Kind die Szene ebenso genieße wie sie selbst.
Über die Sexualisierung werden dann Manipulation und manchmal Gewaltanwendung gebahnt.

In der Fantasie Pädophiler wird der Körper der Frau ohne Genitalien erlebt. Die behaarte Scham und die Vagina werden mit Schrecken wahrgenommen und gemieden. Berner beschreibt die Angst Pädophiler vor dem Eindringen beim Sexualakt folgendermaßen: »Sobald sie den Penis in die gefürchtete Vagina eingeführt haben, verlieren sie ihre Erektion. Die Vagina wird in zunächst nur vorbewussten Phantasien zum gefährlich verschlingenden Mund, der nichts vom Mann übrig lässt. Die Vorstellung vom mächtigen mütterlichen Objekt lässt den Pädophilen fürchten, die animalische Gier dieser Mutter werde ihren Penis vernichten. Die Bevorzugung der zarten kleinen Öffnungen bedeutet aber auch die Bevorzugung eines Objekts, das unterlegen ist und mit dessen Unterlegenheit man sich soweit identifizieren kann, dass man für sich selbst nichts mehr fürchten muss« (Berner, 1996).

Die Neigung Pädophiler zu Kindern bedeutet also einerseits Sehnsucht nach einer imaginierten zarten jungfräulichen Mutter, andererseits schützen sie sich so vor der überwältigenden und eindringenden Mutter. Wie sehr die orale Aggressivität einer dominanten Mutter als Vereinnahmung gefürchtet wird, zeigt die Bemerkung eines Patienten. Als er gefragt wurde, warum er Frauen gegenüber so zurückhaltend sei, meinte er, würde man eine Frau küssen, so müsse man sie dann auch heiraten. Unbewusst waren für ihn Kuss und Geschlechtsverkehr das Gleiche. Heiraten bedeutete für den Patienten eingesperrt und kastriert werden.

Lolita

Ich möchte diese Aspekte der Psychodynamik von Pädophilen noch ergänzen durch Zusammenhänge, die sich bei der Lektüre des berühmten Romans »Lolita« von Nabokov ergeben (Hiatt, 1992). Der Protagonist des Romans heißt Humbert Humbert, also ein Mann, der mit Nachnamen so heißt wie mit Vornamen, als ob er keinen Namen des Vaters trüge, ja vielleicht als ob er gar keinen Vater habe, oder aber als ob er selbst keine Individualität besäße und als Vornamen den Namen des Vaters trüge. Dieser Humbert verliert seine Mutter früh. Er schildert dies so: »Meine sehr fotogene Mutter starb [...] als ich drei war und außer einem Winkel von Wärme in der dun-

kelsten Vergangenheit ist nichts von ihr in den Höhlen und Tälern
meiner Erinnerung haften geblieben […] über denen die Sonne der
ersten Kindheit untergegangen war« (Nabokov, 2007). In der frühen
Pubertät hat Humbert eine unglückliche, weil tragisch getrennte,
zarte Liebesbeziehung zu einem gleichaltrigen Mädchen, namens
Annabell, also die schöne Anna. Später als erwachsener Mann lernt
er dann nach einer psychiatrischen Behandlung wegen Depressionen
das Mädchen Lolita und seine Mutter Charlotte kennen. Die Namen
sind kein Zufall. Beide leiten sich von dem deutschen Namen Karl
oder Karla ab und werden zu Charlotte, Lotte und Lolita. Mutter und
Tochter befinden sich also in einer geheimnisvollen Identität, die später wieder aufbricht, als Humbert in Verhaltensweisen der erwachsenen Lolita die der inzwischen verstorbenen Mutter Charlotte erkennt.

Neben der Verführung der Lolita durch Humbert, die von diesem aber oft auch als seine Verführung durch Lolita dargestellt
wird, kommt es zu einer mysteriösen Verfolgung durch einen Mann
namens *Quilty,* in dem man unschwer eine Vaterfigur erkennen kann
(Der Name Quilty erinnert an das englische Wort *guilty,* das heißt
schuldig. Sind es also Schuldgefühle, die Humbert quälen? Interessant ist auch, dass die Partnerin dieses Quilty den Namen Vivian
Darkbloom trägt. Dies aber ist ein Anagramm des Autors: Vladimir
Nabokov. Der Vorname dieser Frau bedeutet die Lebendige, Schöne,
ihr Nachname, *darkbloom,* die dunkle Blüte. Sind es Assoziationen
zur Mutter von Humbert?). Humbert erschießt diese Vaterfigur
schließlich, nachdem sich Lolita schon vor Jahren von ihm getrennt
hatte und mit jenem Quilty zusammen gewesen war. Der Roman
wird durchzogen von der obsessiven Eifersucht des Humbert, dem
Lolita spät gesteht, Quilty sei der einzige Mann gewesen, nach dem
sie jemals verrückt gewesen sei. Sie ist nun nicht mehr die unschuldige, ihm allein gehörende Kind-Mutter, sondern im Gegenteil, ein
erschreckend frühreifer Vamp. Erst durch dieses Geständnis, diesen
Verrat, hat er sie wirklich verloren.

Hier wird deutlich, dass sich die Suche dieses pädophilen Mannes nach der Kind-Frau auf ihre Treue und Unschuld bezieht, dass
er der Erste und Einzige sein will, den sie liebt, so wie eine Mutter
im besitzergreifenden Erleben eines Säuglings ausschließlich für ihn
da sein darf. Ihre Verbindung zum Vater, einem übermächtigen Kon-

kurrenten, wird zunächst geleugnet. Der Vater wird schließlich nicht als Beschützer, als liebevoll verbunden mit der Mutter, sondern als Gegner, als bedrohliches Unheil wahrgenommen.

Zur Psychotherapie von Sexualstraftätern

Mit den Ausführungen am Beispiel der Psychodynamik von Pädophilen möchte ich verdeutlichen, worauf es bei der Behandlung von persönlichkeitsgestörten Sexualstraftätern ankommt. Ihre innere Beziehung zur Mutter und ihre Ängste vor Frauen müssen ebenso wie das Ausblenden des Vaters durchgearbeitet werden. Dies kann allerdings keinesfalls gelingen, indem man die Patienten sofort mit entsprechenden Überlegungen und Deutungen konfrontiert. Damit würde man nur Ängste vor dem gewaltsamen Eindringen des Therapeuten, genau wie vor der übermächtigen Mutter, hervorrufen. Nur anhand der Übertragungsbeziehung, in der unweigerlich Elemente der Mutterbeziehung – auch bei einem männlichen Therapeuten – auftauchen, lassen sich Affekte und Ängste wiederbeleben und durch die reale Andersartigkeit der Beziehung zum Therapeuten auflösen. Wie auch in einer Partnerschaft stellen sich erst mit zunehmender psychischer Intimität Ängste, Ressentiments und krisenhafte Fehlwahrnehmungen des Anderen dar. Man hatte sich den Anderen nach seinem inneren Bilde geformt und ist entsetzt oder erleichtert, wenn dieses Bild nicht der Realität entspricht. Der daraus entstehende Reifeprozess braucht langjähriges Vertrauen.

Gemäß neurobiologischer Vorstellungen von der Verschaltung des Gehirns und des Titels einer Arbeit von Freud »Erinnern, Wiederholen, Durcharbeiten« (1914), benötigen diese Prozesse der Veränderung von inneren Bildern, von Selbst- und Objektrepräsentanzen viel Geduld und die Fähigkeit, den Patienten durch Verständnis zu überraschen. Gleichzeitig müssen neu gewonnene innere Einstellungen auch Veränderungen in der Umwelt nach sich ziehen, müssen durch Soziotherapie in der Realität umgesetzt werden können.

Ein psychoanalytischer Therapieansatz steht im Widerspruch zu der vielfach propagierten, primären und forcierten Deliktbearbeitung. Selbstverständlich sind die Tat und Tatfantasien, Schuldgefühle und Opferempathie bedeutsame Themen in der Psychothe-

rapie eines forensischen Patienten. Die Direktheit aber, mit der die
Auseinandersetzung mit der Tat oft gefordert und durchexerziert
wird, lässt nicht erkennen, dass man sich mit der Frage beschäftigt hat, ob die Deliktbearbeitung vom Patienten überhaupt schon
geleistet werden kann oder ob er noch dadurch überfordert wird, ob
er sich nur anpasst, ob er angelernte Ansichten wiedergibt und falsche Gefühle erzeugt. Ob es überhaupt sinnvoll ist, die Abwehr des
Patienten infrage zu stellen und die Tat dem Vergessen und Verdrängen zu entreißen. Denn sich mit dem Delikt zu beschäftigen könnte
vom Patienten zum Beispiel auch lustvoll exhibitionistisch empfunden werden, könnte unselige Verknüpfungen des Gehirns wiederbeleben. Die Psyche kennt kein *Ja* und *Nein,* nur Inhalte. »Du darfst
nicht« heißt auch »Du darfst«.

Täter mit schweren oder wiederholten Sexualdelikten werden
überwiegend zu einer Haftstrafe verurteilt. Bei einigen wird ein Gutachten erstellt und sie werden im Fall einer verminderten Schuldfä-
higkeit wegen einer schweren seelischen Störung zur Unterbringung
in ein psychiatrisches Krankenhaus, in den sogenannten Maßregelvollzug, eingewiesen. Bei vielen Tätern, die an einer Persönlichkeitsstörung leiden, wäre aber eine intensive beziehungsorientierte
Psychotherapie notwendig (Schott, 2004; 2009).

Leider ist das Konzept einer langfristig durchgeführten und wirksamen Therapie kaum irgendwo vorhanden. Therapie wird meist
als Konfliktlösung, als Konfrontation, als Belehrung oder als Kontrolle verstanden. Dies kann einigen weniger gestörten Patienten helfen, zumal wenn dies durch eine Gruppensituation verstärkt wird.
Aber abgesehen davon, dass man etwa mit bestimmten Programmen
nur einen kleineren Teil von Patienten erreicht, Patienten, die moti-
vierter, weniger paranoid, gruppenfähig und authentisch sind, wird
das Wesentliche einer langfristig wirksamen Therapie nicht berücksichtigt, nämlich die zunehmend vertrauensvollere Beziehung und
Bindung zum Therapeuten. Gerade schwer gestörte Patienten mit
grausamen Biografien können nur durch eine solche lange vertrauensvolle Beziehung zu ihrem Therapeuten geheilt werden. Die Entwicklung eines gesunden Selbst in dieser Beziehung ist das Thera-
pieziel und nicht klempnerhafte Vorstellungen einer Reparatur von
Defekten. Es geht um das Angenommensein des Patienten und nicht

um *conditional love,* die in Aussicht gestellte Akzeptanz bei Wohlverhalten. Eine solche vertrauensvolle therapeutische Beziehung – vielleicht die erste gute, offene Beziehung des Patienten in seinem ganzen Leben – kann lange dauern.

Grundvoraussetzung einer solchen langfristigen beziehungsorientierten Therapie ist die Objektkonstanz, das heißt, dass der Therapeut oder die Therapeutin nicht wechseln. Diese Bedingung ist aber leider in kaum einer Maßregeleinrichtung vorhanden. Viel eher berichten Patienten etwa, sie seien in fünf Jahren von sieben Therapeuten behandelt worden. In der Klinik, in der ich über 28 Jahre tätig war, konnte ein großer Teil der Patienten über viele Jahre einen konstanten Einzeltherapieplatz erhalten. Einige Therapien dauerten acht, zehn oder zwölf Jahre, reichten über den stationären Aufenthalt hinaus bis ins Probewohnen und in die ambulante Behandlung nach der Entlassung. Gefährlichste Serientäter entwickeln sich so zu Menschen, die sich zum ersten Mal im Leben einem anderen geöffnet haben, zum Partner wurden, emotionale und seelische Intimität erlebten (Schott, 2004; 2009).

Problematisch ist allerdings, dass sich intensive Psychotherapien in einer übermäßig restriktiv ausgerichteten Maßregeleinrichtung nur schwer durchführen lassen. Es müssen ein Klima und Räume des sozialen Lernens vorhanden sein und eine psychodynamische, bindungsorientierte Therapie muss von der Klinik mitgetragen werden. In Kliniken, die sich an übertriebenen Sicherheitsvorstellungen orientieren, ist dies kaum möglich.

Wenn psychische Veränderungsmöglichkeiten nicht für realistisch gehalten werden, wenn die Auffassung besteht, bestimmte Täter könnten überhaupt nicht geheilt, sondern höchstens kontrolliert werden, dann kommt natürlich auch die Durchführung einer psychodynamisch orientierten Therapie nicht infrage.

Aus den Fallbeispielen ist deutlich geworden, dass es nicht leicht ist, eine therapeutische Beziehung mit Sexualstraftätern zu entwickeln. Es verwundert daher nicht, dass manche Sexualstraftäter als unbehandelbar angesehen werden. Gerade persönlichkeitsgestörte Sexualstraftäter sind emotional sehr verschlossen, können nur schwer über ihr Innenleben berichten, kennen es selbst kaum, und wirken dadurch oft kühl, distanziert, manchmal berechnend misstrauisch. Gleichzeitig ist oft eine innere Leere zu spüren, von der man sich leicht überfordert fühlt.

Die Behandlung von Kindesmissbrauchern ist sicherlich schwierig, gelegentlich – wie auch bei anderen psychischen Störungen – kaum erfolgreich. Unbegreiflich ist aber, dass sich mittlerweile – in Übernahme der Devise *no cure, but control* – vielfach die Überzeugung etabliert hat, Pädophilie sei tatsächlich nicht heilbar, da sie entweder angeboren oder vielleicht durch eine Art Prägung ins Gehirn eingeschrieben sei. Man könne diese Menschen, falls sie zu Tätern geworden sind, lediglich anleiten, alle erdenklichen gefährdenden Gelegenheiten zu meiden und ihre Impulse zu kontrollieren. Nun sind solche Maßnahmen sicher manchmal notwendig und sinnvoll. Es gibt wohl Menschen, die in der Folge ganz auf ihre Sexualität verzichten müssen. Nachhaltig sind solche Empfehlungen allerdings nur, wenn sie langfristig kontrolliert und immer wieder aufgefrischt werden.

Abgesehen davon ist aber die These von der Unbehandelbarkeit pädophiler, ja gar aller Sexualstraftäter falsch. Sie verhindert nicht nur, dass heilsame Therapien weiterentwickelt werden, sondern führt bei den Patienten, die sich einer Eingrenzung durch Kontrollprogramme als nicht zugänglich erweisen, meist zu endlosen Unterbringungen im Strafvollzug oder in der Psychiatrie. Kontrollmaßnahmen sind außerdem ebenso wenig eine die Störung beseitigende Therapie, wie die besonders in manchen Fällen durchaus sinnvolle Gabe von triebdämpfenden Medikamenten.

Offenbar hat man in einem Kernbereich des menschlichen Seelenlebens, der Sexualität, vielfach aufgehört, über Ursachen nachzudenken. In kaum einem Gutachten wird der Versuch einer psychodynamisch orientierten biografischen Rekonstruktion unternommen. Nur geringes Interesse scheint manchmal die für den Täter wie für jeden Menschen entscheidende Entwicklung in der frühen Kindheit zu finden, zum Beispiel die Tatsache eines vielleicht selbst erlittenen Missbrauchs der Täter. Und schon kaum noch wird ihre Verstrickung in eine frühere und eine noch aktuell konflikthafte Beziehung zur Mutter und zu ihrer Primärfamilie hinterfragt. Im Gegenteil, oft wird der Täter zurechtgewiesen, er solle als Erwachsener die Verantwortung für seine Taten übernehmen und keine Zusammenhänge in lange zurückliegenden Belastungen seiner Kindheit suchen.

Das Gegenteil ist jedoch meiner Erfahrung nach häufig der Fall: Wenn sie eigene Traumata nicht einfach verdrängt haben, so halten viele Täter daran fest, letztlich doch gute Eltern gehabt zu haben. Nur die von ihrer Familie völlig Ausgestoßenen drücken ihren Hass offen resignierend aus, wie um nicht in Gefahr zu geraten, sich noch einmal der trügerischen Hoffnung auf Versöhnung hinzugeben.

Vertrauen des Patienten zu seinem Therapeuten kann es nur geben, wenn dieser absolut verschwiegen ist. Und ohne Vertrauen ist keine Therapie möglich. Die Gesetze im Maßregelvollzug schränken aber die Schweigepflicht und das Schweigerecht des Therapeuten gegenüber Gericht und Gutachtern ein. Dies bedeutet, dass eine psychoanalytisch orientierte Therapie durch Maßregeltherapeuten schwierig ist.

Leider ist die Bereitschaft niedergelassener Therapeuten, Sexualstraftäter zu behandeln, nicht übermäßig groß. Es fragt sich also, ob in Zukunft Resignation und punitive Reaktionen oder therapeutische Neugier und Offenheit den gesellschaftspolitischen Diskurs über dieses Thema prägen werden.

Literatur

Berner, W. (1996). Imre Hermanns »Anklammerung«, die Pädophilie und eine neue Sicht der Triebe. Psyche – Zeitschrift für Psychoanalyse und ihre Anwendungen, 50 (11), 1036–1054.

Freud, S. (1914). Erinnern, Wiederholen und Durcharbeiten. G. W. Bd. X (S. 125–136). Frankfurt a. M.: S. Fischer.

Hiatt, L. R. (1982). Nabokovs »Lolita«: ein kryptisches freudianisches Kreuzworträtsel. In M. Mitscherlich (Hrsg.), Psycho-Pathographien des Alltags. Schriftsteller und Psychoanalyse. Frankfurt a. M.: Suhrkamp.

Jelinek, E. (1983). Die Klavierspielerin. Reinbek: Rowohlt.

Nabokov, V. (2007). Lolita. Reinbek: Rowohlt.

Schott, M. (2004). Unzerstörbare Liebesfähigkeit oder die Macht früher Erfahrungen. Eine psychoanalytisch orientierte Langzeitbehandlung. Recht und Psychiatrie, 22 (4), 62–66.

Schott, M. (2009). Psychoanalyse im Maßregelvollzug. Recht und Psychiatrie, 27 (1), 20–26.

Heribert Blaß

Pornografie und die Angst vor (abhängiger) Bindung

Herr A., ein verheirateter Mann mittleren Alters, sagte mir im Erstgespräch: »Eigentlich geht es mir gut. Allerdings muss ich von Zeit zu Zeit ein Wochenende Auszeit nehmen und mich in einem Hotel einschließen. Dann gucke ich zwei Tage lang Pornos, wichse, bis ich nicht mehr kann. Anschließend bin ich völlig fertig und habe ein schlechtes Gewissen, aber einige Tage später spüre ich wieder Kraft zum Arbeiten.«

Tom, ein Mann von Mitte 20, klagte über wiederkehrende Arbeitsstörungen, deren genaue Ausgestaltung er mir erst allmählich schildern konnte: Anstatt zu arbeiten, setzte oder legte er sich vor seinen Computer und schaute sich immer neue Paarungsszenen im Internet an. Währenddessen masturbierte er, aber mit Hilfe von Unterbrechungen zögerte er seine Ejakulation immer wieder hinaus. Als Grund gab er an, dass keine der dargestellten Sexszenen ihm den *richtigen Kick* geben konnte und er somit auf der jeweils neuen Internetseite den noch besser erregenden Geschlechtsverkehr zu finden hoffte. Auf diese Weise vergingen Stunden, während der er die Zeit und die Welt um sich herum vergaß. Zunehmend hatte er sich von sozialen Kontakten isoliert und an die Stelle von Begegnung mit lebendigen Menschen die Virtualität der Internetpornografie gesetzt.

In beiden Beispielen fühlen sich die Männer in extremer Weise auf Pornografie angewiesen, um sich mit ihrer Hilfe seelisch stabilisieren zu können. Pornografie, also die unmittelbare bildliche Darstellung der menschlichen Sexualität, des erregenden nackten Körpers oder des Sexualakts, spielt jedoch ebenso in weniger zugespitzten Formen sowohl in der klinischen Praxis wie auch in unserem sozialen Alltag eine bedeutsame Rolle. Sie ist auch kein Phänomen der Neuzeit,

denn bildliche Darstellungen menschlicher Geschlechtsorgane reichen bis in die Vorantike zurück. Die Tatsache, dass das aus dem Alt-
griechischen entlehnte Kunstwort Pornografie in seinem ersten Teil
die πόρνη (*pórnē*), also die *Hure,* bezeichnet, steht dabei im Einklang
mit einer Bevorzugung weiblicher Körper, wenngleich Männer mit
erigiertem Penis meist ebenfalls zur dargestellten Szene gehören. Der
Schreiber, der πορνογράφος *(pornográphos),* war aber zumindest laut
dem *Gelehrtengastmal* des Athenaios ein Mann: Er war entweder ein
Biograf einer berühmten Hetäre oder ein Maler entsprechender Sujets
(vgl. Aretino u. Hettche, 2003). Trotz des insgesamt überwiegenden
Verhältnisses von männlichem Betrachter und abgebildeter Frau gab
und gibt es natürlich auch homosexuelle Pornografie.

Eine gravierende Veränderung im Vergleich zu früheren Zeiten
ist allerdings durch das Aufkommen des Internets erfolgt: Pornografie kann jetzt in vielfältiger und potenziell unendlicher Weise in
den Bilderräumen des Internets präsentiert werden. Sie ist auf diese
Weise für jeden Nutzer schnell und anonym zugänglich. Diese Möglichkeit, sich von einer Vielzahl erregender Bilder sexuell stimulieren
lassen zu können, kommt einer grundsätzlichen Eigenschaft menschlicher Sexualität entgegen: Menschliche Sexualität ist immer fantasie-
gebunden und jeder körperliche sexuelle Akt wird von bewussten
und unbewussten Vorstellungen begleitet. Die enge Verbindung von
Körperlichkeit und Fantasieleben ist auch ein wesentlicher Grund
dafür, dass menschliche Sexualität grundsätzlich konfliktgeladen ist.
Innere Konflikte, die sich schließlich in Störungen des sexuellen Erlebens und/oder der sexuellen Funktionen äußern können, verstärken
sich insbesondere dann, wenn die sexuellen körperlichen Funktionen mit ängstigenden Fantasievorstellungen entweder von sich selbst
oder von anderen verbunden sind. Ursache und Inhalt der Ängste
können dabei sehr unterschiedlich sein. Beispielsweise kann es sich
um überzogene Leistungserwartungen mit nachfolgender Versagensangst oder um ängstigende aggressive Vorstellungen handeln.

Menschliche Fantasie, virtuelle Realität und Cybersex

Die beiden von mir erwähnten Männer beschrieben sich unabhängig voneinander sowohl als Zuschauer wie auch als imaginierte Teil-

nehmer der von ihnen angeschauten Pornoszenen. Sie vermischten innere, fantasiegeleitete Vorstellungen und äußere Bilder miteinander und dies ist ein Charakteristikum, welches nicht nur für sie, sondern immer mehr für das zeitgenössische Erleben von Realität gilt. Mit der gewachsenen Bedeutung des Internets als *virtuellem Raum* und Vermittler *virtueller Realität* ist eine simple Gegenüberstellung von äußerer und innerer Realität nicht mehr möglich. Das Internet hat den psychoanalytischen Begriff des *Übergangsraums, des transitional space* im Sinne Winnicotts (1953), gleichsam materialisiert. Lemma (2014) spricht von der Existenz eines *Cyberspace* oder von *Virtual Reality,* wobei sie beide Begriffe synonym verwendet. Ihr zufolge erlaube die virtuelle Realität als eine Art Übergangsraum ein hilfreiches Experimentieren mit neuen Identitäten.

In eben diesem Sinne haben sich unterdessen die Begriffe *Cybersex* oder *virtuelle Sexualität* herausgebildet. Beide bezeichnen eine Form veränderter sexueller Realität. Cybersex bezeichnet dabei computervermittelte Sexualität im Allgemeinen. Bei der Verwendung des Begriffs erscheint es sinnvoll, eine weitere Differenzierung vorzunehmen. Merk (2014) unterscheidet zwischen *Internetpornografie* und *interaktivem Cybersex.* Eine anderslautende, aber inhaltlich gleiche Unterscheidung ist diejenige von *Cybersex im weiteren und im engeren* Sinn. Die weiter gefasste Bedeutung umfasst allgemein die Rezeption von Online-Erotika und Pornografie, während die engere Bedeutung sich auf direkte computervermittelte Interaktionen bezieht (Eichenberg, 2012).

Cybersex ist natürlich keine ausschließlich männliche Angelegenheit, denn auch Patientinnen berichten mir vom Aufsuchen pornografischer Webseiten oder von der Beteiligung an erotischen Chats im Internet. Auch Gabbard (2014) hat beschrieben, wie eine in heterosexueller Partnerschaft lebende Analysandin ihre sexuellen Fantasien während langer Zeit ausschließlich durch erotische E-Mails an ihn ausdrücken konnte. Trotzdem machen Männer laut statistischen Untersuchungen nach wie vor die überwiegende Gruppe der Nutzer aus. So rufen laut einer norwegischen bevölkerungsrepräsentativen Studie (Træen, Nilsen u. Stigum, 2006, zit. nach Eichenberg, 2012, S. 471) 63 Prozent der Männer und 14 Prozent der Frauen entsprechendes Material im Netz ab. In einer Stichprobe an einer deutschen

Universität (Döring, 2010, zit. nach Eichenberg, 2012, S. 471) gab es noch höhere Raten: 88 Prozent der männlichen und 56 Prozent der weiblichen Studierenden riefen sexuelle Bilder im Internet ab. Dabei nutzen laut Döring (zit. nach Eichenberg, 2012, S. 471) 19 Prozent der Männer und 9 Prozent der Frauen Cybersex im engeren Sinne.

Trotz unterschiedlicher Detailergebnisse scheint es insgesamt dabei zu bleiben, dass die absolute Zahl der mit Cybersex aktiven Männer höher ist als diejenige der Frauen. Auch ich mache in meiner Praxis mehrheitlich die Erfahrung, dass Männer unterschiedlichen Alters häufiger Internetpornografie und gelegentlich Dating-Portale nutzen, während Frauen, wenn sie von Cybersex sprechen, sich in der Regel mehr auf computervermittelte Interaktionen beziehen. Es mag sein, dass Frauen zu mir als männlichem Therapeuten weniger offen über ihre Masturbationspraktiken sprechen, aber meine eigene klinische Erfahrung deckt sich letztlich mit den statistisch erhobenen Angaben. Meines Erachtens gibt es eine geschlechtsspezifisch betonte Nutzung von Cybersex und zu dieser Betonung möchte ich eine psychodynamische Hypothese formulieren.

Geschlechtsspezifische Unterschiede beim Cybersex?

Ich meine, dass die geschlechtsbetont unterschiedliche Nutzung virtueller Sexualität auf verschiedene Formen von Identifikation, Loslösung und Wiederannäherung an den mütterlichen Körper bei Jungen und Mädchen zurückzuführen sein kann.

Dazu möchte ich einige kurze Ausführungen machen: Innerhalb der psychoanalytischen Literatur finden sich mehrere Auffassungen über die Bedeutung des mütterlichen Körpers für die Identitätsbildung des Kindes. Häufig sind sie mit einer Kontroverse über den Stellenwert des biologischen Körpers im Verhältnis zum Einfluss der Fantasien über den Körper verbunden. Die Debatte schwankt zwischen einer starken Betonung des konkreten Körpers, was bis zum Vorwurf des Biologismus führt, und einem nahezu ausschließlichen Fokus auf der Fantasiebildung, was dann als Verleugnung biologischer Grundlagen kritisiert werden kann (Teuber, 2011; Hopf, 2014). In analoger Weise existieren verschiedene Vorstellungen darüber, ob und inwieweit geschlechtsspezifische Differenzierungen zwischen Jungen und Mädchen im Verhältnis zum mütterlichen Körper entstehen. Auch sie schwanken zwischen einer klaren Bestätigung dieser Auffassung sowie einer Kritik an der binären Klassifikation in eine männlich–weibliche Differenz (Teuber, 2011, S. 160 ff.).

Innerhalb dieser Diskussion erscheint mir der Ansatz von Butler (1991) hilfreich, demzufolge für Jungen *und* Mädchen die Entdeckung des anatomischen Geschlechtsunterschieds im zweiten Lebensjahr eine Kränkung bisheriger bisexueller Omnipotenzvorstellungen darstellt. Beide Geschlechter benötigen beim Durcharbeiten von Neid und Trauer über die Wunde der *Eingeschlechtlichkeit* eine aufmerksame Begleitung. Selbst wenn viele Weiblichkeitstheorien darin übereinstimmen, dass für das Mädchen die körperliche Gleichheit mit der Mutter eine schwierigere Ablösung bedeutet und zugleich – unter anderem aufgrund des Homosexualitätstabus (Butler, 1991) – zu einer früheren Abwendung des Mädchens von der Mutter als begehrtem Liebesobjekt und einer eventuell früheren Hinwendung zur Welt des Vaters führt, heißt dies aus meiner Sicht nicht, dass der Junge sich aufgrund seiner erlebten körperlichen Verschiedenheit von der Mutter weniger schmerzlich von ihr lösen kann.

Auch seine Abwendung von der Mutter in einem *Übergangsschritt* (Fast, 1999) hin zur männlichen Welt des Vaters ist mit einem Verzicht auf omnipotente Fantasien verbunden. Dieser Verzicht wird durch das Fortbestehen rätselhafter Botschaften aus dem mütterlichen Unbewussten (Laplanche, 2011) gegenüber dem Jungen als Angehörigem des anderen Geschlechts und durch die erneute Aktivierung sexuellen Begehrens gegenüber der andersgeschlechtlichen Mutter kompliziert. Schmerz und gegebenenfalls eine dagegen gerichtete Sexualisierung können für einen Jungen im Verhältnis zur Mutter insbesondere dann bestehen bleiben, wenn eine tragfähige Identifizierung mit einem seelisch präsenten Vater durch alle Phasen der psychosexuellen Entwicklung nicht gut gelingt (Blaß, 2010). In diesem Fall bleibt die Mutter im unbewussten Erleben des Jungen kontrollierend mächtig und/oder sexuell verführerisch. Die Verfügbarkeit und Repräsentanz eines seelisch strukturierenden Vaters helfen dem Jungen, die Angst vor der mütterlichen Übermacht, aber auch vor dem eigenen gefährlichen Begehren zu bewältigen. Die so erreichte Sicherheit im Umgang mit beiden Eltern sollte im Verlauf der Adoleszenz dazu führen, dass der heranwachsende Mann seinen potenziell immer aktivierbaren Konflikt zwischen Ablösung vom mütterlichen weiblichen Körper und sexueller Annährung an einen fremden, nicht mehr mütterlichen weiblichen Körper in eine Unterscheidung seiner Beziehungen zur Frau der Kindheit und zur Frau der Gegenwart aufgehen lässt.

Wenn Männer jedoch ihre Loslösung und psychische Differenzierung vom mütterlichen Körper nicht ausreichend gut bewältigen bzw. bewältigt haben, müssen sie Frauen als unbewusste Nachfolgerinnen des mütterlichen Körpers zum Zweck des seelischen Selbsterhalts entweder kontrollieren oder vor ihnen fliehen. Gerade die Internetpornografie bietet nun eine passende Möglichkeit, beides gleichzeitig zu tun: Männer können auf diese Weise den Kontakt zu realen Frauen meiden und gleichermaßen die omnipotente Vorstellung befriedigen, sich nahezu jede Frau nach eigenen Vorstellungen aussuchen und per *Maus*klick zu sexuellen Handlungen veranlassen zu können. Gleichzeitig können sie sich unbewusst mit einem sexuell potent wirkenden Mann identifizieren. Für Frauen dürfte der Kontroll- und Vermeidungscharakter von Cybersex hingegen weniger bedeutsam sein, sodass es nicht so verwunderlich erscheint, wenn zumindest in meiner Praxis Frauen eher von direkten Cyberkontakten und Männer häufiger von Internetpornografie berichten.

Ein weiteres, nicht so seltenes, Beispiel aus meiner Praxis kann diesen spezifisch männlichen, innerseelischen Konflikt vielleicht illustrieren:

Ein verheirateter Mann von Mitte 40 klagte über das Auftreten von Erektionsstörungen beim Versuch, mit seiner Frau zu schlafen. Bei näherer Befragung stellte sich heraus, dass er beim Betrachten von Pornobildern im Internet keine Erektionsprobleme hatte. Als ich mit ihm seinem unterschiedlichen Selbsterleben im Kontakt zu seiner Frau und während des Cybersex nachging, konnte er formulieren, dass er seine Frau liebe, sie aber emotional auch als überwältigend erlebe. Wenn er sich Frauen im Internet anschaue, könne er sich selbst viel besser steuern.

Zur ambivalenten Bedeutung von Cybersex

Da der Umgang mit Pornografie eine große Rolle bei der Behandlung von männlichen Sexualstörungen spielt, möchte ich noch einmal auf die Virtualität des Cybersex zurückkommen. Die kulturelle und wissenschaftliche Diskussion um die Bedeutung von Cybersex ist im Laufe der Jahre vielfältig und facettenreich geworden. Die kulturelle Sexualmoral in unserer westlichen Gesellschaft verlangt nicht mehr eine Tabuisierung von Pornografie, vielmehr sind unsere medialen Bilderwelten häufig sexualisiert, wenn nicht gar pornografiert. Auf der anderen Seite gibt es das klinische Bild der *Cybersexsucht,* welche je nach psychopathologischem und psychodynamischem oder kognitiv-behavioralem Grundverständnis mal zu den Zwangsstörungen, mal zu den Störungen der Impulskontrolle, ein andermal zu Störungen der Sexualpräferenz oder zu den Sucht-erkrankungen gezählt wird (Eichenberg, 2012).

Insbesondere psychoanalytisch orientierte Forscher und Autoren haben sich gegen eine einseitig pathologisierende Einschätzung von Cybersex gewendet. Sie haben hervorgehoben, wie bedeutsam und belebend die Nähe zum sexuellen menschlichen Fantasieleben womöglich ist und welch wichtige Rolle Cybersex für entwicklungsfördernde Fantasien von Jugendlichen einnehmen kann (Galatzer-Levy, 2012; Merk, 2014; Quindeau, 2014; De Clerck, 2014; Günter, 2014). Nikulka (2015) findet eine aus meiner Sicht gelungene Kennzeichnung des gegensätzlichen Spektrums, indem sie von einer »entgiftenden und vergiftenden Funktion von Porno« (2015, S. 259) spricht. In einem etwas anderen Zusammenhang, nämlich beim Einfluss von Computergewalt auf die Entwicklung von Jungen, hat sich Hopf (2014) mit der Bedeutung der virtuellen Welt auseinandergesetzt. Auch er unterstreicht, dass Psychoanalytiker nicht monokausal denken und dass in diesem Sinne weder auf den Computer verzichtet noch das Internet gemieden werden solle. Er unterstreicht aber, dass wir »*reale* Beziehungen nicht vernachlässigen« dürfen, und er zitiert Greenbergs Hinweis, dass es nicht so sehr um den Bildschirm gehe, sondern darum, »dass jede Stunde, die wir vor ihm verbringen, auch eine Stunde ist, die wir nicht damit verbringen, die Sonne auf dem

Gesicht zu spüren oder jemanden zu umarmen« (Greenberg, zit. nach Hopf, 2014, S. 343).

In genau diesem Sinne möchte ich nachfolgend zwei Fallbeispiele aus psychoanalytischen Behandlungen schildern, in denen ich versucht habe, die exzessive Internetpornografie in ihrer strukturierenden bzw. reparativen Bedeutung für die jeweiligen Männer zu verstehen. Dabei diente Pornografie in scheinbar paradoxer Weise auch dazu, dass in realen Beziehungen mehr reale Umarmungen und eine liebevollere Sexualität möglich werden konnten.

Ich werde versuchen zu zeigen, dass der Gebrauch von Pornografie je nach Lebensalter schwerpunktmäßig unterschiedlichen seelischen Zwecken dient. Kurz gefasst sehe ich es so: Bei Jugendlichen und jungen Erwachsenen dienen Pornografie und Masturbation eher der psychischen Loslösung vom innerlich immer noch anwesenden Körper der Mutter. Die dabei empfundene Lust ist zu einem großen Teil auf persönliche Selbstbestimmung ausgerichtet. Diese Auffassung entspricht dem Konzept der zentralen Masturbationsfantasie, das Laufer und Laufer (1989) ausgearbeitet haben. Hier dient Pornografie eher einer phasengerechten Entwicklung. Bei erwachsenen und älteren Männern kann ein fortgesetzter Pornografiekonsum mehr für den Erhalt ihrer Selbstkonstitution und ihres Potenzgefühls wichtig sein, wenn das innere Abgrenzungsproblem nicht gelöst ist und persistiert. Neben diesem reparativen Aspekt können auch vermehrt Schuldgefühle gegenüber einer Partnerin aktiviert und eine lustvolle Gegenseitigkeit in Liebesbeziehungen beeinträchtigt, wenn nicht gar verhindert werden. In beiden Lebensphasen besteht andererseits die Möglichkeit, eine Cybersexsucht zu entwickeln, welche eine seelische Verschiebung des Abhängigkeitsproblems von innen nach außen darstellt. Im Sinne einer versuchten Dominanz über die als übermächtig erlebte Mutter bzw. Frau soll die Kontrolle der gewählten pornografischen Szenen eine angstfreiere Autonomie fühlen lassen.

Fallbeispiel 1: Tom

Zunächst möchte ich auf den eingangs bereits erwähnten jungen Mann Tom eingehen. Er war zwar vom Alter her erwachsen, aber in seiner seelischen Verfassung wirkte er noch jugendlich. Er lebte allein und hatte außerhalb seiner Tätigkeit kaum Kontakte zu anderen Menschen. Stattdessen saß er stundenlang vor seinem PC. Anfangs hatte er ausschließlich davon gesprochen, dass er *Löcher in die Luft* stiere und wahrscheinlich faul sei. Zur Therapie sei er laut seiner Angabe nur auf Druck seiner Eltern gekommen, aber er glaube nicht daran, dass er oder ich an seinem Leben etwas ändern könnten: Therapie bringe seiner Meinung nach ohnehin nichts! Während dieser Aussage blickte er mich traurig herausfordernd an.

Seine Eltern waren seit vielen Jahren geschieden und er hatte unregelmäßigen Kontakt mit ihnen, ebenso wie mit seiner einige Jahre älteren Schwester. Er vermittelte mir ein Gefühl von resignativer Verzweiflung angesichts einer von zerbrochenen Bindungen geprägten Familienkonstellation. Trotz seiner vorgebrachten Skepsis nahm er mein Angebot einer höherfrequenten analytischen Psychotherapie an. Es schien ihn erreicht zu haben, dass ich ihn nicht als faul ansah, sondern vielmehr meinen Eindruck äußerte, dass er innerlich viele schwierige Gefühle zu verarbeiten habe, welche ihm kaum Raum für andere Aktivitäten ließen. Meine Einschätzung schien sein Vertrauen zu fördern, denn eines Tages beschrieb er seine Zeit vor dem PC näher. Nun gab er an, dass er seine freie Zeit mit stundenlangem Betrachten von Pornos im Internet verbringe und dabei masturbiere. Er, der noch keine sexuelle Beziehung zu einer Frau gehabt habe, suche vor allem ein Vorbild für Dominanz und Führung vonseiten einer Frau. Er könne im Bett bleiben und immer wieder neue Pornos mit älteren Frauen anschauen. Ich solle aber nicht denken, dass er im Video eine Mutter suche. Vielmehr sei von Bedeutung, dass der Sex etwas Mütterliches habe, das sei etwas anderes! Ich kommentierte: »Dieser Sex hat für Sie was Liebevolles.« Tom antwortete kurz: »Genau!« Ich dachte an seine von ihm als vorwurfsvoll beschriebene Mutter und unterstrich: »Sie suchen in der weiblichen Dominanz doch eine Zuwendung zu Ihnen.« Tom: »Mmhh, kann man so sagen …« Anschließend räumte er ein, dass er in seinem Alltag nähere Kontakte zu Frauen mied, weil er zwar erotische Gefühle kenne, aber gar nicht wisse, wie er ein eigenes sexuelles Begehren offen formulieren könne. Aus diesem Grund müssten die Pornoszenen auch besonders heftig sein. Vorwurf und Führung durch eine Frau kamen also im Bild der dominanten Frau zusammen.

In den nachfolgenden Stunden wurde allerdings offenkundig, dass er sich nicht nur dominieren und anleiten lassen wollte, sondern dass er anhand der Pornografie auch um Selbstbestimmung rang. So kam er in eine Stunde und begann: »Heute war ich nicht auf der Arbeit. Habe heute mehr etwas Trauriges gespürt. Am Wochenende habe ich zum ersten Mal geweint, ohne erst besoffen sein zu müssen. Ich habe mich geschämt für meine beiden letzten Jahre im Bett oder vor dem PC mit all dem Sex. Die letzten drei Wochen war ich arbeiten. Am Samstag habe ich aber wieder dauernd gewichst. Ich habe stundenlang Filme geguckt, es aber dann geschafft, von Videos auf Standbilder zurückzuschalten. Dadurch konnte ich nach fünf Stunden schaffen, mit dem Wichsen aufzuhören. Ich habe fünf Stunden lang gewichst, immer wieder rausgezögert, aber fünfmal kam ich bis zum Höhepunkt. Am Sonntag war ich so fertig und mein Penis war so wund (er lachte etwas schamhaft), dass ich den Sonntag ohne Wichsen verbringen konnte. Ich dachte mir: ›Was machst du da?‹ Ich suche ja sonst immer nach dem geilsten Video, Sie wissen ja, ältere Frau und jüngerer Mann. Ich sehe ein Paar und wichse, aber dann denke ich: Schalte mal weiter, das nächste Paar ist noch geiler. Ich zögere den Orgasmus raus und dann *switche* ich zum nächsten Bild und so weiter. Ich zögere es raus, aber irgendwann bestimmt mich mein Körper, dann kommt's doch raus. [...] Aber ich war froh, dass ich am Sonntag damit ganz aufhören konnte.«

Nach einiger Stille sagte ich: »Mit dem Wichsen haben Sie zuerst versucht, nicht traurig zu sein, obwohl Sie sich so allein gefühlt haben. Sie haben sich etwas Mütterliches vorgestellt, das Lust macht, aber auch quält. So geht es Ihnen mit Ihrer Selbstbefriedigung ja auch. Aber selbst wenn Ihr Körper Sie zur Ejakulation bringt, am Sonntag haben Sie es geschafft, mit der betäubenden Selbstbefriedigung aufzuhören und ein eigenes Gefühl zuzulassen: Sie konnten traurig sein und haben dieses Gefühl jetzt jenseits der Pornos gespürt.«

Tom: »Ja, dabei ist mir auch bewusst geworden, dass mich Mädchen sowieso nicht attraktiv finden. Das ist auch traurig. Das muss ich hinnehmen, da habe ich gar keinen freien Willen, das anders zu erleben.« An dieser Stelle verzichtete ich darauf, auf das Bild der ablehnenden Mädchen, hinter denen psychisch die ablehnende Mutter steht, einzugehen. Stattdessen konzentrierte ich mich auf das Thema *Willen,* indem ich sagte: »Das hinzunehmen, ist traurig. Aber Sie leben Ihren freien Willen dann eher beim Rauszögern Ihrer Ejakulation und bei der Suche nach der besten Sexszene aus.«

Tom: »Na ja, das bestimmt mein Körper – aber doch nicht ganz, stimmt, ich kann damit auch was steuern.«

Diese Stunden und Sequenzen dienten dem Aufbau eines emotionalen Verständnisses für seinen Pornografiekonsum und den gleichzeitigen Rückzug auf autoerotische Handlungen. Gleichzeitig dienten sie der Förderung einer tragfähigen Beziehung zu mir, in der Tom eine bessere Mischung aus emotionaler Bindung und Selbstbestimmung entwickeln konnte. Nachdem er zu einem späteren Zeitpunkt erzählte, wie er seine Wohnung mit ejakulatgetränkten Tempotüchern vermüllte und daher niemandem die Tür öffnen könne, konnte ich ihm mit Bezug auf die Übertragung sagen, dass er sich gegen mich und meine Präsenz ebenso zur Wehr setze, um sich unabhängig von mir zu fühlen. Er wirkte zunächst erstaunt, antwortete dann aber zu meiner Überraschung: »Anfangs bin ich zu Ihnen gekommen, weil ich es musste. Jetzt komme ich freiwillig.«

Trotz anhaltender Skepsis ließ er im Verlauf der Behandlung Erinnerungen an verschiedene Szenen zu, in denen er als Kind auf seine abwesenden Eltern gewartet und Sehnsucht nach ihrer Rückkehr empfunden hatte. Anlässlich von Wochenenden oder Ferienunterbrechungen geriet er auch innerhalb der therapeutischen Beziehung in ähnlich depressive Stimmungen. Es wurde ihm aber möglich, diese Stimmungen und überhaupt seine eigenen Gefühle im Kontakt zu mir besser zu artikulieren und dadurch ein Gespür für seine eigene Wirksamkeit zu entwickeln. Vor diesem Hintergrund konnte er das exzessive Ausmaß seiner anästhesierenden und der seelischen Selbstrettung dienenden Masturbation reduzieren. Wenn er Pornofilme sah, wählte er nun zärtlichere Szenen zwischen gleichaltrigen Partnern, was ich auch als Reduktion seiner in der früheren Pornografieform gebundenen Aggression gegenüber Frauen ansehe. Immerhin konnte er auch erste vorsichtige Kontakte zu *Mädchen* aufnehmen, auch wenn er es noch vermied, von Frauen zu sprechen.

Für die Behandlung war es insgesamt wichtig, den Pornografiekonsum von Tom als *Miniplombe* (Nikulka, 2015, S. 260, in Anlehnung an Morgenthaler, 1984/2004) positiv auf- und anzunehmen, um die in den pornografischen Bildern gebundenen Gefühle von Verlorenheit, aber auch von erheblicher Wut in vermehrt konstruktive Handlungs-

perspektiven umzuwandeln und somit für seine weitere Selbstent-
wicklung zu nutzen.

Fallbeispiel 2: Herr A.

Die Angst vor abhängiger Bindung spielte bei Herrn A., dem anderen
eingangs erwähnten Mann mittleren Alters, eine bedeutsame Rolle. Wie
beschrieben, musste er sich von Zeit zu Zeit in Hotelzimmer zurückziehen, um dort mittels exzessiven Gebrauchs von Cybersex stunden- bis
tagelang zu masturbieren. Im Laufe der analytischen Behandlung erfuhr
ich, dass er nicht nur diese besonders auffälligen Rückzüge unternahm,
sondern dass er auch neben dem üblichen Sexualleben mit seiner Frau
immer wieder pornografisch begleitete Masturbation brauchte. Mit-
unter musste er sich sogar unmittelbar nach dem Sex mit seiner Frau
mit Hilfe von virtuellem Sex selbst befriedigen. Im Unterschied zu Tom
schaute er sich nur Szenen an, in denen der Mann dominant war. Dabei
konnte die Art der Dominanz durchaus wechseln: Mal ging es um *harten*
Sex, in dem der Mann die Frau *richtig ran nahm,* mal waren es aber
auch weichere hierarchische Szenen, in denen ein starker Mann eine
unterwürfig hingebungsvolle Frau auf sanftere Weise dirigieren konnte.
Entscheidend war die überlegene Position des Mannes, mit dem Herr
A. sich in der Fantasie identifizierte. In der Beziehung zu seiner Frau
war er in unterschiedlicher Weise potent, aber seine Ängste vor einer
Erektionsstörung oder vor vorzeitigem Samenerguss blieben durchgängig präsent. Glaubhaft versicherte Herr A., dass er seine Frau liebe.

Herr A. war zusammen mit einer um einige Jahre älteren Schwester
in einem Elternhaus aufgewachsen, in dem der Vater selten zu Hause
war und in dem die Mutter beide Kinder schon früh bei Autofahrten in
ihrer Tätigkeit als Außendienstmitarbeiterin mitgenommen hatte. Als
Herr A. größer wurde, musste er – im Gegensatz zu seiner Schwester –
auch häufig Erledigungen für die Mutter übernehmen, sodass er viele
Nachmittage zusammen mit ihr im Auto verbrachte und kaum Zeit zum
Spielen oder für eigene Freizeitaktivitäten hatte. Die Inanspruchnahme
durch die Mutter ließ erst nach, als er gegen Ende des Gymnasiums
zu scheitern drohte und beide Eltern beschlossen, ihn nachmittags
zur Nachhilfe zu schicken.

Es dürfte unmittelbar verständlich sein, dass Herr A. in dieser
engen Beziehung eine hochambivalente Einstellung zu beiden Eltern

entwickelt hatte. Es war nicht nur die ins Auge springende äußere Verpflichtung, welche ihn an seine Mutter gefesselt hatte, sondern die Erinnerungen von Herrn A. ließen deutlich werden, dass ihn beide Eltern sehr oft mit eigenen Vorstellungen überzogen und wenig Platz für seine eigenen Vorstellungen von sich selbst eingeräumt hatten – als Konsequenz hatte Herr A. erhebliche Schwierigkeiten, ein kohärentes Gefühl dafür zu entwickeln, wer er selbst tatsächlich war.

Es hatte ihn erleichtert, dass ich seine masturbatorischen Exzesse entgegen seiner Befürchtung nicht verurteilt, sondern ihnen eine seelische Bedeutung als Zeit und Raum für sich selbst zugesprochen hatte. Natürlich reichte ein vorwiegend kognitives Verständnis dieser Symptomatik nicht aus. Trotz Erleichterung in der therapeutischen Beziehung blieb sein regelmäßiger Rückzug in pornografische Welten zunächst bestehen. Erst als der ursprünglich kooperativ und freundlich auftretende Mann begann, vermehrt Unmut über die Regelmäßigkeit der Sitzungen zu äußern und sich bei mir darüber zu beklagen, dass ich ihn in Analyse halten würde, statt ihm freie Zeit zuzugestehen, trat eine Veränderung ein. In Träumen kämpfte er mit Verfolgern, meist mit einem Gefühl von Angst, aber mir gegenüber lehnte er sich mehr auf. Typischerweise begann er seine Stunden jetzt mit Bemerkungen, wie »Ich hatte überhaupt keine Lust, zur Stunde zu kommen« und mehrfach warf er mir vor: »Hier kommt man ja gar nicht mehr weg. Sie halten mich einfach fest, statt mir zu helfen.« Dennoch nahm mit der Artikulation seiner Angst vor einer abhängigen Bindung, welche auch in der Beziehung zu seiner Frau eine zentrale unbewusste Rolle spielte, sein exzessiver Gebrauch von Cybersex und seine Masturbation mehr und mehr ab. Gleichzeitig nahm mit einer offeneren Äußerung seiner aggressiven Regungen seine eigenständige sexuelle und partnerschaftliche Lust zu.

Schlussbemerkungen

Beide Fallbeispiele zeigen, dass in der Behandlung von männlichen Sexualstörungen, die meist auch Unsicherheiten in der männlichen Identität anzeigen, die genuin psychoanalytische Haltung hilft, Symptome nicht so sehr unter ihrem Defizitcharakter zu verstehen, sondern vorwiegend auf ihre kreative Funktion hin zu untersuchen. Das in ihnen verborgene Potenzial kann mittels der ana-

lytischen Beziehung zutage gebracht werden. Analoges gilt für die
unterschiedlichsten sexuellen Fantasien und für den Umgang mit
Cybersex. Lustvolle Fantasien sind ein unverzichtbarer Bestandteil
humaner Sexualität und Cybersex kann die Fantasiebildung sogar
übergangsweise anregen und die psychosexuelle Identitätsbildung,
wie im Fall von Tom, fördern, oder, wie im Fall von Herrn A., stabilisieren. Wenn jedoch im inneren Kampf gegen Abhängigkeitsängste
eine zwanghaft exzessive Fixierung auf Cybersex und statt psycho-
sexueller Autonomie eine neue, auf Pornografie verschobene Abhängigkeit entsteht, kommt es in der analytischen Beziehung umso mehr
darauf an, die reparative Funktion von Cybersex zu beachten. So
kann der Weg für eine weniger stereotype, stattdessen leidenschaft-
lichere und partnerschaftlichere Sexualität geebnet werden.

Literatur

Aretino, P., Hettche T. (2003). Stellungen. Vom Anfang und Ende der Porno-
    grafie. Köln: DuMont.
Blaß, H. (2010). Wann ist der Mann ein Mann? oder: Männliche Identität zwi-
    schen Narzissmus und Objektliebe. Psyche – Zeitschrift für Psychoanalyse
    und ihre Anwendungen, 64, 675–699.
Butler, J. (1991). Das Unbehagen der Geschlechter. Frankfurt a. M.: Suhrkamp.
De Clerck, R. (2014). Die Macht der Bilder? Zur Bedeutung von Internetporno-
    graphie: Sucht, Perversion oder (männliche) Hysterie? Ein Fallbericht. In A.
    Merk (Hrsg.), Cybersex. Psychoanalytische Perspektiven (S. 111–137). Gie-
    ßen: Psychosozial-Verlag.
Eichenberg, C. (2012). Cybersexsucht: Evidenzbasierte Empfehlungen zur The-
    rapie stehen noch aus. Deutsches Ärzteblatt, 10, S. 471–473. Zugriff am
    25.01.2015 unter www.aerzteblatt.de/archiv/131672
Fast, I. (1999). Aspects of core gender identity. Psychoanalytic Dialogues, 9 (5),
    633–661.
Gabbard, G. (2014). Cyberpassion: E-rotic transference and the internet. In
    A. Lemma, L. Caparotta (Eds.), Psychoanalysis in the Technoculture Era.
    (pp. 33–46). London u. New York: Routledge.
Galatzer-Levy, R. M. (2012). Obscuring desire: A special pattern of male ado-
    lescent masturbation, internet pornography, and the flight from meaning.
    Psychoanalytic Inquiry, 32 (5), 480–495.
Günter, M. (2014). Die Sexualisierung des Lebens in der virtuellen Welt. In
    A. Merk (Hrsg.), Cybersex. Psychoanalytische Perspektiven (S. 141–162). Gie-
    ßen: Psychosozial-Verlag.
Hopf, H. (2014). Die Psychoanalyse des Jungen. Stuttgart: Klett-Cotta.

Laplanche, J. (2011). Neue Grundlagen für die Psychoanalyse. Die Urverführung. Gießen: Psychosozial-Verlag.

Laufer, M., Laufer, M. E. (1989). Adoleszenz und Entwicklungskrise. Stuttgart: Klett-Cotta.

Lemma, A. (2014). An order of pure decision: Growing up in a virtual world and the adolescent's experience of the body. In A. Lemma, L. Caparotta, (Eds.), Psychoanalysis in the technoculture era (pp. 75–96). London u. New York: Routledge.

Merk, A. (2014). Cybersex aus psychoanalytischer Perspektive: Virtueller Raum, Sexualität und die Rolle der Fantasie. In A. Merk, (Hrsg.), Cybersex. Psychoanalytische Perspektiven (S. 19–39). Gießen: Psychosozial.

Morgenthaler, F. (1984/2004). Homosexualität, Heterosexualität, Perversion. Gießen: Psychosozial-Verlag.

Nikulka, I. (2015). »Fuck the pain away«. Psychoanalytische Überlegungen zum Spannungsfeld von Adoleszenz, Pornographie und Chirurgie. Analytische Kinder- und Jugendlichenpsychotherapie, 46 (2), 243–263.

Quindeau, I. (2014). Lust und Fantasie im Internet. In A. Merk (Hrsg.), Cybersex. Psychoanalytische Perspektiven (S. 41–57). Gießen: Psychosozial-Verlag.

Teuber, N. (2011). Das Geschlecht der Depression. »Weiblichkeit« und »Männlichkeit« in der Konzeptualisierung depressiver Störungen. Bielefeld: Transcript.

Winnicott, D. W. (1953). Transitional objects and transitional phenomena. A study of the first not-me possession. International Journal of Psycho-Analysis, 34, 89–97.

Hans Jellouschek

»Was lange hält …« – Merkmale langjähriger Liebesbeziehungen aus männlicher Sicht

Vorbemerkungen

Die männliche Sicht der Liebe hat sich in den letzten Jahren im Vergleich zu früher stark an die weibliche angenähert. Ich habe mich darum entschieden, in diesem Beitrag aus meiner Erfahrung als Paartherapeut darzulegen, was heutzutage allgemein für die Haltbarkeit langjähriger Beziehungen für wichtig erachtet wird, und in diesem Zusammenhang dann jeweils auf Akzente zu schauen, die Männer hier öfter besonders deutlich oder auch im Unterschied zu den Frauen setzen.

Ganz allgemein ist zu sagen: Für die große Mehrzahl der Menschen, ob Männer oder Frauen, ist das Wichtigste für die Haltbarkeit einer Beziehung, dass die Liebe in ihrer Beziehung lebendig bleibt. Das war bei weitem nicht immer so. Noch bis ins vorletzte Jahrhundert – und teilweise sogar noch länger – galten andere Dinge als entscheidend: dass die beiden aus einer ähnlichen sozialen Schicht kamen, dass sie wirtschaftlich – etwa auf dem Bauernhof – miteinander erfolgreich sein konnten, dass sie Kinder als Erben bekamen und großzogen. Außerdem verbot sehr vielen Menschen ihre Weltanschauung, dass sie auch nur an Trennung zu denken wagten. Wenn auch Liebe im Spiel war – gut, aber entscheidend war sie nicht.

Das hat sich heutzutage stark verändert: Zwar ist der Wunsch nach Dauerhaftigkeit der Beziehung bei der großen Mehrzahl der Paare vorhanden. Aber wenn sich die lebendige Liebe zwischen beiden Partnern verabschiedet hat, taucht unweigerlich bei der großen Mehrzahl das Thema der Trennung auf. Die von beiden erlebte lebendige erotische Liebe zueinander wird der Tendenz nach immer ausschließlicher das Einzige, was ein Paar motiviert, weiter miteinander zu leben. Darum ist die Frage immer wichtiger geworden: Was braucht die Liebe, damit sie sich nicht verabschiedet, was braucht sie, damit sie lebendig bleibt oder immer wieder lebendig wird?

Aus meiner Erfahrung mit Paaren möchte ich auf diese Frage im Folgenden sieben Antworten geben:

Die Liebe braucht
- Verbindlichkeit,
- »Paar-Inseln«,
- Balance von Autonomie und Bindung,
- gutes Stressmanagement,
- Achtsamkeit,
- Großzügigkeit,
- die Fähigkeit, Krisen als Chancen zu nutzen.

Die Liebe braucht Verbindlichkeit

Damit Verbindlichkeit entsteht und erhalten bleibt, ist es nötig, dass die beiden Partner zunächst eine klare Entscheidung füreinander treffen und dass sie sich dann im Laufe ihres Lebens die Treue halten.

In einer klaren Entscheidung füreinander ist enthalten: »Ich will in Zukunft mit dir leben und du bist meine Frau – du bist mein Mann!« Dies so explizit und eindeutig zum Ausdruck zu bringen, nährt die Liebe. Aber damit tun sich junge Männer und Frauen heutzutage in der Regel sehr schwer. So leben sie manchmal lange Zeit ohne eine klare Beziehungsdefinition miteinander oder nebeneinander her. Ein wichtiger Grund dafür dürfte sein, dass durch das Internet der Beziehungsmarkt in einem vorher nie gekannten Ausmaß für jeden zugänglich geworden ist. Das lässt natürlich immer wieder die Frage entstehen: Wie weiß ich denn, dass ich den anderen für eine verbindliche Beziehung genug liebe und der andere mich genug liebt? Unter den unendlich vielen Möglichkeiten, die heute zugänglich sind, kann es doch jemanden geben, den ich viel mehr liebe und der mich viel mehr liebt! Ist es also nicht besser, zu warten, immer wieder zu probieren, anstatt sich festzulegen? Dieses Probieren nimmt dann womöglich kein Ende, eine Ehe kommt nicht zustande und Kinder kommen auch keine.

Dabei scheinen die jungen Männer im Vergleich zu den Frauen die noch größeren Probleme zu haben: Bei Frauen meldet sich bei aller Unsicherheit oft der Kinderwunsch, der sie dann nach einem geeigneten Partner suchen lässt und eine Entscheidung dringlich macht. Viele Männer bekommen aber dann zusätzlich Angst vor der auf sie zukommenden Verantwortung und schrecken deshalb davor zurück. Das Eigenartige dieser Situation besteht darin, dass wir Menschen ein Grundbedürfnis nach einer festen Bindung haben, das aber auf diese Weise nie erfüllt wird.

Zur Verbindlichkeit gehört als Zweites auch die Treue in der Partnerschaft. Untreue ist wahrscheinlich in der heutigen Zeit zahlenmäßig viel häufiger als früher, dennoch wird sie dann, wenn sie geschieht, zu einem der häufigsten Trennungsgründe. Mit Toleranz und Liberalität in dieser Hinsicht ist es also nicht sehr weit her. Es braucht im Fall von Untreue meist sehr tief greifende Auseinandersetzungen, damit ein Neuanfang zwischen beiden Partnern wieder möglich wird.

Männer haben hier im Vergleich zu Frauen die Tendenz, bei sich selbst einen Seitensprung weniger ernst zu nehmen und diesen nicht als schwere Verletzung ihrer Liebe zur Partnerin zu sehen. Wahrscheinlich hängt dies damit zusammen, dass sie Sexualität eher als äußere Triebbefriedigung und weniger als integralen Bestandteil der Liebesbeziehung erleben. Das Eigenartige dabei ist nur, dass bei einem Fremdgehen vonseiten der Frau sich dies schlagartig ändert: Männer erleben es jetzt – tendenziell fast noch stärker als die Frauen – als zentrale Störung der Paarbeziehung und tragen dadurch tief greifende Verletzungen davon.

Daran zeigt sich: Für die Haltbarkeit von Beziehungen ist es sehr wichtig, ja nötig, dass Sexualität in die Gesamtbeziehung integriert wird und bleibt und dass die Beziehung miteinander so gelebt wird, dass die Sexualität in ihr dauerhaft lebendig bleibt. Dies berührt bereits den nächsten Punkt.

Die Liebe braucht Paar-Inseln

Die Liebe braucht bestimmte Räume und Zeiten, in denen sich das Paar wieder als Paar begegnen kann: als liebende Frau und als lie-

bender Mann. Sie braucht also Inseln im Strom des Alltags. Eigens
Zeiten und Räume dafür zu reservieren, dies gefällt vielen Männern zunächst nicht sehr. Sie wollen, dass sich so etwas wie von
selbst ergibt. Die Erfahrung zeigt jedoch, dass das nicht der Fall
ist: Von selbst wird die Liebe im Strom des Alltags mitgerissen und
geht darin auf die Dauer unter. Manchmal hilft Männern hier folgende Überlegung: Jedes Paar lebt in verschiedenen Systemen. Vom
Ursprung her sind sie ein Liebespaar. Seit sie sich entschlossen haben,
miteinander zu leben, sind sie auch ein Alltags- und damit auch
ein Arbeitspaar. Wenn sie Kinder bekommen, werden sie zusätzlich noch ein Elternpaar. Und wenn sie womöglich eine gemeinsame
Firma haben, werden sie auch noch zu einem Berufspaar. Diese verschiedenen Systeme enthalten viele Ansprüche von unterschiedlichem Engagement. Da ist die Gefahr sehr groß, dass das Liebespaar
darin untergeht, obwohl alles, was sie miteinander leben, aus dieser Quelle entstanden ist! »Eine Paarbeziehung«, so habe ich es von
dem bekannten Paarforscher John Gottman einmal in einem Vortrag gehört, »wird von selber schlechter!« Das heißt: Wenn es keine
eigenen Räume und Zeiten, keine Inseln im Alltag des Paares gibt,
wird sich die Liebe allmählich verabschieden. Die Liebe braucht
aktive Pflege, so wie eine Pflanze immer wieder Dünger und Wasser braucht, damit sie gedeihen kann.

Was gehört nun zu solchen Inseln für die Liebe? Man muss Räume
und Zeiten ausdrücklich einplanen (und sie auch einhalten!). Dies
gilt erstens für das persönliche Gespräch, nicht nur über Alltags-
dinge, sondern von Herz zu Herz – Was bewegt mich, was bewegt
dich gerade? Wie erlebe ich unsere Beziehung? Was tut mir gut, was
brauchst du von mir? – und dergleichen Themen des Austauschs.
Zweitens sollten diese Inseln auch für schöne gemeinsame Erlebnisse
genutzt werden: ein gemeinsames Essen – ohne die Kinder – in einem
geliebten Lokal, ein Ausflug zu zweit, vielleicht sogar ein Wochenende
im Hotel. Drittens schließlich sollten die Inseln auch Raum und Zeit
bieten für Zärtlichkeit, Körperkontakt, Sexualität.

Ja, auch für Sexualität. Die Erfahrung ist, dass diese sonst ein-
schläft. Entweder haben vor allem die Frauen dann immer weniger
Lust darauf und machen nicht mehr mit oder die beiden gewöhnen
sich einfach ab, sich auch körperlich zu begegnen. Bei sehr vielen

Paaren, die länger zusammenleben, ist das heute festzustellen: Die Lust treibt einen nicht mehr so zusammen wie am Anfang der Beziehung. Darum vergisst man die Sexualität immer öfter, sodass diese höchstens noch zu »allen heiligen Zeiten« stattfindet.

Meine Erfahrung ist: Wenn gemeinsame Zeiten und Räume für die sexuelle Begegnung vereinbart werden, gefällt das Männern meist mehr als Frauen. Allerdings machen sie dabei oft den Fehler, dass sie dann zu direkt und zu schnell auf den sexuellen Vollzug lossteuern und damit den Widerstand der Frauen provozieren. Die Chance könnte sein, dass vor allem die Männer in diesen vereinbarten Zeiten mehr lernen, sich auf körperlich-erotische Begegnung »ohne Ziel« einzulassen, ganz gleich, ob es dabei zu eigentlicher Sexualität kommt oder ob man einfach die erotisch-körperliche Begegnung spüren und genießen lernt und es dabei auch mal bewenden lässt.

Was sich für die Paarkultur hinsichtlich der Pflege der Liebe sehr bewährt hat, sind Rituale: Das heißt, man vereinbart fixe Termine in bestimmten Abständen und geht zum Beispiel immer in das gleiche Lokal oder wählt für den regelmäßigen gemeinsamen Spaziergang immer die gleiche Route usw. Solche wiederkehrenden Rituale schaffen einen festen Rahmen und halten die Räume offen für das Liebespaar, das sonst wie gesagt sehr leicht im Strom des Alltags untergeht.

Die Liebe braucht Balance von Bindung und Autonomie

Wir alle brauchen als Erwachsene in unserem Leben beides: Wir brauchen Wurzeln und wir brauchen Flügel. Das heißt: Wir möchten in einem festen Boden gut verwurzelt sein, uns also zugehörig fühlen, und eine enge Beziehung pflegen. Aber wir möchten auch manchmal Flügel ausbreiten und hinfliegen, wohin wir gerade wollen, um dabei ganz für uns selbst und ganz bei uns zu sein. Im Hinblick auf die Männer scheinen mir hier vor allem drei Dinge wichtig:

Die frühere Zuordnung, dass die Flügel, also die Autonomie, vor allem ihre Sache ist, für die Wurzeln, also die Bindung, aber vor allem die Frauen zuständig sind, hat sich heute überlebt. So wie die Frauen ein eigenständiges, autonomes Leben beanspruchen, zum Beispiel in einem qualifizierten Beruf, so verbreitet sich bei immer mehr Männern das andere Bedürfnis, sich auch für die Beziehung, die Familie und die Kinder engagieren zu wollen. Natürlich werden viele in diesem Vorhaben beeinträchtigt, weil ihre inneren Bilder, wie ein Mann zu sein hat, noch beeinflusst sind von dem, was sie von ihren Vätern und Großvätern und ihrer ganzen Familientradition mitbekommen haben. Außerdem werden sie durch gesellschaftliche und vor allem auch berufliche Erwartungen immer noch stark in die alte Männerrolle hineingedrängt. Trotz mancher Veränderungen, die sich hier vollzogen haben (zum Beispiel Elternzeit auch für die Väter), ist es nicht einfach und verlangt sehr viel Mut, den Wunsch immer wieder durchzusetzen, auch ein präsenter Partner und engagierter Vater zu sein. Vor allem in den Betrieben würde ich den Männern manchmal mehr persönlichen Mut wünschen, zu diesen Bedürfnissen auch wirklich zu stehen. Es würde den Wandel zu einer ganzheitlicheren Geschlechterkultur in unserer Gesellschaft wahrscheinlich sehr voranbringen, wenn mehr Männer diesen Mut aufbrächten.

Es gibt allerdings – und das ist das zweite hier Bemerkenswerte – im Leben des Mannes auch eine Phase, in der es für ihn wieder wichtig wird, gerade die eigene Autonomie zu betonen: Das ist die Phase nach dem Ende des Berufslebens. Viele Männer neigen dann plötzlich zur Überbetonung der Bindung, sie werden wie Kinder, die sich an die Kittelschürze ihrer Frauen hängen und sich grenzenlos versorgen lassen wollen, was diese in der Regel gar nicht gut haben können, weil sie inzwischen ihre individuelle Autonomie stärker zu betonen gelernt haben.

Für die Männer und auch für die Qualität ihrer Paarbeziehung ist es darum sehr wichtig, dass sie in der Zeit nach dem Beruf neue erfüllende Aufgaben finden, zum Beispiel in einem Ehrenamt oder in einem anderen sozialen Engagement. Die Menschen sind ja im Durchschnitt heute psychisch, geistig und physisch viel länger in einem erheblich besseren Zustand, als dies in früheren Zeiten in diesem Alter der Fall war. Darum stellt sich hier vor allem den Männern die Aufgabe, außer ihrer Paarbeziehung auch noch erfüllende Aufgaben zu übernehmen, die ihnen zu einer guten Balance zwischen Autonomie und Bindung – individuell und in der Beziehung – verhelfen.

Was sich in diesem Zusammenhang als Drittes immer wieder als wichtig herausstellt, ist das, was wir mit dem Stichwort »zugestandene Autonomie« bezeichnen können: dass der eine Partner dem anderen ausdrücklich immer wieder wohlwollend zugesteht, dass er da und dort seine Autonomie leben kann und soll. »Du kannst gern zu deinen Freundinnen gehen, ich kümmere mich darum, die Kinder ins Bett zu bringen!« Oder: »Ja, engagiere dich doch für diese Aufgabe, ich bin bereit, in diesen Zeiten alles Übrige zu übernehmen« und dergleichen. Zugestandene Autonomie ist von beiden Seiten dem Partner gegenüber wichtig. Es gibt in der heutigen Zeit kaum etwas anderes, das dem einen das Wohlwollen des anderen deutlicher macht als dies. Allerdings haben die Männer in der Regel besonders darauf zu achten, denn es widerspricht den alten Geschlechterrollen, sich der Frau gegenüber so zu verhalten.

Die Liebe braucht gutes Stressmanagement

Wenn man einschlägigen Untersuchungen Glauben schenken darf, scheint übermäßiger Stress im Zusammenleben ein Hauptbeziehungskiller zu sein. Durch die Komplexität des heutigen Lebens leiden viele unter solchem Stress. Gutes Stressmanagement heißt hier schlicht: bei der Alltagsbewältigung einander unterstützen durch effektive Kooperation. Darin ist die Botschaft enthalten: »Ich lasse dich nicht allein, ich stehe an deiner Seite«, und diese Botschaft ist auch Nahrung für die Liebe.

Für gutes Stressmanagement sind vor allem zwei Dinge wichtig: Eine klare Aufgabenverteilung und Reziprozität. Dies heißt, dass einer, jedenfalls vorübergehend, für den anderen und dessen Aufgaben einspringen kann. Für den Mann heißt das zum Beispiel, dass er weiß, was nötig ist, um das kleine Kind zu versorgen, oder dass er ohne große Probleme ein gemeinsames Essen zustande bringt, wenn die Frau verhindert ist.

Die Bedeutung von gutem Stressmanagement als Nahrung für die Liebe der Partner ist nicht zu unterschätzen. Es schafft gemeinsame Erfolgserlebnisse und damit auch die Erfahrung: Wir sind doch ein tolles Paar!

Die Liebe braucht wechselseitige Achtsamkeit

Achtsamkeit im hier gemeinten Sinn ist eine ganz spezifische Übung, wie sie bei uns bekannt geworden ist vor allem durch die gegenstandslose Meditation, die im Buddhismus gepflegt wird. Man versteht darunter die Übung, mit dem Bewusstsein immer wieder ins Hier und Jetzt zu kommen und im Hier und Jetzt zu bleiben, anstatt seine Aufmerksamkeit vom Vergangenen, das war, oder vom Zukünftigen, das bevorsteht, binden zu lassen. In letzter Zeit wird uns hier im Westen immer mehr bewusst, dass dies nicht nur eine Meditationspraxis ist, sondern die Übung der Achtsamkeit auch für die Qualität unseres Alltagserlebens und für die lebendige Liebe in unserer Paarbeziehung entscheidend wichtig sein kann.

Denn auch hier macht sich die Komplexität unseres Alltagslebens bemerkbar: Wir sitzen zu Hause beim Essen, bekommen aber überhaupt nichts von dessen Geschmack mit, weil wir noch bei der Auseinandersetzung im Büro sind, die wir gerade vorher erlebt haben. Oder: Wir verabschieden uns von unserer Partnerin und umarmen sie, spüren aber unseren und ihren Körper dabei überhaupt nicht, weil wir schon beim Bus sind, den wir unbedingt noch erreichen wollen.

Daran wird schon im Blick auf unsere Beziehung deutlich: Wir spüren oft weder uns noch die Partnerin. Wir nehmen weder uns noch sie wahr, sondern sind innerlich schon oder noch an einem anderen Ort und in einer anderen Zeit. Damit gibt es dann im Alltag keine echte Begegnung mehr. Wir sind da und sind doch nicht da. Der Partner wird quasi zu einem Möbelstück, das man hin und her schiebt – aber gar nicht mehr richtig wahrnimmt!

Achtsamkeit in der Beziehung heißt: Ich stelle den Kontakt zu mir selbst im Hier und Jetzt her und damit kann ich auch in echten Kontakt zu meinem Partner treten, sodass es zu einer wirklichen Begegnung mit ihm kommt. Die Übung der Achtsamkeit besteht also in der Paarbeziehung vor allem darin, sich dessen bewusst zu werden, was mich gerade in diesem Moment beschäftigt und meine Gedanken und Gefühle bindet, sodass ich dann, wenn mir der Partner gegenübertritt, die Freiheit gewinne, um mich bewusst zu entscheiden, wie ich mich jetzt ihm gegenüber verhalten will.

Würde dies beachtet, käme es nicht zu vielen gegenseitigen Verletzungen aus Unachtsamkeit – und das würde natürlich der Liebe sehr gut tun.

Die Liebe braucht Großzügigkeit

Die Partnerschaft lebt daraus, dass Mann und Frau nicht nur ein Team zur Alltagsbewältigung bilden und nicht nur ein Elternpaar mit gemeinsamer Verantwortung für die Kinder sind, sondern auch, dass ihre Wurzel die wechselseitige Liebe ist. Zur Partnerschaft, die im Kern ein Liebesbeziehung ist, gehört nicht nur Gerechtigkeit, die es im Alltag braucht: Beide wollen ja eine gleichwertige Partnerschaft leben. Dazu gehört auch, dass die Partner – wenigstens manchmal – auch großzügig einander schenken. Die Liebe lebt von der wechselseitigen Hingabe: Ich schenke mich dir, weil ich dich liebe. Natürlich bin ich dabei auch auf deine Liebe angewiesen. Aber diese Liebe kann ich nicht – anders als Gerechtigkeit – einfordern! Liebe kann ich vom anderen nicht zurückverlangen. Liebe ist ein Geschenk. Von Geschenken lebt die Liebe: »Ich gebe dir diese Massage, weil du das gern hast.« »Ich halte mir diesen Abend frei, weil ich merke, dass du mit mir wieder einmal eine gemeinsame Zeit verbringen willst.«

Es scheint so zu sein, dass sich mit dieser Großzügigkeit des Schenkens die Männer manchmal schwerer tun als Frauen. Dadurch entsteht die Gefahr, dass die Beziehung zu einer bloßen Arbeitsgemeinschaft verkommt. Auch wenn es dabei vollkommen gerecht zugeht, kann es sein, dass sich die Liebe heimlich verabschiedet!

Ein Spezialfall der Großzügigkeit der Liebe ist hier zweifellos die Bereitschaft, einander immer wieder zu verzeihen. Verzeihen ist nötig, weil es unvermeidlich ist, dass wir einander im Alltag der Partnerschaft und Familie auch verletzen – gar nicht immer durch bösen Willen, oft durch Unachtsamkeit, durch Unwissenheit, falscher Einschätzung der Situation und so weiter. Aber der andere fühlt sich durch unser Tun oder Unterlassen verletzt! In einem Aufsatz habe ich vor längerer Zeit gelesen: »Eine glückliche Ehe ist eine Gemeinschaft von zwei Verzeihenden.«

Hier begegne ich oft einem großen Missverständnis, in dem meinem Eindruck nach vor allem Männer gefangen sind. Was ihnen oft im Weg steht ist der Anspruch an die Partnerin, die Verletzung, die sie ihnen angetan hat, wiedergutzumachen, also der Anspruch auf Ausgleich. Ein solcher Ausgleich ist aber nicht möglich. Auch wenn mir der andere die Welt zu Füßen legen würde, die Verletzung der Liebe, die ich empfinde, wird dadurch nicht beseitigt. Die Verletzung der Liebe kann nur heilen, wenn der Verletzte selbst auf seine Ansprüche verzichtet – wenn er verzeiht. Verzeihen heißt im Kern: auf Ansprüche an den anderen verzichten und es so zwischen mir und ihm wieder gut sein lassen.

Natürlich kann dem Verletzten die Bitte um Verzeihung des anderen diesen Schritt erleichtern, aber es ist und bleibt seine eigene Entscheidung. Wenn sich jemand damit schwertut, besteht die Gefahr, dass er eine unverziehene Verletzung nach der anderen ansammelt – und das tötet die Liebe auf die Dauer mit Sicherheit. Eine Gefahr und Versuchung für den Verletzten besteht hier auch immer wieder darin, mit der Waffe der Rache für die erlittene Verletzung einen Ausgleich schaffen zu wollen, was aber nur zu weiteren Eskalationen führt. Hier liegt die Wurzel der schrecklichen Rosenkriege, die wir immer wieder bei Paaren erleben, die sich getrennt haben.

Zu einer Beziehungskultur, welche die Liebe fördert, gehört also ganz wesentlich auch die Bereitschaft, einander zu verzeihen, und um sich diesen Schritt auch immer wieder zu erleichtern, auch den anderen um Verzeihung zu bitten, wenn ich ihn – absichtlich oder unabsichtlich – verletzt habe.

Die Liebe braucht die Bereitschaft und Fähigkeit, Krisen als Chancen zu sehen

Jeder weiß, dass es in Beziehungen im Lauf des gemeinsamen Lebens auch unvermeidlich ist, in Krisen zu geraten: Ein Kind, dem alle viel zugetraut haben, wird plötzlich zum Schulversager. Oder die Partnerin wird plötzlich von einer schweren Krankheit, zum Beispiel Krebs, heimgesucht. Oder einer verliebt sich plötzlich und gänzlich unvorhergesehen heftig in einen Kollegen bzw. eine Kollegin. Solche und ähnliche Erfahrungen wirbeln die Partnerschaft stark durcheinander und man will die Krise verständlicherweise möglichst schnell wieder loswerden. Dabei nützt es meist wenig, möglichst schnell die

Ursache herauszufinden und zu beseitigen, wozu vor allem Männer nicht selten neigen. So nützt es für die Krisenbewältigung nichts, die Ursache des Krisenereignisses zu kennen, oder diese lässt sich gar nicht eindeutig feststellen, wie das zum Beispiel bei Krebs der Fall ist. Viel wichtiger als die Frage nach der Ursache, nach dem Warum ist es, folgende Frage zu stellen: Zu welcher Entwicklung fordert uns diese Krise heraus, uns als Paar, mich als Partner und dich als Partnerin?

Das kann – an den angedeuteten Beispielen kurz erläutert – unter anderem heißen: Durch die Schulkrise des Sohnes könnte der Vater sich herausgefordert fühlen, ganz allgemein in Zukunft für den Kleinen mehr da zu sein, mehr Kontakt zu ihm aufzubauen und ihn mehr zu unterstützen. Dies könnte nicht nur dem Jungen helfen, die Schulkrise zu überwinden, es würde auch der Vater-Sohn-Beziehung sehr gut tun und den Mann überdies wieder stärker als Partner seiner Frau in die Familie einbinden.

Die Außenbeziehung, von der die Rede war, könnte das Paar, auch den treu gebliebenen Partner, herausfordern, sich die Frage zu stellen: Was ist denn möglicherweise aus unserer Beziehung an Lebendigkeit in die Außenbeziehung abgewandert, weil es bei uns eingeschlafen war? Daraus könnten sich wichtige Impulse gerade für einen Neuanfang miteinander ergeben.

Im Fall der schweren Erkrankung: Wozu könnte uns diese Krankheit herausfordern, uns in der Beziehung weiterzuentwickeln? – Und zwar nicht, weil die Krankheit die Ursache der Beziehungskrise sein könnte, sondern um uns in den Stand zu setzen, die unter Umständen auch chronische Krankheit als Paar gemeinsam gut zu bewältigen. Dies kann dazu führen, dass der Mann in der Beziehung zu seiner Frau bisher vernachlässigte Seiten stärker berücksichtigt, zum Beispiel für die Frau emotional viel stärker präsent zu sein, als dies bisher der Fall war. Auch eine schwere Krankheit, die nicht mehr heilbar ist, kann so die Qualität einer Paarbeziehung mehr fördern als behindern.

Es geht darum, Krisen im Lebensverlauf auf diese Weise einen neuen Sinn abzugewinnen oder auch abzuringen. Dies kann beiden Partnern, trotz schwieriger Situationen, die Chance eröffnen, in einer tieferen Liebe zueinander zu finden, als diese vorher zwischen ihnen lebendig war.

Literatur

Jellouschek, H. (2012). Achtsamkeit in der Partnerschaft. Was dem Zusammen-
    leben Tiefe gibt. Freiburg: Kreuz Verlag.
Jellouschek, H. (2013). Liebe auf Dauer. Was Partnerschaft lebendig hält. Frei-
    burg u. a.: Herder.
Jellouschek, H. (2016). Paare und Krebs. Wie Partner gut damit umgehen. Mun-
    derfing: Fischer & Gann.
Jellouschek, H., Jellouschek-Otto, B. (2013). Grenzen der Liebe. Nähe und Frei-
    heit in Partnerschaft und Familie. Stuttgart: Klett-Cotta.

Beate West-Leuer

»Love in the Office« – Sexualität am Arbeitsplatz zwischen Flirt und Belästigung

Julia und der neue CSO

Eine kleine Szene aus dem Büroalltag eines Konzerns, eine Persiflage des Journalisten Thomas Ramge, soll einleitend das Thema illustrieren. Der Erzähler ist ein männlicher Mitarbeiter, der seine Kollegin Julia bei der Antrittsrede des neuen Vorstands für Nachhaltigkeit, Beat Grasweiler, beobachtet.

»Beat Grasweiler ist unser neuer Chief Sustainability Officer. Kurz CSO. Grasweiler kommt aus St. Gallen. Das Intranet hat ihn als akademischen Querdenker mit hohem Praxisbezug begrüßt. Wie ein akademischer Querdenker sieht er gar nicht aus. Eher charismatisch. Blauer Anzug, blaue Krawatte, blaue Augen. Was bei dunklen Haaren, zumindest laut Julia, ja zusätzlich attraktiv ist. Julia sieht heute wieder verdammt gut aus. Wie immer Ton in Ton. Diesmal dunkles Grün und nichtleuchtendes Orange. Neulich hat sie erzählt, dass sie jetzt viel bei einem Ethical-Fashion-Online-Shop (Fair-Trade-Mode) bestellt. Würde ja thematisch passen. Im Gesicht hat sie heute nur ein bisschen Mascara. Und kein Lippenstift? Oder ist der so natürlich, dass man ihn nicht sieht? Ich frage mal nicht. Wie meistens. Aber so wie Julia diesen Schweizer gerade anschaut, wird Nachhaltigkeit in ihrer persönlichen Themen-Agenda deutlich nach oben klettern. Womit sie sich dann ja … in vollem Alignment mit der Organisation befände« (Ramge, 2014, S. 95 f.).

Die kleine Szene zeigt: *Erotische Inszenierungen am Arbeitsplatz* sind ein Thema von Männern *und* Frauen. Sie zeigt aber auch: Macht macht Männer attraktiv und sexy. Zugrunde liegt ein psychosoziales

Konstrukt, das von Männern und Frauen intersubjektiv erstellt wird. Dieses Konstrukt beschreibt männliche Sexualität als aktiv, kraftvoll, manchmal auch dominant und mächtig. Wenn die reale Position in dem Unternehmen – also *wer ist oben, wer ist unten* – diesem Konstrukt über männliche Sexualität entspricht, entsteht die Gefahr der Verwechselung von Person und Position. Die Geschichte von Julia und dem *Chief Sustainability Officer* enthüllt humorvoll, dass Führungskräfte mit Verführungsszenarien konfrontiert sind, die nicht sie persönlich, sondern die Position oben in der Hierarchie meinen, die sie im Unternehmen bekleiden.

Im Folgenden werden Beziehungen zwischen Vorgesetzten und Mitarbeitern vorgestellt, die über den unpersönlichen betrieblichen Flirt hinausgehen. Ich beziehe mich dabei auf authentische Fälle der Beratungspraxis und auf ein Filmbeispiel. Diese Beziehungen zwischen Angehörigen verschiedener hierarchischer Ebenen sind tief mit den Strukturen des Unternehmens verflochten, sodass Sexualität als hochkomplexes emotionales Geschehen dort seine Wirkung entfaltet. Aus psychoanalytischer Sicht erscheinen innerbetriebliche Affären auch als Reinszenierungen der Liebebeziehung zu unseren frühen Bezugs- und Autoritätspersonen: den Eltern. In diesen waren Macht, Verführung und Frustration ebenfalls eng verknüpft. So können Affären unbewusste Wiedergutmachungsversuche sein, die über den Verlust der frühen Liebeobjekte als Sexualobjekte hinwegtrösten sollen. Dies mag gelingen oder auch nicht.

Erotische Liebe am Arbeitsplatz

Liebe ist ein emotionales Phänomen, das immer auch mit Aspekten der Gefühlseskalation einhergeht. Bei sexuellen Varianten von Liebe tritt zu dem exklusiven Charakter häufig noch die Tabuisierung bzw. das Verbergen der Liebe vor anderen hinzu. Im Gegensatz dazu bezeichnet Arbeit eine strukturierte Tätigkeit. Sie basiert nicht auf ausagierten, libidinösen Emotionen, sondern fordert ganz im Gegenteil einen reflektierten und kontrollierten Umgang mit Affekt, Gefühl und Mitgefühl (Franz, 2016). Gefühlsmäßige Regungen sind im Berufsleben erklärtermaßen nur insofern akzeptiert, als sie die Aufgabenerfüllung nicht beeinträchtigen (Schreyögg, 2011, S. 194).

Trotzdem gibt es nirgendwo so viele Flirtmöglichkeiten wie am
Arbeitsplatz – nachweislich der Ort, an dem sich heutzutage die
meisten Liebesbeziehungen anbahnen (Powers, 1999). So rebellie-
ren die Menschen der westlichen Industrienationen instinktiv gegen
die Versachlichung ihrer Lebensumwelten. Paradoxerweise können diese libidinösen Gefühle im Umgang mit Kollegen, Vorgesetzten und Untergebenen von Unternehmensseite auch unterschwel-
lig erwünscht sein, wenn sie das Funktionieren des Betriebes *ölen*.

Doch Eros' Wirken lässt sich nicht leicht dienstbar machen.
Liebende halten sich weder an Ver- noch Gebote, schließen durch
ihre Intimität ihre Umgebung aus und sondern sich insbesondere
von rationalen Kontexten ab. Dadurch werden sie zu Protagonisten einer emotionalen Subkultur in Organisationen, die in das
Gesamtsystem abstrahlt und nicht nur Unterstützung hervorruft,
sondern auch Eifersucht und Neid. Denn plötzlich entstehen auch
bei Dritten Emotionen, die bisher unter der Decke gehalten werden konnten:

»Es entwickeln sich allerlei Eifersüchteleien und Verdächtigun-
gen, was die beiden in ihrer trauten Zweisamkeit wohl ausbrüten.
Derartige Emotionen bleiben aber im Allgemeinen verdeckt. Sie
manifestieren sich nur hinter dem Rücken der Liebenden, denn man
möchte ja vermeiden, sich offen als eifersüchtig oder missgünstig zu
zeigen. So entsteht eine spezifische Interaktionsdynamik zwischen
den Liebenden und den übrigen Mitgliedern der Organisation, die
auch paranoide Züge aufweisen kann« (Schreyögg, 2011).

Diese Interaktionsdynamik ist von besonderer Brisanz, wenn
die Protagonisten Vertreter unterschiedlicher hierarchischer Ebenen sind. Wie die Einführungsszene treffend persifliert, sind bei
der erotischen Anziehung zwischen Vorgesetzten und Mitarbeitern
häufig projektive Phänomene im Spiel. So werden libidinöse Bedürfnisse und Wünsche durch eine Position geweckt. Julia überträgt
unbewusst Bedeutungen aus anderen Erfahrungen mit Autoritäten
auf den neuen Chief Sustainability Officer, den sie noch gar nicht
kennengelernt hat. Indem sie ihm Kompetenzen und Macht, aber
auch Fürsorge, Anerkennung und Wertschätzung unterstellt, kommt
Übertragungsliebe ins Spiel. Der CSO wird diese positive Übertragung spüren und sich, wie eine gute Bezugsperson, entsprechend

fördernd und zugewandt verhalten – im günstigen Fall. Parallel inszeniert Julia sich als Frau mit mehr oder weniger ambivalenten sexuellen Wünschen, so wie sie es bei der Herausbildung ihrer Geschlechtsidentität mit ihren Elternfiguren einüben konnte.

In vielen Fällen bleibt die libidinöse Besetzung Fantasie, ohne dass sie in die Realität hineinagiert wird. Wenn erotisch gefärbte Emotionen und Fantasien plötzlich außer Kontrolle geraten, spricht dies für ein anderes Phänomen. Dann entsteht Verliebtheit in Arbeitsbeziehungen, die ausgelebt und in die Unternehmensrealität integriert wird.

Office Romance A

Fallbeispiel 1

Der Chef eines kleinen IT-Unternehmens mit 33 Mitarbeitern, das Software für einen großen Konzern entwickelt, holt sich eine psychodynamische Beraterin ins Haus, vorgeblich um die zusammengebrochene Kommunikation wiederzubeleben und die Atmosphäre zu verbessern. Das Beratungsanliegen heißt: »Helfen Sie uns, damit wir wieder so miteinander sprechen können, dass wir uns verstehen!«

Herr Fritz hatte sich über die Gründe für die schlechte Stimmung in seinem Unternehmen einige Gedanken gemacht. Zwei Jahre zuvor hatte er eine Affäre mit seiner sehr wohlhabenden Sekretärin begonnen. »Vielleicht hatte ich den unausgesprochenen Wunsch, diese Beziehung könnte nicht nur meine Eheprobleme, sondern auch die finanzielle Abhängigkeit von unserem größten Kunden auf einen Schlag lösen.«

Die Euphorie der ersten Verliebtheit von Herrn Fritz legte sich nach zwei Jahren, rauschartige Glücksgefühle und erhöhte sexuelle Lust ließen nach. Außerdem erkannte er für sich, dass er seine Ehe fortsetzen will, die ihm auch gar nicht länger langweilig erschien. Von jetzt auf gleich entschied er, die Verbindung mit der Sekretärin zu lösen. Aus seiner Sicht hatte die Beziehung den betrieblichen Ablauf nicht so sehr gestört. Umso überraschter ist er, dass nun die Entrüstung seiner Mitarbeiter über ihn hereinbricht; einige Mitarbeiter machen ihm offen Vorwürfe, er dürfe die Sekretärin nicht »fallen lassen« und andere sprachen gar nicht oder nur noch sehr reserviert mit ihm (Sies, 2003).

Interpretation

An diesem Fallbeispiel lassen sich eine ganze Reihe psychodynamischer Wirkfaktoren erkennen. Offensichtlich ist in diesem Fall die Balance zwischen Transparenz und Geheimnis deutlich zugunsten der Transparenz verschoben. Dies mag der Größe des Unternehmens geschuldet sein: Je kleiner eine Organisation, desto schwieriger wird es sein, eine Affäre geheim zu halten. Zudem scheinen beide, weder der Unternehmenseigner noch die Sekretärin, großen Wert auf Geheimhaltung gelegt zu haben. Die Beziehung hat repräsentativen Charakter: Die Mitarbeiter defilieren im Schlafzimmer vorbei, beruhigt über die Macht der Verbindung, die den Erhalt des Unternehmens garantiert. Die Themen »pater noster« und »mater nostra« werden gleichzeitig bedient. Beruflich wird die Sekretärin durch die Affäre mit ihrem Chef »geliftet«; aber auch die Sekretärin verströmt Größenfantasien, da sie aufgrund ihrer finanziellen Situation wie eine fürsorgliche oder verwöhnende Mutterfigur ihren Chef von sich abhängig macht bzw. der Chef sich selbst in diese Abhängigkeit begibt.

Das Fallbeispiel zeigt auch, dass Liebesbeziehungen am Arbeitsplatz Teamangelegenheiten sind. Das Team ist so deutlich involviert, dass der Unternehmenseigner eine Beraterin ruft. Anders als allgemein gesellschaftlich akzeptiert, stört es die Mitarbeiter nicht, dass ihr Chef seine Frau betrügt. Diese ist ja eine Externe und gehört nicht dazu. Aber sie sind moralisch entrüstet, als er sich von der Sekretärin trennt. Denn diese ist eine von ihnen und hat durch ihr Geld das Überleben von Arbeitsplätzen garantiert.

Versucht man auf der Helikopterebene zu verstehen, welcher Art die Beziehung war, so wirkt diese – trotz der Dauer von zwei Jahren – eher wie eine Affäre. Die körperliche Attraktivität der Sekretärin wird idealisiert, die sexuelle Erregung in einer Art und Weise ausagiert, die in der Ehe nicht möglich scheint. Auch frühkindliche Beziehungsmuster werden getriggert: Die Sekretärin ist eine vollumfänglich fürsorgliche Mutter, die alle Defizite der realen Mutter wiedergutzumachen gewillt ist.

Um den Erhalt seines Unternehmens nicht einer Fantasie zu überlassen, sondern ganz real zu sichern, wird der Eigner die Verantwortung für die Wirtschaftlichkeit auf die eigenen Schultern nehmen müssen. Dem Team gegenüber gilt es, dies offensiv zu vertreten. Die Beziehung zu seiner Sekretärin wird er beenden müssen in dem Wissen, dass bei der Auflösung des Liebesverhältnisses in der Psyche seiner Mitarbeiterin unter Umständen Gefühle entstehen, die mit dem Heimweh eines Kleinkindes verglichen werden: Sie wird Zeit benötigen, um sich von den Illusionen einer gelingenden Beziehung zu lösen. Und er trägt einen großen Teil der Verantwortung (Sies, 2003; West-Leuer, 2016).

Office Romance B

Fallbeispiel 2

Herr Hans arbeitet seit vielen Jahren als Führungskraft in der Personalabteilung eines internationalen Konzerns. Er kommt ins Coaching, weil das Unternehmen kontinuierlich von kriseninduzierten Change-Prozessen durcheinandergeschüttelt wird. Als eine aufsehenerregende Umstrukturierung, in der fast ein Drittel aller Mitarbeiter aus dem Unternehmen ausscheiden müssen, nicht die erwartete wirtschaftliche Erholung bewirkt, verlässt auch der Vorgesetzte von Herrn Hans, der die Restrukturierung in Teilen zu verantworten hatte, den Konzern. Herr Hans bedauert dies zwar. Doch war sein Chef als sehr ruppig bekannt und hatte von seinen Mitarbeitern erhebliche Anpassungsleistungen an seinen unberechenbaren und cholerischen Führungsstil gefordert. Herr Hans fühlt sich zu diesem Zeitpunkt einem Burnout nahe. Seine berufliche Überlastung habe auch Schuld an seiner privaten Situation: Seine Frau habe sich einem anderen Mann zugewandt und er lebe getrennt.

Die Vorgesetztenstelle wird nun mit einer weiblichen Führungskraft besetzt, die den Bereich Human Resources (HR) neu formiert. In das Team des Klienten wechseln, neben den verbleibenden männlichen Führungskräften, junge leistungsstarke Frauen, die schnell eine herausragende Position einnehmen. Bald stellt sich heraus, dass die Chemie zwischen Herrn Hans und seiner Vorgesetzten stimmt. Die Beziehung beruht auf gegenseitiger Wertschätzung und Vertrauen. Darüber hinaus spürt Herr Hans, dass seine Chefin ihn nicht nur als Mitarbeiter, sondern auch als Mann sehr schätzt. Ohne die erotische

Anziehung in gleichem Maße zu erwidern, wird er aus einem Gefühl der Nähe heraus auch in privaten Dingen zu einem engen Vertrauten seiner Chefin.

Herr Hans dagegen fühlt sich von einer seiner jungen Mitarbeiterinnen wie *wiederbelebt* und erotisch angezogen. Insgesamt entsteht so ein angenehmes Arbeitsklima, das die Kreativität fördert. Sein Team entwickelt einen *Talentspotter,* der vom Vorstand begeistert angenommen wird. Als dieser Erfolg in einem gemeinsamen Workshop mit Übernachtung gefeiert wird, kommt es auch zu körperlicher Annäherung zwischen Herrn Hans und seiner jüngeren Mitarbeiterin. Als die Beraterin fragt, ob und wie sich der romantische Flirt im Arbeitsalltag auswirke, ist der Klient sich sicher, dass keine Schwierigkeiten zu erwarten seien: »Allerdings werde ich in Zukunft ja kaum Gehalt und Bonus dieser Mitarbeiterin objektiv festlegen, oder?« Hier blitzt Verständnis auf für die Verwicklungen, die sich aus dem Überlappen von romantischer und professioneller Beziehung ergeben. Und für die Herr Hans nun einen sensiblen Umgang finden muss (West-Leuer, 2016).

Interpretation

Die nicht ausagierte libidinöse Anziehung zwischen dem Klienten und seiner neuen Vorgesetzten hat zu einer konstruktiven Beziehung zwischen den beiden geführt. Die beiden fördern sich gegenseitig. Das Arbeitsumfeld profitiert von dieser Situation: Die leicht erotisch gefärbte Arbeitsbeziehung wirkt auf die anderen Mitarbeiter stimulierend. Weder der Klient noch seine Vorgesetzte erliegen den Verlockungen, die das Überschreiten sexueller Grenzen mit sich bringt. Vielleicht sind es Spuren des mittelalterlichen Konzepts der *Ritterlichkeit,* die der Klient heranzieht, um sich zu schützen, ohne seine Chefin zu kränken.

Auf der anderen Seite steht der Flirt des Klienten mit einer wesentlich jüngeren Mitarbeiterin. Psychoanalytisch können wir vermuten: Das Inzesttabu gegenüber einer Mutterrepräsentanz ist bei ihm deutlich ausgeprägter als das gegenüber einer Tochterrepräsentanz. Der erotische Flirt zwischen dem Klienten und seiner Mitarbeiterin kann auch als Antwort, eine Art anarchisches Gegenmodell, gegenüber den Beschränkungen, Anforderungen, Funktionalisierungen und Ökonomisierungen aufgefasst werden, die durch die Krise im Unternehmen übermächtig geworden waren. Das Überschreiten der Intimitätsgrenzen ist kein bewusster oder rationaler Entschluss der Beteiligten, gleichwohl aber auch nicht irrational (Kernberg, 2000; Schreyögg, 2011). Es wäre möglich, dass sich auf den Klienten als Teamleiter ein erotischer Druck konzentrierte. Der ausagierte, aber zeitlich begrenzte Flirt mit seiner Mitarbeiterin hilft allen im Team, die Wahrnehmung der existenziellen Bedrohung des Unternehmens zu verdrängen.

Sonderfall sexuelle Belästigung

Love in the office hat einen klar definierten Grundsatz: Erotische (Liebes-)Beziehungen am Arbeitsplatz, ob zwischen Kollegen auf derselben hierarchischen Ebene oder zwischen Vorgesetzten und Mitarbeitern, müssen einen gleichberechtigten und freiwilligen Charakter haben. Sexuelle Belästigung ist dagegen eine Form von inakzeptabler und ungewollter Annäherung, die insbesondere auf das Geschlecht der betroffenen Person abzielt. Sie gilt heute in den meisten westlichen Ländern als Diskriminierung und ist in Deutschland im Sinne des Arbeitsrechts rechtswidrig. Als sexuelle Belästigung gelten unter anderem geschlechtsbezogene sexistische, entwürdigende bzw. beschämende Bemerkungen und Handlungen, unerwünschte körperliche Annäherungen, sexualisierte Annäherungen in Verbindung mit Versprechen von Belohnungen und/oder Androhung von Repressalien (vgl. Wikipedia: Sexuelle Belästigung). Sexuelle Belästigung ist Machtmissbrauch und basiert auf einer unkontrollierten Vermischung von Aggression und Sexualität zugunsten der Aggression.

Fallbeispiel 3

Im Fall von Julia (31) und dem CSO Beat Grasweiler (56) spitzt sich die Situation nach einiger Zeit zu. Aufgrund eines gemeinsamen Projekts haben Julia und der CSO viel Zeit miteinander verbracht. Das gemeinsame Arbeiten macht Julia viel Spaß. Häufig sind sie und Beat nun die Letzten im Büro. Bei so einer Gelegenheit nähert sich der Vorgesetzte Julia auch körperlich an. Als sie dies erschrocken zurückweist, entschuldigt er sich. Einige Zeit später lädt der CSO zu einem gemeinsamen

Abendessen zu viert ein, an dem auch seine Ehefrau (deutlich jünger als er und sehr attraktiv) und Julias Freund teilnehmen. Grasweiler hatte Julias Freund unbedingt kennenlernen wollen. Für den konstruktiven Fortgang an der gemeinsamen Arbeit schlägt er Julia bald danach ein gemeinsames Wochenende in einem Hotel vor, was Julia ablehnt; sie ist jedoch so verunsichert, dass sie den Fall in die Gruppensupervision einbringt. Die Supervisorin versteht den Fall als sexuelle Belästigung. Sie ist erstaunt, wie freundlich, ja fast besorgt, Julia von ihrem Vorgesetzten spricht. Da fragt eine Kollegin: »Glaubst du, dein Chef tut dies aus Liebe?« Julia hat keinen Zweifel daran. Sie könne seine erotischen Gefühle nicht erwidern, wolle ihn aber nicht verletzen. Es liege ihr sehr viel an der Beziehung. Grasweiler habe sie immer gefördert. Und auch das Projekt des nachhaltigen Wirtschaftens sei ihr wichtig. In einer Organisationsaufstellung gibt der Stellvertreter, den sie für den CSO gewählt hat, die Rückmeldung, die Beziehung (auch eine Stellvertreterin) sei viel zu *nah an mir dran;* er könne seine Führungsverantwortung für das Team nicht wahrnehmen und habe Sorge, seine inhaltlichen Aufgaben zu vernachlässigen. Diese Rückmeldungen erstaunen Julia und machen sie sehr nachdenklich. Dann sagt sie entschieden, dass, wenn Beat nicht in der Lage sei, mehr Distanz in ihre Beziehung zu bringen, sie eine Distanzierung herbeiführen würde.

Interpretation

Gehen wir davon aus, dass Grasweiler sich tatsächlich in Julia verliebt hat. Kleine Definition am Rande: *Verliebtheit* ist ein intensives Gefühl der Zuneigung und geht einher mit Euphorie, Aufregung, rauschartigen Glücksgefühlen und tiefem Wohlbefinden sowie erhöhter sexueller Lust (vgl. Wikipedia: Verliebtheit). Diese *Limerenz* trägt dazu bei, dass der Verliebte sich zeitweise in einem Zustand der *Unzurechnungsfähigkeit* befindet und sich dabei zu irrationalen Handlungen hinreißen lässt. Im günstigen Fall können wir dem CSO einen solchen Zustand unterstellen. Doch hätte er – deutlich älter und erfahrener – merken können, dass Julia ihn als väterlichen Vorgesetzten schätzt, vielleicht auch verehrt, aber seine erotischen Gefühle nicht teilt. Da der CSO dies ignoriert, missbraucht er seine Position als Vorgesetzter. Er wird sexuell übergriffig und bringt Julia in eine riskante Situation, die nicht nur berufliche, sondern auch innerseelische Auswirkungen hat. Das versteht Julia nach der Fallaufstellung. Sie möchte Nein sagen zu Grasweilers Übergriffen. Doch ist sie – vielleicht aus Selbstschutz – noch nicht bereit, ihre idealisierende Vaterübertragung völlig aufzugeben. Es geht ihr darum, ihren Chef nicht über das für ihn erträgliche Maß zu brüskieren; auch Surrogat-Eltern kann man Fehler verzeihen. In der Supervision entwickelt und übt Julia einen Satz, der in etwa wie folgt klingt: Lieber Beat, dein Vorschlag, unsere gemeinsame Arbeit in einem Hotel und übers Wochenende fortzusetzen, beruht auf einem Missverständnis unserer Arbeitsbeziehung. Ich schätze dich sehr als meinen Chef und als Senior bei der fachlichen Arbeit. Mein Privatleben teile ich jedoch nur mit meinem Freund. Er ist der Mann, den ich liebe.

Deutlicher wäre hier das Wort Intimleben statt Privatleben. Doch konnte Julia sich nicht dazu durchringen. Wird es dem CSO gelingen, mit der Zurückweisung umzugehen und zu verstehen, dass er nicht als verführerischer Liebhaber, sondern als väterlicher Mentor von Julia geschätzt wird? Davon ist im vorliegenden Fall auszugehen. Falls er fortfährt, Julia sexuell zu belästigen, weil er die narzisstische Kränkung nicht verkraftet, wird sie die Übergriffe öffentlich machen (müssen). Sie kann sich dann entweder an den Geschäftsführer des Unternehmens oder den Betriebsrat wenden, um die Übergriffe zu schildern. Für solche Fälle ist Schutz durch das Arbeitsrecht unersetzlich.

Ein anderes Beispiel findet sich in der verstörenden Komödie »Toni Erdmann« (Ade, 2016):

Fallbeispiel 4

Ines ist Senior Managerin in der fiktiven Unternehmensberatungsfirma *Morrison*. Direkt vor einem Kundentermin verändert sie ihre Präsentation, und zwar gegen den Willen ihres Vorgesetzten. Der Kunde entscheidet sich tatsächlich für Ines' neue Variante.

Nach der Arbeit trifft sich Ines mit Tim, einem ihr unterstellten Mitarbeiter, in dessen Hotelzimmer. Einvernehmlicher Sex scheint vorprogrammiert. Als Einstieg erzählt Tim Ines von einer Bemerkung des gemeinsamen Vorgesetzten. Dieser habe gewitzelt, dass Ines durch zu viel Sex mit Tim *ihren Biss verlieren* würde. Auf diese sexistische

Bemerkung reagiert Ines sarkastisch und rächt sich an Tim. Sie gibt vor, nur zusehen zu wollen, um ihren Biss nicht zu verlieren. Sie fordert Tim auf, auf ein grünes Petit Four zu onanieren, und verspricht, dieses anschließend zu verspeisen. Tim tut ihr den Gefallen. Und damit auch bei Tim kein Zweifel an ihrer *Bissigkeit* aufkommt, verspeist sie anschließend nicht das grüne, sondern das rosafarbige Petit Four.

Der Film zeigt die enge Verknüpfung von Sexualität und Macht in einer spiralförmigen Entwicklung. In allen Nuancen werden Ausbeutungs- und Abhängigkeitsmechanismen ins Visier genommen und auf die Spitze getrieben. Der Vorgesetzte fühlt sich gedemütigt, weil Ines' Vorschlag beim Kunden besser ankommt als sein eigener. Er rächt sich mit einer sexistischen und entwürdigenden Bemerkung über Ines, die er an Tim richtet. Tim paktiert mit ihm, indem er Ines von der diskriminierenden Bemerkung erzählt. Ines rächt sich ihrerseits an Tim, ihrem Mitarbeiter und Überbringer schlechter Nachtrichten, indem sie ihn jenseits der Schamgrenze treibt. Dass er sich vor seiner Chefin so entblößt, wird ihm bei seinem nächsten Karriereschritt nicht helfen.

Eine weitere Szene, die mit dem Thema Entblößung spielt, ist auch nicht realitätsfern:

Eine als Teambuilding angekündigte Maßnahme mutiert auf Ines' Betreiben zu einem Nacktempfang. Vorgesetzte wie Mitarbeiter überwinden ihre Scham und lassen sich darauf ein.

Im ursprünglichen Sinn (der Schöpfungsgeschichte) ist Scham ein körperliches Entblößen, Urbild des Schamerlebens. *Intimitätsscham* gehört in den Bereich des Privaten (Hilgers, 2006); das Intimleben ist nicht Teil des Unternehmensalltags. Führungskräfte und Mitarbeiter müssen entscheiden und einschätzen, ob und inwieweit sie an dieser Selbstentblößung teilnehmen, selbst, wenn die persönliche Distanzierung von einer solch *speziellen* Unternehmenskultur negative Folgen bis hin zum Arbeitsplatzverlust mit sich bringen könnte. Denn die Szene stilisiert eine Art Perversion des ursprünglichen Anliegens von Teambildungsmaßnahmen. Hier werden nicht Kommunikation und Kooperation gefördert, um sich gemeinsam für die Umsetzung der Unternehmensziele einzusetzen. Sexualität wird unter Abspaltung persönlicher Gefühle zu einer Ansammlung nackter Körper und praktiziert implizit eine Zerlegung der romantischen Liebe in isolierte sexuelle, nicht erotische Komponenten (Kernberg, 1998). Dies kann der Primäraufgabe des Unternehmens genauso wie der professionellen und persönlichen Entwicklung der Führungskräfte und Mitarbeiter nur schaden (West-Leuer, 2003; Löwer-Hirsch u. West-Leuer, 2016).

Zum guten Schluss: Amor und Psyche

In den meisten Unternehmen überwiegen funktionale, respektvolle und offene Arbeitsbeziehungen zwischen den Beschäftigten sowie zwischen den Leitenden und ihren Mitarbeitern. Obwohl diese Beziehungen häufig erotisiert sind, werden die Grenzen einer kollegialen oder freundschaftlichen Beziehung nicht überschritten. Eine solche Erfahrung, dass Männer und Frauen *lustvoll* zusammenarbeiten, ohne sexuelle Bindungen eingehen zu müssen, kann ungemein kreativ wirken und indirekt eine sexuell reife und tolerante Atmosphäre schaffen.

Zum Schluss eine Allegorie aus den Metamorphosen des antiken Schriftstellers Apuleius[1] über das Zusammenwirken von Amor und Psyche (vgl. u. a. Wikipedia: Amor und Psyche):

In dem antiken Märchen rettet Amor Psyche, die jüngste und schönste Tochter eines Königs, vor der eifersüchtigen Verfolgung durch seine Mutter Venus. Er liebt Psyche und beide leben Nacht für Nacht eine leidenschaftliche Liebe, ohne dass Psyche Amor je zu Gesicht bekommt. Diese Liebe wird bedroht durch das Misstrauen, das die neidischen Schwestern Psyche eingegeben haben. Psyche verlangt es nun danach, die Gestalt Amors zu *sehen*. Mit diesem Versuch, die Liebe zu vergegenständlichen, beginnt das Leiden der Psyche. Sie erlebt Seelenqualen der Trennung, denn Amor zieht sich verletzt von Psyche zurück. Am Ende vieler Prüfungen hat

---

1 Amor ist in der römischen Mythologie der Gott der begehrlichen Liebe. Ihm entspricht in der griechischen Mythologie der göttliche Eros.

der Götter-Vater schließlich Erbarmen: Psyche wird die Gemahlin Amors und unsterblich (Nitzschke, 1991).

Die Allegorie zeigt und Führungskräfte sollten wissen: Weil Menschen Menschen sind, lassen sich *Amor und Psyche* auch am Arbeitsplatz nicht trennen. Und das ist auch gut so, denn *Amor* kann Angst reduzieren, weil *Psyche* sich von ihm verstanden, geschützt und geborgen fühlt. Libidinöse Besetzungen können helfen, die Last des Arbeitsalltags zu bewältigen. Führungskräfte müssen aber auch wissen, dass Amor sich nicht in die Öffentlichkeit zerren lässt, sondern nur im Geheimen seine bindungsrelevante Wirkung entfaltet.

Sind Führungskräfte für solche libidinösen Abläufe sensibilisiert, können sie bei sich selbst und ihren Mitarbeitern die entsprechenden erotischen Gedanken und Gefühle zulassen, ohne deswegen die Unternehmensziele aus den Augen zu verlieren. So kann ein reifes Miteinander entstehen, das *Office Romances* auffangen und gegebenenfalls weitertragen kann. In gemeinsamer Arbeit bindet und sublimiert (die) Psyche die Liebeserfahrung, ohne Amor zu verletzen oder zu umgehen.

Literatur

Ade, M. (2016). Toni Erdmann. Regie: Maren Ade. Drehbuch: Maren Ade. DE/ AT: Coop 99 Film.

Franz, M. (2016). Vom Affekt zum Gefühl und Mitgefühl – eine neurobiologische und bindungstheoretische Einführung. In E. M. Lewkowicz, B. West-Leuer (Hrsg.), Führung und Gefühl (S. 15–32). Heidelberg: Springer.

Hilgers, M. (2006). Scham. Gesichter eines Affekts. Göttingen: Vandenhoeck & Ruprecht.

Kernberg, O. F. (1998). Liebesbeziehungen. Normalität und Pathologie. Stuttgart: Klett-Cotta.

Kernberg, O. F. (2000). Ideologie, Konflikt und Führung. Psychoanalyse von Gruppenprozessen und Persönlichkeitsstruktur. Stuttgart: Klett-Cotta.

Löwer-Hirsch, M., West-Leuer, B. (2016). Psychodynamisches Coaching für Führungskräfte. Einzel- und Gruppencoachings in Theorie und Praxis. Berlin u. Heidelberg: Springer.

Nitzschke, B. (1991). Als Amor Psyche noch umarmte. Die Zeit vom 08.11.1991. Zugriff am 06.06.2015 unter http://www.zeit.de/1991/46/als-amor-psyche-noch-umarmte

Powers, D. M. (1999). The office romance. Playing with fire without getting burned. New York: Amacom.

Ramge, T. (2014). Montags könnt ich kotzen. Vom ganz normalen Bullshit. Reinbek: Rowohlt.

Schreyögg, A. (2011). Liebe am Arbeitsplatz und »Liebesmissbrauch«. In C. Schmidt-Lellek, A. Schreyögg (Hrsg.), Philosophie, Ethik und Ideologie in Coaching und Supervision (S. 189–205). Wiesbaden: VS-Verlag.

Sies, C. (2003). Im Fokus psychodynamisch-systemischer Beratung: Harmonisierendes Betriebsklima, Konkurrenz bei Führungskräften, Nachfolge im Familienbetrieb. In B. West-Leuer, C. Sies (Hrsg.), Coaching – Ein Kursbuch für die Psychodynamische Beratung (S. 44–60). Stuttgart: Pfeiffer bei Klett-Cotta.

West-Leuer, B. (2003). Von Ist-Zustand zu Ist-Zustand: Coaching als spiraler Prozess. In B. West-Leuer, C. Sies (Hrsg.), Coaching – Ein Kursbuch für die Psychodynamische Beratung (S. 95–124). Stuttgart: Pfeiffer bei Klett-Cotta.

West-Leuer, B. (2016). Eros – »Love in the Office«. In E.-M. Lewkowicz, B. West-Leuer (Hrsg.), Führung und Gefühl. Mit Emotionen zu Authentizität und Führungserfolg (S. 53–66). Berlin u. Heidelberg: Springer.

Wikipedia (o. J.). Amor und Psyche. Zugriff am 06.06.2015 unter http://de.wikipedia.org/wiki/Amor_und_Psyche

Wikipedia (o. J.). Liebe. Zugriff am 06.06.2015 unter http://de.wikipedia.org/wiki/Liebe

Wikipedia (o. J.). Verliebtheit. Zugriff am 06.06.2015 unter http://de.wikipedia.org/wiki/Verliebtheit

Wikipedia (o. J.). Sexuelle Belästigung. Zugriff am 06.06.2015 unter http://de.wikipedia.org/wiki/Sexuelle_Bel%C3 %A4stigung

Bernd Nitzschke

Der alte Mann und das Mehr – Über die Grenzen des (sexuellen) Begehrens im Alter

Kann Mann – oder besser: *darf* Mann – in der Gesellschaft, in der wir *heute* leben, überhaupt noch alt werden? Muss Mann sich nicht verstecken, sobald Mann alt, hilflos und gebrechlich wird? Sollte Mann nicht besser jung und schön sterben wie James Dean, der mit einem silberfarbenen Porsche in den Tod raste, anstatt als faltiger Alter in Jeans, wie Mick Jagger, bis zum bröckelnden Ende über die Bühne des Lebens zu stolpern? Nein, heute fällt ein 70-Jähriger, der sich aufführt, als sei er 17, nicht mehr aus der Rolle. Es gibt für ihn eine neue Rolle: Er gehört jetzt zu den *jungen Alten.* Und die sitzen am Lebensabend nicht mehr still auf einer Bank unter Linden; nein, sie bräunen ihre Haut an Deck von Kreuzfahrtschiffen, stählen ihre Muskeln in Fitnessstudios und schwingen hoch droben auf dem Berg das Tanzbein beim Après-Ski.

Für diese Unsterblichen gibt es jede Menge mediale Ratschläge, deren Geschäftsgrundlage sich in einem Satz so zusammenzufassen lässt: Die Menschen werden immer älter, sie wollen aber nicht mehr alt werden. Das zugehörige *Zauberwort heißt Anti-Aging.* Davon profitieren die Händler der ewigen Jugend, die dem gemeinen Alter mit Faltenlifting, Botoxspritzen, Fettabsaugen und Anleitungen zum Gehirnjogging zu Leibe rücken und die Sexualität der Alten mit Viagra, Gleitcremes und Anleitungen zum Beckenbodentraining auf Touren bringen wollen. Wer es detaillierter wissen möchte, lese einschlägige Ratgeberbücher. Zum Beispiel das von einer Fachärztin für Allgemeinmedizin und ärztliche Psychotherapie verfasste Werk »Amor altert nicht« (Drimalla, 2015). Die Autorin hält für Mann und Frau Rezepte wie dieses bereit: »Wenn ich einen Lusttrunk für Paare brauen sollte, würde ich Angsttoleranz […] und auch einen Spritzer Angstlust (Thrill) hineingeben, reichlich Neugier reinmischen, dazu Selbstvertrauen und Liebe. Aggression dürfte nicht fehlen, aber die Liebe müsste überwiegen. Dann nähme ich noch einen Schuss Kreativität, Fantasie gäbe dem Ganzen einen prickelnden, geheimnisvollen Geschmack mit berauschender Wirkung. Die Lust, verbotene Grenzen zu überschreiten, ließe den Trunk kraftvoll und anregend schmecken« (Drimalla, 2015, S. 93). Na dann: Prost Alter!

Die 1975 in Düsseldorf geborene Bettina Blümner hat sich dem Alter in ihrem Dokumentarfilm »Parcours d'amour« (2014) zurückhaltender und einfühlsamer angenähert – und doch eine grausam realistische Milieustudie vorgelegt. Da sieht man eine spezielle Gruppe junger Alter: fein herausgeputzte Damen und Herren, die in Paris, der Stadt der Liebe, am frühen Nachmittag vor einem Tanzlokal Schlange stehen, um nach dem Einlass ins »Le Memphis« ein wenig Glück im Wiegeschritt zu genießen. Sie haben keine Illusionen mehr. Also machen sie sich bei Akkordeonmusik in dämmrig-plüschiger Atmosphäre welche. Hier vergessen sie für ein paar Stunden die Einsamkeit bei Tango und Paso doble. Doch sie kennen die Ökonomie der Liebe, denn sie kennen das Leben. Eine Frau, die ihren Mann längst begraben hat, behauptet tapfer, sie wolle gar keinen neuen Lebenspartner mehr: »Ein alter Mann wird krank und dann muss ich ihn pflegen, das habe ich 20 Jahre gemacht, das genügt.« Genauso schnörkellos hört sich der Dialog der beiden Herren an, die Erfahrungen austauschen, die sie mit sexueller Leibeskraft im Alter gemacht haben. Der eine sagt: »Fünfundvierzig Euro für vier Tabletten Viagra, dann steht er.« Der andere antwortet: »Bei einer Nutte ist es billiger« (Blümner, 2014).

Ja, auch in der Welt der Alten zählt das Geld. Und dort ist es genauso ungleich verteilt wie sonst in der Welt. In Deutschland, zum Beispiel: Hier besitzt ein Zehntel der Bevölkerung über 60 Prozent des Nettovermögens, während knapp die Hälfte aller Haushalte über keinen nennenswerten Besitz verfügt. Von den reichsten Deutschen sind wiederum drei Viertel 50 Jahre oder älter, während 15 Prozent der über 65-Jährigen bereits heute als armutsgefährdet gelten. Die Zahl der Rentner, die auf staatliche Grundsicherung angewiesen sein werden, wird sich wegen prekärer Arbeitsverhältnisse (Zeitarbeit, Niedriglohnsektor, unter-

brochene Erwerbsbiografien) in naher Zukunft noch weiter erhöhen. Vielleicht macht es der eine oder andere dann wie Michel.
Der stellt sich im »Le Memphis« als Tänzer gegen Geld zur Verfügung. Das Geschäft mit der Sehnsucht, das er betreibt, ist gut
kalkuliert: 60 Euro die Stunde, für vier Stunden gibt's Mengenra-
batt, das macht dann 200 Euro. Spesen gehen extra. Am Wochenende ist ein Aufschlag fällig. Erinnerungen an die Frauen, die ihn
begehrten, bringt Michel freimütig so auf den Punkt: »Ich habe sie
benutzt und weggeworfen« (Blümner, 2014).

Apropos sexuelle Leistungskraft. »Sexualität als individuel-
les Lebensziel junger Männer zeigt sich beim Autofahren an den
Ampeln, wo sie als Erste starten in einem unsinnigen Wettkampf.
Sie folgen einem dunklen Drang« – und gehorchen dabei, ohne es
zu ahnen, der *Spermatozoenlogik,* die jeden Gockel beherrscht: »Das
Wichtigste ist, Erster zu sein« – schreibt Jürgen Hardt (2009, S. 12)
in einem Beitrag mit dem Titel »Sex, Freud und Ironie«.

Dessen Untertitel – »Eine Fortsetzung, die auch für sich alleine
gelesen werden kann« – leihe ich an dieser Stelle aus: Die Fortsetzung des jugendlichen Drangs, sich immer und überall bemerkbar zu machen, ist als Alterserscheinung zu beobachten, wenn wieder einer dieser graumelierten Grandseigneurs am Steuer seines
Panzerkreuzers – sei es ein BMW X5 mit 300 PS, sei es ein Range
Rover V8 mit 550 PS – zum Brötchenkaufen um die Ecke fährt. Wie
lächerlich ein solcher Prothesengott doch ist! »Es klingt nicht nur
wie ein Märchen, es ist direkt die Erfüllung aller – nein, der meisten – Märchenwünsche, was der Mensch durch seine Wissenschaft
und Technik auf dieser Erde hergestellt hat, in der er zuerst als ein
schwaches Tierwesen auftrat und in die jedes Individuum seiner Art
wiederum als hilfloser Säugling […] eintreten muss. […] Er hatte
sich seit langen Zeiten eine Idealvorstellung von Allmacht und All-
wissenheit gebildet, die er in seinen Göttern verkörperte. […] Nun
hat er sich der Erreichung dieses Ideals sehr angenähert […]. Der
Mensch ist sozusagen eine Art Prothesengott geworden, recht groß-
artig, wenn er alle seine Hilfsorgane anlegt […]. Ferne Zeiten [Freud
schrieb all dies vor knapp 100 Jahren – B. N.] werden neue, wahrscheinlich unvorstellbar große Fortschritte auf diesem Gebiete der
Kultur mit sich bringen, die Gottähnlichkeit noch weiter steigern. Im

Interesse unserer Untersuchung wollen wir aber auch nicht daran vergessen, dass der heutige Mensch sich in seiner Gottähnlichkeit nicht glücklich fühlt« (Freud, 1930a, S. 450 f.).

Freud hatte früh bemerkt, dass es »Glück […] nur als Erfüllung eines Kinderwunsches« gibt (Freud, 1986, S. 387). So steht es in einem Brief, den er im Mai 1899 an Wilhelm Fließ schrieb. Wenige Monate später erscheint »Die Traumdeutung« (1900a), ein Buch, in dem von »unsterblichen Kinderwünsche[n]« (S. 561) und davon die Rede ist, dass »nichts anderes als ein Wunsch unseren seelischen Apparat zur Arbeit anzutreiben vermag« (S. 572). Und als alter Mann hat Freud dann auch noch den Satz hinzugefügt: »[…] die Absicht, dass der Mensch ›glücklich‹ sei, ist im Plan der ›Schöpfung‹ nicht enthalten« (1930a, S. 434). Man hat viel erreicht, wenn man mit sich in Frieden leben, und noch mehr, wenn man sich von dieser Welt in Frieden verabschieden kann.

Ja, ist es denn überhaupt noch erlaubt, zu sterben? Der Tod wurde doch schon längst aus dieser schönen neuen Welt des Jugendlichkeits- und Fitnesswahns verbannt, in fern gelegene keimfreie Räume abgeschoben. Und plötzlich, wie aus heiterem Himmel, ist er wieder da: in Oslo, Brüssel, Paris, Nizza, München. Da setzen (von welchem Geist auch immer) Besessene das eigene und fremde Sterben wahl- und schonungslos in aller Öffentlichkeit in Szene, und zwar an Orten, die sie mit Bedacht ausgewählt haben – Orte der Geselligkeit und der Schnelllebigkeit: Jugendcamps, Flaniermeilen, Konzertsäle, Flughäfen, U-Bahn-Stationen.

Eigentlich sollte es den Tod doch gar nicht mehr geben. Zumindest gibt es inzwischen die Möglichkeit, den Körper des Verstorbenen auf Eis zu legen, damit er wieder aufgetaut werden kann, sobald der wissenschaftliche Fortschritt die Auferstehung des Leibes aus dem Reich des Glaubens ins Reich des Faktischen transportiert haben wird. Eine Zwischenbemerkung aus Arno Schmidts, »Brand's Haide« (1951): »Wenn ich tot bin, mir soll mal Einer mit Auferstehung oder so kommen: Ich hau ihm Eine rein.«

Nicht jeder denkt so wie Arno Schmidt. In den USA warten bei minus 200 Grad Celsius eingefrorene Menschen darauf, eines fernen Tages wieder ins Leben zurückgerufen zu werden. Bis es soweit ist, müssen wir uns mit diesem Trost begnügen: »Nie war das

Alter jünger als heute« (Schlagzeile der Zeitschrift »Geo«, Dezember 2012).

Dass der Kampf, den der Prothesengott mit der Natur austrägt, keineswegs aussichtslos ist, kann man auch einem (im Internet aufrufbaren) »Universal-Lexikon« entnehmen. Da heißt es: »Mit dem Fortschritt der Genforschung und Organtransplantation wird dem Menschen der Zukunft ein biblisches Alter ›beschert‹« (Academic, 2012). Und was heißt das: ein »biblisches Alter«? Auskunft gibt Psalm 90,10: »Unser Leben währet siebzig Jahre, und wenn's hoch kommt, so sind's achtzig Jahre, und wenn's köstlich gewesen ist, so ist's Mühe und Arbeit gewesen […].«

Schlagen wir nach bei Goethe, erfahren wir, dass die Ergebnisse der großen *Mühe und Arbeit* des rastlosen – bzw. des globalen – Fortschritts nicht immer und überall und schon gar nicht für jeden *köstlich* waren. Im 5. Akt der »Faust«-Dichtung, Teil II, wird dem Meer Land abgetrotzt. »Wo Es war, soll Ich werden« (Freud, 1933a, S. 86) – diese Metapher der Kultivierung der Seele folgte einem Außenweltvollzug: Freud brachte sie zu Papier, als in Holland die Zuidersee eingedeicht wurde. Faust hat das Meer bereits eingedämmt, da versperrt ihm noch eine von Linden umstandene Hütte die Aussicht aufs neu gewonnene Land. In diesem letzten Gebäude aus alter Zeit lebt ein greises Ehepaar, das als Dank für großzügig gewährte Gastfreundschaft von den Göttern reich beschenkt wurde: mit der Fähigkeit zur Liebe, die bis zum Tod anhält (nachzulesen im 8. Buch der »Metamorphosen« des Ovid). Faust bietet dem Paar als Tausch für die alte Hütte an anderer Stelle ein neues prächtiges Haus an. Philemon, der Mann, will das Angebot annehmen, Baucis, seine Frau, ist dagegen. Sie will nicht weichen. Die Begrenzung seines Willens bringt Faust in Rage:

»Mir gibt's im Herzen Stich um Stich,
Mir ist's unmöglich zu ertragen!
Und wie ich's sage, schäm' ich mich.
Die Alten droben sollten weichen,
Die Linden wünscht' ich mir zum Sitz,
Die wenig Bäume nicht mein eigen,
Verderben mir den Welt-Besitz.«
(Faust, Teil II, 5. Akt, Zeile 11236–11242)

Faust gibt Mephisto den Auftrag, die Hütte niederzureißen. Der macht sich mit *drei gewaltigen Gesellen* – Raufebold, Habebald und Haltefest (»Krieg, Handel und Piraterie, Dreyeinig sind sie, nicht zu trennen« [Faust, Teil II, 5. Akt, Zeile 11187 f.]) – auf den Weg, um die Hütte zu zerstören. Sie wird ein Raub der Flammen. In ihr verbrennt das liebende Paar.

Hier Philemon und Baucis, die einst fremde Wanderer in ihrer Hütte aufgenommen hatten (Jupiter und Merkur, die als Menschen verkleidet waren), wofür sie göttlich belohnt wurden, und dort Faust, der – von Macht- und Besitzgier getrieben (bzw. vom Teufel besessen) – alle Grenzen niederreißt und doch nie ans Ziel kommt:

»So sind am härtsten wir gequält
Im Reichthum fühlend was uns fehlt.«
(Faust, Teil II, 5. Akt, Zeile 11251 f.)

»Die Menschen haben es jetzt in der Beherrschung der Naturkräfte so weit gebracht, dass sie es mit deren Hilfe leicht haben, einander bis auf den letzten Mann auszurotten. Sie wissen das, daher ein gut Stück ihrer gegenwärtigen Unruhe, ihres Unglücks, ihrer Angststimmung« (Freud, 1930a, S. 506). Als Freud diesen Sachverhalt illusionslos konstatierte, wusste er noch nicht, was kommen sollte. Er wusste nichts vom Holocaust, nichts vom Gulag, nichts von Hiroshima und Nagasaki und nichts von den vielen Millionen Chinesen, deren Leben der *Große Steuermann* auf dem Altar des industriellen Fortschritts opferte (Mao Zedongs »*Großer Sprung nach vorn*«).

Die Welt ist heute so, wie sie gestern war, doch die Mittel, die zur Verfügung stehen, um das vermeintliche Ziel zu erreichen, sind inzwischen ins Unermessliche angewachsen. »Noch heute ist ja das, was unsere Kinder als Weltgeschichte in der Schule lernen, im wesentlichen eine Reihenfolge von Völkermorden« (Freud, 1915b, S. 345). Die werden dem jeweils erreichten Stand der Technik entsprechend ins Werk gesetzt.[1] Wer ist dafür verantwortlich? Freud

---

1   »In diesem Zeitalter raffiniertester technischer Zivilisation gibt es für den Erfindergeist immer noch keine höheren Aufgaben als die Vervollkommnung der kriegerischen Mordinstrumente« (Mühsam, 1914/2014, S. 159).

stellte, an Einstein gewandt, 1933 diese Frage: »Wie lange müssen
wir nun warten, bis auch die anderen Pazifisten werden?« (1933b,
S. 126.). Damals kam Hitler an die Macht … und *wir* warten noch
immer. Freud erhoffte Erlösung durch den Eros. Dessen Ziel sei es,
»immer größere Einheiten herzustellen und so zu erhalten, also Bindung«, während der Todestrieb, bzw. dessen alltägliches Pendant, der
Destruktionstrieb, danach strebe, »Zusammenhänge aufzulösen und
so die Dinge zu zerstören« (Freud, 1940a, S. 71).

Mit einem Wort: Freud hatte eine Bindungstheorie, und die war
nicht auf Sand, sondern auf Libido gebaut. Er war davon überzeugt,
dass dereinst die körpereigenen Stoffe gefunden werden würden,
die der Libido zugrunde liegen. Die Neurobiologen haben Freuds
Erwartung erfüllt. In kantiger Sprache bekommen wir heute diese
Auskunft: »Sexuelle Lust, romantische und mütterliche Liebe nutzen
offensichtlich überlappende neuronale Netzwerke, sind aber jeweils
durch spezifische Aktivierungsmuster gekennzeichnet. Lust-, Attrak-
tions- und Bindungssystem nutzen alle zu leicht unterschiedlichen
Anteilen das dopaminerge und opioiderge (mesolimbische) Beloh-
nungssystem […]« (Strüber u. Roth, 2009, S. 39 f.; vgl. ergänzend:
Krüger u. Winter, 2009). Und noch etwas ist den Forschern aufge-
fallen: Der »Testosteronspiegel bei verheirateten Vätern [ist] gegenüber ›ungebundenen‹ Männern deutlich erniedrigt […]. Dies könnte
eventuell mit einer Stressreduktion und der wachsenden Vorliebe
für gemütliche Fernsehabende in gefestigten Beziehungen zusammenhängen« (Strüber u. Roth, 2009, S. 40).

Es gab aber auch schon Fernsehabende in gefestigten Beziehungen, die mit Mord und Totschlag endeten. Bisweilen soll das sogar an
Heiligabend vorgekommen sein. Nichtsdestotrotz, die Geschlechter-
metaphysik, der zufolge es per se *natürliche* männliche und weibliche Eigenschaften geben soll, ist unsinnig. Der zitierte neurobiologische Befund zeigt ja, dass es auf die Umweltbedingungen bzw. auf
deren subjektive Erlebnisqualität (und damit sind wir schon wieder
bei der Psychologie) ankommt, die Einfluss darauf haben, ob ein
Mann betont *männlich* (sprich: testosterongesteuert) auftritt oder
sanft neben seiner Gattin im Fernsehsessel vor sich hindöst. Insofern hat Schiller mit seinem Gedicht »Würde der Frauen« (1796)
nur die halbe Wahrheit getroffen. Über die Männer heißt es dort:

»Feindlich ist des Mannes Streben,
Mit zermalmender Gewalt
Geht der Wilde durch das Leben,
Ohne Rast und Aufenthalt.
Was er schuf, zerstört er wieder […].«
(Zeile 21–25)

Über die Frauen weiß der Dichter hingegen nur Gutes, Haltendes
und Bindendes zu berichten:

»Aber mit zauberisch fesselndem Blicke
Winken die Frauen den Flüchtling zurücke, […]
In der Mutter bescheidener Hütte
Sind sie geblieben mit schamhafter Sitte,
Treue Töchter der frommen Natur.«
(Zeile 15–20)

Einleitend heißt es in Schillers Gedicht: »Ehret die Frauen! sie flechten und weben / Himmlische Rosen ins irdische Leben, / Flechten
der Liebe beglückendes Band« (Zeile 1–3). Die übertriebene Idealisierung der Mutter, die als Gegenbild des Mutterhasses zu verstehen ist, lässt sich, wenn sie im Erwachsenenalter auf Frauen übertragen wird, durch die Entwertung des Frauenbildes in Schach halten.
Das führt bei Männern, die Söhne geblieben sind, zur anhaltenden
Spaltung: hier die heilige Mutter (Zärtlichkeit), dort die sündige
Hure (Sexualität). Dem entspricht bei Töchtern (etwa im Fall einer
Anorexie) die Aufspaltung des Selbstbildes in Selbstliebe (Reinheit,
Asexualität) und Selbsthass (hemmungslose Gier).
    Wenn sich ein Mann auf der Stufe des Kindes wiederfindet, das
mütterliche Versorgung und Zärtlichkeit sucht, wird die Frau in der
Übertragung (im unbewussten Erleben des Mannes) nur allzu leicht
zur Stellvertreterin der Mutter. Aufgrund der drohenden (unbewusst fantasierten) Verletzung des Inzestverbots kann der Mann
die von ihm in kindlicher Liebe verehrte Frau dann nicht auch noch
sexuell begehren. Das infantile Verbot, die Mutter sexuell zu begehren, behindert ihn sozusagen unzeitgemäß. Freuds Hinweis lautete
daher: Will ein Mann »im Liebesleben wirklich frei und damit auch

glücklich« sein, muss er die inzestuöse Fixierung und den damit verbundenen infantilen »Respekt vor dem Weibe« überwunden haben (1912d, S. 86). Bei Nietzsche heißt es: »Das Du ist älter als das Ich; das Du ist heiliggesprochen« (1883/1980, S. 77). Einer Heiligen darf Mann sich aber nicht mit sinnlicher Lust annähern, es sei denn, Mann überspringt die Schuld- und Schamgefühle, indem Mann aus der Heiligen (Mutter) eine Hure macht, die für die *Sünde* verantwortlich ist: hier die heilige Maria – dort die sündige Eva. Bei zu intensiver Angst kann der Kontakt zu Frauen auch ganz vermieden werden oder die Angst – sprich die Frau – wird mit Gewalt unterdrückt (Nitzschke, 1980; 1988; 1997).

Am Beispiel der psychisch bedingten Impotenz des Mannes hat Freud die Auswirkung des Konflikts zwischen Liebe (Zärtlichkeit) und sexuellem Verlangen so beschrieben: »Wo sie lieben, begehren sie nicht, und wo sie begehren, können sie nicht lieben« (1912d, S. 82; s. dazu Hartmann, 2009). Freuds Aussage über die Männer, die verehrten Frauen gegenüber sexuell gehemmt sind, während sie sich mit Frauen, denen sie sich überlegen fühlen, wahllos vergnügen können, ließe sich unter Berücksichtigung der Resultate der modernen Bindungsforschung (Gloger-Tippelt, 2001; Mikulincer u. Shaver, 2007) auch so formulieren: Wo sie als Erwachsene eine nahe Bindung zulassen, vermeiden sie sexuelle Aktivitäten, und wo sie sexuelle Wünsche ausleben, vermeiden sie eine an die Kindheit erinnernde Bindung. Diese Strategie, Lust zu suchen und dabei Nähe zu vermeiden, ist allerdings nicht nur bei Männern, sie ist auch bei Frauen anzutreffen: »Vermeidend/abweisend Gebundene beiderlei Geschlechts haben den ersten Geschlechtsverkehr *später,* haben *in* Beziehungen *weniger* Geschlechtsverkehr, aber masturbieren *mehr* und haben *höhere* Werte in soziosexueller Orientierung (positivere Einstellung zu Sex *ohne* Liebe, stärkeres Verlangen nach *vielen* Sexpartnern, *größere* Zahl von Sexpartnern) – ein Muster, das gut zu ihrer Betonung der Unabhängigkeit von anderen [Menschen] passt« (Asendorpf, 2016, S. 20; Hervorh. B. N.).

Die Bedeutung, die die primäre Bindungsperson – das war und ist in der Regel bis heute die biologische Mutter – für das Kind hat, wird aus folgendem, von Freud in der Sprache der Libidotheorie gezeichnetem, Bild ersichtlich: »Als die anfänglichste Sexualbefriedigung

noch mit der Nahrungsaufnahme verbunden war, hatte der Sexualtrieb ein Sexualobjekt *außerhalb* des eigenen Körpers in der Mutterbrust« (Freud, 1905d, S. 123). Danach kommt es schrittweise zur
Trennung des Körpers des Kindes vom Körper der Mutter, was mit
der Trennung des Begehrens des Kindes vom Begehren der Mutter
einhergeht, wobei das infantile Begehren mit (später unbewussten)
Fantasien besetzt wird. Der »Geschlechtstrieb *wird* nun in der Regel
autoerotisch, und erst nach Überwindung der Latenzzeit stellt sich
das *ursprüngliche* Verhältnis wieder her. Nicht ohne guten Grund ist
das Saugen des Kindes an der Brust der Mutter vorbildlich für *jede*
Liebesbeziehung geworden. Die Objektfindung ist eigentlich eine
Wiederfindung. Aber von *dieser ersten und wichtigsten aller sexuel*
len Beziehungen bleibt auch nach der Abtrennung der Sexualtätigkeit
von der Nahrungsaufnahme ein wichtiges Stück übrig, welches die
Objektwahl vorbereiten, *das verlorene Glück* also *wieder herstellen*
hilft« (Freud, 1905d, S. 123 f.; Hervorh. B. N.). Damit sind wir unversehens wieder beim Wunsch nach Glück angelangt – und verstehen
jetzt erst recht, was Freud meinte, als er sagte, dass es »Glück […]
nur als Erfüllung eines Kinderwunsches« geben kann (1986, S. 387).

Daran zweifelt heute kaum noch jemand: dass »beim Menschen
die partnerschaftliche Liebe zwischen zwei Erwachsenen viel mit
der Liebe zwischen Eltern und Kind gemeinsam« hat und dass »die
Liebesbindung zwischen Erwachsenen stammesgeschichtlich aus der
Bindung zwischen Mutter und Kind hervorgegangen ist« (Strüber u.
Roth, 2009, S. 39). So steht es in einem Beitrag, den ein Kognitionswissenschaftler und ein Hirnforscher gemeinsam verfasst haben.
Vor knapp zweihundert Jahren schrieb Johann Christian Heinroth:
»Wir wachsen so wenig geistig als leiblich ohne Nahrung, und *unser*
Leben quillt aus *fremdem* Leben« (1827, S. 14). Womöglich gilt das
auch für unser Wissen?

Heinroth veröffentlichte 1827 die »Psychologie als Selbsterkenntnislehre«, ein Buch, in dem sich Passagen finden, die klingen, als
hätte er sie aus einem der Werke abgeschrieben, in denen Säuglingsforscher und Bindungsforscher von heute ihr Wissen preisgeben. So schreibt Heinroth zum Beispiel: »Der Mutterblick, das
Mutterwort« wecken in der Seele des Kindes »Glaube« und »Liebe«
»und die Seele des Kindes gießt die Fülle des erwachenden Herzens

zunächst in das Mutterherz aus. Die zarte Liebe der Kinderseele spricht sich zuerst als *Dank* aus: denn das freundliche Anschmiegen des Kindes an die Mutter deutet den Dank an, den es empfindet, indem ihm bei ihr *wohl* ist. Die Mutter ist der Himmel des Säuglings. Aber das Kind schmiegt sich auch an die Mutter an, wenn es sich fürchtet, wenn es von etwas Feindlichem erschreckt wird. Worauf deutet *dieses* Anschmiegen hin? Auf das Vertrauen, auf den Glauben, den das Kind zur Mutter hat. Bei der Mutter fühlt es sich sicher, in ihrem Arme geschützt, an ihrem Busen geborgen. Also geweckt zu den schönsten Gefühlen der Menschheit, und gekräftigt in ihnen, theilt die Seele ihre Spenden der Liebe und des Glaubens weiterfort an die sich ihm nahende Menschenwelt aus« (Heinroth, 1827, S. 378). Und so geht aus der Liebe zwischen der Mutter und dem Kind die Selbstliebe des Kindes hervor, aus der sich später die Liebe des Kindes zu den Fremden entwickelt, die zu Nächsten werden sollen. Es heißt ja: »Du sollst deinen Nächsten lieben wie dich selbst« (Matthäus 19,19). Denkt man an den Anfang zurück, dann müsste es allerdings heißen: Liebe deinen Nächsten so, wie du als Kind von deiner Mutter geliebt worden bist. – Und was macht ein Kind, das nicht geliebt wurde?

Das Leben des Menschen beginnt mit einer Paarbeziehung. Für die früheste Stufe der Entwicklung sind Erregungszustände lustvoller und unlustvoller Qualität anzunehmen, aus denen sich noch keine – im erwachsenen Sinne verstandene – sexuelle Komponente ausgrenzen lässt. Die zärtliche und die sexuelle Strömung sind noch ganz in das Gesamterleben eingebunden, das sich im Kontext »körperliche[r], nonverbale[r] und propriozeptive[r] Mikropraktiken« (Meyer, 2001, S. 283) entfaltet, die Mutter und Kind gemeinsam organisieren. Das ist der Urzustand, der im orgastischen Erleben des Erwachsenen wiederkehren mag. Daraus entwickelt sich im Kontext der Beziehungen des Kindes zur Mutter, zum Vater und zum eigenen Körper das komplexe Verhalten und vielfältige Erleben, das im Begriff Sexualität zusammengefasst wird.

Die starre Grenze zwischen Liebe, Zärtlichkeit und Sexualität, die wir als gegeben voraussetzen, existierte in den vorindustriellen Gesellschaften so wenig wie im frühkindlichen Erleben. Freuds Bild der Sexualität könnte man daher auch als vor-modern bezeichnen.

Lassen wir Freud an dieser Stelle noch einmal selbst zu Wort kommen, um sein ganzheitliches Verständnis der Sexualität zu verdeutlichen: Der »Begriff des Sexuellen umfasst in der Psychoanalyse weit mehr [als im herkömmlichen Sprachgebrauch; B. N.]; er geht nach unten [Soma, Trieb; B. N.] wie nach oben [Psyche, Geist; B. N.] über den populären Sinn hinaus. […] Wir sprechen darum auch lieber von *Psychosexualität*, legen also Wert darauf, dass man den seelischen Faktor des Sexuallebens nicht übersehe und nicht unterschätze. Wir gebrauchen das Wort Sexualität in demselben umfassenden Sinne, wie die deutsche Sprache das Wort ›lieben‹« (1910k, S. 120). Freuds weite Auslegung des Begriffs Sexualität unterscheidet sich damit deutlich von dem uns heute geläufigen Sprachgebrauch, der »im Laufe des 19. Jahrhunderts in den Industriegesellschaften« entstanden ist (van Ussel, 1970, S. 8). Vorher gab es das Wort Sexualität noch gar nicht, während die Sprache überreich an Bezeichnungen für das war, was später in einem einzigen Begriff zusammengefasst wurde. Um diesen uns vertrauten engen Begriff Sexualität bilden zu können, war es notwendig, aus dem Kontext von Liebe, Zärtlichkeit, Körperlichkeit, Sensualität, Affektivität, Lust und Leidenschaft die scheinbar *rein* sexuellen Komponenten zu extrahieren und in einem Wort zu verdichten. Das geschah im Verlauf eines Disziplinierungsprozesses, durch den der Körper als Arbeits*instrument* an den Takt der Arbeitszeit (Pflicht) – als Gegensatz zur Freizeit (Lust) – angepasst wurde. Symbol der modernen Zeit wurde die Stechuhr. Sie löste die für die Sklavenarbeit gebräuchliche Peitsche ab.

Schließlich war die gesellschaftliche Arbeitsteilung auch ein Ausgangspunkt der tradierten Geschlechterrollen. Wie im Fall der Sexualität handelt es sich dabei um Konstrukte, deren historische Bedingtheit aufzuzeigen ist. Kirchenväter kannten hingegen *natürliche* bzw. gottgegebene und damit *ewige* weibliche und männliche Bestimmungen. Und Alltagstheoretiker wissen noch heute ganz genau, was ein *richtiger* Mann und was eine *richtige* Frau ist.

Ein *richtiger* Mann zeigt keine Gefühle, denn er hat sie nicht. Und wenn er sie hat, dann beherrscht er sie. Schließlich ist ein *richtiger* Mann nicht ängstlich, schwach und hilfsbedürftig, sondern stark, unabhängig, mutig, dominant und aggressiv (vor allem bei der Durchsetzung seiner sexuellen Wünsche). Das Stereotyp der *richtigen* Frau erscheint als schierer Gegensatz hierzu: Frauen sind demnach gefühlsbetont, beziehungsorientiert, fürsorglich, auf Ausgleich und Harmonie bedacht, abhängig, schutzbedürftig und passiv (besonders hinsichtlich ihrer eigenen sexuellen Wünsche). Historisch betrachtet hatten diese Klischees eine gewisse Berechtigung. »Weil nur Frauen stillen können und jahrelange Laktation lebensnotwendig […] für Menschenkinder« war, solange es noch keine adäquate Ersatznahrung gab, lebten die Mütter in frühen Gesellschaften »besser, stressfreier, risikoloser«, wenn sie nicht an Tätigkeiten teilnehmen mussten, die eine zu lange Trennung von der Heimatbasis bzw. von den Kindern voraussetzten (Reimers, 1994, S. 162). Von dieser »generellen Einschränkung« ihrer »Bewegungsfreiheit« wurden die Frauen erst im 19. Jahrhundert befreit, nachdem »sterile Verarbeitungstechniken für Muttermilch-Ersatznahrung« zur Verfügung standen (Reimers, 1994, S. 162). Damit war Schillers in Reimform verklärte Häuslichkeit der Frauen (»In der Mutter bescheidener Hütte / Sind sie geblieben mit schamhafter Sitte, / Treue Töchter der frommen Natur«; 1796) historisch überholt. Doch die Sehnsucht des Mannes nach *treuen Töchtern der frommen Natur* blieb bestehen. Der Mann kam jetzt zwar nicht mehr nach der Jagd auf Großwild, die in allen frühen Gesellschaften Aufgabe der Männer war, ins Haus zurück, doch weil das Kriegshandwerk bis ins 20. Jahrhundert ausschließlich für Männer vorgesehen war, gab es noch immer Männer, die, aus dem Krieg zurückkehrend, hofften, sie würden – wie einst der Spätheimkehrer Odysseus – zu Hause von einer treuen Frau erwartet.

Die Jagd und die Kriegskunst beruhten auf dem Gebrauch von Waffen und setzten eine enge Kooperation (Stichwort: Männerbünde) der Jäger bzw. der Krieger voraus. Zentraler Bestandteil der männlichen Sozialisation war der Erwerb solcher Tugenden wie Gehorsam, Tapferkeit, Ausdauer – und Opferbereitschaft. Schließlich war der Verlust einer gebärfähigen oder stillenden Frau schwerer zu ersetzen als der Verlust eines Mannes infolge von Jagd oder Krieg, dessen Beitrag zur biologischen Reproduktion der Gesamtgruppe jeder andere Mann übernehmen konnte. Die Kultivierung heroischer Männlichkeit gipfelte im *Helden*-Tod, von dem alle Mythen und Sagen berichten.

Über Jahrhunderte hinweg galten der Jäger-Krieger und der
Priester-Mönch – von beiden wurde, zumindest phasenweise, Verzicht und Askese verlangt – als Leitbilder männerspezifischer Sozialisation (Lundt, 1995). Der interkulturelle Vergleich zeigt, dass die
wehrhaft-kriegerische Männlichkeit umso schärfer akzentuiert und
umso nachdrücklicher eingefordert wurde, »je härter die Umwelt
oder je knapper die Ressourcen« waren (Gilmore, 1991, S. 247).

Die kriegerischen Männer, die von gemeiner Arbeit freigestellt
waren, eigneten sich die Produkte fremder Arbeitskraft an: Sie beu-
teten die Männer als Sklaven aus, die sie im Krieg gefangen genommen hatten, und kontrollierten die Ressourcen der Frauen. Diese
mit der Biologie verzahnte Verteilung der gesellschaftlichen Arbeit
begründete die patriarchale Klassengesellschaft (Lerner, 1991), die
das Zeitalter des Matriarchats beendete, das es in Urzeiten gegeben haben soll, wie zum Beispiel Wilhelm Reich (1932) glaubte, der
sich dabei auf Studien von Friedrich Engels und Bronislaw Mal-
inowski berief. Er wollte das *Goldene Zeitalter,* das es so nie gegeben hat, unter Zuhilfenahme sexueller Revolution und antiautori-
tärer Erziehung wiederherstellen. Was es tatsächlich gegeben hat,
das waren einige wenige vormoderne Gesellschaften, in denen das
Leitbild des kampfbereiten, heroisch-opferwilligen und todesmuti-
gen Mannes *nicht* als Maxime der Männlichkeit galt. Diese Gesellschaften existierten unter gleichsam paradiesischen Bedingungen.
Sie kannten keinen Mangel an natürlichen Ressourcen und waren
aufgrund ihrer geografischen Lage vor Feinden geschützt. Gilmore
nennt zwei Beispiele: die Tahitianer und die Semai, ein Volk in Zen-
tralmalaysia: »In beiden Fällen sind die Männer davon befreit, sich
durch Risikobereitschaft beweisen zu müssen. Es gibt keinen Mangel an natürlichen Ressourcen und damit keinen wirtschaftlichen
Anreiz für Anstrengung und Wettbewerb, und es gibt keinen offenen
Markt für berufliche Fähigkeiten und daher kein Wettkampfethos.
Weil die Wirtschaft kooperativ ausgerichtet ist, ist Ehrgeiz wertlos.
Von der Welt draußen drohen keine ernsten Gefahren, die eine Verteidigung seitens der Männer notwendig machen würden. Keine
der beiden Gesellschaften fühlt sich durch Eindringlinge bedroht,
keine pflegt die Kriegskunst. Weltlicher Erfolg wird kaum erstrebt.
Eine abgeschirmte Privatsphäre von Frauen und Kindern, die von

Männern beschützt werden müsste, kommt in ihren Vorstellungen nicht vor. Männer haben kein Interesse daran, sich selbst als verschieden von Frauen oder als ihnen überlegen zu definieren, noch als ihre Beschützer. Es gibt somit kaum eine ausreichende Basis für eine Männlichkeitsideologie« (1991, S. 239). Welch idyllisches Bild! Und wie weit entfernt von der Gesellschaft, in der wir heute leben!

Aufgrund veränderter Arbeits- und Reproduktionsbedingungen haben die tradierten Geschlechterrollen ihre Berechtigung längst verloren; das heißt aber nicht, dass die traditionell männlich genannten Eigenschaften an Bedeutung eingebüßt hätten. Inzwischen gibt es kaum noch Arbeiten, die Frauen nicht genauso gut erledigen könnten wie Männer. So sind zum Beispiel Frauen durchaus in der Lage, einen computergesteuerten Kampfbomber ins Zielgebiet zu fliegen. Daher hat die United States Air Force das Verbot der Ausbildung zur Kampfbomber-Pilotin ja auch schon längst aufgehoben. Heutzutage müssen sich also nicht nur Männer, sondern auch Frauen, die Karriere machen und Erfolg haben wollen, den vermeintlich männlichen Prinzipien der Leistungsbereitschaft und Konkurrenz unterwerfen (Nitzschke, 1994).

Die entsprechende Verbissenheit ist beiden Geschlechtern bei jedem Sportfest anzusehen. Umso größer ist die Sehnsucht nach traditionell als *weiblich* geltenden Tugenden wie Hingabe und Fürsorge, glorifizierte Bilder, die nicht nur in Kirchen hängen, wo sie die Gottesmutter (sprich: die vergöttlichte Mutter) mit dem Jesuskind (sprich: mit dem vergötterten Kind) zeigen, sondern auch durch die psychoanalytische Literatur geistern, wenn dort unreflektiert *mütterliche,* anstatt allgemein erwünschte menschliche Tugenden angepriesen werden. Die armen Frauen, was sollen sie denn noch alles leisten: Kinder versorgen, Kranke und Alte pflegen, attraktiv aussehen, dem Mann nicht auf der Tasche liegen und dank ihrer Güte die Welt retten!

Zurück zum heroischen Mann: durchsetzungsfähig, kampfbereit, mutig allen Gefahren trotzend – dieses Bild des Mannes hat Ernest Hemingway wie kein zweiter Schriftsteller neuerer Zeit gezeichnet. Er hat es in seinem Leben auch selbst verkörpert. Am Ersten Weltkrieg nahm er als Sanitätsfreiwilliger teil, wurde verwundet und dekoriert. Im spanischen Bürgerkrieg war er als Reporter auf repu-

blikanischer Seite unterwegs. Er liebte den Stierkampf, die Groß-
wildjagd und die Hochseefischerei.

1936 veröffentlichte Hemingway eine Kurzgeschichte: »On the
blue water. A gulf stream letter«. Sie handelte von einem Mann, der
allein auf hoher See mit einem Fisch kämpft. 1951 – da lebte Hemingway auf einer Finca nahe Havanna – schrieb er die Geschichte neu.
Sie wurde vorab im »Life Magazine« und danach als Buch veröf-
fentlicht: »The old man and the sea« (Hemingway, 1952a; deutsche
Übersetzung: 1952b).

Jetzt ging es um einen kubanischen Fischer namens Santiago: »Er
war ein alter Mann, der in einem kleinen Boot allein im Golfstrom
fischte, und er war jetzt vierundachtzig Tage hintereinander hinausgefahren, ohne einen Fisch zu fangen« (1952b, S. 1). So beginnt die
Geschichte. Und etwas später heißt es dann: »Alles an ihm war alt
bis auf die Augen, und die hatten die Farbe des Meeres und blickten
heiter und unbesiegt« (1952b, S. 2).

Beschrieben wird ein zwei Tage und Nächte andauernder Kampf
auf Leben und Tod, der vordergründig zwischen Mensch und Tier
ausgefochten wird, doch hintergründig geht es um einen Kampf,
den der alte Mann mit sich selbst führt. Von seiner letzten Fahrt
kehrt er erschöpft in den Hafen zurück, den er verlassen hatte,
um sein Glück zu machen. Und er hatte Glück, als ein riesiger
Blauer Marlin[2] anbiss, weit draußen auf dem Meer, als das Land nur
noch ein dünner Strich am Horizont war. Am Ende steht Santiago
aber wieder mit leeren Händen da: Er hatte Pech, dass er so weit
draußen war. Deshalb dauerte die Fahrt zurück in den Hafen zu
lang, um all die Haie zu töten, die, angelockt vom Blut des toten
Fisches, den Santiago ans Boot gebunden hatte, über den Marlin
herfielen, ihn in Stücke rissen und bis aufs Gerippe abfraßen. Er
spricht sich noch Mut zu, als die Haie den Fisch bereits halb verschlungen haben: »Vielleicht hab ich Glück und bring die vordere
Hälfte« heim, dachte er. Doch dann muss er erkennen, dass die
Niederlage nicht mehr abzuwenden ist: »Nein, sagte er. Du hast

---

2   In den deutschen Übersetzungen der Kurzgeschichte wird der Blaue Marlin
    durchgehend »Schwertfisch« genannt; das ist unzutreffend. Es handelt sich
    beim Blauen Marlin um einen Raubfisch aus der Gruppe der Speerfische.

das Glück verscherzt, als du zu weit hinausgefahren bist« (1952b,
S. 111). Jetzt denkt Santiago nur noch daran, wieder nach Hause
zu kommen und seinem geschundenen Körper Ruhe zu gönnen.
Das ist alles, was er will. »Es ist leicht, wenn man geschlagen ist,
dachte er. Ich wusste niemals, wie leicht es ist. Und was hat dich
geschlagen? ›Nichts‹, sagte er laut. ›Ich bin zu weit hinausgefahren‹« (1952b, S. 115).

Die Moral der Geschichte lautet (in der amerikanischen Origi-
nalfassung): »›But a man is not made for defeat‹, he said. ›A man
can be destroyed but not defeated‹« (1952, p. 114).[3] Annemarie Horschitz-Horst, Hemingways autorisierte Übersetzerin, hat diese Passage auf Deutsch so wiedergegeben: »›Aber der Mensch darf nicht
aufgeben‹, sagte er. ›Man kann zerstört werden, aber man darf nicht
aufgeben‹« (1952b, S. 98). Inzwischen liegt eine Neuübersetzung von
Werner Schmitz vor. Dort heißt es: »›Aber der Mensch ist nicht dafür
gemacht, sich besiegen zu lassen‹, sagte er. ›Man kann einen Mann
vernichten, aber nicht besiegen‹« (2012, S. 124 f.).

Es kommt auf einen kleinen, aber feinen Unterschied an. Aus
dem *Menschen,* der nicht aufgeben *darf,* von dem die Übersetzerin
spricht, wird in der Neuübersetzung, die ein Mann besorgt hat – ein
Mann, der nicht besiegt werden *kann.* Dieter E. Zimmer war wohl
der Erste, der diese apodiktische Feststellung getroffen hat. In der
»Zeit« vom 20. April 1979 gab er seine Überzeugung (bzw. Übersetzung) so wieder: »Ein Mann kann zerstört werden, aber nicht
besiegt.« Und so geistert der Satz vom Mann, der nicht besiegt werden kann, bis heute als angebliche Äußerung Hemingways durchs
Internet. Bei »Wikipedia« heißt es dazu: »Hemingways Formulie-
rung […] ›*Ein Mann kann vernichtet werden, aber nicht besiegt*‹ ist
als Aphorismus in den allgemeinen Sprachgebrauch aufgenommen
worden« (Wikipedia: Der alte Mann und das Meer). Das ist grotesk,
denn Dieter E. Zimmer hatte, als er seine Version der fraglichen
Passage zum Besten gab, eine Ausgabe des Buches in der Übersetzung von Annemarie Horschitz-Horst vor Augen.

---

3   Ich danke Joëlle Murray für die Überlassung einer Kopie der entsprechen-
    den Seite der amerikanischen Originalausgabe und für Hilfe bei der Inter-
    pretation der zitierten Passage.

Was als philologische Fliegenbeinzählung erscheinen mag, ist psychologisch von großer Bedeutung: Ging es Hemingway um einen Menschen, der im Lebenskampf mit Grenzen konfrontiert wird und die Begrenzung seiner Macht akzeptieren kann, ohne sich deshalb selbst aufgeben zu müssen? In diesem Fall würde die Übersetzung der fraglichen Passage sinngemäß lauten: Ein Mensch, der seine Grenzen kennt und akzeptiert, kann besiegt, er kann aber nicht mehr gebrochen werden. Oder sollte Santiago einen Mann verkörpern, der vernichtet, aber nicht besiegt werden kann? In diesem Fall hätte Hemingway der Aufrechterhaltung infantiler Allmachtsfantasien das Wort geredet. Nein, Santiago kann seine Niederlage akzeptieren und erringt gerade deshalb einen Sieg – über sich selbst. Am Ende seines langen Kampfes findet er Ruhe: »Der alte Mann oben in seiner Hütte schlief wieder. […] Der alte Mann träumte von den Löwen« (Hemingway, 1952b, S. 121 f.). Von welchen Löwen? Die Antwort ist am Anfang der Geschichte zu finden. Da sagt Santiago zu dem Jungen, dem er das Fischen beigebracht hat: »›Als ich in deinem Alter war, fuhr ich […] nach Afrika, und am Abend hab ich Löwen an den Ufern gesehen‹« (Hemingway, 1952b, S. 14). Über diese Löwen heißt es dann noch genauer: »Sie spielten wie junge Katzen in der Sonne, und er liebte sie, wie er den Jungen liebte« (Hemingway, 1952b, S. 17).

Ja, die Geschichte vom alten Mann und dem Meer ist eine Geschichte über Freundschaft – und eine Sehnsuchtsgeschichte. Immer wieder denkt der alte Mann beim Kampf mit dem Fisch und mit der Einsamkeit an den Jungen, der früher so oft mit ihm aufs Meer hinausgefahren ist. Diesmal ist der Junge zu Hause geblieben. Und so sitzt der alte Mann ganz allein in seinem Boot, den Elementen der Natur wie in einer Nussschale ausgeliefert. Jetzt beschwört er Erinnerungen an die Zeit, in der er selbst noch jung, also »kein alter Mann, sondern Santiago *El Campéon*« (Hemingway, 1952b, S. 63), also ein Held war, der noch keine Angst kannte. Es gibt Erinnerungen, die helfen, schwierige Lebenssituationen zu bestehen; doch es gibt auch Erinnerungen, die man besser nicht mehr hätte. Früher hing in Santiagos Hütte die »Photographie seiner Frau an der Wand, aber er hatte sie abgenommen, weil er sich bei ihrem Anblick zu verlassen fühlte« (Hemingway, 1952, S. 8).

Hemingway hat alles gewonnen: 1953 erhielt er für »The old man and the sea« den Pulitzer-Preis; ein Jahr später, 1954, bekam er dafür den Nobelpreis. Und doch stand Hemingway am Ende mit leeren Händen da. Anders als Santiago hatte er nichts mehr, wovon er träumen konnte. Er hatte den Kampf gegen die Depression verloren, wegen der er unzählige Elektroschockbehandlungen über sich ergehen ließ. Am 2. Juli 1961, kurz vor seinem 62. Geburtstag, gab Hemingway auf. Er richtete die Waffe nicht mehr gegen andere, jetzt richtete er sie gegen sich selbst.

Die Geschichte vom alten Mann und dem Meer ist also auch eine Geschichte über Einsamkeit im Alter. An einer Stelle der Geschichte vom alten Mann und dem Meer sagt Santiago, als er weit draußen allein in seinem Boot sitzt, laut zu sich: »›Ich wünschte, ich hätte den Jungen da.‹ Aber du hast den Jungen nicht da, dachte er. Du hast nur dich selbst« (Hemingway, 1982b, S. 44). In einem Edeka-Werbespot, der bei YouTube aufzurufen ist, wird das Thema der Einsamkeit im Alter in drastischer Ironie vor Augen geführt: Opa will Weihnachten nicht allein sein, da er aus Erfahrung aber weiß, dass ihn auch in diesem Jahr keiner besuchen wird, verschickt er eine fingierte Todesanzeige. Daraufhin kommen alle, um ihn zu betrauern. Doch Opa ist am Leben und erklärt seinen Angehörigen, warum er sich nur so und nicht anders zu helfen wusste.[4] Die Betreiber einer Internet-Pornoseite haben den Clip aufgegriffen und in ihrem Interesse verändert (YouTube, 2015b). Jetzt bekommt Opa zu Weihnachten einen Gutschein für eine Internet-Pornoseite, weil sein Enkel glaubt, dass Opa damit besser mit seiner Einsamkeit zurechtkommen wird.

Der Enkel irrt sich. Zufriedenheit im Alter stellt sich nicht beim Betrachten einer Pornoseite in einsamen Stunden ein. Sie setzt stabile soziale Beziehungen voraus. Ein tragfähiges soziales Netz wird von älteren Menschen denn auch als besonders wichtig eingeschätzt, wie einer Untersuchung zu entnehmen ist, die von der Körber-Stiftung (2013) in Auftrag gegeben wurde. Und in einer Längsschnittstudie, die sich über zwölf Jahre erstreckte, ließen sich für die Gruppe älterer Menschen, die in einer festen Partnerschaft lebten, »stabile sexuelle

---

4   Dieser Clip wurde bis Ende September 2016 knapp 49 Millionen Mal angeklickt (YouTube, 2015a).

Zufriedenheitswerte« nachweisen, obgleich die »sexuelle Aktivität
[…] als Folge hormoneller und physischer Veränderungen« mit dem
Alter kontinuierlich abnimmt. Die Wissenschaftler zogen aus ihrer
Untersuchung den Schluss, dass Menschen im Alter Zärtlichkeit für
wesentlicher erachteten als Sexualität (Universität Rostock, 2015;
Nitzschke, 2017).[5] Schließlich haben stabile soziale Beziehungen
(nicht nur im Alter) auch statistisch nachweisbare positive Auswirkungen auf Morbidität und Mortalität. »Zu den psychischen Ressourcen, die bis ins Alter einen protektiven Einfluss auf die Gesundheit ausüben, zählen unter anderem Optimismus, Selbstwirksamkeit
sowie eine positive Sicht auf das Älterwerden« (Böhm, Tesch-Römer
u. Ziese, 2009, S. 16).[6]

Lebensbejahung beruht demnach nicht zuletzt auf stabilen Bindungen. Das beschränkt sich nicht auf die in der Gegenwart vorhandene Beziehungen, schließt vielmehr frühe Beziehungserfahrungen
ein. Sie sind das Fundament, auf dem alles Spätere ruht. So antwortete die 70-jährige Schriftstellerin Sarah Kirsch auf die Frage »Was
heißt Alter für Sie?«, die Iris Radisch (2015, S. 119) an sie stellte:
»Innerlich bin ich noch immer die, die mit ihrer Mutter irgendwo
langgeht.« Und als der 80-jährige Tolstoi des Lebens bereits sehr
müde war (»dumpfer melancholischer Zustand«), erinnerte er sich
noch einmal an seine Kindheit und vertraute dem Tagebuch an:
»Klein sein und mich an die Mutter schmiegen […]. Ja, sie ist in meiner Vorstellung die höchste Verkörperung reiner Liebe, nicht kalter,
göttlicher, sondern warmer, menschlicher Mutterliebe« (Tolstoi, zit.
nach Rudolf, 2015, S. 239).

---

5   Zärtlichkeit ist nicht nur für Ältere wichtig. Laut einer für Bevölkerung der
    Bundesrepublik repräsentativen Studie, die 2013 durchgeführt wurde, geben
    41,4 Prozent der Befragten an, mit ihrem Partner eher »kuscheln, als mit ihm
    schlafen zu wollen. Dieser Wunsch ist bei Frauen (52,1 Prozent) stärker aus-
    geprägt als bei Männern (30,8 Prozent), ebenso bei Älteren (ab 60-Jährige:
    60,6 Prozent) als bei Jüngeren« (Eichenberg, Kopsa, Rusch u. Brähler, 2016,
    S. 419).
6   Mit zunehmendem Alter nimmt der Einfluss der Qualität der ehelichen Be-
    ziehung auf die Gesundheit der Ehepartner zu (Umberson, Williams, Powers,
    Liu u. Needham, 2006). So erhöht sich im Alter zum Beispiel die Wahr-
    scheinlichkeit kardiovaskulärer Erkrankung, wenn sich die Qualität der ehe-
    lichen Beziehung verschlechtert (Liu u. Waite, 2014).

Zufriedenheit im Alter hat also auch etwas mit positiven Erinnerungen an die Kindheit zu tun. Und Weisheit im Alter? Wenn es sie denn geben sollte, dann beruht sie auf der Fähigkeit infantile Allmachts- und Unsterblichkeitswünsche in Grenzen zu halten. Ein weiser Mann müsste demnach nicht mehr in einem Panzerkreuzer zum Brötchenholen durch die Innenstadt fahren und eine weise Frau könnte auf eine geliftete Gesichtsmaske verzichten. Und beide zusammen könnten auch noch 25.000 Euro sparen, die sie für eine Kreuzfahrt mit dem Luxusdampfer *Celebrity Millenium* in der *Concierge Class* ausgeben müssten, der die Lust (Luft) von Kanada über Alaska, Japan, China, Vietnam und Thailand bis nach Singapur mit Dieselabgasen verpestet.

Welcher Narr wollte heute noch an die »Grenzen des Wachstums« (Meadows, Meadows, Zahn u. Milling, 1972) und damit an die Kraft der Vernunft glauben? Viel realistischer ist doch diese Prognose: volle Kraft voraus – und ab mit der Titanic in die nächste Katastrophe. Man sollte die Hoffnung aber nicht ganz aufgeben. Schließlich kam kurz vor seinem Tod sogar einer der hartnäckigsten Narren noch zur Vernunft: Don Quijote, dieses »große Kind, dem die Phantasien seiner Ritterbücher zu Kopfe gestiegen sind« (Freud, 1905c, S. 264, Anm. 14). Cervantes hatte ein Einsehen mit dem alten Narren, der sein Leben im Kampf gegen Windmühlen vergeudete. In Kapitel 74 – »Wie Don Quijote krank wurde, sein Testament machte und starb« – gab er ihm Gelegenheit, sich von seinen Allmachtsfantasien zu befreien. Und so sagte Don Quijote auf dem Sterbebett zum großen Erstaunen seiner Nichte: »Mein Verstand ist jetzt wieder klar und hell, frei von allen umnebelnden Schatten der Unvernunft, mit welchen das beständige, das verwünschte Lesen der abscheulichen Ritterbücher meinen Geist umzogen hatte. Jetzt erkenne ich ihren Unsinn und ihren Trug, und ich fühle mich nur deshalb voll Leides, weil diese Erkenntnis meines Irrtums so spät gekommen ist, dass ich keine Zeit mehr habe, ihn einigermaßen wiedergutzumachen und andre Bücher zu lesen, um meine Seele zu erleuchten« (Cervantes, 1613/2000). Nachdem er all das gesagt hatte, fand die Seele des tapferen Ritters Ruhe – doch leider hat die Menschheit aus der Selbsterkenntnis, die er ihr hinterlassen hat, bis heute keinen vernünftigen Schluss gezogen.

Literatur

Academic. Universal-Lexikon (2012). Stichwort Biblisches Alter. Zugriff am 25.09.2016 unter http://universal_lexikon.deacademic.com/213916/Biblisches_Alter

Asendorpf, J. P. (2016). Bindung im Erwachsenenalter. In D. Frey, H.-W. Bierhoff (Hrsg.), Soziale Motive und soziale Einstellungen. Enzyklopädie der Psychologie. Serie Sozialpsychologie, Bd. 2 (S. 323–352). Göttingen: Hogrefe. Internet-Ausgabe (S. 1–48). Zugriff am 25.09.2016 unter https://www.yumpu.com/de/document/view/25569308/in-press-bindung-im-erwachsenenalter-in-d-frey-amp-h-institut-fur-

Blümner, B. (2014). Parcours d'amour. Trailer. Zugriff am 25.09.2016 unter https://www.youtube.com/watch?v=ZOJ4OBeCXiE

Böhm, K., Tesch-Römer, C., Ziese, T. (Hrsg.) (2009). Gesundheit und Krankheit im Alter. Beiträge zur Gesundheitsberichterstattung des Bundes. Gesundheit und Krankheit im Alter. Eine gemeinsame Veröffentlichung des Statistischen Bundesamtes, des Deutschen Zentrums für Altersfragen und des Robert Koch-Instituts. Berlin: Robert Koch-Institut. Internetausgabe. Zugriff am 25.09.2016 unter http://www.rki.de/DE/Content/Gesundheitsmonitoring/Gesundheitsberichterstattung/GBEDownloadsB/alter_gesundheit.pdf?__blob=publicationFile

Cervantes Saavedra, M. de (1613/2000). Der sinnreiche Junker Don Quijote von der Mancha. Düsseldorf: Winkler. Internetausgabe. Zugriff am 25.09.2016 unter http://gutenberg.spiegel.de/buch/der-sinnreiche-junker-don-quijote-von-der-mancha-zweites-buch-5695/75

Drimalla, E. (2015). Amor altert nicht. Paarbeziehung und Sexualität im Alter. Göttingen: Vandenhoeck & Ruprecht.

Eichenberg, C., Kopsa, I., Rusch, B.-D., Brähler, E. (2016). Sexualität als Thema in der Psychotherapie. Offen die Bedürfnisse reflektieren. Deutsches Ärzteblatt PP, 9, 418–420.

Freud, S. (1900a). Die Traumdeutung. G. W. Bd. II/III. Frankfurt a. M.: S. Fischer.

Freud, S. (1905c). Der Witz und seine Beziehung zum Unbewußten. G. W. Bd. VI. Frankfurt a. M.: S. Fischer.

Freud, S. (1905d). Drei Abhandlungen zur Sexualtheorie. G. W. Bd. V (S. 33–145). Frankfurt a. M.: S. Fischer.

Freud, S. (1910k). Über »wilde« Psychoanalyse. G. W. Bd. VIII (S. 117–125). Frankfurt a. M.: S. Fischer.

Freud, S. (1912d). Über die allgemeinste Erniedrigung des Liebeslebens. G. W. Bd. VIII (S. 78–91). Frankfurt a. M.: S. Fischer.

Freud, S. (1915b). Zeitgemäßes über Krieg und Tod. G. W. Bd. X (S. 324–355). Frankfurt a. M.: S. Fischer.

Freud, S. (1930a). Das Unbehagen in der Kultur. G. W. Bd. XIV (S. 419–506). Frankfurt a. M.: S. Fischer.

Freud, S. (1933a). Neue Folge der Vorlesungen zur Einführung in die Psycho-analyse. G. W. Bd. XV. Frankfurt a. M.: S. Fischer.

Freud, S. (1933b). Warum Krieg? G. W. Bd. XVI (S. 11–27). Frankfurt a. M.: S. Fischer.

Freud, S. (1940a). Abriß der Psychoanalyse. G. W. Bd. XVII (S. 63–138). Frank-furt a. M.: S. Fischer.

Freud, S. (1986). Briefe an Wilhelm Fließ 1887–1904. Frankfurt a. M.: Fischer.

GEO (2012). Geschenkte Jahre. Nie war das Alter jünger als heute. Ausgabe 12/2012.

Gilmore, D. D. (1991). Mythos Mann. Rollen, Rituale, Leitbilder. München: Arte-mis & Winkler.

Gloger-Tippelt, G. (Hrsg.) (2001). Bindung im Erwachsenenalter. Ein Handbuch für Forschung und Praxis. Bern: Huber.

Goethe, J. W. (1832). Faust. Der Tragödie zweiter Teil. Internetausgabe. Zugriff am 25.09.2016 unter https://de.wikisource.org/wiki/Faust_-_Der_Trag%C3 %B6die_zweiter_Teil

Hardt, J. (2009). Sex, Freud und Ironie – eine Fortsetzung, die auch für sich alleine gelesen werden kann. In B. Dulz, C. Benecke, H. Richter-Appelt (Hrsg.), Borderline-Störungen und Sexualität. Ätiologie – Störungsbild – Therapie (S. 3–17). Stuttgart: Schattauer.

Hartmann, U. (2009). Sigmund Freud and his impact on our understanding of male sexual dysfunction. The Journal of Sexual Medicine, 6, 2332–2339.

Heinroth, J. C. A. (1827). Psychologie als Selbsterkenntnislehre. Leipzig: Vogel. Internetausgabe. Zugriff am 09.05.2017 unter https://books.google.de/books?id=RApMAAAAcAAJ&printsec=frontcover&hl=de&source=gbs_ge_summary_r&cad=0#v=onepage&q&f=false.

Hemingway, E. (1936). On the blue water. A gulf stream letter. Esquire – The Magazine for Men, 5 (4), 31 ff.

Hemingway, E. (1952a). The old man and the sea. New York: Charles Scrib-ner's Sons.

Hemingway, E. (1952b). Der alte Mann und das Meer (autorisierte Übersetzung von A. Horschitz-Horst). Reinbek: Rowohlt.

Hemingway, E. (2012). Der alte Mann und das Meer. Neuübersetzung (Übers. Werner Schmitz). Reinbek: Rowohlt.

Lerner, G. (1991). Die Entstehung des Patriarchats. Frankfurt a. M.: Campus.

Lundt, B. (1995). Der Herrscher als Mönch. Idealbilder männlicher Sozialisa-tion im Wandel am Beispiel des »Dolopathos« und des »Volksbuches« von den sieben weisen Meistern. In T. Kornbichler, W. Maaz (Hrsg.), Variationen der Liebe. Historische Psychologie der Geschlechterbeziehung (S. 149–172). Tübingen: Edition Diskord.

Körber-Stiftung (Hrsg.) (2013). Alter neu erfinden. Ergebnisse der qualitati-ven Studie »Alter: Leben und Arbeit« und der Netzwerkkonferenz »Was die Deutschen wirklich über das Alter denken«. Zugriff am 01.07.2015 unter http://www.koerber-stiftung.de/demografischer-wandel/weitere-themen/

alter-neu-erfinden/print-medien-downloads/studie-alter-leben-und-arbeit-nextpractice.html

Liu, H., Waite, L. (2014). Bad marriage, broken heart? Age and gender differences in the link between marital quality and cardiovascular risks among older adults. Journal of Health and Social Behavior, 55 (4), 403–423.

Meadows, D. L., Meadows, D., Zahn, E., Milling, P. (1972). Die Grenzen des Wachstums. Bericht des Club of Rome zur Lage der Menschheit. Stuttgart: Deutsche Verlagsanstalt.

Meyer, V. (2001). Körperorientierte Psychotherapie und frühkindliche Basis sexuellen Erlebens. Psychotherapie im Dialog. Zeitschrift für Psychoanalyse, Systemische Therapie und Verhaltenstherapie, 2 (3), 277–283.

Mikulincer, M., Shaver, P. R. (2007). Attachment in adulthood: Structure, dynamics, and change. New York: Guilford Press.

Mühsam, E. (1914/2014). Das große Morden. In M. Liske, M. Präkels (Hrsg.), Das seid ihr Hunde wert! Ein Lesebuch (S. 159–163). Berlin: Verbrecher Verlag.

Nietzsche, F. (1883/1980). Also sprach Zarathustra. In G. Colli, M. Montinari (Hrsg.), Sämtliche Werke – Kritische Studienausgabe, Bd. 4. München: dtv.

Nitzschke, B. (1980). Männerängste, Männerwünsche. München: Matthes & Seitz.

Nitzschke, B. (1988). Sexualität und Männlichkeit. Zwischen Symbiosewunsch und Gewalt. Reinbek: Rowohlt.

Nitzschke, B. (1994). Penelope und Odysseus blieben Freunde oder: Was haben die Allmacht der Mütter und die Ohnmacht der Väter mit der Übermacht des »männlichen« Prinzips in der modernen Gesellschaft zu tun? In S. Zepf (Hrsg.), Abgründige Wahrheiten im Alltäglichen (S. 25–65). Göttingen: Vandenhoeck & Ruprecht.

Nitzschke, B. (1997). Die Wunsch-Angst-Frau. Über einige Ambivalenzen, die Männer in der Beziehung zu sexuell begehrten Frauen erleben. In G. Völger (Hrsg.), Sie und Er. Frauenmacht und Männerherrschaft im Kulturvergleich, Bd. 2 (S. 259–264). Köln: Rautenstrauch-Joest-Museum.

Nitzschke, B. (2017). Wir wollen alle in die Kindheit zurück, denn keiner will bis zum Tod voranschreiten. Über Liebessehnsüchte im Alter. In J. Küchenhoff, C. Pietzker (Hrsg.), Altern. Jahrbuch für Literatur und Psychoanalyse – Freiburger literaturpsychologische Gespräche, Bd. 36 (S. 33–50). Würzburg: Königshausen & Neumann.

Reich, W. (1932). Der Einbruch der Sexualmoral. Zur Geschichte der sexuellen Ökonomie. Berlin u. a.: Verlag für Sexualpolitik.

Schmidt, A. (1951). Brand's Haide. Hörspielfassung. Zugriff am 25.09.2016 unter http://cdn-storage.br.de/MUJIuUOVBwQIbtChb6OHu7ODifWH_-bG/_-iS/_ykg_ygd/f989b05c-89d6–4582-be9c-8248667426b8_3.mp3

Ovid. Metamorphosen Buch 8. Internetausgabe. Zugriff am 25.09.2016 unter http://www.gottwein.de/Lat/ov/met08de.php

Strüber, D., Roth, G. (2009). Liebe, Sexualität und Gehirn. In B. Dulz, C. Benecke,

H. Richter-Appelt (Hrsg.), Borderline-Störungen und Sexualität. Ätiologie – Störungsbild – Therapie (S. 31–41). Stuttgart: Schattauer.

Radisch, I. (2015). Die letzten Dinge. Lebensendgespräche. Reinbek: Rowohlt.

Rudolf, G. (2015). Wie Menschen sind. Eine Anthropologie aus psychotherapeutischer Sicht. Stuttgart: Schattauer.

Schiller, F. (1796). Würde der Frauen. Musen-Almanach für das Jahr 1796, S. 186–192. Internetausgabe. Zugriff am 25.09.2016 unter https://de.wikisource.org/wiki/W%C3%BCrde_der_Frauen

Reimers, T. (1994). Die Natur des Geschlechterverhältnisses. Biologische Grundlagen und soziale Folgen sexueller Unterschiede. Frankfurt a. M.: Campus.

Van Ussel, J. (1970). Sexualunterdrückung. Geschichte der Sexualfeindschaft. Reinbek: Rowohlt.

Umberson, D., Williams, K., Powers, D. A., Liu, H., Needham, B. (2006). You make me sick: marital quality and health over the life course. Journal of Health and Social Behavior, 47 (1), 1–16.

Universität Rostock (2015). Senioren ist Kuscheln wichtiger als Sex. Zugriff am 04.06.2017 unter https://www.med.uni-rostock.de/medien/pressemitteilungen/aktuelles/news/rostocker-forscher-belegen-senioren-ist-kuscheln-wichtiger-als-sex/

YouTube (2015a). Edeka-Werbespot. Zugriff am 25.09.2016 unter https://www.youtube.com/watch?v=V6–0kYhqoRo

YouTube (2015b). PornHub. Zugriff am 25.09.2016 unter https://www.youtube.com/watch?v=sZ-l-27O0AA

Wikipedia (o. J.). Der alte Mann und das Meer. Zugriff am 25.09.2016 unter https://de.wikipedia.org/wiki/Der_alte_Mann_und_das_Meer

Zimmer, D. E. (1979). Der alte Mann und das Meer. Die Zeit vom 20.04.1979. Zugriff am 25.09.2016 unter http://www.zeit.de/1979/17/der-alte-mann-und-das-meer

André Karger

Thanatos meets Eros – Männliche Sexualität bei Krebs

Vorbemerkungen

Eine geläufige und sich rasch aufdrängende Assoziation bei dem Thema *Sexualität bei Krebs* ist die des Verhältnisses zwischen Sexualität und Tod. Häufig wird eine Krebserkrankung mit der Angst vor Tod und Sterben in Verbindung gebracht. Dabei hat das Motiv von Eros (Sexualität/Liebe) und Thanatos (Tod) kulturgeschichtlich eine lange Tradition (Aries, 1980). Bei Sigmund Freud sind Lebenstrieb und Todestrieb komplementär miteinander verschränkt. Das Verhältnis von Lebens- und Todestrieb ist zentraler Bestandteil seiner letzten Theorierevision, der Todestriebtheorie, die die existenzielle Dimension des Menschen ausdeutet. Gustav Klimt, ein Zeitgenosse Sigmund Freuds, hat in seinem großartigen Gemälde »Tod und Leben« (1910, 1915) diese existenzielle Dimension bildhaft dargestellt. In der linken Bildhälfte ist der Tod als Sensenmann und in der rechten Bildhälfte das Leben als großfamiliale Abfolge von drei Generationen (Sexualität und Bindung!) auf einem schwarzen, flächigen Hintergrund darstellt, der beide trennt. Wird man mit der Polarität von Thanatos und Eros konfrontiert, werden sich die meisten von uns eher auf der Seite des Lebens aufhalten wollen, die im Gemälde von Klimt als generative Sexualität erscheint. Das Zentrum des Gemäldes aber wird bestimmt durch den trennenden Bereich zwischen Thanatos und Eros, der wie ein breiter, schwarzer Balken zwischen beiden liegt. Mich hat das zu der Frage gebracht, ob das Leben nicht vielmehr eigentlich durch diesen Zwischenraum (zwischen Eros und Thanatos) ermöglicht wird: der Lücke, der Leerstelle, dem Riss. Zumindest Freud in seiner Todestriebtheorie (Freud, 1920) und später Derrida mit seiner Theorie der Differenz (Derrida, 1989)

haben das so gedacht: Es ist der Tod, der das Leben aufschiebt und
ermöglicht und nur in diesem Zwischenraum gibt es Existenz. Die
subjektive Konfrontation mit dem Riss, der Leerstelle ist aber traumatisch (in einem strukturellen Sinn) und ereignet sich meist bei
der Todesannäherung im Fall einer lebensbedrohlichen Erkrankung.

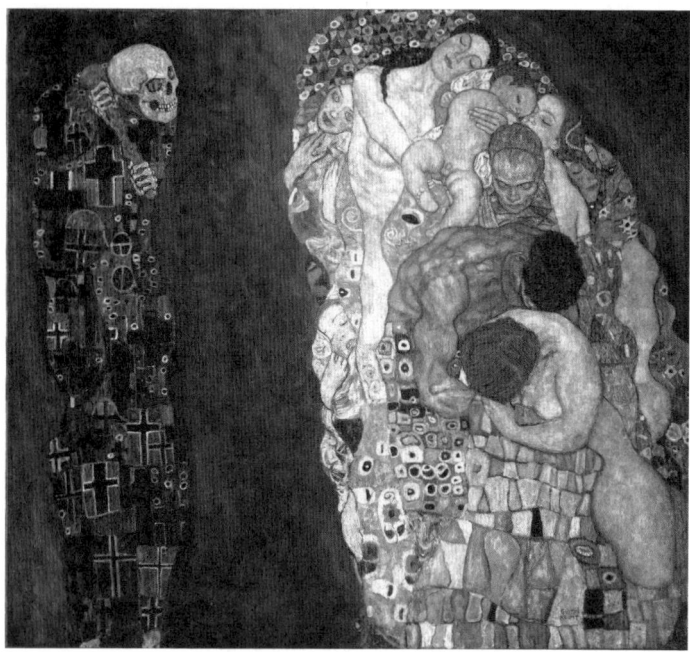

Abbildung 1: Gustav Klimt, Tod und Leben, vor 1911/akg-images/Erich Lessing

Was haben diese Überlegungen mit der Psychoonkologie zu tun
und der Frage nach dem konkreten Umgang von Männern mit
ihrer Sexualität, wenn sie an Krebs erkrankt sind oder waren? Da
ist zunächst die Herausforderung der Bewältigung einer konkreten
körperlichen Beeinträchtigung und Beschädigung der Sexualorgane
(durch die Erkrankung oder deren Therapie), vor die viele Männer
bei Krebs sich gestellt sehen. Die gesellschaftlich und kulturell tra-
dierte, idealisierte Männlichkeit (die sogenannte phallische Männlichkeit) ist dabei sicherlich eines der größeren Hindernisse in der
Bewältigung, da diese angesichts der narzisstischen Destabilisierung

durch die Krankheit vielen Männern in der Fantasie als verlorener und nun für immer unerreichbarer Paradieszustand einer erfüllten Sexualität erscheint. Neben der Auseinandersetzung mit den körperlichen Veränderungen steht das Erleben von und der Umgang mit unmittelbarer existenzieller Bedrohung und Todesangst. Ein Patient hat seine Reaktion auf die Mitteilung seiner Krebsdiagnose rückblickend so geschildert: »Mein Leben schnurrte plötzlich zusammen. Ich hatte das Gefühl: Mensch, du hast doch gar nicht lange gelebt und plötzlich fährt dein Leben gegen eine Wand« (Herr K., Interview, 2011). Für die notwendige Trauerarbeit und Anpassung an die eigene durch die Krankheit veränderte Körperlichkeit sowie für den Umgang mit der Todesangst ist es durchaus hilfreich, sich nicht allein auf der Seite von Eros, sondern eben gerade in dem Zwischenraum, an der Grenze zu Eros und zu Thanatos zu situieren. Das beschreibt zugleich ein grundlegendes Element psychoonkologischer Arbeit, Patienten zu helfen, sich mit der Sterblichkeit auseinanderzusetzen, um nicht an der Todesangst fast zu vergehen und zugleich den Blick auf das gelebte und zukünftige Leben zu bewahren und zu weiten.

Wie ist es um das sexuelle Verlangen und sexuelle Aktivitäten bei Männern (und Frauen) im Durchschnitt bestellt?

In einer aktuelleren Befragung einer repräsentativen Stichprobe (N = 2314) in Deutschland gaben Männer im Vergleich zu Frauen ein häufigeres und intensiveres sexuelles Verlangen an (Beutel, Stöbel-Richter, Daig u. Brähler, 2008). Allerdings war laut Selbsteinschätzung die sexuelle Aktivität bei Männern und Frauen gleich häufig. Bei beiden Geschlechtern nahm die sexuelle Aktivität mit zunehmendem Alter zwar ab, dies schien aber nicht unwesentlich mit dem faktischen Vorhandensein eines (Sexual-)Partners in Zusammenhang zu stehen. Bei Männern war das sexuelle Verlangen stärker von sozialen Faktoren, letztlich dem sozialen Status abhängig, der mit Arbeit und Einkommen verbunden ist. Bei einer Befragung einer repräsentativen Stichprobe von Männern in der Region Köln (N = 4489) zur sexuellen Zufriedenheit und sexuellen Funktionsstörungen waren je nach Altersgruppe zwischen 31,5 und 44 Prozent der

Befragten mit ihrem aktuellen Sexualleben unzufrieden; Erektionsstörungen wurden von im Durchschnitt 19,2 Prozent der Befragten
angegeben (Braun, Wolter, Klotz, Reifenrath u. Engelmann, 2003).
Die exemplarischen Ergebnisse dieser beiden Befragungen zeigen
vor allem zweierlei: Erstens lassen sich zuverlässige Angaben zur
sexuellen Zufriedenheit, Aktivität und Störung nur schwer gewinnen und sind stark von Art und Kontext der Befragung abhängig.
Zweitens ist erfüllende Sexualität auch für den *Durchschnittsmann*
eine fragile Angelegenheit, die bisweilen schwer zu erreichen ist.

Wie häufig sind Krebserkrankungen und wie beeinflussen diese die Sexualität?

Krebs ist eine häufige Erkrankung und zudem die zweithäufigste
Todesursache. Etwa 51 Prozent der Männer und 43 Prozent der
Frauen in Deutschland erkranken im Laufe ihres Lebens an Krebs
(Robert Koch-Institut, 2016). Bei Männern und Frauen entstehen
die bösartigen Tumore am häufigsten im Gewebe der Geschlechtsorgane: Prostatakrebs bei Männern und Brustkrebs bei Frauen.
Krebs wird heute – auch dank der modernen Therapiemöglichkei-
ten – im Wesentlichen als *chronische* Erkrankung verstanden. Beispielsweise leben zehn Jahre nach Diagnose eines Prostatakrebses
über 90 Prozent der Patienten. Aber auch wenn die Überlebenschan-
cen bei den beiden genannten häufigsten Krebsarten im Allgemeinen durchaus gut sind, bleiben für viele Patienten die Auseinandersetzung mit Progredienzangst (der Angst vor dem Wiederauftreten
des Krebses) und eine erhöhte Wahrnehmung der eigenen Sterblichkeit das Leben bestimmende Themen. Für die meisten Patienten geht eine Krebserkrankung und deren Behandlung mit zahlreichen psychosozialen Belastungen und anhaltenden körperlichen wie
psychischen Veränderungen einher (Leitlinienprogramm Onkologie,
2014). Einen Eindruck davon, wie gravierend diese Belastungen für
Patienten sind, geben die erhöhten Suizidraten von Männern nach
Diagnose eines Prostatakrebses. Bei einem Niedrig-Risiko-Prosta-
takrebs (mit an sich guter Prognose) ist das Risiko für Männer, sich
selbst zu töten, in den ersten Monaten nach Diagnosestellung sechs-
fach erhöht. Sind Metastasen (Absiedlungen des Krebses in anderen

Bereichen des Körpers) vorhanden, bleibt das Risiko, sich zu suizi-
dieren, auch über mehrere Jahre nahezu doppelt so hoch (Carlsson
et al., 2013). Aber nicht nur die Patienten, auch deren Partner und
Angehörige sind belastet. *Geteiltes Leid ist zwar halbes Leid* für den
Erkrankten, bedeutet oft jedoch für den gesunden Angehörigen eine
massive psychische Mitbelastung (Hawkins et al., 2009).

Ich möchte die Angaben aus Statistiken und der Literatur, die ja
oft nur einen allgemeinen Eindruck vermitteln, ergänzen durch die
Schilderung eines Patienten, der an Prostatakrebs erkrankt ist und
über die Folgen seiner aktuellen Behandlung (einer Antihormontherapie) spricht.

Fallbeispiel: Auszug aus einem Beratungsgespräch (Teil 1)

Therapeut: Die Beschwerden, die Sie im Zusammenhang der Hormon-
blockadetherapie genannt haben, sind Stimmungsschwankungen,
Müdigkeit, Antriebsarmut und Störung Ihrer Sexualität. Gibt es noch
andere Beschwerden?

Patient: Ja, jüngst wurde festgestellt, dass meine Brustdrüsen
gewachsen sind. Das war auch ein Schlag für mich. Ich wusste von
Anfang an, dass das passieren kann, dachte aber, das passiert dir nicht.
Man kann die Brust bestrahlen, dann wäre da keine Aktivität mehr. Ich
habe es aber zu lange herausgezögert, bis ich nachts Brustschmerzen
bekommen habe. Danach kamen Hitzewallungen. An manchen Tagen
meinte ich, ich hätte 24 Stunden lang Hitzewallungen. Diese Hormontherapie hat mir dann alle sexuellen Möglichkeiten, wie den trockenen
Orgasmus, genommen, die mir bis dahin noch blieben. Die Erektion
war vorher schon weg. Damit kam ich einigermaßen zurecht. Aber
jetzt funktioniert nichts mehr, auch nicht mehr mit viel gutem Willen.
Obwohl meine Frau Geduld mit mir hat, breche ich ab. […] Lieber Gott,
nimm mir das Wollen, wenn du mir schon das Können genommen hast.

Auch wenn die gerade erwähnte Antihormontherapie bei Prostatakrebs zu den Behandlungen zählt, die die Sexualität und körperliche Vorgänge besonders ausgeprägt negativ beeinflussen, kommen
Veränderungen der männlichen Sexualität bei vielen Krebserkrankungen vor. Zu den häufigsten Beeinträchtigungen zählen auf der
körperlichen Ebene Erektions- und Ejakulationsstörungen, Harn-

inkontinenz, Schmerzen, chronische Müdigkeit und auf der psychischen Ebene Lustlosigkeit, Veränderungen des Körperbildes, sexuelle Identitätsprobleme und männlicher Rollenverunsicherung mit der Folge einer stark beeinträchtigten Sexualität und Intimität in der Partnerschaft (vgl. beispielsweise Krebsinformationsdienst, Deutsches Krebsforschungszentrum, 2014; Knight u. Latini, 2009; Letts, Tamlyn u. Byers, 2010; Mercadante, Vitrano u. Catania, 2010). Nach der erfolgreichen Therapie eines Prostatakrebses klagen Männer und deren Frauen häufig über ein mangelndes sexuelles Selbstvertrauen sowie den Verlust sexueller Intimität in der Partnerschaft (Beck, Robinson u. Carlson, 2009).

Wie verändern sich sexuelle Aktivitäten aus Sicht der Männer und Frauen, die an Krebs erkrankt waren, im Vergleich der Zeit vor und nach der Erkrankung? Männer und Frauen berichten über einer Abnahme von Küssen, Petting, Masturbation, Oralsex und Geschlechtsverkehr nach der Erkrankung. Nur bei den Männern im Vergleich zu Frauen nimmt der Gebrauch von sexuellen Hilfsmitteln nach der Erkrankung zu (Ussher, Perz u. Gilbert, 2015). Das hat damit zu tun, dass im Erleben der Männer der Verlust der vollen Erektionsfähigkeit (erektile Dysfunktion) sehr im Vordergrund steht und diese zunächst versuchen, mit Hilfsmitteln (Medikamente, Penispumpe etc.) etwas daran zu verändern. Die meisten Männer bzw. Paare geben dann aber diese Versuche nach einigen Monaten wieder auf, weil sie die Hilfsmittel als unnatürlich und letztlich beschämend erleben (Matthew et al., 2005; Neese, Schover, Klein, Zippe u. Kupelian, 2003).

In der gleichen Untersuchung wurden die Patienten nach den Ursachen für ihre verminderte Sexualität befragt. Hier gaben Männer wie Frauen am häufigsten somatische Ursachen an: bei Frauen war es die Beeinträchtigung der vaginalen Funktion (Scheidentrockenheit, Schmerzen beim Geschlechtsverkehr etc.) und bei Männern war es das Problem fehlender oder unvollständiger Erektion. Als zweithäufigster Grund wurde von Männern das normale Altern genannt. Dabei verstanden Männer die verminderte Sexualität als natürliche Folge des Alterungsprozesses (weniger ihrer Krebserkrankung). Dritthäufigster Grund waren die Folgen der Krebstherapie: Nebenwirkungen von Bestrahlung oder Chemo- bzw. Hormontherapie.

Zusammengefasst spielen für Männer eher somatische oder externe Ursachen und für Frauen eher psychische Ursachen (verminderte Attraktivität, Müdigkeit, emotionale Probleme etc.) eine Rolle.

Bedeutung der Patienten-Arzt-Kommunikation

Was tun Männer in einer solchen Situation? Wie bereits erwähnt, versuchen die meisten Männer zunächst den Gebrauch von sexuellen Hilfsmitteln (Neese et al., 2003). Das scheint eben eine typisch männliche Lösungsstrategie zu sein, für Probleme, die letztlich das eigene Körperselbst und die Emotionalität betreffen, zunächst eine mechanische Lösung anzustreben. Aber wie heißt es doch in einer australischen Kampagne gegen Männer-Depression sinngemäß: »There are some problems you can't fix with ducktape« (vgl. mantherapy.org).

Männer suchen sich bei Problemen mit ihrer Sexualität durchaus professionelle Hilfe. Nur gehen sie nicht ganz so schnell und häufig wie Frauen zu einem Psychotherapeuten, sondern zunächst zu einem Urologen oder Hausarzt und erwarten dort professionellen Rat. Welche Unterstützung erwartet dort den Mann? Vergleicht man einmal die Inanspruchnahme psychoonkologischer Hilfen von Männern mit Prostatakrebs in einem von der Deutschen Krebsgesellschaft (DKG) zertifizierten Prostatazentrum mit der Inanspruchnahme von Frauen mit Brustkrebs in einem DKG-zertifizierten Brustzentrum, dann gilt dies für ca. 65 Prozent der Frauen, aber nur für 15 Prozent der Männer (vgl. Jahresberichte der Deutschen Krebsgesellschaft). Dieser Unterschied kommt trotz annähernd gleicher Angebotsstrukturen zustande, ist mithin bedingt durch das unterschiedliche Inanspruchnahme-Verhalten von Männern und Frauen und die Vermittlung des Angebots durch die Heilberufler. Männer ziehen bei Krebs zusätzliche psychotherapeutische Unterstützung in der Bewältigung der Erkrankung weniger in Betracht als Frauen.

Es wurde bereits deutlich, dass für Männer dagegen die somatischtätigen Ärzte die wichtigsten Ansprechpartner sind. Diesen kommt demnach in der Beratung und Behandlung bei sexuellen Problemen der Männer mit Prostatakrebs eine besondere Bedeutung, eine Schlüsselstellung zu. Wie sprechen also Ärztinnen und Ärzte

mit ihren Krebspatienten über Sexualität, und was wünschen sich
Patientinnen und Patienten diesbezüglich von ihren Ärzten? Es han-
delt sich um ein typisch ungünstiges Passungsverhältnis. Viele Ärzte
sehen ihre Rolle in erster Linie darin, das Überleben des Patienten
und eine effektive Therapie der Krebserkrankung sicherzustellen.
Andere Aspekte, wie der der Lebensqualität (zu der die Sexualität
entscheidend beiträgt), haben demgegenüber eine nachgeordnete
Bedeutung bzw. fallen nicht in die ärztliche Zuständigkeit (Gott,
Galena, Hinchliff u. Elford, 2004). Während die Ärzte das Thema der
Sexualität eher meiden und erwarten, dass ihre Patienten es ansprechen, haben für Patienten Sexualität und Intimität und deren Veränderung durch eine Krebserkrankung eine hohe Bedeutung. Patienten
wünschen sich ihre Ärzte als aktive (!) Gesprächspartner (Hordern
u. Street, 2007; Flynn et al., 2012).

In einer eigenen Untersuchung wurden 207 Ärztinnen und Ärzte,
die an fünf Onkologischen Zentren im Rheinland tätig sind, befragt
zur Wichtigkeit von klinischen Themen bzw. Situationen, die in
Kommunikationstrainings geübt werden sollten. Am wichtigsten
waren das Überbringen einer schwierigen Nachricht und Gespräche über Tod und Sterben. Am wenigsten bedeutsam war es für die
Ärzte, Gespräche über Sexualität zu trainieren (Karger et al., 2016).
Es geht nicht darum, das eine Thema gegen das andere aufzuwiegen,
sondern darum zu zeigen, dass Ärzte im Allgemeinen Sexualität für
keinen sonderlich wichtigen Aspekt der Lebensqualität ihrer Patienten halten bzw. sich nicht dafür zuständig erachten. Sexualität wird
bei Gesprächen zur Behandlungsplanung und Entscheidungsfin-
dung, bei Visiten oder in der Nachsorge selten thematisiert (O'Brien
et al., 2011). Dabei gibt es inzwischen durchaus Empfehlungen und
Richtlinien für Ärztinnen und Ärzte für die Kommunikation über
Sexualität (vgl. beispielsweise Althof u. Parish, 2013).

Männliche Sexualitätsnormen

Ich möchte noch einmal Herrn S. zu Wort kommen lassen. Er spricht
über die Sexualität in seiner Partnerschaft, seitdem er die Antihormontherapie bekommt:

Fallbeispiel: Auszug aus einem Beratungsgespräch (Teil 2)

Therapeut: Wie viele sexuelle Kontakte gab es zwischen Ihnen und Ihrer Frau? Sie sprachen von zwei Versuchen in einem Jahr?

Patient: Genau, es blieben auch Versuche. Und das ist auch eine schmerzliche Erfahrung. Ich fühle mich dann einfach schlecht. Ich will meiner Frau nichts Böses, aber sage dann: ›Hör auf. Das hat keinen Sinn.‹ Sie fragt sich dann: ›Liegt es an mir? Mache ich was falsch?‹ Dann sage ich: ›Nein, du machst nichts falsch. Das liegt nur an mir.‹ Dann diskutiert man plötzlich darüber. Aber das möchte ich auch nicht. Ich offenbare mich dann immer schon. Ich liege dann praktisch da, wie ein Huhn auf der Schlachtbank. Das ist schon komisch. […] Ich versuche mir immer wieder das einzureden und mich anders aufzustellen: Sex ist nicht alles. Es gibt andere Sachen, die einem eine Partnerschaft geben kann. Man wächst zusammen. Liebe, Vertrauen. Sich alles erzählen können. Kuscheln. Das ist für mich ganz wichtig geworden: der Austausch von Zärtlichkeiten. Einfach auf der Couch liegen, sich im Arm halten. Das ist für mich wichtiger als vorher und das gibt mir auch was. Mehr Geborgenheit. Das ist so eine Art Ersatz vielleicht. Der reine Sex, wobei der fehlt, da versuche ich diese Situation in der Partnerschaft nicht mehr aufkommen zu lassen. Ich versuche dann abzulenken. Wenn meine Frau sagt: ›Ich gehe schon mal hoch. Kommst du auch gleich?‹ Dann ruft sie dreimal nach mir und ich weiß, dass ich dann erst mal noch den Film zu Ende gucke und zwei Stunden später ist sie eingeschlafen. Ich will das nicht mehr. Das ist für mich Druck, der sich in mir aufbaut. Klappt es oder klappt es nicht? Meistens klappt es nicht und ich möchte das nicht mehr. Ich möchte davor Ruhe haben. Ich will abwarten, bis nach der Antihormontherapie, ob sich da ein bisschen was verbessert.

Der Patient spricht von seinem Druck, den er sich macht, bei der Vorstellung, dass er koitalen Sex mit seiner Frau hat: »Klappt es oder klappt es nicht?«

Das, was vielen Männern Druck macht und in vielerlei Hinsicht schädlich ist, vor allem dann, wenn Männer dieser Norm aus körperlichen oder psychischen Gründen nicht entsprechen können, sind die Geschlechter- und Sexualitätsnormen, die mit *maskuliner* Sexualität verbunden sind (Chapple u. Ziebland, 2002). »Er ist einen halben Meter lang, hart wie Stahl und macht die ganze Nacht nicht schlapp« (Zilbergeld, 1983, S. 16). Das traditionelle maskuline Sexrollen-Skript sieht vor, dass der Mann beim Sex aktiv und gebend und von großer Ausdauer und Kraft ist. Die phallische Sexualität ist dabei orientiert auf das Ziel, einen gemeinsamen Orgasmus zu erreichen. Die Befriedigung des Mannes (im Gegensatz zur Frau) ist dabei einfach. Dabei ist sicher nicht das Skript an sich problematisch, es kann auch durchaus lustvoll gelebt werden. Das Problematische liegt in seiner Rigidität, die keine anderen Varianten und Möglichkeiten von Sexualität zulässt bzw. diese als minderwertige Formen erscheinen lässt. »Fast alle Männer halten die Erektion für den Hauptdarsteller des sexuellen Schauspiels, und wir alle wissen, was aus einer Aufführung wird, wenn der Star nicht erscheint. Die Aufführung fällt aus oder, um ein bisschen genauer zu sein, das geprobte Stück wird durch ein improvisiertes Trauerspiel ersetzt, das voller Klagen und Selbstvorwürfe ist und gewöhnlich damit endet, dass sich alle Beteiligten elend fühlen« (Zilbergeld, 1983, S. 36).

Es konnte inzwischen empirisch gezeigt werden, dass eine sehr rigide Vorstellung von männlicher Sexualität (zentriert um das phallische Primat) bei Männern mit Prostatakrebs zu vermehrter Inkontinenz, Schmerzen und erektiler Dysfunktion führen (Hoyt, Stanton, Irwin u. Thomas, 2013). Männer mit Prostatakrebs, die sich besonders in ihrer Männlichkeit durch die Erkrankung bedroht sehen, entwickeln mehr Nebenwirkungen während der Therapie. Ferner erschwert ein rigides sexuelles Selbstschema die Bewältigung und Anpassung an Veränderungen, die mit einer Prostatakrebserkrankung einhergehen (Hoyt u. Carpenter, 2015). Männer mit rigiden Sexualitätsnormen sind vulnerabler für die psychischen Auswirkungen einer verminderten Sexualität bei Prostatakrebs und haben ein höheres Risiko für Depressivität (Burns u. Mahalik, 2007; Sharpley, Bitsika u. Denham, 2014).

Was kann man(n) tun?

Die gute Nachricht ist, dass es vielen Männern mit der Zeit gelingt, sich an die körperlichen und psychischen Veränderungen anzupassen. Der eine Teil dieses Anpassungsprozesses ist das ausreichende Betrauern der Veränderungen – ein durchaus emotional anstrengender Prozess, der die eigenen Grenzen und Möglichkeiten neu verorten hilft.

»Wie allen anderen Dingen, so sind auch der Sexualität in dem, was sie sein und bewirken kann, Grenzen gesetzt. Das Geheimnis liegt jedoch nicht in dem Versuch, ihren Ertrag durch mehr Partnerinnen und mehr Hilfsmittel zu steigern, sondern darin, die sexuellen Aktivitäten zu genießen und voll auszuschöpfen, die zu ihnen, ihrem Körper, ihrer Persönlichkeit passen« (Zilbergeld, 1983, S. 46). Der andere Teil des Anpassungsprozesses liegt somit darin, Neues zu finden und dabei auch andere – polymorphe – Formen der Sexualität (jenseits der phallischen Sexualität) entdecken zu lernen: »Finde die Sexualität, die zu deinem veränderten Körper passt, und setze dich mit deinen Vorstellungen, die du von deiner Sexualität hast, auseinander« (vgl. auch Ussher, Perz, Gilbert, Wong u. Hobbs, 2013). Bewältigungsprozesse gelingen in der Regel leichter, wenn diese in Beziehungen geschehen: Das kann eine Paar-, eine Freundschafts-, aber auch eine therapeutische Beziehung sein. Männer tun sich hier schwer, über ihre sexuellen Bedürfnisse und emotionalen Lagen zu sprechen (Boehmer u. Clark, 2001): Aber eine offene (emotionsfokussierte) Kommunikation ist oft notwendig (Gilbert, Ussher u. Perz, 2010). Daher gebührt auch den (mutigen) Männern, die für diesen Beitrag offen über ihre Krankheitserfahrungen gesprochen haben, ein besonderer Dank.

Sich helfen lassen (Beratung und Psychotherapie) kann wichtiger Beschleuniger für Veränderungen und Bewältigungsprozesse sein. Auch hier haben Männer so ihre Schwierigkeiten, dies für sich aktiv einzufordern. Dabei ist es gut zu wissen, dass Psychotherapie im Allgemeinen ein hochwirksames Behandlungsverfahren ist (Lambert, 2013). Es gibt eine Reihe psychosozialer Interventionen (die u. a. sexuelle Probleme mitberücksichtigen) für Männer mit Prostatakrebs und deren Partner. Allerdings steht der wissenschaftliche Nachweis der Wirksamkeit solcher Interventionen noch aus (Chambers, Pinnock, Lepore, Hughes u. O'Connell, 2011).

Literatur

Althof, S. E., Parish, S. J. (2013). Clinical interviewing techniques and sexuality questionnaires for male and female cancer patients. The Journal of Sexual Medicine, 10 (S1), 35–42.

Ariès, P. (1980). Geschichte des Todes. München: Hanser.

Beck, A. M., Robinson, J. W., Carlson, L. E. (2009). Sexual intimacy in heterosexual couples after prostate cancer treatment: What we know and what we still need to learn. Urologic Oncology, 27, 137–143.

Ben Charif, A., Bouhnik, A.-D., Courbiere, B., Rey, D., Préau, M., Bendiane, M.-K., Peretti-Watel, P., Mancini, J. (2016). Patient discussion about sexual health with health care providers after cancer – A national survey. Journal of Sexual Medicine, 13 (11), 1686–1694.

Beutel, M., Stöbel-Richter, Y., Daig, I., Brähler, E. (2008). Sexuelles Verlangen und sexuelle Aktivität von Männern und Frauen über die Lebensspanne – Ergebnisse einer repräsentativen deutschen Bevölkerungsumfrage. Journal für Reproduktionsmedizin und Endokrinologie, 5 (4), 203–211.

Boehmer, U., Clark, J. A. (2001). Communication about prostate cancer between men and their wives. Journal of Family Practice, 50 (3), 226–226.

Braun, M., Wolter, S., Klotz, T., Reifenrath, B., Engelmann, U. (2003). Erforschung der Epidemiologie von männlichen Sexualstörungen in Deutschland. Eine Literaturübersicht sowie Darstellung der »Kölner 8000er-Umfrage«. Reproduktionsmedizin, 19 (1), 55–63.

Burns, S. M., Mahalik, J. R. (2007). Understanding how masculine gender scripts may contribute to mens adjustment following treatment for prostate cancer. American Journal of Men's Health, 1, 250–261.

Carlsson, S., Sandin, F., Fall, K., Lambe, M., Adolfsson, J., Stattin, P., Bill-Axelson, A. (2013). Risk of suicide in men with low-risk prostate cancer. European Journal of Cancer, 49 (7), 1588–1599.

Chambers, S. K., Pinnock, C., Lepore, S. J., Hughes, S., O'Connell, D. L. (2011). A systematic review of psychosocial interventions for men with prostate cancer and their partners. Patient Education and Counseling, 85 (2), e75–e88.

Chapple, A., Ziebland, S. (2002). Prostate cancer: embodied experience and perceptions of masculinity. Sociology of Health & Illness, 24 (6), 820–841.

Derrida, J. (1989). Die Schrift und die Differenz. Frankfurt a. M.: Suhrkamp.

Jahresberichte der Deutschen Krebsgesellschaft (o. J.). Zugriff am 10.04.2017 unter https://www.krebsgesellschaft.de/jahresberichte.html

Flynn, K. E., Reese, J. B., Jeffery, D. D., Abernethy, A. P., Lin, L., Shelby, R. A., Porter L. S., Dombeck, C. B., Weinfurt, K. P. (2012). Patient experiences with communication about sex during and after treatment for cancer. Psycho-Oncology, 21 (6), 594–601.

Freud, S. (1920). Jenseits des Lustprinzips. G. W. Bd. XIII. Frankfurt a. M.: S. Fischer.

Gilbert, E., Ussher, J. M., Perz, J. (2010). Renegotiating sexuality and intimacy in the context of cancer: the experiences of carers. Archives of Sexual Behavior, 39 (4), 998–1009.

Gott, M., Galena, E., Hinchliff, S., Elford, H. (2004). »Opening a can of worms«: GP and practice nurse barriers to talking about sexual health in primary care. Family Practice, 21, 528–536.

Hawkins, Y., Ussher, J., Gilbert, E., Perz, J., Sandoval, M., Sundquist, K. (2009). Changes in sexuality and intimacy after the diagnosis and treatment of cancer: The experience of partners in a sexual relationship with a person with cancer. Cancer Nursing, 32 (4), 271–280.

Hordern, A. J., Street, A. F. (2007). Constructions of sexuality and intimacy after cancer: Patient and health professional perspectives. Social Science & Medicine, 64 (8), 1704–1718.

Hoyt, M. A., Carpenter, K. M. (2015). Sexual self-schema and depressive symptoms after prostate cancer. Psycho-Oncology, 24 (4), 395–401.

Hoyt, M. A., Stanton, A. L., Irwin, M. R., Thomas, K. S. (2013). Cancer-related masculine threat, emotional approach coping, and physical functioning following treatment for prostate cancer. Health Psychology, 32 (1), 66–74.

Karger, A., Geiser F., Sonntag, B., Vitinius, F., Schultheis, U., Petermann-Meyer, A. (2016). Needs assessment for implementing a communication skills training at five university clinics in Germany. Psycho-Oncology, 25 (S 3; Special Issue: Abstracts of the 2016 World Congress of Psycho-oncology), 190.

Klimt, G. (1910/1915). Tod und Leben. Ölgemälde. Leopold Museum, Wien. Zugriff am 10.04.2017 unter http://www.leopoldmuseum.org/de/sammlung-leopold/hauptwerke/22

Knight, S. J., Latini, M. D. (2009). Sexual side effects and prostate cancer treatment decisions. Cancer Journal, 15 (1), 41–44.

Krebsinformationsdienst, Deutsches Krebsforschungszentrum (Hrsg.) (2014). Männliche Sexualität und Krebs. Ein Ratgeber für Patienten und ihre Partnerinnen. Heidelberg: Krebsinformationsdienst & Deutsches Krebsforschungszentrum.

Lambert, M. J. (2013). The efficacy and effectiveness of psychotherapy. In M. J. Lambert (Ed.), Bergin and Garfield's handbook of psychotherapy and behavior change (pp. 179–218; 6 t ed.). New York: Wiley & Sons.

Leitlinienprogramm Onkologie (Deutsche Krebsgesellschaft, Deutsche Krebshilfe, AWMF) (2014). S3-Leitlinie. Psychoonkologische Diagnostik, Beratung und Behandlung von erwachsenen Krebspatienten, Kurzversion 1.0, 2014, AWMF-Registernummer: 032/051OL. Zugriff am 10.04.2017 unter http://leitlinienprogramm-onkologie.de/Leitlinien.7.0.html

Letts, C., Tamlyn, K., Byers, E. S. (2010). Exploring the impact of prostate cancer on men's sexual well-being. Journal of Psychosocial Oncology, 28 (5), 490–510.

Mahogany, R. (o. J.). Mantherapy.org. Zugriff am 10.04.2017 unter https://www.mantherapy.org.au/

Matthew, A. G., Goldman, A., Trachtenberg, J., Robinson, J., Horsburgh, S., Currie, K., Ritvo, P. (2005). Sexual dysfunction after radical prostatectomy: prevalence, treatments, restricted use of treatments and distress. The Journal of Urology, 174 (6), 2105–2110.

Mercadante, S., Vitrano, V., Catania, V. (2010). Sexual issues in early and late stage cancer: a review. Supportive Care in Cancer, 18 (6), 659–665.

Neese, L. E., Schover, L. R., Klein, E. A., Zippe, C., Kupelian, P. A. (2003). Finding help for sexual problems after prostate cancer treatment: A phone survey of men's and women's perspectives. Psycho-Oncology, 12 (5), 463–473.

O'Brien, R., Rose, P., Campbell, C., Weller, D., Neal, R. D., Wilkinson, C., Watson, E. (2011). »I wish I'd told them«: A qualitative study examining the unmet psychosexual needs of prostate cancer patients during follow-up after treatment. Patient Education and Counseling, 84 (2), 200–207.

Robert Koch-Institut (Hrsg.) (2016). Bericht zum Krebsgeschehen in Deutschland. Berlin: Robert Koch-Institut.

Sharpley, C. F., Bitsika, V., Denham, J. W. (2014). Factors associated with feelings of loss of masculinity in men with prostate cancer in the RADAR trial. Psycho-Oncology, 23 (5), 524–530.

Ussher, J. M., Perz J., Gilbert E. (2015). Perceived causes and consequences of sexual changes after cancer for women and men: a mixed method study. BMC Cancer, 15, 268.

Ussher, J. M., Perz, J., Gilbert, E., Wong, W. T., Hobbs, K. (2013). Renegotiating sex and intimacy after cancer: resisting the coital imperative. Cancer Nursing, 36 (6), 454–462.

Zilbergeld, B. (1983 Männliche Sexualität. Was (nicht) alle schon immer über Männer wussten … Tübingen: DGVT.

Wolfgang Bühmann

Hoden- und Prostatakrebs –
sexuelle Ängste nach der Diagnose

Vorbemerkungen

Anhand zweier typischer urologischer Tumorentitäten in antipoden Lebensphasen kann exemplarisch dargestellt werden, wie sich eine krankheitsbedingte Veränderung körperlicher Integrität erheblich belastend auf die psychische Stabilität auswirkt.

Der Hodentumor trifft Männer zwischen etwa dem 16. und 40. Lebensjahr – in einem Lebensstadium also, in dem Mann mit ganz anderen Lebensplanungen beschäftigt ist als mit der Einbindung einer ernsthaften Krankheit in sein Leben: in der ersten Hälfte mit dem Ausleben sexueller Lust und Berufsausbildung, nennen wir sie einmal »promiskuitive Phase«, in der folgenden Zeit mit Familienplanung und Karrieregestaltung.

Durch Fortschritte in Diagnostik und Therapie können wir diese bis vor etwa 40 Jahren potenziell tödliche Krankheit inzwischen soweit kontrollieren, dass bei rechtzeitiger Diagnosestellung heute eine langfristige Überlebensrate in deutlich über 90 Prozent der Fälle möglich ist: Bei jährlich 4020 Neuerkrankungen versterben 179 (= 4 Prozent).

Neben der somatischen Krankheitslast stellen sich vor allem folgende Probleme: Die Krankheit tritt in einem sexuell hochaktiven Alter ein, je nach Beginn in der promiskuitiven Zeit oder in der Familienplanungsphase, und wird als eine akut lebensverändernde Situation empfunden. Psychosomatisch steht das Gefühl der Versehrtheit durch Eingriff in die körperliche Integrität im Vordergrund. Durch Internet-Selbstrecherche in Kombination mit Schilderungen von Bekannten über früher tödliche Verläufe von Männern mit Hodentumoren in deren Umfeld stellt sich häufig akut eine Todesangst ein – das ganze Leben steht plötzlich infrage.

Die notwendige klare Diagnoseeröffnung versetzt den jungen
Mann häufig in eine Schocksituation mit dem Gefühl psychischer
Lähmung – alle Pläne, alle Ziele frieren akut ein und stehen sämtlich
zur Disposition. Das lässt sich initial schwer vermeiden, da mit der
Diagnose eine rechtzeitige Aufklärung über eine potenziell lebensbegrenzende Erkrankung mit belastender Therapie inklusive Beratung zur Familienplanung geboten ist, um zeitnah die bestmögliche
Behandlung einleiten zu können und zuvor noch über die Möglichkeit einer Sperma-Kryokonservierung nachzudenken und zu entscheiden, um die Kinderwunsch-Option bei eventuell eintretenden
nachteiligen Behandlungsfolgen in Bezug auf die Fertilität offen-
halten zu können. Das führt zwangsläufig zu einer vertrauensbelas-
tenden und vertrauensbelasteten Arzt-Patient-Interaktion, die eine
zielführende somatische wie psychische Behandlung und Heilung
erschwert.

Besonders in der promiskuitiven Phase stellen sich häufig Fragen
ein, die den Mann in seinem Selbstbewusstsein zentral und tief greifend erschüttern: »Habe ich überhaupt noch eine Chance bei ihr, wenn
sie merkt, dass ich nicht komplett bin?«, »Wie erkläre ich das sofort
erkennbare körperliche Defizit, nur (noch) einen Hoden zu haben?«,
»Kann ich überhaupt noch?«, »Muss ich gleich wieder können?« Dieser häufige Bruch im sexuellen Selbstbewusstsein fordert die Behand-
ler zusätzlich, nicht nur somatisch, sondern mindestens genauso kom-
petent auch die verletzte Seele des Mannes zu therapieren.

Bei gleich hoher Belastung stellen sich in der Familienplanungsphase andere Fragen: »Bleibt sie bei mir, wenn ich nicht mehr kann?«,
»Kann ich überhaupt noch?«, »Was tue ich jetzt, um ihr beizubringen,
dass unser Kinderwunsch nicht mehr so ohne Weiteres erfüllbar ist?«

Folgende Behandlungen müssen dem Patienten nahegebracht
sowie ihm die nachteiligen Wirkungen exakt erklärt werden:

- initial operative Hodenentfernung,
- optional Spermakryokonservierung,
- Chemotherapie mit Übelkeit, Erbrechen, Alopezie, Fatigue, Polyneuropathie,
- alternativ Radiatio mit Müdigkeit, Schwäche,
- optional »wait and see« mit ständiger Angst und erhöhtem Metas-
  tasenrisiko (25 statt 15 Prozent).

Diese Kaskade so zu kommunizieren, dass der Betroffene zuhört und nicht sofort zusammenbricht, erfordert sorgfältiges Einfühlen in seine Seele unter Kenntnis und Berücksichtigung seiner individuellen Lebensumstände: Empathie gegen Angst ist gefragt.

Das Prostatakarzinom trifft Männer in der Regel jenseits der Phase der Familien- und Karriereplanung, eher schon im Stadium, in dem die Erhaltung der Lebensqualität und einer angemessenen Altersvorsorge oder -gestaltung im Fokus stehen: ab etwa dem 50. Lebensjahr mit einem Altersgipfel ab 65 Jahren. Jährlich erkranken in Deutschland etwa 68.000 Männer, 13.000 (= 20 Prozent) versterben.

Angesichts des Krankheitseintrittes in einen eher schon – insbesondere im sexuellen Bereich – sich im Rückbau befindlichen Körper und in einer Phase überwiegend monogamer Beziehungen ergeben sich neben gleichlautenden auch andere Probleme: »Darf ich auch nicht mehr wollen?«, »Jetzt habe ich endlich einen Grund, nicht mehr zu müssen …« Aber auch die Angst vor dem Lebensende kommt hoch: »Wie lange habe ich noch, Herr Doktor?« Es entsteht ein Gefühl der Versehrtheit durch den Eingriff in die körperliche Integrität, besonders in den Bereichen der Harnkontinenz und der Potenz.

Therapie

Die Aufklärung der Vor- und Nachteile der Behandlungsoptionen umfasst:
-   initial operative Prostataentfernung oder Strahlentherapie (30–70 Prozent Erektionsverlust, 10 Prozent Harninkontinenz),
-   optional sekundär Hormontherapie mit Hitzewallungen, Libidoverlust, Gynäkomastie, Bauchfettzunahme, Depressionen und/oder Chemotherapie mit Übelkeit, Erbrechen, Alopezie, Fatigue, Polyneuropathie.

Im Unterschied zum jungen Hodentumorpatienten sind hier eher egozentrierte Befürchtungen zu erwarten: »Wie ist das mit dem Urinhalten? Es wäre ganz schrecklich für mich, wenn das nicht mehr geht.« Mit gleicher Sorgfalt wie beim Hodentumorpatienten ist Einfühlungsvermögen gefragt: Die Aufgabe besteht darin, den Mann individuell zu beraten und ihm die Furcht vor Nebenwirkungen und nachteiligen Behandlungsfolgen zu nehmen. Das Prostatakarzinom ist zu einer Krankheit geworden, die den Mann unter Erhaltung einer durchaus angemessenen Lebensqualität viel häufiger als früher bis zu einem natürlichen Lebensende begleiten kann.

Somit ist bei dieser Krankheit unsere ärztliche Empathie eher angesichts von Furcht gefragt, nicht so sehr angesichts unmittelbarer Todesangst, die den jungen Mann mit einem Hodentumor befällt.

Sexualität

Beide Entitäten beeinflussen das Sexualleben der Betroffenen – in allerdings unterschiedlicher Weise. Sowohl die Hodentumor- wie die Prostatakarzinom-Patienten beschäftigt vor allem die Frage, wie sich Krankheit und Behandlung auf ihre Lust und Erektionsfähigkeit auswirken.

Bei der Kommunikation diesbezüglich ist es hilfreich zu erwähnen, dass selbst ein 18-Jähriger, sexuell hochaktiver Mann die wenigste Zeit seines Lebens mit dem Geschlechtsverkehr verbringt und – dass eine Frau zum Orgasmus keinen Penis benötigt. Damit kann die Gesprächstherapie darüber beginnen, wie man als Betroffener auch mit möglicherweise eingeschränkter Sexualfunktion seinem Leben – einschließlich einer Partnerschaft – Sinn und Qualität verleihen kann.

Gestützt wird diese Beratung durch Information über die krankheitsunabhängig natürlicherweise bei fast allen Männern altersabhängig eintretende erektile Dysfunktion. Dazu dient die größte diesbezügliche Studie aus Köln (siehe Abbildung 1):

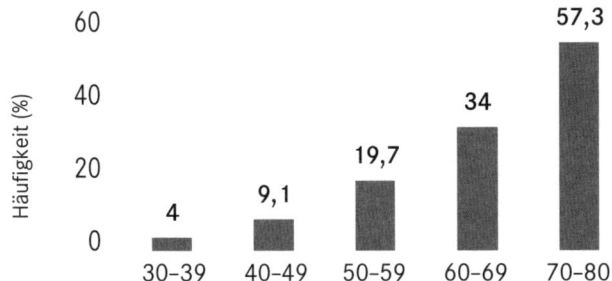

Abbildung 1: Häufigkeit der erektilen Dysfunktion (Quelle: Braun, Wolter, Klotz, Reifenrath u. Engelmann, 2003, Publikation der *Kölner Studie*).

Ausgehend von in diesem Bereich aufgrund einer Befragung zu erwartenden erheblichen Bias – welcher Mann gibt auf der Straße schon zu, Potenzstörungen zu haben? – trifft es somit situativ und altersabhängig praktisch alle Männer, sich mit einer reduzierten Potenz arrangieren zu müssen. Also sind Hodentumor- und Prostatakarzinom-Patienten nicht aufgrund ihrer Erkrankung sexuelle Einzelschicksale.

Behandlungsoptionen sind in diesem Bereich neben der eminent wichtigen Gesprächstherapie die medikamentöse Hilfe mit PDE-5-Hemmern, intraurethrale Instillation oder intracavernöse Injektionen vasoaktiver Substanzen, die Vakuum-Erektionshilfe und als Ultima Ratio die Implantation einer Schwellkörperprothese, sodass das Sexualleben mit der Tumorerkrankung nicht schicksalhaft enden muss.

Schlussbemerkungen

Jeder Tumorkranke braucht kompetente psychoonkologische Begleitung, um neben der bestmöglichen somatischen Behandlung die erheblich eingeschränkte seelische Stabilität maximal möglich wiederherzustellen:

– Sie werden gesund und wieder sexuell aktiv – auf einem neuen Boden: bewusster und reifer.
– Ihr Leben wird nicht kürzer oder schlechter – auch mit weniger Sex; das Leben bietet Alternativen, so wie bei vielen anderen ohne diese Erkrankung.
– Für ein befriedigendes Sexualleben ist viel weniger die körperliche Integrität als die psychische Stabilität relevant – mit nur geringen Altersdifferenzen.

Sowohl der Hodentumor als auch das Prostatakarzinom stellen heute überwiegend eine *chronische* und weder eine lebensbegrenzende noch stark lebenseinschränkende Krankheit dar, die durch Akzeptanz in ein zunehmend normales Leben integrierbar ist. Wer das bewirkt, ist letztlich nur eine Frage der Kompetenz und Verfügbarkeit: Erste Wahl sind Psychoonkologen, die leider so stark unterrepräsentiert sind, dass die Urologen entweder durch Eigenqualifikation oder in Kooperation mit der Psychoonkologie gefordert sind,

wenn keine adäquate Spezialistenversorgung verfügbar ist: Die/der
Beste oder die/der am wenigsten Schlechte soll es leisten!

Literatur

Braun, M., Wolter, S., Klotz, T., Reifenrath, B., Engelmann, U. (2003). Erfor-
schung der Epidemiologie von männlichen Sexualstörungen in Deutschland.
Eine Literaturübersicht sowie Darstellung der »Kölner 8000er-Umfrage«.
Reproduktionsmedizin, 19 (1), 55–63.

Matthias Franz

Genitalbeschneidung – Patriarchalische Loyalität statt Bindung

Der Konflikt um die Jungenbeschneidung ist erstarrt in einem Minenfeld aus Desinteresse, aggressiver Ignoranz, patriarchalischer Loyalität, klerikalen Machtansprüchen, soziokulturellem Gruppenzwang, Kastrationsangst, historischer Schuld und politischer Korrektheit – mit dem Ergebnis fast völliger Denk- und Diskussionsunfähigkeit. Politik und Medien wollen dieses Thema nicht und die leidvoll betroffenen Jungen und Männer bleiben auf der Strecke. Dabei ist nichts wirklich geklärt und verstanden.

Die Vorhaut des männlichen Gliedes ist kein überflüssiger Hautlappen, sondern dessen sensibelster Anteil. Sie ist für einen befriedigenden Geschlechtsverkehr von großer Bedeutung. Und um es gleich zu Beginn aus ärztlicher Sicht ganz klar zu sagen: Es gibt keine medizinischen Gründe dafür, einem gesunden kleinen Jungen seine gesunde Vorhaut abzuschneiden und ihn den damit einhergehenden extremen Schmerzen und Risiken auszusetzen.

Trotzdem ist die Beschneidung im jüdischen, islamischen und im christlich-freikirchlich geprägten Kulturkreis Nordamerikas weit verbreitet. Besonders orthodoxe Religionsvertreter nehmen eine identitätsstiftende Originalität der Beschneidung für sich in Anspruch. Sie existierte aber schon lange vor dem Islam und dem Judentum. Und auch heute noch wird sie von zahlreichen indigenen Ethnien praktiziert.

Die *religiösen* Begründungen des Rituals befriedigen die Glaubensbedürfnisse von Erwachsenen und zielen auf die Loyalität gegenüber einem höheren Wesen, auf göttliche Wohltaten und auch auf die Vermeidung entsetzlicher Strafen. *Säkulare* Begründungen entstammen einem sexualhygienisch-neurotischen Denken. Das war beispielsweise bei dem sexualneurotischen fundamentalchristlichen

Beschneidungsfanatiker John Harvey Kellogg, dem Erfinder der
Cornflakes, der Fall. Kellogg (1877) setzte sich um 1900 obsessiv
und folgenschwer für die Beschneidung ein. Sie sollte die kindliche
Selbstbefriedigung unterbinden, weil sie als Ursache für zahlreiche
körperliche und seelische Erkrankungen galt. Aus *psychoanalytischer*
Sicht geht es eher um die projektiv-sadistische Kontrolle sexueller
und aggressiver Triebimpulse von Erwachsenen auf Kosten ahnungs-
loser Kinder mit der Intention, eine hohe Loyalität gegenüber den
Gruppennormen sicherzustellen.

Reichen göttliche Vorschriften zur Begründung nicht, wird
zuweilen auch medizinisch argumentiert, um die Beschneidung zu
rechtfertigen. Pseudomedizinische Begründungsversuche haben bis
heute eine lange Tradition.[1] Sie sind aber wissenschaftlich sämtlich
unhaltbar (Kupferschmid, 2014; Schäfer u. Stehr, 2014) – auch deshalb, weil die Evolution keine sinnlosen Körperteile hervorbringt.
Die Beschneidung verhindere Infektionen oder Krebs und daher
sei die Beschneidung kleiner Jungen prophylaktisch sinnvoll – das
alles sind unhaltbare Rechtfertigungen einer medizinisch sinnlosen
Amputation, an deren Folgen Jungen leiden und sogar auch versterben können.

Angeführt werden als vorgebliche medizinische Vorteile der
Beschneidung beispielsweise die Vorbeugung von (sehr seltenen)
Entzündungen der kindlichen Harnwege (vgl. hierzu Kupferschmid,
2014) und von (extrem seltenen und erst in höherem Alter auftre-
tenden) Peniskarzinomen. Die Erkrankungswahrscheinlichkeiten
sind hier so gering, dass sie deutlich unterhalb der Komplikations-
rate des Beschneidungseingriffs liegen (Kupferschmid, 2014; Stehr,
Schuster, Dietz u. Joppich, 2001).

Weiterhin wird auf die durch die Beschneidung erschwerte Übertragung von HIV hingewiesen (Auvert et al., 2013; Bailey et al., 2007;

---

1   Ein besonders krasses Negativbeispiel hierfür bietet der die allgemeine Be-
    schneidung neugeborener Jungen auf Krankenkassenkosten befürworten-
    de Beitrag des Sozialwissenschaftlers Voß ausgerechnet im dritten Männer-
    gesundheitsbericht (Stiftung Männergesundheit [Hrsg.] 2017: Sexualität
    von Männern. Dritter Deutscher Männergesundheitsbericht. Psychosozial-
    Verlag). Zur Kritik an diesem Beitrag meine Rezension: http://jungenbe-
    schneidung.de/material/Stellungnahme_Voss.pdf

Gray et al., 2007; Siegfried, Muller, Deeks u. Volmink, 2009). Allerdings können diese in afrikanischen Staaten südlich der Sahara im Rahmen indoktrinierender Propagandaaktionen an sexuell aktiven Jugendlichen und Männern durchgeführten Studien nicht zur Rechtfertigung einer generellen Beschneidung sexuell noch gar nicht aktiver Jungen oder gar Neugeborener herangezogen werden. Außerdem kann das Abschneiden der Vorhaut nicht als hinreichend wirksame Präventionsmaßnahme zur Vorbeugung von HIV-Infektionen angesehen werden (Hallett et al., 2011). Die HIV-Infektionsrate zählt ausgerechnet in den USA trotz der dort hohen Beschneidungshäufigkeit bei Erwachsenen zu den höchsten überhaupt. Kondome schützen demgegenüber weitaus zuverlässiger vor einer Infektion mit sexuell übertragbaren Krankheiten. Niemand käme übrigens auf die Idee, einem kleinen Mädchen prophylaktisch die Brust zu amputieren, um späteren Krebs zu verhindern.

Ein heute noch verbreiteter medizinischer Begründungsmythos ist die angebliche Vorhautverengung oder Phimose. Eine primäre Phimose als echte Erkrankung liegt lediglich bei etwa 0,6 bis 1,5 Prozent aller Jungen vor (Hsieh, Chang u. Chang, 2006; Shankar u. Rickwood, 1999). Die inflationäre Stellung dieser Scheindiagnose erfolgt heute, weil sie die Kostenerstattung eigentlich ritueller Beschneidung durch die Krankenkassen ermöglicht.

Übersehen wird dabei, dass die innere Vorhautfalte bei jedem neugeborenen Jungen von Natur aus mit der Eichel fest verklebt ist. Diese normale Fixierung der Vorhaut hat eine Schutzfunktion und bewirkt, dass die Vorhaut zunächst noch nicht hinter die Eichel zurückgezogen werden kann. Das Aufreißen dieser Verklebung bei der Beschneidung verursacht schon bei Neugeborenen extreme Schmerzen, die mit dafür verantwortlich sind, dass beschnittene Babys noch Monate später eine stärkere Stressreaktion auf Impfschmerzen zeigen als unversehrte Babys (Taddio, Katz, Ilersich u. Koren, 1997).

Diese natürliche Vorhautverklebung löst sich fast immer spontan bis zur Pubertät. Wird sie vorher durch ein zu frühes und gewaltsames Zurückziehen der Vorhaut aufgesprengt, und das geschieht leider nicht selten sogar auch in Arztpraxen, kommt es zu Mikroeinreißungen im Vorhautgewebe mit der Folge von einengenden Vernarbungen. Diese können sich dann tatsächlich zu einer pathologischen und schließlich auch behandlungsbedürftigen Phimose entwickeln. Durch ein invasives »Prüfen«, ob nicht vielleicht doch eine Phimose vorliegen könnte, wird dem Jungen nicht nur die verunsichernde Botschaft vermittelt, dass mit ihm und seinem Genitale etwas nicht stimmen könnte, sondern nicht selten wird gerade das, was befürchtet wird, nämlich eine pathologische narbige Vorhautverengung, zur herbeimanipulierten Wirklichkeit.

Man soll das Genitale von Jungen deshalb in Ruhe lassen, die übliche Hygiene beim Baden beachten, es gelegentlich einmal ärztlich auf echte Erkrankungen anschauen lassen und im Übrigen abwarten, bis es sich von selbst entwickelt. Die letzten Verklebungen bzw. Falten verschwinden dann beim Bügeln, wie sich manche unserer kinderchirurgischen Kollegen zuweilen etwas hemdsärmelig ausdrücken.

Als Arzt und Psychotherapeut bin ich immer wieder mit dem Leid männlicher Beschneidungsopfer konfrontiert. Und zwar auch deshalb, weil ich auch meine männlichen Patienten aktiv nach einer eventuell in der Kindheit erlittenen Beschneidung und ihren Folgen frage.

So erschien bei mir ein junger Mann, dessen Eltern aus der Türkei eingewandert waren. Er berichtet von Depressionen, Albträumen, Ängsten und Erektionsstörungen. Selbstbefriedigung sei wegen einer reduzierten genitalen Empfindsamkeit nur sehr mühsam möglich, eine partnerbezogene Sexualität gar nicht. An der Beschneidungsnarbe komme es zu Missempfindungen.

Mit sechs Jahren wurde er beschnitten. Damals wurde er unter großen Versprechungen in ein Krankenhaus gefahren. Im Liegen wurde ihm eine Maske aufgesetzt. Weil er sich vor Angst losreißen wollte, wurde er festgehalten. Anschließend erwachte er mit schmerzendem Glied. Er habe überhaupt nichts verstanden. Von der Mutter habe er sich zutiefst verraten und betrogen gefühlt. Seine Beziehung zu ihr sei bis heute beschädigt. Nach der Beschneidung sei es zu Nachblutungen und Schmerzen gekommen. Vor Berührungen durch andere sei er lange zurückgeschreckt.

In der Pubertät fragte er seine Eltern, warum sie ihm das angetan hätten. Sie hätten ihm keinen nachvollziehbaren Grund nennen können. Er sei extrem wütend auf sie geworden und habe die Mutter sogar mit

dem Messer bedroht. Heute schäme er sich für den dumpfen Traditio-
nalismus und die Empathiearmut seiner Eltern. Er selbst würde seinen
Sohn nie beschneiden lassen. Er kommentiert im Rückblick: »Man wird
vergewaltigt und kann es nicht vergessen.«

Diese Geschichte ist kein Einzelfall. Sie zeigt die Komplikationen
und Spätfolgen, die mit einer Beschneidung im Vorschulalter einhergehen können. Wir lernen, dass ein Sechsjähriger durchaus
registriert, wenn er von Erwachsenen belogen und verletzt wird.
Der Patient hat klare Erinnerungen an die Beschneidung, in der er
nicht nur seine Vorhaut, sondern auch das Vertrauen in seine Eltern
verlor. Er erinnert seine Ängste, Schmerzen, die Nachblutungen
des verletzten Gliedes und wochenlange Wundheilungsstörungen.
Bis heute erlebt er in intrusiven Albträumen die Zwangssituation
auf der OP-Liege und den Schrecken über sein blutendes Glied. Er
beschreibt den tiefen Riss in seiner Beziehung zu seiner Mutter. Ihr
gegenüber empfindet er bis heute Groll und aggressive Verachtung,
weil sie ihn der Beschneidung auslieferte. Bis heute bestehen Beziehungsprobleme, genitale Missempfindungen und eine schwer beein-
trächtigte Sexualität.

Und es geht immer weiter. Ein wenige Wochen altes Foto eines
im Rahmen einer rituellen Beschneidung zerschnittenen Kinder-
penis stammt nicht aus einem Entwicklungsland oder aus einer
Kriegsregion. Ich verdanke es meinem kinderchirurgischen Kollegen
Dr. Eckert, der in einer kinderchirurgischen Klinik in Essen immer
wieder schwer verletzte Beschneidungsopfer sieht. Der anderthalb-
jährige Junge wurde ihm mit einer klaffenden Wunde und Sickerblu-
tungen nach ritueller Zirkumzision vorgestellt. Die Mutter berichtete, dass sie ihren Jungen während der Beschneidung so entsetzlich
habe schreien hören wie noch nie. Nach der Notoperation erstatte-
ten die ärztlichen Kollegen eine Meldung an die Ärztekammer und
eine polizeiliche Anzeige. In Deutschland werden jedes Jahr etwa
400 Jungen aufgrund schwerer Komplikationen nach einer Beschneidung in einer kinderchirurgischen Abteilung aufgenommen (Zöller,
Fernandez, Ludwikowski, Peteresen u. Ure, 2014). Zumeist handelt
es sich um postoperative Blutungen, Wundinfektionen, Narben-
bildungen, Verklebungen. Aber auch Penisamputationen, Minder-

durchblutungen der Eichel, Urethralfisteln oder Meatusstenosen mit Folgeoperation kommen vor.

Nun werden seit Urzeiten Jungen und Männer im Rahmen einer patriarchalischen Zurichtung schmerzhaften Ritualen und einer gefühlsfernen Abhärtung unterworfen und geben diese Gewalterfahrungen, zumeist ohne die innere Möglichkeit zu einer Kritik an diesen Verhältnissen, weiter. Ein ermutigendes Gegenbeispiel stellt die Geschichte der Prügelstrafe dar. In Deutschland wurde die Prügelstrafe – sie betraf vor allem Jungen – erst im Jahr 2000 nach heftiger Gegenwehr endlich abgeschafft. Eine zivilisatorische Großtat und ein Beispiel dafür, dass auch eine jahrtausendealte Gewaltpraxis geändert werden kann, wenn die Zeit endlich reif dafür ist.

Die Hinnahme der medizinisch nicht indizierten Beschneidung kleiner Jungen und die Verletzung ihrer sexuellen Integrität sind aber ein weiteres Beispiel für die kollektive Gefühllosigkeit gegenüber dem Leid von Jungen und Männern. Vor kurzem ging eine fragwürdige medizinische Innovation durch die Medien. Südafrikanische Ärzte hatten erfolgreich einen Penis transplantiert.[2] Im Kleingedruckten nachgereicht wurde, dass dieser Eingriff an einem Beschneidungsopfer durchgeführt wurde, dessen Glied sich nach einer rituellen Beschneidung entzündete und amputiert werden musste.

Statt eines öffentlichen Aufschreis erfolgte die Verleugnung der grauenhaften Beschneidungsfolgen zugunsten der Bewunderung für eine medizinische Großtat. Es war ja bloß ein Junge. Da überrascht es nicht, dass die abgeschnittenen Vorhäute Neugeborener in Nordamerika, trotz auch dort rückläufiger Beschneidungsraten, mittlerweile kritiklos als Wirtschaftsgut verwertet werden. Sie werden dort kommerziell zur Herstellung von Stammzellen und Kosmetika verwendet.

Dagegen wird jede, selbst die geringste, rituelle Verletzung der Intimsphäre von Mädchen in Deutschland als Verbrechen strafrechtlich geahndet. Auch das in manchen islamischen Rechtstraditionen übliche oberflächliche Anritzen der äußeren Schamlippen ist bei uns zu Recht verboten. Die hierzu im Vergleich wesentlich schwerer

---

2   http:/www.sun.ac.za/english/Lists/news/DispForm.aspx?ID=2328

wiegende Vorhautamputation beim Jungen jedoch wird im § 1631d des Bürgerlichen Gesetzbuches gestattet.

Es scheint, als gelten Aufklärung, die UN-Kinderrechtskonvention und unser Grundgesetz nicht für kleine Jungen. Es scheint, als hätte man angesichts des archaischen Machtanspruchs religiöser Fantasiesysteme im Fall der Jungen zwei Grundsätze des modernen Kinderschutzes vergessen. Erstens: Erwachsene haben an den Genitalien von Kindern nichts zu suchen und zweitens: Man tut Kindern nicht weh. Die Religionsfreiheit von Erwachsenen endet demzufolge an der Körpergrenze ihrer Kinder.

Die Diskriminierung von Jungen durch die gesetzliche Erlaubnis ihrer Beschneidung wird in Deutschland von vielen Juristen kritisiert. Namhafte Straf- und Verfassungsrechtler wie Rolf Dietrich Herzberg (2014), Reinhard Merkel (2012), Holm Putzke (2014) und Jörg Scheinfeld (2014) sehen in ihrer Legalisierung einen schweren Bruch der menschenrechtlich fundierten Rechtssystematik unseres Grundgesetzes.

Gerade in Deutschland ist das Thema angesichts der historischen Abgründe des Antisemitismus und des Holocaust sicher hochbelastet. Wohl auch deshalb ist der Blick vieler unserer Politikerinnen und Politiker verhangen. 2012, nach dem berühmten Kölner Urteil, wurden die Kritiker samt der leidvoll betroffenen Beschneidungsopfer von der Bundeskanzlerin als Komiker abgetan. Ein trotz zahlreicher Skandale immer noch prominenter Grüner, der es in der Vergangenheit schon schwer hatte, sich auf die Seite pädosexuell missbrauchter Kinder zu stellen, rückte die Beschneidungskritiker sogar in die Nähe von Antisemiten. Und Deutschlands bekannteste Frauenrechtlerin befürwortete aus feministischer Sicht die Jungenbeschneidung mit entsetzlichen Argumenten.

Es bleibt aber die Frage, ob es heute in einer säkularen Demokratie noch angemessen ist, kleinen Jungen zur Absicherung der gruppalen Identität und religiösen Glaubensbedürfnisse von Erwachsenen Schmerzen und Ängste zuzufügen, sie erheblichen Gesundheitsrisiken und der Verletzung ihrer Genitalien auszusetzen.

Die umfassende Irrationalität der Debatte um die Jungenbeschneidung beruht dabei auf tief greifenden Ängsten. Ich möchte zunächst die mit der Beschneidung immer auch thematisierte *Kas-*

trationsangst erwähnen. Die Angst um ihr Genitale ist wohl auch aus evolutionsbiologischen Gründen die vielleicht stärkste Angst, die Männer überhaupt empfinden können. Nach der Eröffnung der Diagnose Hoden- oder Prostatakrebs steigt die Suizidrate von Männern drastisch an, obwohl die Überlebensrate deutlich zugenommen hat (Carlsson et al., 2013; Fall et al., 2009; Fang et al., 2010; Llorente et al., 2005; van Leeuwen u. Schröder, 2010).

Eine Absicherung des arterhaltenden, aber gefährlich exponierten männlichen Genitales durch eine starke Angstbereitschaft ist evolutionsbiologisch sicher sinnvoll. Die Kastrationsangst erzeugt aber, gerade weil sie so schwer zu ertragen ist, eine reflexhafte Wahrnehmungs- und Denkhemmung und bewirkt so eine angstverzerrte Verhaltenssteuerung. Vielleicht war das – neben dem Druck religiöser Lobbygruppen und der bedrückenden historischen Abgründe von Antisemitismus und Fremdenfeindlichkeit – eine weitere Ursache für die überstürzte Verabschiedung des Beschneidungsgesetzes im Deutschen Bundestag. Man wollte das Thema möglichst schnell vom Tisch haben und weigerte sich, die leidvoll betroffenen Opfer der Beschneidung überhaupt nur anzuhören (vgl. Rupprecht, 2014).

Mit der rituellen Thematisierung dieser männlichen Urangst können Jungen und Männer aber auch geprägt und im Sinne gruppaler Normen manipuliert und diszipliniert werden. Die Beschneidung sagt dem Kind: »Schau her, wir schneiden den empfindlichsten Teil deines Gliedes unter großen Schmerzen ab. Wenn du dich später unseren Regeln widersetzt, wirst du dich daran erinnern und Angst bekommen, dass dir der Rest auch noch abgeschnitten wird.« Unter solchen Bedrohungen tun Jungen fast alles, was Väter oder Götter später von ihnen verlangen. Sie ersetzen das faktenbasierte Nachdenken über die Beschneidung durch die Übernahme irrationaler oder religiöser Scheinbegründungen. Durch kindheitlich erfahrene Gewalt und Angst entsteht gruppale Loyalität da, wo sonst aus Unversehrtheit persönliche Freiheit erwachsen könnte.

Im Alter von etwa fünf Jahren erreichen die auf die Mutter und den eigenen Penis zentrierte infantile Sexualität des Jungen und die damit verbundenen Ängste um das hochbesetzte Genitale ihren Höhepunkt. Sigmund Freud, der als Jude und Religionskritiker seinen Söhnen die Beschneidung ersparte, nannte dies die ödipale

Phase. In dieser Entwicklungsphase lernt das Kind – so hat es der Kindertherapeut Hans Hopf in seinem Beitrag ausgedrückt – sich zu verlieben und auch zu verzichten. Das heißt, der Junge verliebt sich zumeist in seine Mutter, wirbt in kindlicher Weise um sie und rivalisiert mit seinem Vater – alles wichtige und spielerisch vorbereitende Vorbereitungshandlungen für die Einübung späterer Anbahnungen im Rahmen der Partnersuche. Nun wird in patriarchalisch geprägten Kulturen der Junge von Müttern auch noch in bevorzugter Weise erwartet und geliebt. Es besteht also in diesem Alter eine wechselseitig idealisierende und zuweilen auch verführerische Liebesbeziehung zwischen Mutter und Sohn. Lässt die Mutter trotz dieser intensiven Liebesbeziehung die Beschneidung des ödipal verliebten Jungen zu, kann dies von ihm als abgrundtiefer weiblicher Verrat erlebt werden. So auch bei dem eingangs geschilderten Patienten. »Erst verführt sie mich und dann lässt sie mich kastrieren.«

Die nach diesem abrupten Bruch auf die geliebte, letztlich aber verräterische Mutter (oder Frau) gerichtete Enttäuschungswut befördert sicher nicht selten später entsprechende Impulsdurchbrüche und tief greifende Ängste vor einer unkontrollierbaren Weiblichkeit und einer unverhüllten, selbstbestimmten weiblichen Sexualität. Dies könnte in patriarchalisch geprägten Beschneidungskulturen eine Ursache für die starke Kontrolle besonders der weiblichen Sexualität sein. So bleibt sexuelles Begehren auch später noch mit Gewalt und Ängsten assoziiert.

Die jüdische Tradition der Beschneidung des neugeborenen Kindes am achten Lebenstag hat für die anhaltende Einschreibung in das implizite körperliche Schmerz- und Angstgedächtnis (Taddio et al., 1997) andere entwicklungspsychologische Konsequenzen als die islamische Beschneidung von Jungen im Vorschulalter.

Das Kind in der ödipalen Entwicklungsstufe verfügt schon über eine differenzierte Wahrnehmung von faktischen Vorgängen. Es ist aber auch noch bestimmt von kindlich-triebhaften Fantasien, magischem Denken und frühen Ängsten, die es auf den empathischen Schutz der Bezugspersonen angewiesen sein lassen. Um nach aggressiven Übergriffen durch die Bezugspersonen selbst überhaupt weiter existieren zu können, passen sich Kinder auch an neurotische oder destruktive Verhaltensweisen ihrer Eltern an. Psychoanalytiker bezeichnen diesen Überlebensversuch als Identifikation mit dem Aggressor, ein verzweifelter Versuch, das überlebenswichtige, aber bedrohliche Objekt, also die Beziehung zur Bezugsperson, durch phantasmatische Idealisierung und Realitätsverleugnung zu retten. Kinder lassen aus Bindungstreue fast alles mit sich machen, wenn es ihre Bezugspersonen von ihnen fordern. Ihnen zuliebe simulieren sie sogar noch Zustimmung zum Schrecklichen, wenn sie bemerken, dass ihre Bezugspersonen auch dies noch benötigen. Daraus resultiert die lebenslange Tendenz, sich die Beschneidung rationalisierend schön zu reden, religiös zu verklären – und zur Sicherheit, damit man nicht weiter darüber nachdenken muss, auch die eigenen Kinder zu beschneiden.

Die rituelle Beschneidung stellt aber auch eine kollektive sexualtraumatische Erfahrung dar. Die Lern- und Kernbotschaft dieses patriarchalischen Brandings ist: Der Stärkere darf, weil er stärker ist, dem Schwächeren, weil er schwächer ist, im Namen Gottes Körperteile abschneiden. Viele Jungen spüren, dass sie hier mitspielen müssen, um die Wünsche der Erwachsenen zu erfüllen. Ein Blick in die Gesichter vieler dieser Jungen während der Beschneidung zeigt Verunsicherung, Aufruhr und Schrecken, der bei einigen wohl auf Dauer konserviert wird.

Unbewältigte Opfererfahrungen bewirken bei den Betroffenen nach erfolgter Identifikation mit dem Täter später eine Art Wahrnehmungsbetäubung, eine Empathiestörung, letztlich auch dem eigenen Kind gegenüber. »Es kann und darf nicht schlecht gewesen sein, was meine Eltern mit mir gemacht haben, als ich klein war. Deshalb tue ich es zu meiner und zur Beruhigung meiner Eltern jetzt auch mit meinem Sohn. Und wenn ich es ihm auch angetan habe, kann ich nicht mehr zurück und einsehen, was für ein schlimmer Gewaltakt das war.«

Diese phantasmatische Operation dient aus bindungstheoretischer Sicht dem selbstwertstabilisierenden Schutz der Elternbilder. Diese müsste man ja gegen ganz erhebliche eigene Ängste angehend kritisieren, wenn man auf die Beschneidung des eigenen Kindes verzichtet. Man müsste sich ja klar machen: Meine Eltern *wollten* mir Schmerzen zufügen und mir den empfindsamsten Teil meines Sexualorgans amputieren. Ihre religiösen Fantasien und ihre gruppale Identität sind ihnen wichtiger als meine reale Unversehrtheit und Entscheidungsfreiheit über meinen Körper. Replikative Loyalität statt meiner individuellen inneren Freiheit waren die Folge. – Diesen ängstigenden Reflexionsschritt in die Freiheit eigenen Denkens schaffen aber nur wenige.

Erfahrene Gewalt wird also meist verinnerlicht und setzt sich fort. Die potenziell neurotisierende Erfahrung der Beschneidung bewirkt bei vielen Jungen bleibende Ängste um ihre Männlichkeit. Die Übernahme der patriarchalischen Männerrolle sowie der damit verbundene hochkränkbare männliche Ehrbegriff können später bei erneuter Bedrohung oder Infragestellung der eigenen Männlichkeit zu heftigen, auch aggressiven Stabilisierungsreaktionen führen. Diese dienen der Abwehr der eigenen kindlich erlittenen Kastrationsängste. Sie sollen weiter unbewusst bleiben. Handeln im Tätermodus erspart das Erinnern im Opfermodus. Das alles kann dann zu einer in unterschiedlichen Kontexten ausagierten schneidenden Gewalt als Handlungsoption führen.

Insofern markiert und festigt der gewalttätige Zugriff auf kindliche Genitalien durch die Beschneidung und die damit inszenierte Kastrationsandrohung im Grunde den transgenerational vermittelten, normativen Kern des Patriarchats und etabliert unhinterfragbar das Recht des Stärkeren. Aus dieser Sicht erscheint die im heutigen fundamentalistischen Islam unübersehbare Trias aus hypermaskuliner Demonstration, dem großen Interesse an schneidenden Strafmaßnahmen und rigider Kontrolle der weiblichen Sexualität jedenfalls als auffällig und in ihren Wurzeln bedenkenswert. Soviel zur Kastrationsangst und möglichen individuellen und kulturellen Folgen der Beschneidung.

Angst löst aber auch die säkulare Kritik an der Beschneidung bei jüdischen und muslimischen Eltern aus. Viele von ihnen sehen sich in ihrer Identität infrage gestellt, beschuldigt, beleidigt und verletzt. Ihnen fällt eine kulturhistorische, humanethologische und psychologische Sicht auf die Beschneidung oft schwer.

Denn Religionen, ihre Rituale und Gebote stellen uralte und aus historischer Sicht auch durchaus bewährte Archive der kulturellen Evolution dar, durch welche eine anthropologische Grunddisposition des Großraubsäugers Homo sapiens sozial eingehegt wird. Sie repräsentieren und ermöglichen gewissermaßen als kulturelle Artefakte die innerhalb der Bezugsgruppe notwendige Eingrenzung evolutionär erworbener und überlebenswichtiger aggressiver Impulsivität. Wie jedes Ritual sichert auch das Beschneidungsritual über den Umweg der göttlichen Anordnung soziale Bindungen und die überlebenswichtige Gruppenkohäsion besonders in Schwellen- und Übergangssituationen des Lebenszyklus, weil diese mit heftigen Affektzuständen und aggressiver Impulsivität einhergehen können. Deren eigentlicher Adressat sollen jedoch nicht die Mitglieder der eigenen Gruppe, sondern die lebensgefährlichen Umweltbedingungen oder Konkurrenten der Gruppe bleiben. Durch ihre disziplinierende Wirkung mag die Beschneidung in urgeschichtlicher Vorzeit angesichts völlig rätselhafter und oft lebensbedrohlicher Lebensbedingungen eine Stabilisierung gruppaler Strukturen ermöglicht und so ihren Sinn gehabt haben. Deshalb enthält das Beschneidungsritual auch Spuren eines prärationalen magisch-archaischen Weltverständnisses und entzieht sich so der rationalen Analyse mit zäher Widerständigkeit.

Die Entdeckung des Individuums, die Aufklärung, die Menschenrechte, der demokratisch-säkulare Rechtsstaat und das naturwissenschaftlich begründete Weltbild sind im Vergleich zu diesen seit Jahrtausenden praktizierten Traditionen noch sehr neu und instabil. Und viele Menschen sind auch heute noch kaum in der Lage, ihre Existenz illusionslos anzunehmen und in umfassender Weise selbst Verantwortung für ihr Handeln, Denken und Fühlen zu übernehmen. Die Welt ist heute trotz Psychoanalyse, Raumfahrt und genetic engineering bekanntlich noch voller Gottesstaaten. Und dass auch »ungläubige« und »gottlose« Menschen aufgrund ihrer evolutionär erworbenen altruistischen Verhaltensdispositionen ganz ohne religiöses Regelwerk selbstbewusst, freundlich und hilfsbereit sein können, ist für viele noch unvorstellbar.

Ich fasse meine Sicht auf die Hintergründe der Beschneidung nochmals zusammen: Die Beschneidung stellt ein archaisches disziplinierendes Rechtsinstitut dar. Sie strukturierte, normierte und sanktionierte aufgrund der in diesem Ritual angesprochenen starken Ängste das unter ursprünglichen Lebensbedingungen durch sexuelle und aggressive Impulsivität immer bedrohte Gleichgewicht des gruppalen Raumes. Sie gewährleistete so innerhalb der Bezugsgruppe eine Aggressions- und Triebkontrolle und könnte, unter den alltäglich gefährlichen Bedingungen der Frühgeschichte der Menschheit, als primitives Rechtsinstitut eine hochwirksame Sanktionsandrohung zur Eindämmung sozial gefährlicher Handlungsimpulse gewesen sein und so die Bezugsgruppe stabilisiert haben. Die transgenerationale Wirkmächtigkeit dieses Rituals liegt in der Wucht der in ihm angesprochenen Ängste und in seiner expliziten wie auch impliziten Gewalt. In deren Kern erlebt sich das Kind von den eigenen Eltern an zentraler Stelle seines Körpers und in seiner Emotionalität angegriffen und verlassen.

Die Bewältigung dieses unerträglichen Traumas geschieht durch die

- Identifikation mit dem Aggressor,
- dessen entwirklichender Idealisierung als Vollstrecker eines göttlichen Willens,
- dem ja das Gleiche zugefügt wurde,
- gefolgt von der Verleugnung des unerträglich Tatsächlichen,
- einer Abspaltung der eigenen kindlichen Affekterinnerungen,
- einem bleibenden partiellen Empathieverlust
- und bindungsloyaler Wiederholung des Erlittenen an den eigenen Kindern.

So kann es sein, dass Eltern sich freuen und feiern, während ihr Kind größte Qualen und Ängste erleidet. Einer Beschneidungskultur angehörende Eltern denken natürlich, dass sie ihrem Sohn etwas Gutes antun, wenn sie ihm den empfindsamsten Teil seines Gliedes abschneiden. Aus ihrer Sicht ist sie eine identitätsstiftende Referenz, kein Trauma, sondern Vervollkommnung. Dies gilt angesichts wiederholter historischer Katastrophen und des Holocaust besonders für die in ihrer Existenz immer wieder bedrohte jüdische Kultur. Deshalb empfinden viele jüdische oder muslimische Eltern bei der Infragestellung der Beschneidung Ängste und andere heftige Affekte, wenn Beschneidungskritiker fordern, dass die Religionsfreiheit Erwachsener an der Körpergrenze von Kindern zu enden hat.

Aber auch die säkularen Kritiker der rituellen Beschneidung haben Angst. Sie fürchten die Beschädigung menschenrechtlicher Grundlagen und des staatlichen Gewaltmonopols durch aus der Zeit

gefallene religiöse Machtansprüche. Sie sehen keinen Platz mehr
für steinzeitliche Verletzungsrituale, wenn sie Kinder betreffen, die
sich nicht frei entscheiden oder wehren können. Um mit Habermas
zu formulieren, existiert aus ihrer Sicht in der Demokratie keine
»Lücke«, durch die Religionen wie eine »vorpolitische Substanz«
normativ verbindlich eindringen können.

Seitdem ich auf die körperlichen Komplikationen und seelischen Langzeitfolgen der Beschneidung achten gelernt habe, bitte
ich unsere Studierenden der Humanmedizin und unsere jungen
Assistenzärztinnen und Assistenzärzte, ihre Patienten – unabhängig von deren Geschlecht – nicht nur nach Kinderkrankheiten oder
Blinddarmoperationen zu fragen, sondern auch danach, ob und
mit welche Folgen sie in ihrer Kindheit eine Beschneidung erlebten. Nicht selten hören wir von verstörenden Erinnerungen und
Leid. Zusammen mit anderen Beschneidungskritikern habe ich diese
traurigen Geschichten in einem Buch beschrieben, das die Kritik auf
aktueller wissenschaftlicher Grundlage darstellt (Franz, 2014). Ich
möchte es gern als Lektüre anempfehlen, genauso wie ich auf die
dynamisch wachsenden Internetplattformen des Beschneidungsfo-
rums und der Betroffenenorganisation »Mogis« hinweisen möchte.
Hier können Sie sich vom Leid vieler männlicher Beschneidungsopfer ein eigenes Bild machen.

Von Befürwortern der rituellen Jungenbeschneidung vernimmt
man nämlich immer noch, die Entfernung der Vorhaut sei ein harm-
loser Eingriff, der auch gesund und hygienischen Zwecken dienlich
sei. Man hört von Beschneidern und sogar ärztlichen Kollegen auch
heute noch, ein wenig Wein oder Procainsalbe würden das sowieso
noch unreife Schmerzempfindungssystem des Neugeborenen ausreichend betäuben. Im Grunde sei deshalb die Beschneidung auch
ohne Betäubung unproblematisch. Nichts hiervon ist wissenschaftlich haltbar.

Wir wissen, dass auch sehr frühe Schmerzerfahrungen in das
körperliche Stressgedächtnis des Kindes eingeschrieben werden
und zu einer anhaltend erhöhten Schmerzreagibilität und psychosomatischen Erkrankungen führen können (Egle, Egloff u. von Känel,
2016). Schmerzdämpfende oder Narkosemittel werden bei der
Beschneidung oft nicht angewendet, sie haben zudem keinen aus-

reichenden Effekt und zum Teil lebensgefährliche Nebenwirkungen. Und auch die lege artis durchgeführte Beschneidung beinhaltet erhebliche Risiken.

Die Rate der chirurgischen Komplikationen wird – auch unter Beachtung medizinischer Standards – mit etwa 2 bis 4 Prozent angegeben. Schon das ist sehr viel. Manchmal liegt die Rate noch höher. Sogar Todesfälle durch Infektionen, Blutungen oder Narkosezwischenfälle ereignen sich immer wieder. Aus ärztlicher Sicht ist es deshalb unethisch, eine Beschneidung ohne Indikation vorzunehmen.

Was bleibt zum Schluss? Religion kann nicht auf Dauer ein Freibrief zur Anwendung von Gewalt gegenüber Kindern sein. Klar ist: Der gewaltfreie Umgang mit Kindern ist zentral für die Entwicklung sich zivilisierender und empathiefähiger Gesellschaften. Frühkindlich erlittene Gewalt verletzt ein Leben lang und führt oft zu neuer Gewalt. Und wenn wir neue Männer haben wollen, müssen die alten endlich aufhören, die jungen zu beschädigen. Und Frauen müssen aufhören, das zu dulden. Und der Staat sollte Jungen endlich genauso wie Mädchen bedingungslos vor verletzender Gewalt schützen. Darauf auch gegen große Widerstände hinzuweisen, ist Aufgabe der empathischen Avantgarde, die jede Gesellschaft benötigt, um sich zu reflektieren und weiterzuentwickeln.

Der Schutz der genitalen Sphäre kann nicht nur exklusiv den Mädchen zugutekommen. Bei der Beschneidung hat der deutsche Gesetzgeber jedoch bisher gründlich versagt. Eine Veränderung kann wohl nur aus der Gruppe der Praktizierenden erwachsen. Aufgrund der geschilderten Zusammenhänge entzieht sich das Ritual aber weitgehend der kritischen Reflexion, es wird zum Tabu, an dem das Nachfühlen, aber auch das Nachdenken erlischt. Die Ängste, die mit dem Aufgeben oder der kindgerechten Transformation des Rituals verbunden sind, sind einfach zu groß.

Für die destruktive kulturelle Tiefenwirkung und die individuell möglichen sexualneurotischen Ausformungen dieser kollektiven Gewalterfahrung besteht im islamischen Kulturkreis kein intellektuelles Bewusstsein. Man wagt nicht zu wissen und duckt sich vor der Wucht und der ausagierten Aggressivität radikalreligiöser Phantasmen. Kritiker werden verfolgt, bedroht und diffamiert. Sogar in den Büchern von Abdel-Samad und Kermani sucht man Hinweise auf diese Zusammenhänge vergebens. Nur Necla Kelek (2006, 2012) stellt eine einsame, bewundernswert mutige Ausnahmeerscheinung dar, weil sie sich als Muslima klar gegen die islamische Jungenbeschneidung ausspricht.

Im jüdischen Bereich ist man vielleicht etwas weiter. Nicht nur Sigmund Freud ersparte wie gesagt seinen Söhnen die Beschneidung. Auch der Wegbereiter des Staates Israel, Theodor Herzl, ließ seinen Sohn Hans nicht beschneiden. Abraham Geiger, prominenter Vertreter des Reformjudentums in Deutschland, bezeichnete Mitte des 19. Jahrhunderts die Beschneidung als einen »barbarischen blutigen Akt«. Man sollte – so formuliert es heute auch der jüdische in Wien arbeitende Kulturwissenschaftler Jérôme Segal – »Jungenbabys nicht mehr mit dem Messer begrüßen«.

Und manche jüdische Eltern wagen die kritische Frage: Was tue ich da meinem Sohn eigentlich an? Sollte er nicht später selbst entscheiden dürfen, welchem Gott er welches Körperteil opfern möchte? So gewinnt die Bewegung Ben Schalem, das heißt »intakter Sohn«, in Israel langsam aber stetig Zulauf. Mittlerweile verweigern in Israel etwa 2 Prozent der Eltern die Beschneidung. Sie feiern für ihr Jungenbaby ein freudiges Begrüßungsfest – den Brit Shalom – ohne Beschneidung. Natürlich zum größten Ärger orthodoxer Fundamentalisten.

2013 verabschiedete der Europarat auf Initiative der SPD-Politikerin Marianne Rupprecht eine Resolution gegen die Beschneidung. Ein ermutigendes Beispiel geben auch die Erklärungen der sexualtherapeutischen Fachverbände Skandinaviens, die die Jungenbeschneidung klar ablehnen. Dass dies religiösen Hardlinern nicht gefällt, liegt auf der Hand. Vielleicht wachen ja auch unsere psychotherapeutischen Fachgesellschaften in Deutschland eines Tages aus ihrem beklommenen Schweigen auf.

Der jetzige § 1631d BGB wurde 2012 ohne Anhörung betroffener Beschneidungsopfer unter enormem Druck religiöser Lobbygruppen, ohne die Bescheidungsopfer auch nur anzuhören, durchs Parlament gedrückt. Erlaubt ist nun die Beschneidung des nicht einsichts- und urteilsfähigen männlichen Kindes. Die medizinische Fachkunde des Durchführenden, Fragen der Befunddokumentation, der Aufklärung und Schmerzbetäubung blieben auf der Strecke. Jungen können jetzt auf Wunsch der Eltern auch aus anderen als religiösen Gründen sowie gegen ihren offensichtlichen Willen beschnitten werden. Laut Verfassungsrechtler Reinhard Merkel (2012) dürfen Eltern heute in Deutschland ihren Jungen nicht mehr schlagen, um seine Selbstbefriedigung zu unterbinden. Sie dürfen ihn aber straflos beschneiden, um dieses Ziel zu erreichen. Es ist ein Elend.

Es bleibt zu hoffen, dass sich die Beschneidungsopfer weiter formieren, öffentlich einmischen, Gehör bei Politikern finden und vielleicht eines Tages zu rechtlichen Mitteln greifen, um die Kompensation des erfahrenen Leides auch haftungsmäßig durchzusetzen.

Der Schutz kindlicher Genitalien gehört unausweichlich zu den Entwicklungsaufgaben einer sich in Richtung Gewaltfreiheit zivilisierenden Gesellschaft. Hier können wir Ärzte mit einer klaren Haltung unseren Beitrag liefern. Wir sollten ohne medizinische Indikation nicht beschneiden und keine abrechnungsrelevanten Gefälligkeitsdiagnosen stellen. Sie vermittelt dem Jungen letztlich: So, wie du bist, bist du nicht in Ordnung. Sei so, wie deine Eltern dich brauchen, und hör auf, darüber nachzudenken.

Ich möchte, weil Männer bei diesem Thema manchmal angstbefangen abwehren, besonders auch die Frauen und Mütter ansprechen. Denken Sie über diese Dinge nach, informieren Sie sich genau über die Fakten und versuchen Sie da mit Ihren Jungen zu fühlen, wo es die Männer noch nicht so gut können. Lassen Sie sich auf den Gedanken ein, dass Mädchen *und* Jungen perfekt auf ihr Leben vorbereitet von Ihnen geboren werden: Wagen Sie zu fragen, ob es hier und heute irgendjemandem wirklich noch zusteht, die nicht wiedergutzumachende sexuelle und seelische Verletzung Ihres Jungen einzufordern. Ihre Jungen werden es Ihnen als Männer danken.

Literatur

Auvert, B., Taljaard, D., Rech, D., Lissouba, P., Singh, B., Bouscaillou, J., Peytavin, G., Mahiane, S. G., Sitta, R., Puren, A., Lewis, D. (2013). Association of the ANRS-12126 male circumcision project with HIV levels among men in a South African township: evaluation of effectiveness using cross-sectional surveys. PLoS Med, 10 (9), e1001509.
Bailey, R. C., Moses, S., Parker, C. B., Agot, K., Maclean, I., Krieger, J. N., Williams, C. F., Campbell, R. T., Ndinya-Achola, J. O. (2007). Male circumcision

for HIV prevention in young men in Kisumu, Kenya: a randomised controlled trial. The Lancet, 369 (9562), 643–656.

Carlsson, S., Sandin, F., Fall, K., Lambe, M., Adolfsson, J., Stattin, P., Bill-Axelson, A. (2013). Risk of suicide in men with low-risk prostate cancer. European Journal of Cancer, 49 (7), 1588–1599.

Egle, U. T., Egloff, N., von Känel, R. (2016). Stressinduzierte Hyperalgesie (SIH) als Folge von emotionaler Deprivation und psychischer Traumatisierung in der Kindheit. Der Schmerz, 30 (6), 526–536.

Fall, K., Fang, F., Mucci, L. A., Ye, W., Andrén, O., Johansson, J. E, Andersson, S. O., Sparén, P., Klein, G., Stampfer, M., Adami, H. O., Valdimarsdóttir, U. (2009). Immediate risk for cardiovascular events and suicide following a prostate cancer diagnosis: prospective cohort study. PLoS Med 6 (12):e1000197.

Fang, F., Keating, N. L., Mucci, L. A., Adami, H. O., Stampfer, M. J., Valdimarsdóttir, U., Fall, K. (2010). Immediate risk of suicide and cardiovascular death after a prostate cancer diagnosis: cohort study in the United States. Journal of the National Cancer Institute, 102, 307–314.

Franz, M. (Hrsg.) (2014). Die Beschneidung von Jungen. Ein trauriges Vermächtnis. Göttingen: Vandenhoeck & Ruprecht.

Gray, R. H., Kigozi, G., Serwadda, D., Makumbi, F., Watya, S., Nalugoda, F., Kiwanuka, N., Moulton, L. H., Chaudhary, M. A., Chen, M. Z., Sewankambo, N. K., Wabwire-Mangen, F., Bacon, M. C., Williams, C. F., Opendi, P., Reynolds, S. J., Laeyendecker, O., Quinn, T. C., Wawer, M. J. (2007). Male circumcision for HIV prevention in men in Rakai, Uganda: a randomised trial. The Lancet, 369 (9562), 657–666.

Hallett, T. B., Baeten, J. M., Heffron, R., Barnabas, R., de Bruyn, G., Cremin, Í., Delany, S., Garnett, G. P., Gray, G., Johnson, L., McIntyre, J., Rees, H., Celum, C. (2011). Optimal uses of antiretrovirals for prevention in HIV-1 serodiscordant heterosexual couples in South Africa: A modelling study. PLoS Medicine, 8 (11), e1001123. Zugriff am 22.11.2013 unter http://www.plosmedicine.org/article/info%3Adoi%2F10.1371 %2Fjournal.pmed.1001123

Herzberg, R. D. (2014). Ethische und rechtliche Aspekte der Genitalbeschneidung. In M. Franz (Hrsg.), Die Beschneidung von Jungen. Ein trauriges Vermächtnis (S. 267–318). Göttingen: Vandenhoeck & Ruprecht.

Hsieh, T. F., Chang, C. H., Chang, S. S. (2006). Foreskin development before adolescence in 2149 schoolboys. International Journal of Urology, 13 (7), 968–970.

Kelek, N. (2006). Die verlorenen Söhne. Plädoyer für die Befreiung des türkisch-muslimischen Mannes. Köln: Kiepenheuer & Witsch.

Kelek, N. (2012). Akt der Unterwerfung. Der Spiegel, 51, 74–75. Zugriff am 26.05.2013 unter http://www.spiegel.de/spiegel/print/d-90157564.html

Kellogg, J. H. (1877). Plain facts for old and young: Embracing the natural history and hygiene of organic life. Zugriff am 27.06.2013 unter https://archive.org/details/plainfaorold00kell

Kupferschmid, C. (2014). Die Beschneidung von Knaben aus Kinder- und Jugendärztlicher Sicht. In M. Franz (Hrsg.), Die Beschneidung von Jungen. Ein trauriges Vermächtnis (S. 82–108). Göttingen: Vandenhoeck & Ruprecht.

Llorente, M. D., Burke,.M, Gregory, G. R.,Bosworth, H. B., Grambow, S. C., Horner, R. D., Golden, A., Olsen, E. J. (2005). Prostate cancer: a significant risk factor for late-life suicide. American Journal of Geriatric Psychiatry, 13, 195–201.

Merkel, R. (2012). Minima moralia. Zugriff am 17.07.2017 unter http://www.faz.net/aktuell/politik/die-gegenwart/beschneidung-minima-moralia-11971687-p7.html

Putzke, H. (2014): Die Beschneidungsdebatte aus Sicht eines Protagonisten. In M. Franz (Hrsg.), Die Beschneidung von Jungen. Ein trauriges Vermächtnis (S. 319–357). Göttingen: Vandenhoeck & Ruprecht.

Rupprecht, M. (2014). Das Recht, alles zu glauben – nicht aber, alles zu tun. Zum schwierigen Verhältnis zwischen Kinderrechten und Relgionsfreiheit. In M. Franz (Hrsg.), Die Beschneidung von Jungen. Ein trauriges Vermächtnis (S. 421–445). Göttingen: Vandenhoeck & Ruprecht.

Schäfer, M., Stehr, M. (2014). Zur medizinischen Tragweite einer Beschneidung. In M. Franz (Hrsg.), Die Beschneidung von Jungen. Ein trauriges Vermächtnis (S. 109–129). Göttingen: Vandenhoeck & Ruprecht.

Scheinfeld, J. (2014): Die Knabenbeschneidung im Lichte des Grundgesetzes. In M. Franz (Hrsg.), Die Beschneidung von Jungen. Ein trauriges Vermächtnis (S. 385–396). Göttingen: Vandenhoeck & Ruprecht.

Shankar, K. R., Rickwood, A. M. (1999). The incidence of phimosis in boys. BJU International, 84, 101–102.

Siegfried, N., Muller, M., Deeks, J. J., Volmink, J. (2009). Male circumcision for prevention of heterosexual acquisition of HIV in men. Cochrane Database of Systematic Reviews, 15 (2). Art. No.: CD003362; DOI: 10.1002/14651858.CD003362.pub2.

Stehr, M., Schuster, T., Dietz, H. G., Joppich, I. (2001). Die Zirkumzision – Kritik an der Routine. Klinische Pädiatrie, 213 (2), 50–55.

Taddio, A., Katz, J., Ilersich, L., Koren, G. (1997). Effect of neonatal circumcision on pain response during subsequent routine vaccination. The Lancet, 349 (9052), 599–603.

van Leeuwen, P. J., Schröder, F. H. (2010). Risk factors: increased risk of suicide after prostate cancer diagnosis. Natural Reviews: Urolody, 7 (7), 369–370.

Zöller, C., Fernandez, G., Ludwikowski, B., Peteresen, C., Ure, B. (2014). Stationäre Behandlung bei Komplikationen nach männlicher Beschneidung: Retrospektive Analyse eines deutschen Referenzzentrums. Deutsche Gesellschaft für Chirurgie. 131. Kongress der Deutschen Gesellschaft für Chirurgie. Berlin, 25.–28.03.2014. Düsseldorf: German Medical Science GMS Publishing House; 2014. Doc14dgch256. doi: 10.3205/14dgch256.

Hans Hopf

Die psychosexuelle Entwicklung des Jungen und ihre Störungen

Vorbemerkungen

Zentrale Schaltstellen der psychosexuellen Entwicklung des Jungen sind, wie man weiß, die frühe Mutter-Sohn-Beziehung, die soge-nannte Entidentifizierung, die Identifizierung, der Kastrationskom-plex mit der phallischen Phase sowie Triangulierung und schließ-lich der Ödipuskomplex. Über die folgenden Bereiche möchte ich berichten:

- Zwischen Ernähren und Begehren
- Der Junge und die Ambivalenz seiner Mutter
- Im »Namen des Vaters«: Triangulierung, »Entidentifizierung« und Identifizierung
- Zwischen Inzestwunsch und Inzestangst

Zwischen Ernähren und Begehren

Bereits Freud ist davon ausgegangen, dass der Sexualtrieb über die Pflegepersonen ausgelöst wird, indem sie bereits vorhandene ero-gene Zonen stimulieren. Laplanche hat eine radikale Hypothese ent-wickelt, indem er annimmt, dass die Mutter vor dem Hintergrund der infantilen Wurzeln ihrer eigenen Sexualität zum Verführer wird und das Kind – ob es das will oder nicht – in die Welt ihres konflikt-haften Begehrens hineinziehen muss (Laplanche, 2011). Diese Bot-schaften bleiben für das Kind allerdings rätselhaft. Das mütterliche Begehren löst bei beiden auch Ängste aus, diese werden jedoch ver-drängt, sodass nur noch die Bedürfnisbefriedigung des Säuglings im Vordergrund steht. Doch Begehren ist unstillbar und wirkt im Unbe-wussten weiter. Zu den individuellen Scham- und Schuldängsten kommen noch gesellschaftliche Einschränkungen und Verbote hinzu. Somit löst Lust, die ins Bewusstsein gerät, Inzestängste aus. Darum können Mütter sexuelle Regungen des Kleinkindes oft schamvoll registrieren, in der Regel darüber hinwegsehen und sie verleugnen, sodass andererseits kaum Spiegelung des sexuellen Begehrens stattfindet (Hopf, 2015, S. 47 f.).

Der Junge ist in einer besonders schwierigen Situation. Die Mutter, die ihn versorgt, begehrt ihn gleichzeitig. Sie ist also nicht erst in der ödipalen Phase, sondern gleichsam von Geburt an Sexualobjekt. Was geschieht, wenn die Mutter Inzestgrenzen zu wenig achtet, die Paarbeziehung unbefriedigend und ein Vater zu wenig psychisch präsent ist? Ich will hierzu ein Fallbeispiel bringen.

Ein sechsjähriger Junge wird einer Kinder- und Jugendlichenpsychotherapeutin vorgestellt. Er hat eine bizarre Knopfphobie entwickelt: Seit etwa drei Jahren konnte er keine Knöpfe mehr anfassen. Mittlerweile zog er nur noch Textilien an, die keine Knöpfe hatten. Die Bettwäsche bekam Reißverschlüsse, seine Jeans erhielten Gummizüge. Nur die Knöpfe an den Jacken waren durch nichts zu ersetzen, die musste er widerstrebend akzeptieren. Die Jacken konnte er allerdings offen lassen. Dachte er nur an Knöpfe, musste er sich unumgänglich die Hände waschen. Jedes Anfassen von Knöpfen ekelte ihn, und das Durchstecken von Knöpfen durch Knopflöcher war für ihn ganz schrecklich und nicht durchführbar.

Gleichzeitig wurde der Junge im Kindergarten auffällig, weil er an den Genitalien der Mädchen Interessen zeigte. Parallel dazu erkundete er mit seinem gleichaltrigen Cousin den eigenen und dessen Penis. In der Schule setzte sich sein sexualisiertes Verhalten fort, was Erzieherinnen und Lehrerinnen in Alarmbereitschaft versetzte. Die Eltern wurden auf die Auffälligkeiten hingewiesen und suchten einen Therapieplatz.

Was waren die auslösenden Ereignisse gewesen? Mit drei Jahren war bei dem kleinen Patienten eine Phimose diagnostiziert worden. Auf Anweisungen des Kinderarztes führte die Mutter von jetzt an, gemäß der Leitlinie der Kinderurologen, zweimal täglich mit dem Sohn eine Behandlung durch. Die Vorhaut wurde zurückgezogen, Eichel und Vorhaut wurden mit einer cortisonhaltigen Salbe eingecremt, der

Penis wurde massiert. Dies geschah über einen Zeitraum von drei Jahren, bis schließlich doch eine Zirkumzision durchgeführt werden musste[1].

Ulrike Krüger-Degenkolbe, die mir den Fall in einer Supervision vorgestellt hatte, formulierte wie folgt: »Ich sehe die Entstehung dieser Knopfphobie als eine wundervolle symbolhafte Umschreibung der unbewussten Inzestangst *vor* seiner Mutter wie auch des Inzestwunsches des Jungen *hinsichtlich* seiner Mutter. Das Symbol ist eine konsequente Kompromiss- und Symptombildung.«

Was verdeutlicht diese Fallgeschichte? Der Inzestwunsch einer Mutter zielt gemäß Lacan (2006) auf das Kind und der erste Inzestwunsch des Kindes auf die Mutter. Die psychosexuelle Entwicklung des Jungen sowie die Entstehung seiner männlichen Identität sind von Anfang an gefährdet.

Im Fall des kleinen Jungen mit der Knopfphobie arbeitete der Vater auswärts und war nur an den Wochenenden zu Hause. Die Mutter meinte, sie sei während der Woche praktisch alleinerziehend. Aber das ist nicht das entscheidende Problem. Der Vater zeigte an seinem Sohn nur geringes Interesse, viel stärker an seiner Tochter. Das elterliche Paar hatte sich aufgelöst, zwei neue Paare waren entstanden. Inzestgrenzen und Generationengrenzen wurden nur unzureichend beachtet.

Die Mutter muss eine wesentliche Aufgabe erfüllen, der Vater natürlich gleichermaßen. Erst durch Anerkennung des Vaters und seines Gesetzes wird eine dauerhafte Dyade verhindert und der Zugang zur väterlichen Welt gewährleistet. Ist die elterliche Beziehung intakt, nimmt der Vater seinen Platz in einer Triade ein. Von Anfang an ist alsdann der mütterliche Bezug zum Dritten präsent. Dabei geht es nicht vorrangig um eine unmittelbare Anwesenheit des Vaters, sondern um seine mittelbare Prä-

---

1   Ich danke meiner Kollegin Ulrike Krüger-Degenkolbe für die Überlassung des Fallbeispiels. Sie weist mit dieser Psychodynamik abermals nach, dass die Behandlung einer Phimose immer problematische Auswirkungen auf die psychosexuelle Entwicklung, die Affektentwicklung sowie die Identitätsbildung eines Jungen haben kann.

senz (vgl. Lang, 2000, S. 159). Eine reine Dualunion wird dann
nicht aufkommen, wenn eine Triade von Anfang an die Entfaltung
menschlichen Daseins unterstützt.

Von Beginn an muss ein väterliches Strukturmoment, eine Vater-
repräsentanz verinnerlicht werden. Lacan nennt diese väterliche
Instanz im Ödipuskomplex den »Namen des Vaters« (2006). Entscheidend ist, dass auf diese Weise eine verbietende Instanz auftritt,
die den Zugang zur natürlichen Befriedigung sperrt und auf diese
Weise Gesetz und Trieb unlösbar aneinanderkettet. Dabei geht es
nicht um den realen Vater, es handelt sich vielmehr um einen symbolischen, der soziale Normen vertritt. Sein Platz kann auch von
anderen Personen oder Institutionen eingenommen werden.

Der Junge und die Ambivalenz seiner Mutter

Inzestwünsche und Inzestängste sind die eine Gefährdung, eine
andere Problematik kommt noch hinzu. Mütter haben mit Männlichkeit unterschiedliche Erfahrungen gemacht, und können dem
Jungen höchst ambivalent begegnen. Auch ist zu vermuten, dass
Söhne mit ihrem für ihre Mütter gelegentlich befremdlichen Verhalten andere Fantasien bei ihren Müttern auslösen, als es die Mädchen
tun. Hieraus kann sich eine Ambivalenz entfalten: Jungen können
ihren Müttern wegen ihrer Andersartigkeit zwar faszinierend, jedoch
auch fremd und bedrohlich erscheinen. Das Mädchen hingegen ist
der Mutter vertraut. Wie stark sich das manifestiert, hängt von den
lebensgeschichtlichen Erfahrungen einer Mutter ab, vor allem mit
ihrem Vater und dem Erleben seiner Männlichkeit, aber auch mit
ihrem Selbstwert und anderen Persönlichkeitsmerkmalen.

Ich nehme an, dass dieser Prozess bereits beginnt, wenn die Mutter um das Geschlecht weiß und sich darum erste Fantasien ranken.
Und ich gehe davon aus, dass der Säugling auch von Geburt an – je
nach Geschlecht – unbewusst Akzeptanz oder Ablehnung spürt, dies
im Gesicht der Mutter und an ihrem Verhalten spüren kann. Der
Junge zeigt von Geburt an andere Verhaltensweisen als das Mädchen. Er löst vermutlich andere Fantasien bei der Mutter aus, die
von deren lebensgeschichtlichen Prägungen mit Vater und Männlichkeit abhängen. Die Beziehung kann ambivalent werden, denn

der Junge ist fremd, aber auch faszinierend. Parallel hat das Folgen für die Fantasien des Jungen.

In einer Untersuchung zu Geschlechtsunterschieden in der Beziehung von Müttern zu ihren Kindern aus dem Jahr 2014 wurde das Folgende empirisch festgestellt, was meine langjährigen klinischen Beobachtungen unterstützt:

- Schon im Alter von sechs Monaten waren erhebliche Unterschiede festzustellen. Die Mütter der Jungen fühlten sich signifikant häufiger am Ende ihrer Kräfte als die Mütter der Mädchen, bei Müttern der unteren Schichten war das noch drastischer.
- Töchter wurden als fröhlicher empfunden als Jungen und bereiteten der Mutter mehr Freude. Mit Heranwachsen des Kindes verstärkten sich diese Unterschiede noch.
- Mit den Mädchen wurden mehr kognitiv förderliche Tätigkeiten durchgeführt, unter anderem mehr vorgelesen, andererseits profitieren Mädchen auch mehr hiervon. Diese Unterschiede manifestierten sich am stärksten in den mittleren und höheren Gesellschaftsschichten.
- Mädchen wird mehr emotionale Zuwendung entgegengebracht als Jungen.
- Mädchen werden in ihrem Verhalten stärker beaufsichtigt und kontrolliert als die Jungen. Sie üben später weniger Gewalt aus und erzielen bessere Schulleistungen (Mößle, Pfeiffer u. Baier, 2014).

Diese Unterschiede werden natürlich besonders dort wirken, wo die triadische Entwicklung bereits gestört ist und der Junge sich nicht ausreichend mit Männlichem identifizieren kann.

Die mütterliche Ambivalenz kann dann dazu führen, dass der Junge früher als das Mädchen in eine Selbstständigkeit entlassen wird, der er noch nicht gewachsen ist. Im Extremfall kann auch bei der Mutter unverhüllte Ablehnung vorherrschen. Eine Mutter kam in die Praxis eines Kinder- und Jugendlichenpsychotherapeuten. Sie gab an, sich vor ihrem dreijährigen Sohn und seinen Genitalien zu ekeln. Nur mit allergrößten Anstrengungen könnte sie ihn versorgen, gleichzeitig litt sie unter massiven Schuldgefühlen. Es stellte sich heraus, dass sie vom eigenen Vater missbraucht worden war, der Vater ihres Sohnes hatte sie verlassen.

Im »Namen-des-Vaters«: Triangulierung, Entidentifizierung und Identifizierung

Eine gelungene Triangulierung ist ganz entscheidend von der Fähigkeit einer Mutter abhängig, das Kind nicht als ihren alleinigen Besitz zu betrachten. Die Mutter hat das Kind einst in sich getragen, von der Eizelle bis zur Geburt. Es existiert das intimste Verhältnis, das überhaupt vorstellbar ist. Es besteht auch die Gefahr, dass der kleine Junge zum Liebhaber der Mutter werden kann und der Vater ausgeschlossen wird.

Ist die elterliche Beziehung intakt, nimmt der Vater seinen Platz in einer Triade ein. Von Anfang an ist alsdann der mütterliche Bezug zum Dritten präsent. Die frühe Beziehung des Vaters zum Kind ist durch Nähe und Zärtlichkeit ausgezeichnet, und er unterscheidet sich mit dem, was er tut, kaum von der Mutter. Langsam taucht er jedoch im Bewusstsein des Kleinkinds als ein anderer auf. Zunehmend nimmt er triangulierende Distanz ein und vermeidet auch nicht Aggressivität (vgl. Metzger, 2013). Der Vater und die hierdurch entstandene Triade fördern die Erkundung der nichtmütterlichen Welt und unterstützen das Kind gegen ein Verbleiben in der Symbiose. James Herzog hat beobachtet, dass jeder Elternteil unterschiedliche Rollen im Spiel mit dem Kind übernimmt. Die Mütter tendierten dazu, sich homöostatisch einzustimmen und sich dem Kind anzupassen. Väter neigten hingegen dazu, sich sehr wechselhaft einzustimmen – die Intensität war erhöht, die Komplexität vermindert und das Affektivitätsniveau gesteigert, sie machten Bewegungsspiele, wirbelten den Jungen durch die Luft und passten sich gerade nicht an. So kann ein Kind die Erfahrung sammeln, dass sich einmal die Umgebung ihm anpasst, als auch damit, dass es sich selbst den anderen im Spiel anpassen muss (Herzog, 1998, S. 168 f.). Jungen mit einem zugewandten Vater zeigen darum eine höhere Kompetenz beim Umgang mit Triebimpulsen und Gefühlen als Kinder ohne Vater: Insbesondere die Fähigkeit, die eigenen Aggressionsimpulse kontrollieren und positiv zur Erreichung von Zielen einsetzen zu können, wird durch das motorisch wilde Spiel mit einem männlichen Dritten befördert. Jungen lernen dadurch, Affekte zu organisieren und zu modulieren sowie Aggressionen für positive Ziele einzusetzen.

Aber Jungen brauchen den Vater nicht nur für ihre triadische Entwicklung, sie müssen sich mit ihm auch identifizieren können. Voraussetzung für die Entwicklung einer stabilen Männlichkeit ist eine sichere Bindung und eine Bewältigung der präödipalen Konflikte. Um die männliche Identifizierung ihres Sohnes zu fördern, müssen gemäß Diamond beide Eltern einander in ihrer »Andersheit« respektieren und akzeptieren (Diamond, 2010). Ein sicheres männliches Identitätsgefühl entwickelt sich nicht aus der *Loslösung* von der Mutter, sondern aus der *Bindung* des Jungen an die Mutter. Der Junge wird Mann, ohne die Identifizierungen mit der Mutter aufzugeben. Stattdessen macht er die Erfahrung, dass »Mutters Schürzenbänder« elastisch genug sind und ihm genügend Freiheit lassen, um sich dem Vater, der ihn in die Welt der Männer begleiten wird, anzunähern. Dieser Übergang wird durch einen engagierten Vater erleichtert: Je sicherer sich dieser seiner eigenen Männlichkeit ist, desto effektiver kann er seinem Sohn dabei helfen, den Übergang von der mütterlichen Geborgenheit zur männlichen Identifizierung zu bewältigen (Diamond, 2010).

Hyperphallische und profeminine Position

Wenn sich der Sohn nicht von der Mutter lösen kann und in ihrem Einflussbereich verbleibt, kann er von ihr auch stimuliert und sexualisiert werden. Nicht selten neigen solche Jungen zu einem distanzlosen Umgang mit Frauen in einer sexualisierten Sprache bei gleichzeitiger Entwertung und Verächtlichmachung. Ein solches Verhalten wird als eine *hypermaskuline* oder *hyperphallische Neigung* bezeichnet. Offensichtlich sucht der Junge dem für ihn gefährlichen Bereich der Mutter zu entkommen. Die Folge ist eine destruktive Aggressivität der Mutter und allen Frauen gegenüber. Es ist ein Versuch, diese auf Abstand zu halten und gleichzeitig zu kontrollieren. Die Folge ist eine unruhige Getriebenheit mit chronischer Aggressivierung des Verhaltens, das dann nicht selten als eine ADHS diagnostiziert wird.

Ich will das illustrieren. Der Baseler Filmstudent Tendai Matare (2015) hat ein Projekt durchgeführt, das er »Meine fünf vaterlosen Freunde« nannte. Er hat sie ausführlich interviewt, vor allem wollte er wissen, was sie bislang vermisst haben und was sie meinen, wie ihr Leben *mit* Vater verlaufen wäre. Er hat mich gebeten, das Projekt zu begleiten und einen Text zu verfassen. Gestaunt habe ich darüber, wie nachdrücklich und bewusst von allen jungen Männern die seelischen Folgen ihrer Vaterlosigkeit beschrieben und verstanden wurden. So als hätten sie die theoretischen Überlegungen der Psychoanalyse studiert. Durchgängig wird Vaterlosigkeit als ein schweres Defizit beschrieben.

Jeder von ihnen hat sein Leben zwar auch ohne den Vater gemeistert, jedoch mehr oder weniger gut. Einige entwickelten Lernprobleme, die sich während der Pubertät noch verstärkten. Manche fingen danach an, sich zu verweigern, zu rauchen, zu kiffen und Alkohol zu konsumieren. Sie brachen auch Ausbildungen ab. Die meisten hätten sich zu jenen Zeiten einen grenzsetzenden Vater gewünscht, denn die Mütter wurden nicht respektiert, in folgender Weise: »Einer, der mal auf den Tisch geklopft hätte. Einer, der einmal zeigt, wo es langgeht. Einer der dich mal in deine Schranken weist, dir zeigt, wie weit du gehen kannst und wie weit nicht!«, »Wir Männer nehmen es vom Vater besser an. Ich hörte nicht auf meine Mutter, wenn sie mir etwas sagte. Bei meinem Vater war dies anders!« Viele der jungen Männer stellten fest, dass sie sich rasch gereizt fühlten, nur schwer etwas aushalten können und rasch in Wut geraten, auch gewalttätig werden konnten. Dieses Strukturdefizit war vor allem bei jenen Männern besonders ausgeprägt, die zudem Väter als Vorbilder hatten, die selbst keine gute Selbstbeherrschung zeigten.

Auch wurde deutlich, dass nicht nur entscheidend war, ab welchem Alter die Väter abwesend waren, sondern auch, wie sie im Herzen der Mütter verankert waren. Denn ein Junge, der vaterlos aufwächst, erlebt keine liebevolle Paarbeziehung seiner Eltern, die er verinnerlichen kann. Erst hieraus erfolgt, was wir Triangulierung nennen, nämlich der Bezug zu etwas Drittem – die Fähigkeit, eine *gleichzeitige* Beziehung zu zwei Menschen zu haben. Tendai Matare hat eine zentrale Aussage über seine Untersuchungen gestellt: »Wie aus einem Jungen ein Mann wird, kann er nur von Männern lernen, aber niemals von Frauen« (Leimbach, 2015, S. 15).

An dieser Stelle kann ich feststellen, dass Kinder von alleinerziehenden Müttern viele reale oder fantasierte Gelegenheiten haben, sich einen »Dritten« in der erweiterten Umwelt zu suchen. Gute

Triangulierungschancen bestehen dann, wenn eine seelisch reife Mutter die Verbindung mit erwachsenen Männern innerlich bejaht und das Kind nicht als Ersatzpartner verwendet. Ich verweise in diesem Zusammenhang auf die Werke »wir2« und »Alleinerziehend« von Matthias Franz (2014, 2016).

Mütterliche wie auch väterliche Haltung haben übrigens nichts mit dem Geschlecht zu tun, sondern beschreiben spezifische erzieherische und therapeutische Haltungen. Vaterentbehrung kann bei Jungen und bei Mädchen schwerwiegende Folgen für das gesamte Leben nach sich ziehen. Es ist wichtig, dass Jungen in der Familie und in der Gesellschaft Frauen und Männer psychisch erleben können. Die Entwicklungen in Kindertagesstätten und Schulen sind, aus dieser Sicht, höchst bedenklich.

Denn wenn sich männliches Selbst nur aus der Differenz zur Mutter entwickelt, nicht aus der Erfahrung der Gleichheit mit dem Vater – dann muss es sich aus Stereotypen bilden, mit wenig konkreten und greifbaren Vorstellungen von Männlichkeit. Dann können Jungen illusionäre Fantasien von männlicher Größe und Potenz entwickeln. Sind Mutter und Vater, männliche und weibliche Bezugspersonen, mitsamt ihrer Beziehung zueinander, hingegen konkret verfügbar, zugewandt und somit körperlich und psychisch erlebbar, wird der psychosoziale Erfahrungsraum des Jungen facettenreich.

Ich fasse zusammen: Fehlt der Vater kontinuierlich, kann es zu besonders schweren narzisstischen Beeinträchtigungen und entsprechenden aggressiven Externalisierungen kommen. Ist er aggressiv, streng, verachtet er Frauen, so muss sich der Junge, um männliche Identität zu erlangen, viel abrupter und kompromissloser von der Mutter lösen als ein Mädchen. Er muss alles, was er mit Weiblichkeit verknüpft, beispielsweise Schwäche, Einfühlsamkeit und Abhängigkeit, von sich weisen. Steht der Vater jetzt nicht zur Verfügung, so lässt er seinen Sohn im gefährlichen Einflussbereich der Mutter. Um nicht wieder zum regressiven Kleinkind und in der Fantasie von der Mutter verschlungen zu werden, ist darum nicht selten die zuvor erwähnte hyperphallische Haltung das Ergebnis.

Fehlt der Vater, unmittelbar oder mittelbar, so kann auch eine große Nähe zur Mutter entstehen. Die fehlende Distanz zur Mutter kann zur Folge haben, dass der Junge seine männliche Entwicklung

regelrecht aufgibt und verweiblicht. Bekannt sind zehn- bis zwölfjährige vaterlose Jungen, die wegen Ängsten, Depressionen oder Kontaktproblemen in die psychotherapeutische Praxis kommen. Gelegentlich wirken sie etwas dicklich, manchmal sind sie aber auch
verführerisch und wirken feminin. Meist leben sie in enger Gemeinschaft mit ihrer Mutter, oft sehr zurückgezogen. Der Vater hat sich
entweder von der Familie getrennt oder ist sogar ganz aus dem Leben
von Mutter und Sohn verschwunden. Wir nennen das im Gegensatz
zu einer hyperphallischen eine profeminine Position.

Gebunden in eine verführerische inzestuöse Beziehung zur Mutter, bestehen Verschmelzungswünsche und Ängste nebeneinander.
In der Anfangsgeschichte von der Knopfphobie wurde deutlich, dass
die Konflikte gelegentlich nur noch über Symptombildung zu bewältigen sind. Ich will im Folgenden über die Identitätsstörungen und
deviante Entwicklung eines Jugendlichen berichten.

Zwischen Inzestwunsch und Inzestangst

Innerhalb der ödipalen Phase lernt der Junge, sich zu verlieben.
Bewältigt ist der Ödipuskomplex dann, wenn der Junge auch gelernt
hat, zu verzichten. Doch über eine deviante Entwicklung kann der
Junge den Ödipuskomplex in der Fantasie umgehen und kann Partner der Mutter bleiben. Hierzu will ich ein Fallbeispiel bringen (vgl.
Heinemann u. Hopf, 2015, S. 219–224).

Schon als Pascal etwa sieben Jahre alt war, hatten sich erste Zwangssymptome in Gestalt von Ängsten vor Schmutz mit entsprechenden
Waschritualen gezeigt. In allen sozialen Schwellensituationen sei es zu
Trennungsängsten mit heftiger Anklammerung an die Mutter gekommen. Mit 13 Jahren wurde die Zwangssymptomatik immer gravierender,
schließlich litt der Junge an schweren Vergiftungsängsten mit stundenlangen Waschritualen. Er hatte die Fantasie, überall Hundekot oder
beschmutzte Taschentücher vorzufinden und den Schmutz berühren
zu müssen, um ihn dann mit andauerndem Waschen zu entfernen. Pascal, der bislang mit seiner Mutter in enger Zweisamkeit gelebt hatte,
begann sie mit sexuellen Ausdrücken zu beschimpfen, schrie sie an
und schlug sie sogar. Danach taten ihm seine Taten unendlich leid.

Pascals Mutter war eine schon ältere, ungemein gepflegte und äußerst attraktive Frau. Der Vater hatte sich von seiner zweiten Ehefrau scheiden lassen, um die Mutter von Pascal zu heiraten. Diese wurde kurz nach der Heirat ungewollt mit Pascal schwanger. Von Anfang an hasste der Vater dieses Kind und empfand es als ewigen Störenfried. Er wollte die Mutter ausschließlich für sich haben, und es kam zu grotesken Auseinandersetzungen. Der Vater starb, als Pascal zehn Jahre alt war. Sein qualvoller Tod blieb für Pascal ein nur teilweise verarbeitetes Trauma.

Wegen seiner Zwangssymptome suchte Pascal unentwegt die Nähe der Mutter. Sie hatte keine Minute mehr Zeit für sich, weil sie pausenlos mit dem Jungen und seinen Fantasien beschäftigt war. Danach folgten schlagartig schreckliche Beschimpfungen, in denen Pascal sie als Hure und mit noch schlimmeren Schimpfworten bedachte. In seinen Zuständen von grenzenloser Wut schrie er – gemäß Aussagen der Mutter – oft wie ein Tier und attackierte sie immer wieder auch körperlich. Im Gegenzug habe sie ihn schon oft als Teufel in Menschengestalt beschimpft. Diese fürchterlichen Auseinandersetzungen voll psychischer und körperlicher Gewalt häuften sich. Was die Mutter jedoch völlig unerträglich, ja abstoßend fand, war, dass aus den Misshandlungen unvermittelt und befremdlich wirkende Anklammerungswünsche entstehen konnten. Nach besonders wüsten Auseinandersetzungen suchte sich Pascal in den Schoß seiner Mutter zu kuscheln. Dabei habe sie ihn schon häufig weggestoßen, was einen erneuten Wutanfall zur Folge hatte.

Nach einiger Zeit und längerem Schweigen in den Therapiesitzungen meinte Pascal schließlich, und die Scham stand ihm ins Gesicht geschrieben, dass er mir etwas anvertrauen müsste. Dazu müsse er zunächst in die Vergangenheit zurückgehen. Als er in die erste Klasse gekommen sei und unter schweren Trennungsängsten gelitten habe, habe er eines Nachmittags die Stöckelschuhe seiner Mutter entdeckt. Diese faszinierten ihn mit einem Mal eigenartig, ganz anders als früher. Er sei in die Schuhe hineingeschlüpft und unvermittelt nicht nur völlig angstfrei gewesen, sondern habe auch ein unglaublich fantastisch-schönes Gefühl erlebt. Dann sei er mit diesen Schuhen auf und ab spaziert, und er habe sich grandios gefühlt. Seither habe er dies immer wieder heimlich getan. Dies zog sich über Jahre so hinweg, und er nutzte jede Gelegenheit, mit den Schuhen auf und ab zu laufen, es sei zu einer

regelrechten Sucht geworden. Als er so etwa elf bis zwölf Jahre alt
gewesen wäre, sei er eines Tages, als die Mutter abwesend war, an
deren Kleiderschrank gegangen. Er hätte ihre Unterwäsche angezogen,
was ihn augenblicklich noch mehr erregte. Beim nächsten Mal habe er
sich ein Kleid angezogen und dabei zum ersten Mal einen fantastischen
Orgasmus erlebt. Voller Scham und Entsetzen versuchte er das Kleid der
Mutter zu reinigen und hängte es anschließend in den Schrank zurück.
Aber Scham und Angst verschwanden rasch, die Sehnsucht nach dem
Erleben von Grandiosität und orgiastischen Gefühlen begleiteten ihn
von jetzt an wie ein Zwang. Seine gesamten Fantasien drehten sich von
nun an fast ausschließlich darum, wann er endlich wieder Frauenkleider
tragen könnte. Zunehmend wünschte er sich auch, nicht mehr ausschließlich die Kleider der Mutter, sondern auch andere Frauenkleider
zu tragen. Das geschah aus Angst vor Entdeckung, aber auch, weil der
Reiz langsam schwand. Aber er wagte es nicht, sich in einem Geschäft
Kleider zu kaufen oder sie in einem Versandhaus zu bestellen. Darum
sah sein Tagesablauf in der Regel so aus, dass er sich in sein Zimmer
zurückzog. Um ihn herum lag eine Auswahl von Kleidern der Mutter. Er
wählte sorgsam eines aus, veränderte es, indem er es umnähte und
war stundenlang damit befasst, sich aufreizende Kleidung herzustellen und Schmuck und Schminke anzulegen. Dabei steigerte er sich in
einen gewaltigen Rauschzustand. Es kam zu Schweißausbrüchen, er
atmete immer heftiger, die Erregung wurde immer größer und endete
schließlich in einem grandiosen Orgasmus. Schlagartig kam die Ernüchterung, und er war danach voller Schuld und Scham, schwor sich, nie
mehr Ähnliches zu tun. Aber es war zur regelrechten Sucht geworden,
bereits am nächsten Tag wiederholte sich das Spiel von grandiosem
Orgasmus bis hin zur schamvollen Ernüchterung. Dabei interessierte
er sich durchaus für Mädchen, erlebte sich eindeutig als heterosexuell,
konnte aber von seinen Fantasien und deren Umsetzung nicht lassen –
und darum fehlte auch der Impuls, sich um Mädchen zu bemühen.

 So kam es zu jener explosiven Mischung von inzestuösen Wünschen
und massiver destruktiver Wut, um sich von der Mutter wiederum
zu befreien – Sexualisierung wurde von unverhüllter Destruktivität
abgelöst. Umgekehrt wünschte die Mutter ihrem Teufelssohn den Tod.

 Die Schuhe der Mutter, später die Kleider der Mutter, wurden zum
Pars pro toto, mit welchen Pascal zeitweilig inzestuös verschmelzen

konnte. Als grandioser Herrscher wurde er mit einem ekstatischen Orgasmus belohnt. Der fetischistische Akt stellte den Kompromiss zwischen Inzestwunsch und Inzestangst dar. Indem er mit der Mutter im Sinne des Pars pro toto verkehrte, übte er in der Fantasie Inzest aus. Gleichzeitig war er der Aktive und wurde nicht passiv überwältigt. Es war nicht die reale Mutter, sondern es war das unbelebte Objekt und somit auch kein realer Inzest. Leise fetischistische Tendenzen sind übrigens nach meinen Erfahrungen bei männlichen Adoleszenten nicht selten.

Die Behandlung dauerte zehn Jahre. Das macht deutlich, welch langwieriger Prozess notwendig ist, um die Sexualität einigermaßen von der Inzestangst und dem Inzestwunsch zu befreien. Während der Behandlung nahm Pascal die Beziehung zu einer Frau auf. Er und andere Patienten zeigten, dass eine psychoanalytische Therapie den Patienten von der *Alleinherrschaft* seiner perversen Neigung befreien und zu einem »normalen« Leben hinführen kann. Aber Erinnerungen bleiben in der Regel zurück, an verstörende Fantasien und an grandiose Orgasmen, die der erlebte Koitus mit der Frau nicht bieten kann.

Schlussbemerkungen

Vielleicht wurde die Beschreibung der psychosexuellen Entwicklung des Jungen und des Ringens um seine Identität in meinem Beitrag wie die Fahrt mit einer Achterbahn erlebt. Doch auch bei Achterbahnen kommt es nur selten zu Unfällen, in den meisten Fällen siegt die Normalität und aus kleinen Jungen werden Männer. Ich habe einen Satz von Henry Ward Beecher aus dem 19. Jahrhundert gefunden, von dem ich glaube, dass er einen zentralen Gedanken zur Prävention enthält: »Das Wichtigste, das ein Vater für seine Kinder tun kann, ist, ihre Mutter zu lieben«. Und ich ergänze: Möglichst ein ganzes Leben!

Literatur

Beecher, H. W. (o. J.). Aphorismus. Zugriff am 10.05.2017 unter ttps://www.apho-rismen.de/zitat/63193

Diamond, M. J. (2010). Söhne und Väter. Eine Beziehung im lebenslangen Wandel. Frankfurt a. M.: Brandes & Apsel.

Franz, M. (2014). wir2. Bindungstraining für Alleinerziehende. Göttingen: Vandenhoeck & Ruprecht.

Franz, M. (2016). Alleinerziehend – selbstbewusst und stark. Mit zahlreichen Übungen des WIR2-Bindungstrainings. Munderfing: Fischer & Gann.

Heinemann, E., Hopf, H. (2015). Psychische Störungen in Kindheit und Jugend (5. Aufl.). Stuttgart: Kohlhammer.

Herzog, J. M. (1998). Frühe Interaktionen und Repräsentanzen: Die Rolle des Vaters in frühen und späten Triaden; der Vater als Förderer der Entwicklung von der Diade zur Triade. In D. Bürgin (Hrsg.), Triangulierung. Der Übergang zur Elternschaft. Stuttgart, New York: Schattauer.

Hopf, H. (2015). Die Psychoanalyse des Jungen (2. Aufl.). Stuttgart: Klett-Cotta.

Lacan, J. (2006). Namen-des-Vaters. Wien: Turia+Kant.

Leimbach, B. T. (2015). Männlichkeit leben. Die Stärkung des Maskulinen. Hamburg: Ellert & Richter.

Lang, H. (2000). Im Anfang waren es drei – das Konzept der »strukturalen Triade« oder der Ödipuskomplex heute. In Lang, H. (Hrsg.), Strukturale Psychoanalyse. Frankfurt a. M.: Suhrkamp Taschenbuch Wissenschaft.

Laplanche, J. (2011). Neue Grundlagen für die Psychoanalyse. Gießen: Psychosozial-Verlag.

Metzger, H.-G. (2013). Fragmentierte Vaterschaften. Über die Liebe und die Aggression der Väter. Frankfurt a. M.: Brandes & Apsel.

Mößle, T., Pfeiffer, C., Baier, D. (Hrsg.) (2014). Die Krise der Jungen. Phänomenbeschreibung und Erklärungsansätze. Baden-Baden: Nomos Verlagsgesellschaft.

Hermann Staats

Männlicher Stolz? Bindungs- und Autonomiebedürfnisse bei Jungen und Männern[1]

Wenn wir über männlichen Stolz – und damit über einen Aspekt von Männlichkeit – nachdenken, ist es notwendig, sich zunächst den eigenen Standpunkt zu Gender und Geschlecht klarzumachen. *Männlich sein* – Wie lässt sich das beschreiben und erfassen?

Die spontane Antwort ist simpel und in der Regel eindeutig. Sie bezieht sich auf das biologische Geschlecht. Diese eindeutige Zuordnung lädt aus *forschungstechnischer* Sicht geradezu dazu ein, Männer und Frauen zu vergleichen. Der einfache, biologische Zugang zu Unterschieden von Männern und Frauen fördert dann ein Wahrnehmen von Stereotypien:

–   »Männer sind vom Mars und Frauen von der Venus« (Evatt, 2005). Es ist ein Verdienst, auf die Schwierigkeiten, das andere Geschlecht zu verstehen, hinzuweisen, aber die biologistische Sicht auf Männer und Frauen, die eine Homogenität in den beiden Gruppen betont, hilft nach dieser Erkenntnis der Unterschiedlichkeit dann wenig weiter.

–   »Wir werden nicht als Mädchen geboren, wir werden dazu gemacht« (Scheu, 1997). Hier wird Gender als soziale Konstruktion gesehen und Verhaltensunterschiede auf Machtverhältnisse in der Gesellschaft zurückgeführt. Männer sind hier mitgedacht, sie sind verantwortlich für die Machtverhältnisse.

–   Und Deborah Tannen (1991) stellt – zunächst einmal beschreibend – fest, dass Männer und Frauen sich aufgrund ihrer unterschiedlichen Sprachen eigentlich gar nicht verstehen können. Das ist eine interessante Beobachtung auch in Psychotherapie-

---

1   Ich danke Fritz Boencke für seine anregenden Überlegungen und Diskussionen zum Thema.

gruppen, wenn dort in einem männlichen Stil gesprochen wird. Das ist selten und es irritiert viele Frauen in einer Gruppe, wenn das passiert. Männlichkeit kann damit auf drei Ebenen definiert werden (Parsons u. Bales, 1955):

- als biologisches Geschlecht,
- als soziale Geschlechtsrolle mit einem System von Verhaltensregeln,
- als psychologisches Charakteristikum, wie beispielsweise eine spezifische Art zu sprechen, die mit dem biologischen Geschlecht assoziiert wird.

Bipolares und dualistisches Modell von Männlichkeit und Weiblichkeit

Allein mit der Frage nach sozialen oder psychologischen Charakteristika, die als männlich gelten, entfernt man sich noch nicht weit von einer Suche nach Stereotypien. Dies geschieht erst dann, wenn man sich klar macht, dass es keine Persönlichkeitseigenschaften gibt, die nur bei Männern oder nur bei Frauen zu finden sind. Männlich und weiblich wird dann eine Frage der Ausprägung, der Häufigkeit des Auftretens und der Intensität von Verhalten. Es wird dann auch nötig, sich der Beziehung von *Männlichkeit* und *Weiblichkeit* zuzuwenden, zu untersuchen, wie die beiden Konstrukte in unserer Vorstellung aufeinander bezogen sind.

Unserem Verständnis zunächst naheliegend ist ein *bipolares Modell,* in dem Männlichkeit und Weiblichkeit einander ausschließen. Was männlich ist, ist nicht weiblich und umgekehrt. Bis heute werden maskulin und feminin als Pole *einer* Dimension angesehen. Dieses Modell ist in besonderem Maße identitätsstiftend, es lädt ein zu Identifizierungs- und Abgrenzungsprozessen: »Ich bin männlich, *weil* du weiblich bist.«

Ein gutes Beispiel für eine solche Auffassung bietet der Roman »Kassandra« von Christa Wolf (1983), in dem Männlichkeit mit Aggression und Gewalt, Weiblichkeit mit – moralisch höherwertiger – Leidensfähigkeit identifiziert wird. In diesem bipolaren Modell wäre ein mit »Gesundheit« verbundenes Ideal die *Kongruenz* von Verhalten, biologischem und sozialen Geschlecht. Gesund wären dann männliche Männer und weibliche Frauen. Dieses Modell liegt intuitiv nahe, wird aber von empirischen Untersuchungen nicht gestützt.

Besser passt hier ein dualistisches Modell. In diesem Modell werden Männlichkeit und Weiblichkeit in Form zweier voneinander unabhängiger Dimensionen erfasst – etwa so wie Musikalität und Ballgefühl: Menschen können beide Eigenschaften aufweisen; sie können ihren Schwerpunkt in der Musikalität oder im Ballgefühl haben; oder weder Musikalität noch Ballgefühl stehen ihnen ausgeprägt zur Verfügung. Ähnlich und unabhängig von ihrem biologischen Geschlecht können Männer und Frauen maskuline und feminine Attribute besitzen – oder auch nicht.

Männlichkeit und Weiblichkeit sind dann Teil der *individuellen* Identität und zielen weniger auf ein Abgrenzen von Gruppenmerkmalen. Gesundheit ist hier bei Männern und Frauen daher mit einem gleichzeitigen Vorliegen von Männlichkeit und Weiblichkeit verbunden – männliche *und* weibliche Verhaltensmuster stehen zur Verfügung. Gesund sind Männer mit männlichen *und* weiblichen Zügen und Frauen mit weiblichen *und* männlichen Anteilen. Gesundheit ist in diesem Modell mit *Androgynie* verbunden (ausführlicher dazu z. B. Alfermann, 1996). Manche Diskussionen um Transgender, Queer und *nonmale/nonfemale* verlieren in dieser Sicht viel von ihrer Schärfe oder sind anders zu verstehen.

Als Leserin oder Leser haben Sie vermutlich rasch Personen vor Augen, die weder ausgeprägt männlich noch ausgeprägt weiblich wirken oder für die das Geschlechtliche keine große Rolle spielt oder zu spielen scheint. Sie denken vielleicht auch an Menschen, die sowohl männliche als auch weibliche Verhaltensmuster zeigen, etwa Madonna, Jürgen Klopp, David Beckham – Menschen, die mit Männlichkeit und Weiblichkeit als Rollen spielen können. Androgynität scheint in unserer Kultur dazu beizutragen, als attraktiv wahrgenommen zu werden. Dies gilt auch im beruflichen Bereich: Die Direktorin einer Grundschule beschrieb ihr Kollegium mit den Worten: »Die einzigen Männer hier an der Schule sind alle Frauen!« (persönliche Mitteilung).

Wie wir auf Unterschiede zwischen den Geschlechtern gucken, hängt stark von unseren Vorannahmen ab. Oft sind solche Vorannahmen wenig bewusst. Die mit ihnen verbundenen Konzepte wirken sich gerade dadurch deutlich auf interpersonelle Beziehungen und das eigene Selbstbild aus: Muss ich mich – in einem bipolaren Modell – abgrenzen von dem, was ich als fremd im anderen Geschlecht sehe, als »nicht männlich«, wenn ich mich als Mann wohlfühlen und stolz auf mich sein will? Das andere Geschlecht wird dann zur Projektionsfläche für das nicht zu mir Gehörige, das Nicht-Gewollte oder Abgelehnte. Das Leben wird dadurch erst einmal eindeutiger: ja oder nein, Mann oder Frau. Im dualistischen Modell dagegen steht das andere Geschlecht auch für eine Dimension meines Verhaltens, die mir in Teilen zugänglich ist und die zu entdecken sich lohnen kann. Für beide Konzepte gilt: Das andere Geschlecht ist immer anwesend, zumindest in der Fantasie. Wir brauchen es, um uns als Männer und Frauen zu fühlen.

Psychoanalytische Autoren gehen davon aus, dass uns zu Beginn unserer Entwicklung männliche *und* weibliche Muster des Erlebens und Verhaltens zur Verfügung stehen. Sie sprechen von einer »primären Bisexualität« des Kindes. Die Anatomie sagt uns da nicht viel über Männlichkeit: »was Männlichkeit und Weiblichkeit ausmache, sei ein unbekannter Charakter, den die Anatomie nicht erfassen kann« (Freud, 1933, S. 121). Überraschend und erklärungsbedürftig ist nicht, dass es so viel Vielfalt im Begehren der Geschlechter gibt, sondern eher, dass sich die meisten Menschen mit ihrem biologischen Geschlecht identifizieren, dabei *Stolz* auf diese Zugehörigkeit entwickeln – und zugleich das fremde, andere Geschlecht als begehrenswert entdecken.

Entwicklung von Jungen auf ihrem Weg zu Bindung, Autonomie und Triangulierung

Bindung ist ein biologisch verankertes Verhaltenssystem, das dem Schutz vor Gefahren dient (Bowlby, 1969). Bei Säuglingen und kleinen Kindern führt eine Aktivierung des Bindungssystems zu Bindungsverhalten (Schutzsuchen bei den Eltern, Anklammern oder Weinen). Bei den Eltern oder anderen Bezugspersonen löst dies wiederum fürsorgliches Verhalten aus. Die Aktivierung des Bindungssystems kann auch mit Schmerz verbunden sein und dann zu aggressivem Verhalten führen, etwa im Sinne einer Verteidigung von Bindungspersonen. Bindungsverhalten ist auf jedem Spielplatz zu beobachten: Das Kind sucht die Nähe der Mutter und orientiert sich in der neuen Situation zunächst an deren Schutz: Die Mutter ist ein »sicherer Hafen«. Dann entwickelt sich das Explorationsverhalten. Das Kind geht Risiken ein und erkundet lustvoll seine Umgebung, in dem Wissen, die Mutter bei Bedarf zur Verfügung zu haben. Bei Stress – oder wenn es mit dem Erkunden erstmal reicht – wird die Mutter als sichere Basis wieder aufgesucht. Steht sie nicht zur Verfügung, löst das Angst und deutliches Bindungsverhalten (Weinen, auch aggressives Verhalten) aus. Dieses für beide Seiten befriedigende Muster funktioniert bei Jungen nicht so leicht wie bei Mädchen – wie viele Mütter beklagen. Familienleben mit einem oder mehreren Jungen scheint eine besondere Herausforderung zu sein. In das Familienzentrum an der FH Potsdam (Beratungsstelle und Kompetenzzentrum für »Frühe Hilfen« in Brandenburg, mit einem Schwerpunkt auf Familien mit Kindern im Alter zwischen null und drei Jahren) kommen deutlich mehr Familien mit einem Jungen als mit einem Mädchen. Biologische Unterschiede zwischen Jungen und Mädchen sind hier *ein* Faktor: Connellan, Baron-Cohen, Wheelwright, Batki und Ahluwalia (2000) haben gezeigt, dass bereits wenige Tage alte männliche Säuglinge sich stärker als weibliche für unbelebte sich bewegende Objekte (Mobiles) interessieren und weniger für das Gesicht ihrer Mutter. Sie sind auch deutlicher an Mehrpersonenbeziehungen interessiert. Ähnliche Untersuchungen sind an der Universität Düsseldorf von Miriam Heckhausen (2015) gemacht worden.

Dies kann dazu beitragen, dass die *Einstimmung* aufeinander für Mütter schwieriger wird und weniger leicht gelingt. Sich einstimmen auf Jungen erfordert ein feinfühliges Wahrnehmen der Explorationsbedürfnisse des Kindes – die »Mobiles«. Dies ist ein Aspekt, für den insbesondere *Väter* wichtig sind: Elterliche Feinfühligkeit ist der für die Entwicklung von Bindung wichtige Faktor. Diese Feinfühligkeit kann differenziert werden in eine Feinfühligkeit bei Bedrohung des Kindes und eine Feinfühligkeit während des Explorationsverhaltens, die sogenannte »Spielfeinfühligkeit« (Grossmann et al, 2002).

Mangelnde *Spielfeinfühligkeit* drückt sich beispielsweise in rigiden Vorschriften, ängstlichen Reglementierungen oder in Desinteresse

am Erkunden des Kindes aus. Studien zur Spielfeinfühligkeit erga-
ben, dass *Väter* hier eine wichtige Rolle übernehmen, weil sie andere
Dinge mit ihren Kindern tun als Mütter (Seiffge-Krenke, 2001;
Grossmann u. Grossmann, 2004) und Kinder stärker zu Autonomie
und Exploration anleiten (Zusammenfassung bei Strauß, Kirchmann,
Schwark u. Thomas, 2010).

Es ist von hoher Bedeutung für das Erleben der eigenen Selbstwirksamkeit, ob dieses explorative Verhalten von Jungen anerkannt
wird – im Sinne eines »Du kannst stolz darauf sein« – oder ob es,
häufig in Kita und Schule, als *nervig* unterbunden und entwertet
wird. Das ist kein neues Thema. Freud hat 1933 beschrieben – und
bedauert –, dass der »Charakter des Männlichen auf das Moment
der Aggression reduziert« wird (S. 122 ff.).

Selbstwirksamkeit ist verbunden mit dem Stolz auf die eigene
Anstrengung, dem Erleben der Anerkennung anderer und mit dem
lustvollen Identifizieren mit deren Perspektive, dem *Triangulieren*.
Dieses Erleben fördert die Fähigkeit, eigene Aggressionen zu steuern.
Wir werden noch etwas genauer sehen, wie das funktioniert. Versuchen wir also zunächst, die Dinge kompliziert zu halten und biologische und psychologische Aspekte vor dem Hintergrund unserer
gesellschaftlichen Anforderungen zu betrachten.

Wir wissen heute, dass es genetische Grundlagen für eine unterschiedliche Bereitschaft zu aggressivem Spiel gibt, beschrieben und
operationalisiert beispielsweise als raues und umwerfendes Spielen (rough and tumble play, RTP; Di Pietro, 1981). Diesen Faktor
kann man bei Jungen und Mädchen finden. In Abhängigkeit von den
sozialen Bedingungen und der Kultur, in der ein Junge aufwächst, ist
diese genetische Bereitschaft ein Vor- oder Nachteil für die psychosoziale Entwicklung. Viele weitere Faktoren, die in der Schwangerschaft und den ersten Lebensjahren auftreten, wirken sich biologisch
auf die Bereitschaft aus, Risiken einzugehen und sich aggressiv zu
verhalten (einige unerwartete Faktoren finden sich z. B. bei Spitzer,
2016). Die Natur sorgt hier für unterschiedliche Kompetenzen, für
Vielfalt und für Heterogenität unter Männern. Dies betrifft vermutlich Motivation ganz allgemein. Bindung, Sexualität und Aggression
können zunächst am besten als unterschiedliche Systeme betrachtet werden. Sie sind nicht primär miteinander verbunden. Ihre

Integration stellt eine kulturelle Leistung dar. Dies kann am Beispiel aggressiven Verhaltens gut deutlich gemacht werden.

Schmerz aktiviert Aggression: Man muss sich zur Wehr setzen, sich behaupten. Schmerz ist aber nicht nur etwas Körperliches: Schmerz entsteht auch durch soziale Zurückweisung, durch Ausgrenzung und Demütigung. Frustrationen erzeugen Schmerz und führen damit zu aggressivem Verhalten. Dies geschieht bei Menschen auch vorbeugend auf etwas, das in der eigenen Vorstellung passieren könnte. Häufig werden Schmerz und aggressives Verhalten aus Rücksicht auf Bindungswünsche, auf interpersonelle oder intrapsychische Beziehungen nicht dort geäußert, wo sie entstehen. Sie können verschoben werden. Wut richtet sich dann nicht gegen Ungerechtigkeiten unserer Gesellschaft, zu der man gehören möchte. Auch aus dem Erleben und der Angst davor, selbst nicht wirklich dazuzugehören, richtet sie sich gegen Menschen, die als nicht zugehörig erlebt werden – Flüchtlinge können zum Beispiel eine solche Reaktion hervorrufen. Ein Demütigen anderer wird dann als Bestätigung erlebt, nicht so wie die zu sein. Dies trägt traurigerweise dazu bei, verletzten und gebrochenen Stolz kurzfristig wieder aufzurichten.

Die Kontrolle über die eigene Aggressivität ist daher eine kulturelle Leistung. Sie geht mit der Entwicklung von Empathie und Selbstreflexion einher. Aus entwicklungspsychologischer Perspektive hilft ein fremder, dritter Blick auf das eigene Handeln, der möglichst oft lustvoll, mindestens aber wohlwollend erlebt werden muss. Dann entwickeln sich die Fähigkeit zur Reflexion des eigenen Verhaltens, Erlebens und Denkens und die Empathie für andere Menschen. Triangulieren und Mentalisieren helfen, aggressives Verhalten zu steuern. Wenn das in emotional bewegenden Situationen gelingt: Das macht stolz! (mehr zum Thema Triangulieren z. B. bei Metzger, 2000; Staats, 2014; Staats, in Vorb.).

Über psychologische Aspekte der Entwicklung von Jungen zu sprechen, führt fast zwangsläufig zum Arbeiten mit Genderstereotypien. Das ist schwer zu vermeiden, aber zu reflektieren, wenn wir versuchen Entwicklungen nachzuzeichnen. Wir betrachten zunächst die *Mutter-Vater-Kind-Familie* und achten noch nicht auf Patchwork- und Regenbogenfamilien. Das erste Identifikationsobjekt von Jungen *und* Mädchen ist in unserer Kultur in der Regel die Mutter. Jungen müssen hier einen Wechsel vollziehen, sich von der Mutter partiell *desidentifizieren* und mit anderen Figuren, idealerweise ihrem Vater identifizieren. Die Formel hierfür lautet:»Ein Mann wie Vater werden und dann eine Frau wie Mutter finden«. Das klingt übermäßig vereinfachend und altmodisch und ist zugleich eine langfristige und mühsame Angelegenheit, auf die *Mann* stolz sein kann.

Komplizierter und vielfältiger wird es, wenn Männlichkeit und Weiblichkeit, wie oben beschrieben, nicht an das biologische Geschlecht gebunden gesehen werden. Auch empirisch findet sich vielfach bestätigt: Viele Väter können mütterlich feinfühlig handeln – und viele Mütter väterlich, wenn sie denn müssen (Übersicht z.B. bei Seiffge-Krenke, 2001). Der Junge hat nicht nur mit der Entwicklung eines Bildes von sich selbst als Mann zu tun. Auch die Beziehung zum Liebesobjekt ändert sich. Statt eines passiven Anrechts auf Versorgung (gegenüber der Mutter) entwickelt sich ein aktives Begehren, für das auch *Risiken* eingegangen werden. Das ist eine Funktion von Mutproben, um mit etwas»Prahlen« zu können, stolz zu sein.

Eine solche Veränderung des Selbstbildes und der Beziehung zum anderen Geschlecht ist nie abgeschlossen. Neue Erfahrungen und Muster überlagern alte; alte Erfahrungen und Muster können wieder aktiviert werden, lustvoll im Spiel, manchmal bedrückend in Streit und Gewalt. Auf gesellschaftspolitischer Ebene kann hier auch an das aktuell zu beobachtende politische *Ressentiment* vieler Männer gedacht werden, ihre *anspruchsvolle Enttäuschung,* wie sie gerade jetzt in Deutschland und in den USA gut sichtbar wird. Diese hängt auch mit einem unvollständig vollzogenen Wechsel in eine autonome Rolle zusammen: Es gibt ein Gefühl der *Berechtigung* auf privilegierte Versorgung, ein *entitlement,* das noch etwas von dem passiven Anspruch des kleinen Jungen an seine Mutter enthält und Ausdruck seiner Sehnsucht nach einem starken Vater ist – wie ihn zum Beispiel Donald Trump verkörpern soll. Es soll wieder einfach sein oder werden.

Dieses klassische entwicklungspsychologische Bild kann reflektiert werden und ist offen für die vielfältigen Lebenswirklichkeiten heute. Die Reflexion der eigenen Situation, verbunden mit der Einfühlung in andere, führt zu mehr Freiheit, die eigene Männlichkeit zu gestalten. Sie fordert aber auch ein höheres Ausmaß an Toleranz für Vieldeutigkeit, für Ambiguität und Verbundenheit mit dem Fremden, innen und außen. Das reale Erleben von Vätern oder anderen männlichen Personen ist hier wichtig, um Enttäuschungen zu integrieren und damit ein realistisches Bild von der eigenen Männlichkeit zu entwickeln. Im Gegensatz zu den medial vermittelten Bildern von Männlichkeit finden sich in der Realität dann nur selten einfache Lösungen.

Einfache Lösungen passen auch deshalb selten, weil die gesellschaftlichen Forderungen an Jungen widersprüchlich sind. Zusammen mit biologischen Faktoren führen gesellschaftliche Erwartungen dazu, dass gegenüber Jungen eine geringere Bereitschaft zum Einfühlen und Trösten besteht. In Supervisionen in Kitas wird etwa über »die verzogenen Paschas« geklagt und von Jungen eine hohe Selbstregulation gefordert. Ein direktes »Ein Junge weint doch nicht« ist selten geworden; aber es findet sich doch ein häufigeres: »Stell dich nicht so an!« In ihrer biologischen Entwicklung sind aber gerade in der Regulation des eigenen Verhaltens Jungen langsamer als Mädchen (Übersicht z. B. in Hopf, 2014). Sie müssen dann zur Selbstregulation auf motorische Aktivitäten ausweichen, was in Kitas und Familien oft verpönt ist und reglementiert wird.

Der die *Autonomie* fördernde Wechsel der Identifizierung von der Mutter zum Vater ist eine Aufgabe, für die in vielen Kulturen Regeln und Rituale existieren. Der kleine Junge muss diesen Übergang leisten. Er kann dann stolz auf das »Männliche« sein, das er sich erarbeitet. Hier sind in der Regel mehrere Personen beteiligt und hilfreich, um die eigene Rolle reflektieren zu können und zu lernen, sich in andere Menschen einzufühlen – zu triangulieren und zu mentalisieren – und damit eigene aggressive Impulse sinnvoll und kontrolliert einzusetzen: ein Schutzfaktor gegenüber Gewalt. Jungen lernen diese Kompetenzen möglicherweise leichter in anderen Settings als Mädchen und sind hier stärker auf Mehrpersonenbeziehungen und Gruppen angewiesen (siehe aber die Probleme von Jungen in Kitagruppen mit weiblichen Erzieherinnen, z. B. in Ahnert, 2008).

Im Alltag stoßen Jungen beim Üben dieser Kompetenzen allerdings oft auf Schwierigkeiten: Zunächst ungelenk, übertrieben, finden sie mit dem Prahlen, Raufen, Stöcke suchen in ihrem Umfeld nicht immer Gegenliebe. Ohne Aspekte dieser Entwicklungsskizze feiner auszumalen, können wir auf dem Weg zum Stolz festhalten:

- Die deutliche Autonomiebetonung von Jungen dient auch als Sicherung vor einer zu starken Identifizierung mit der Mutter und dem Weiblichen. Prahlen und das betont stereotype, übertrieben männliche Verhalten von Jungen hat hier eine selbststabilisierende und -regulierende Funktion.
- Spielfeinfühligkeit ist wichtig, um in dem explorativen Verhalten von Jungen Autonomie und Bindung zusammen zu entwickeln und sie nicht überwiegend als ein Entweder-oder, als Konflikt zu erleben.
- Väter sind hier wichtig – mit ihren besonderen Kompetenzen und als im Alltag präsente Identifikationsfiguren. Für das Abenteuer der Entdeckung des Männlichen und des Wechsels der Identifizierungen brauchen Jungen triadische Situationen.
- Jungen nutzen zur Entwicklung von Empathie und Selbstreflexion möglicherweise besonders Mehrpersonenbeziehungen und Triaden.

Wir werden sehen, warum Stolz bei diesen Entwicklungsvorgängen eine wichtige Rolle spielt, auch der Stolz auf die Zugehörigkeit zur Gruppe der Männer.

»Männlicher Stolz«, Paarbeziehungen und Bildung

Wenn Sie als Leserin und Leser zu erklären versuchen, worauf Sie stolz sind, fällt Ihnen das möglicherweise nicht leicht. Stolz ist *kein Thema*. Es gibt wenig Forschung zu Stolz, der Begriff kommt kaum in Schlagwortverzeichnissen von Fachbüchern der Entwicklungspsychologie oder Psychoanalyse vor. Stolz und Selbstvertrauen sind etwas Zerbrechliches. Auch das kann dazu beitragen, nur vorsichtig damit umzugehen und davon zu sprechen.

In der Regel wird Stolz erlebt, wenn man Erfolg auf eigene hohe Anstrengung zurückführt. Wie alle Affekte ist Stolz auch etwas Körperliches. Er ist mimisch verbunden mit einem leichten Lächeln, gestisch mit gestreckter Körperhaltung und einem leicht erhobenen Kopf. Die Hände sind auf die Hüften gestellt oder über dem Kopf in die Luft gestreckt. Stolz ist ein angeborenes Schema und wird kultur-übergreifend erkannt. Ein stolzer Jungen sagt: »Ich hab was gelernt! Guck mal! Ich kann das jetzt!«

Stolz als Freude über eine erbrachte Leistung hat ihre Grenzen – etwa in der Unterscheidung vom Protz. Nicht umsonst gibt es den sogenannten *Dummstolz* und die volksmundige Weisheit »Dumm-heit und Stolz wachsen auf einem Holz« – dem gleichen Baum also. Auf den werfen wir im Folgenden zunächst einen Blick.

Unter einer Brücke an der Saale in Thüringen findet sich – durch-aus sorgfältig und liebevoll ausgemalt – die Zeile: »*Männertag 2015: Wer Liebe für das Größte hält, war noch nie nach 8 Bier pinkeln.*« Mögliche Assoziationen der Leserinnen und Leser könnten die hohe Arbeitslosigkeit betreffen: Es gibt wenig Frauen in der Region (die sind nach Berlin oder nach Düsseldorf gezogen); hier schreiben Männer, die einen Anschluss verpasst haben oder keinen finden. Aber auch andere Einfälle sind möglich: Der Text ist witzig. Es gibt eine Distanzierung von der eigenen Situation, die keine Opferper-spektive einnimmt. Humor hilft, mit der eigenen Situation spiele-risch umzugehen. Die Männer bleiben vor Ort und erhalten sich etwas an Autonomie – auch in schwierigen Situationen.

Das stolze Betonen der Autonomie ist im studentischen Milieu in Heidelberg nicht so anders. Grande, Wilke und Nübling (1992) untersuchten den ersten Satz von Studierenden bei einem ersten Gespräch in der dortigen Beratungsstelle mit einer textanalytischen Methode. In dieser Situation gelang allein anhand des ersten tran-skribierten Satzes eine sichere Zuordnung des Geschlechts des oder der Hilfesuchenden. Männer vermittelten ihren Therapeutinnen: »Ich habe mich nicht mehr in der Hand und brauche dich – ich kann mich dir aber nur dann anvertrauen, wenn sichergestellt ist, dass ich dich dabei jederzeit steuern und kontrollieren kann. Du weißt, dass ich anderenfalls jederzeit auch alleine zurechtkommen kann« (Grande, Wilke u. Nübling, 1992, S. 42). Das ist ein unerwartetes Ergebnis. Wie passt es zu dem dualen Modell vom parallelen Vor-liegen männlicher und weiblicher Anteile? Treten in Belastungssitu-ationen (ein erster Kontakt bei einer Therapeutin ist eine belastende Situation) doch stereotype Muster auf, die eng mit biologischen Fak-toren verbunden sind? Oder ist es einfach eine alte Untersuchung –

und bei den heutigen Studierenden fiele das Ergebnis nicht mehr so klar aus?

In eigenen Untersuchungen (Staats, 2004) haben wir die Beziehungsmuster von Männern und Frauen mit Paarkonflikten mit einem anderen inhaltsanalytischen Verfahren untersucht (der ZBKT-Methode zur Bestimmung von zentralen Beziehungskonfliktthemen, vgl. Luborsky, Albani u. Eckert, 1992) und sind der Frage nachgegangen, wie sich diese Muster im Laufe einer Gruppenpsychotherapie verändern.

Männer in stark belasteten Partnerschaften zeigten vor Beginn einer Psychotherapie vor allem Wünsche danach, erfolgreich zu sein und zu helfen – man könnte sagen: Selbstwirksamkeit und Stolz wiederzuerlangen –, und Wünsche danach, sich gut und wohlzufühlen. Diese konflikthaften Beziehungswünsche sind nicht einfach zu verbinden. Veränderungen im Verlauf der Gruppenpsychotherapien traten dann auch vor allem in den Beziehungswünschen der Männer auf: Der Wunsch nach Bindung und Nähe nahm im Behandlungsverlauf ebenso zu wie der Wunsch zu dominieren. Wünsche danach, erfolgreich zu sein und zu helfen, und danach, sich wohlzufühlen, nahmen dagegen ab. Die Veränderungen zeigen, dass Männer nach einer Psychotherapie Wünsche nach Bindung deutlicher und differenzierter wahrnehmen und nicht mehr auf ein *Helfen* als Kompromiss von Nähewünschen und Autonomiebestrebungen – als Helfer bin ich in der sicheren überlegenen Position – angewiesen sind.

In den Gruppensitzungen führten Wünsche von Männern, insbesondere Frauen zu helfen, oft zu Konflikten mit den Frauen, die sich durch dieses Verhalten missverstanden und dominiert fühlten. Anhaltende Wünsche zu helfen wurden als Kompromissbildung zwischen Wünschen nach Bindung und Wünschen danach, die Situation unter Kontrolle zu behalten und unabhängig zu sein, verstanden. Das zunehmend offenere Benennen von Wünschen nach Nähe und nach Dominanz eröffnete bessere Möglichkeiten des Verhandelns in Beziehungen und des Umgehens mit Intimität. Es führte auch zu einer *Annäherung* in den narrativen Mustern zwischen den Geschlechtern. Anfänglich beobachtete Unterschiede zwischen Männern und Frauen, wie in den Untersuchungen von Grande, Wilke und Nübling (1992) beschrieben, verringerten sich. Diese Ergebnisse sind verbunden mit einem Rückgang der Symptombelastung und einer Verbesserung der Partnerschaften. Sie stehen in Einklang mit dem Konzept der Androgynie.

Gottman und Levenson (z. B. 1999), die beiden großen empirischen Forscher zu Partnerschaften, haben das anhand ihrer Untersuchungen an vielen 100 Paaren ähnlich beschrieben. Eheprobleme entstehen, wenn Männer auf einer helfenden dominanten Position bestehen und nicht in der Lage sind, Einfluss von ihren Frauen zu akzeptieren, wenn sie sich Nähe wünschen (und auch, wenn sie sich zurückziehen mit dem Wunsch, sich *gut und wohl*zufühlen, also nicht gestört und beeinflusst von ihren Frauen, Anm. H. S.).

Ähnliche Beziehungs- und Übertragungsmuster spielen beim Lernen eine zentrale Rolle. Lernen ist mit Veränderungen verbunden. Es ist von hoher Bedeutung, ob diese Veränderungen begrüßt und mit Stolz erlebt werden. Die Bedeutung von Stolz für das Lernen, den Erfolg im Beruf und an Universitäten wurde vor allem im Rahmen der Forschung zu Rassenunterschieden untersucht. Afroamerikanische Schülerinnen und Schüler zeigten durchschnittlich deutlich schlechtere Schulleistungen als kaukasische (weiße) Schülerinnen und Schüler. Fördermaßnahmen waren vergleichsweise wenig effektiv. In einer randomisierten doppelblinden Studie hatte dagegen eine kurz dauernde Übung, bei der Selbstwirksamkeit und Stolz auf die eigenen Werte und Überzeugungen gefördert wurde, einen nachweisbaren Effekt auf die erzielten Leistungen (Cohen, Garcia, Apfel u. Master, 2006). Wenn die Übungen jährlich wiederholt wurden, führte dies zu deutlichen und stabilen Effekten auf mehreren Ebenen. Rückschläge wurden kompensiert und wirkten sich langfristig weniger aus (Cohen, Garcia, Purdie-Vaughns, Apfel u. Brzustoski, 2009). Zusammenfassend scheint Stolz sowohl in Partnerschaften als auch in Schulen (vermutlich auch in anderen Bildungseinrichtungen wie Kindertagesstätten und Universitäten) dazu beizutragen, Autonomie zu bewahren und Ausdauer und Durchhaltevermögen zu steigern. Wird die Veränderung nicht mit Selbstwirksamkeit und Stolz erlebt, kann männlicher Stolz mit einem Beharren auf Autonomie und einer geringeren Bereitschaft zur Anpassung verbunden sein. Dann bleiben Männer *zurück* – vor Ort, möglicherweise auch in einer sich wandelnden Gesellschaft, in Schule und Bildung.

Ist es demnach wünschenswert, die Entwicklung von männlichem und jungenhaftem Stolz zu fördern? Es scheint so, als sei dies hilfreich. Prahlen und Kämpfen von Jungen werden oft gefürchtet, weil sie als Ausdruck von *(männlicher)* Gewalt gesehen werden. Im Rangeln, Raufen und Kämpfen geht es aber darum, aggressives Verhalten steuern zu lernen und zu üben, wann man damit aufhören muss. Ein häufig zu beobachtendes geschlechtsstereotypes Sanktionieren männlicher Verhaltensweisen in Kita und Schule ist vor diesem Hintergrund schädlich. Es wird auch als ungerecht erlebt: Das werbende Prahlen der fünfjährigen Jungen wird sehr viel schneller entmutigt, ein betont männliches Verhalten rascher infrage gestellt, oft aus Angst vor Gewalt. Für ein Mädchen findet sich in der Regel dagegen immer noch ein Prinzessinnenkleid.

In der Schule wird dieses Bedürfnis nach Autonomie der Jungen, das mit dem Gewinnen eines inneren Abstands von dem ersten Liebesobjekt, der Mutter, zu tun hat, oft problematisch. Die meist weibliche Lehrerin wird von Jungen wenig als Identifikationsobjekt wahrgenommen. Im Gegenteil wollen sich Jungen in diesem Alter von mütterlichen Objekten abgrenzen, weil sie anders als diese sein wollen. Sie sind primär mit ihrer Mutter identifiziert und wollen sich jetzt stolz mit ihren männlichen Seiten zeigen. Die Lehrerin soll als Adressatin von Zuneigung und Interesse (als Liebesobjekt) aktiv mit Prahlen, Rangeln, Raufen beeindruckt werden. Viele Jungen präsentieren sich daher stolz und männlich. Sie wollen nicht angepasst und in Identifikation mit ihrer Lehrerin lernen, sondern stattdessen deren Interesse mit einem oft noch ungelenken männlichen Prahlen gewinnen. Dieser Kampf um Bindung aus einer betont autonomen Position heraus wird bei Jungen in der Regel wenig gesehen und anerkannt. Männliche Lehrer haben es einfacher mit Jungen als Lehrerinnen. Eine Identifizierung mit der Haltung des Lernens ist für Jungen eher möglich. Natürlich können auch Lehrerinnen viel dazu beitragen, wenn sie ihre Situation und die ihrer männlichen Schüler triangulierend reflektieren, etwa mit einem anerkennenden: »Was die alles auffahren, die Kerle!«

Biologische Unterschiede stellen Jungen vor unterschiedliche Anforderungen beim Erwerben von Kompetenz in der Steuerung der eigenen Aggressivität. Stolz ist hier ein Beziehungsangebot, auf das mit Feingefühl und Sinn für unterschiedliche Formen von Männlichkeit eingegangen werden sollte. Die Möglichkeiten des sich Identifizierens mit einem gekonnten Umgehen mit Aggression spielen dabei für Jungen eine große Rolle.

Freiheit im Gestalten der eigenen Männlichkeit erfordert heute mehr Toleranz für Unsicherheit und Vieldeutigkeit: Ambiguitätstoleranz. Kaum etwas ist fest vorgegeben oder ritualisiert in dem freien *Kuddelmuddel* unterschiedlicher Formen von Männlichkeit. Kinder dürfen hier ausprobieren, mit möglichst wenig Ausschluss und Ablehnung. Wenn Jungen unterschiedliche Formen von Männlichkeit ausprobieren können, erwerben sie Kompetenzen in der Selbststeuerung des eigenen Verhaltens. Das gelingt nicht immer gleich: Für Ausdauer und Kontinuität ist Stolz dann wieder ein sehr wichtiger Faktor.

Literatur

Ahnert, L. (Hrsg.) (2008). Frühe Bindung. Entstehung und Entwicklung. München: Reinhardt. Alfermann, D. (1996). Geschlechterrollen und geschlechtstypisches Verhalten. Stuttgart: Kohlhammer.

Bowlby, J. (1969). Attachment and loss. New York: Basic Books.

Connellan, J., Baron-Cohen, S., Wheelwright, S., Batki, A., Ahluwalia, J. (2000). Sex differences in human neonatal social perception. Infant Behavior and Development, 23, 113–118.

Cohen, G. L., Garcia, J., Apfel, N., Master, A. (2006). Reducing the racial achievement gap: a social-psychological intervention. Science, 313, 1307–1310.

Cohen, G. L., Garcia, J., Purdie-Vaughns, V., Apfel, N., Brzustoski, P. (2009). Recursive processes in self-affirmation: intervening to close the minority achievement gap. Science, 324, 400–403.

Di Pietro, J. A. (1981). Rough and tumble play: A function of gender. Developmental Psychology, 17, 50–58.

Evatt, C. (2005). Männer sind vom Mars, Frauen von der Venus. München: Piper.

Freud, S. (1933). Neue Folge der Vorlesungen zur Einführung in die Psychoanalyse.G. W. Bd. XV. Frankfurt a. M.: S. Fischer.

Gottman, J. M., Levenson, R. W. (1999). What predicts change in marital interaction over time? A study of alternative models. Family Process, 38 (2), 143–158.

Grande, T., Wilke, S., Nübling, R. (1992). Symptomschilderungen und initiale Beziehungsangebote von weiblichen und männlichen Patienten in psychoanalytischen Erstinterviews. Zeitschrift für Psychosomatische Medizin und Psychoanalyse, 38, 31–48.

Grossmann, K., Grossmann, K. E., Fremmer-Bombik, E., Kindler, H., Scheurer-Englisch, H., Zimmermann, P. (2002). The uniqueness of the child-father attachment relationship: fathers' sensitive and challenging play as a pivotal variable in a 16-year longitudinal study. Social Development, 11, 307–331.

Grossmann, K., Grossmann, K. E. (2004). Bindungen – das Gefüge psychischer Sicherheit. Stuttgart: Klett-Cotta.

Heckhausen, M. (2015). Frühkindliche Geschlechtsunterschiede in der Wahrnehmung sozialer Reize: eine Frage der pränatalen Hormonexposition. Dissertation, Universität Düsseldorf.

Hopf, H. (2014). Die Psychoanalyse des Jungen. Stuttgart: Klett-Cotta.

Luborsky L., Albani C., Eckert, R. (1992). Manual zur ZBKT-Methode (deutsche Übersetzung mit Ergänzungen). Psychotherapie, Psychosomatik, Medizinische Psychologie, 5 (DiskJournal).

Metzger, H.-G. (2000). Zwischen Dyade und Triade. Psychoanalytische Familienbeobachtungen zur Bedeutung des Vaters im Triangulierungsprozess. Tübingen: Edition Diskord.

Parsons, T., Bales, R. F. (1955). Family: socialization and interaction processes. New York: Free Press.

Scheu, U. (1997). Wir werden nicht als Mädchen geboren, wir werden dazu gemacht. Frankfurt a. M.: Fischer.

Seiffge-Krenke, I. (2001). Neue Ergebnisse der Vaterforschung. Psychotherapeut, 46, 391–397.

Spitzer, M. (2016). Protozoen und Persönlichkeitsstörungen, die Psychiatrie und der Ursprung der Menschheit. Nervenheilkunde, 35, 341–350.

Staats, H. (2004). Das zentrale Thema der Stunde. Die Bestimmung von Beziehungserwartungen und Übertragungsmustern in Einzel- und Gruppentherapien. Göttingen: Vandenhoeck & Ruprecht.

Staats, H. (2014). Feinfühlig arbeiten mit Kindern. Psychoanalytische Konzepte für die Praxis in Kita und Grundschule. Göttingen: Vandenhoeck & Ruprecht

Staats, H. (in Vorb.). Grundlagen psychoanalytischer Entwicklungspsychologien. Stuttgart: Kohlhammer.

Staats, H., May, M., Herrmann, C., Kersting, A., König, K. (1998). Different patterns of change in narratives of men and women during analytical group psychotherapy. International Journal of Group Psychotherapy, 48, 363–380.

Strauß, B., Kirchmann, H., Schwark, B., Thomas, A. (2010). Bindung, Sexualität und Persönlichkeitsentwicklung. Zum Verständnis sexueller Störungen aus der Sicht interpersonaler Theorien. Stuttgart: Kohlhammer.

Tannen, D. (dt. 1991). Du kannst mich einfach nicht verstehen. Warum Männer und Frauen aneinander vorbeireden. Frankfurt a. M./Wien: Büchergilde Gutenberg.

Wolf, C. (1983). Kassandra. Darmstadt: Luchterhand.

Frank Dammasch

Emotionale Starrheit und die Angst vor der Sexualität bei männlichen Jugendlichen[1]

Vorbemerkungen

Ich beschäftige mich mit einem Phänomen, das ich durch die parallele analytische Behandlung von drei männlichen Jugendlichen kennengelernt habe: eine Starrheit und scheinbare emotionale Unberührbarkeit, die über die übliche männliche Tendenz, die eigene Unabhängigkeit zu betonen, hinausgeht. Sinnliche Erfahrungen in menschlichen Interaktionen zu bedeutsamen emotionalen Beziehungserfahrungen zu machen, ist ihnen nur schwer möglich. Die Lust an der Progression ist ihnen verloren gegangen. Manch einer sagt es im Laufe des therapeutischen Prozesses direkt: »Ich werde 18 Jahre, aber ich will eigentlich nicht erwachsen werden.« In zwanghafter Weise halten sie an äußerlichen und inneren Zuständen fest, die ihnen vertraut sind. Andere zeigen die Stagnation in ihrem süchtigen Wiederholungsverhalten, trinken Alkohol, nehmen Drogen oder sind spielsüchtig und bewegen sich in engen starren Grenzen, die gleichzeitig vertraut und überschaubar sind. Mein Patient Alexander sagt: »Eigentlich ist für mich die virtuelle Welt die reale Welt, die wirkliche Welt mit den vielen komischen Anforderungen erscheint mir irreal.« Sie möchten im Gewande von jungen Erwachsenen kleine Spielbuben bleiben, ohne sich der Gefahr des kreativ verändernden Spiels auszusetzen. Andere wirken durch ihre emotionale Starre so eingeschränkt, dass jegliche

---

1 Unter dem Titel »Ein jugendlicher Sitzenbleiber, der lieber Asperger-Autist als Mädchen sein möchte« ist eine leicht veränderte Fassung dieses Aufsatzes in der Fachzeitschrift »Analytische Kinder- und Jugendlichen-Psychotherapie« erschienen (2014).

spontane Bewegung des Selbst in Beziehung zum anderen unmöglich scheint.

Kennen Kinder- und Jugendlichenpsychotherapeuten in längeren Behandlungen solche Phasen, in denen es nicht vorangeht, so scheint hier die Stagnation, das Festhalten am Bestehenden, schon in frühem Alter zu einer stabilen Abwehrstruktur geronnen zu sein. Natürlich trägt jeder dieser Jugendlichen eine einzigartige Beziehungsgeschichte in sich, sodass man sie nicht wirklich vergleichen kann. Was sie aber doch ähnlich macht, ist die Unlust, sich aktiv ins psychosoziale Feld der altersentsprechenden Objektbeziehungen und in den Raum der sexuellen Beziehungen einzubringen. Ein 17-jähriger Patient verschläft den Nachmittag und geht nicht aus dem Haus, weil er Angst davor hat, seine Beine könnten wehtun und verkrampfen. Ein 19-jähriger Patient geht bis in die Studentenzeit hinein allen Kontakten mit Mädchen aus dem Weg, bekommt Albträume, wenn er nur daran denkt, seinen Eltern eine Freundin vorstellen zu müssen. Ein starres Festhalten an der Asexualität und an dem Bild, für ewig das saubere Kind der Eltern zu bleiben, wird bei ihm zur betonierten Abwehrstruktur.

Auf die männliche Schwierigkeit, sich in intensive Beziehungen einzulassen, hat schon Nancy Chodorow hingewiesen: »Das weibliche Selbstgefühl ist Weltverbundenheit, das männliche Selbstgefühl ist Separatheit« (1985, S. 220). Eine ausgeprägte Form der Separatheit finden wir im Asperger-Autismus, der eine fast reine Männersache ist (vgl. Baron-Cohen, 2009, S. 186). Hans Asperger hat das nach ihm benannte Syndrom denn auch selbst als »Extremvariante des männlichen Charakters« bezeichnet. Asperger-Autisten finden selten den Weg in psychoanalytische Praxen, aber autistische Züge, die sich auf die intersubjektive Bezogenheit wie auch in der abgespaltenen Repräsentanz des sexuellen Körpers zeigen können, sind insbesondere bei männlichen Patienten doch häufiger zu bemerken.

Konkret habe ich drei inzwischen junge Männer im Sinn, die äußerlich und innerlich sitzen geblieben sind, die auf altsprachliche Gymnasien gehen und sich vor allem mit dem Fach Geschichte beschäftigen. Das Interesse an toten Sprachen und dem Vergangenen, vor allem der Geschichte von Schlachten und Kriegen, verbindet sie. Hinzu kommt ein merkwürdig abgespaltenes Verhältnis zum eigenen männlichen Körper, der vernachlässigt wird und unbeachtet farblos scheint. Während weibliche Jugendliche sich permanent, oft leidend, mit ihrem Körper und ihrem Innenleben beschäftigen, tun diese männlichen Jugendlichen so, als hätten sie keinen Körper und kein Innenleben. Der Körper scheint eingeschränkt zu sein auf seine Funktion als mechanischer Halteapparat des Kopfes. Das Thema Sexualität, Homo- wie Heterosexualität, hat für sie keine wahrnehmbare manifeste Bedeutung. Mädchen werden nicht als begehrenswerte Wesen wahrgenommen oder gar direkt abgelehnt. Jeder dieser drei Jugendlichen hat zwar ansatzweise Freunde, deren Freundschaft sich aber meist in gemeinsamen Computerspielen erschöpft und nicht den Eindruck erweckt, dass es da außerhalb des Spiels und Geredes über Computer so etwas wie emotionale Berührung oder Bewegung gäbe. Alle drei verbindet auch eine arrogante Attitüde den banalen Gelüsten und Interessen Gleichaltriger gegenüber. Sie sind ganz Geist in einer einseitigen, auf kognitive Logik hin orientierten Auslegung des Satzes von René Descartes: Ich denke, also bin ich. Sie grenzen sich von Gleichaltrigen ab und wollen weder mit den Verwirrungen der Gefühlswelt noch mit deren triebhaft-primitivem Gehabe etwas zu tun haben.

Meine drei Patienten scheinen Prototypen eines rationalistischen Denksystems zu sein, das nur auf sich bezogen ist, Gefühle, sensitive und sexuelle Körperlichkeit abspaltet und emotional bedeutungsvolle Intersubjektivität nicht gestalten kann.

Die Gegenübertragung ist häufig durch ein Gefühl der Leblosigkeit, der Einsamkeit oder einer lethargischen Ärgerlichkeit gekennzeichnet. Wie auf einem gemeinsamen, aber wortlosen Ritt durch die Wüste geht die Hoffnung, eine Oase zu finden, manchmal verloren. Es gibt lange Durststrecken. Weder kann man den anderen sozusagen mit symbolischer Deutungs-Milch versorgen noch bekommt man selbst ausreichend Beziehungsnahrung, um eine Befriedigung aus den eigenen oder gemeinsamen analytischen Transformationsprozessen schöpfen zu können. Zur freien Assoziation im Sinne des Flusses von Fantasien, Motiven, Gedanken sind diese Patienten nicht in der Lage. Die Sprache dieser Patienten wirkt in ihrer reinen Sachorientiertheit weitgehend beziehungsentleert und nicht verknüpft mit sinnlich-symbolischen Interaktionsformen. Wenn man im klassischpsychoanalytischen Sinne lediglich gleichschwebend aufmerksam wäre und das Beziehungsgeschehen benennen würde, dann käme man zu dem Gefühl, einsam für ewig in einer emotionalen Wüste zu verharren und auf Dauer verdursten und verhungern zu müssen. Wenn es gelingt, den männlichen Patienten nicht nur stoisch und abwartend interessiert in seiner Bewegungsunlust zu verstehen, sondern auch seine Lebendigkeit und seinen Humor zu behalten und aktiv einzubringen, dann ist in einem sehr langen Prozess mehr Berührung und Entwicklung möglich, als es anfangs erscheint.

Ich möchte anhand der erlebnisnahen Darstellung einiger Aspekte des therapeutischen Beziehungsprozesses eines anfangs 16-jährigen Jugendlichen einerseits die spezifischen Gegenübertragungsphänomene und die Entwicklung des therapeutischen Prozesses hin zu einem psychoanalytischen Entwicklungsdialog aufzeigen und andererseits Gedanken darüber entfalten, inwiefern der Stillstand der männlichen Adoleszenzentwicklung auch mit der rigiden Gegenbesetzung eigener weiblicher Anteile zu tun haben kann.

Klinischer Beziehungsbericht

Angemeldet wurde Sebastian durch das Engagement einer Lehrerin aus einem Gymnasium Darmstadts, die meinte, dass in ihm »viel mehr drin stecke, als er zeige«, er sich selbst behindere, träumerisch abwesend sei und eine Tendenz zum Außenseitertum habe. Die Eltern beschreiben ihn als jemanden, der als kleines Kind manchmal wütend gewesen sei, sich jetzt aber häufig in sein Zimmer zurückziehe. Sebastian selbst leidet darunter, manchmal innerlich abwesend zu sein, dadurch dem Unterricht nicht folgen zu können, und unter der Vorstellung, vor allem von Mädchen gemobbt zu werden.

Sebastian ist der Sohn junger Eltern, die sich eigentlich ein Mädchen gewünscht haben, wie ich erst spät erfahre. Das gewünschte Kind mit nicht gewünschtem Geschlecht wurde aufgrund der Berufstätigkeit der Mutter im Alter von neun Monaten in Tagespflege gegeben. Er zeigte ab diesem Zeitpunkt Essprobleme. Bis zum Eintritt in den Kindergarten habe er in einer für andere »unverständlichen eigenen Sprache« geredet. Er sei recht aggressiv anderen Kindern gegenüber gewesen. Tagsüber war er mit drei Jahren trocken, nachts erst mit zehn Jahren.

In der Grundschule zeigt er träumerisches abwesendes Verhalten, was aber gute Leistungen und eine Gymnasialempfehlung nicht behindert.

Ich lerne Sebastian im Alter von 16 Jahren kennen. Seiner Mutter gegenüber äußert er die Sorge, dass er für mich vielleicht für immer ein Rätsel bleiben werde. Über unsere Beziehung oder über seine inneren Gedanken und Gefühle können wir nicht wirklich ins Gespräch kommen. Wenn wir nicht über Sachthemen wie die Schule, die Noten und Fächer reden, füllt er die verbale Interaktion mit seinem Interessengebiet Geschichte, vor allem mit seinen zwei sportlichen Interessengebieten: Formel 1 und Hockey. Er erzählt mir in endlos erscheinenden Stunden alles über die Fahrer, über deren Fahrgeschichte, über die gewonnenen und verlorenen Rennen, über die gerade anstehenden Rennen, über die Vorzüge dieses oder jenes Autos. Zunächst folge ich ihm nachfragend und spiegelnd in der Hoffnung, die Begeisterung für Formel-1-Rennen in Zusammenhang zu symbolischen Wünschen oder seiner männlichen Identität bringen zu können. Aber alle Versuche, über die Sachebene hinaus sozusagen auf die Beziehungs- und Bedeutungsebene zu gelangen, werden mit Schweigen oder schneller Rückkehr zu einem bekannten Sachthema beantwortet. Auch meine Hinweise, dass er sich für besonders männliche Hobbys interessiere und dies in seinem Alter ja auch ein wichtiges Thema sei, finden kein Echo. Entweder ich interessiere mich für seine Außenperspektive oder ich werde allein gelassen, und es gibt keine Berührung. Obwohl Sebastian scheinbar gern kommt, entsteht niemals eine Stimmung der Gemeinsamkeit oder gar so etwas wie Freude am Spielen. Eigentlich gibt es überhaupt keine wirklichen Begegnungsmomente und nach dem Ende der Sitzung denke ich nicht weiter über ihn nach. Er erscheint mir tatsächlich als ein weit entferntes unverstehbares, rätselhaftes Wesen.

So bin ich dann beinahe erleichtert, dass er nach etlichen Stunden der Getrenntheit schließlich im Schachspiel ein Thema entdeckt, zu dem ich zumindest ansatzweise einen Zugang zu ihm finden kann. Er bringt von sich aus ein Schachbrett mit Figuren mit. Da wir niemals zuvor darüber geredet haben, wundere ich mich darüber, dass er wohl selbstverständlich davon ausgeht, dass ich mit ihm spielen werde. Diese freundlich vorgebrachte Nachfrage erlebt er sofort als Ablehnung und packt das Spiel wieder in seine Tasche. Jetzt wundere ich mich, warum er gleich aufgebe, nur weil ich eine Frage stelle. Ohne auf meine

Warum-Frage zu antworten, baut er schon das Schachbrett wieder
auf. Es gibt wohl nur ein Entweder-oder, keine gedanklichen Möglichkeitsräume. Er ist optimistisch und siegesgewiss. Leider stellt sich
heraus, dass seine Kombinationsfähigkeiten den meinen unterlegen
sind, sodass ich ihn recht schnell besiege. In weiteren Stunden bringt
er noch mal das Schachbrett mit, nun in der Gewissheit, mir überlegen
zu sein, was sich aber schnell als ein Trugschluss herausstellt. Er fällt
dreimal hintereinander auf den eher schlichten Bauerntrick herein. Er
ist irritiert, aber wirkt nicht enttäuscht darüber, sondern versucht seine
Fehler objektiv zu analysieren. Seine schnelle Niederlage irritiert mich,
weil scheinbar auch die kognitive Flexibilität beim Lesen von Strategien
anderer bei ihm weniger gut ausgeprägt scheint, oder agiert er einen
latenten ödipalen Kastrationswunsch mit dem Therapeuten-Vater?

Anfangs bin ich sozusagen zwischen dem Verstehen seines So-
Seins als neurotischer Abwehr und dem Gedanken an eine schwer-
wiegendere Entwicklungsstörung der intersubjektiven Bezogenheit
hin und her gerissen.

Sebastian hat Probleme in der Schule. Er malt seine Leistungs-
kurven in den einzelnen Fächern auf. Er ist am Schuljahresende mit
der Frage beschäftigt, ob er das Klassenziel erreicht. Am Ende ist es
immer knapp, auch deshalb, weil er vorher so tut, als würde er das
schon problemlos schaffen. Das größere Problem, über das er allerdings erst nach zwei Jahren und auch nur kurz mit mir sprechen kann,
ist, dass er ein Außenseiter in der Klassenhierarchie sei. Nur einer
stehe auf der Hierarchieleiter noch unter ihm, und den macht er mir
gegenüber verbal so richtig schlecht. Der belagere seinen Kumpel Ralf,
hänge sich an ihn dran, werde geduldet wie ein Stück Hundescheiße,
das man nicht loswerde.

Er selbst muss mir immer wieder zeigen, dass er über allen steht. Er
liest, was er mir erst spät erzählt, in den Pausen in der Schulbibliothek,
wo auch Lehrer sitzen, eine intellektuelle Tageszeitung. Stückweise
erfahre ich in einem zähen Prozess der langsamen Öffnung, dass er
nicht auf den Pausenhof gehe. Das bekannte Schülerbonmot »Schule
finde ich gut, wenn nur die Zeiten zwischen den Pausen nicht wären«
verkehrt sich bei ihm ins Gegenteil. Die Pausen als unstrukturierte
soziale Situationen machen ihm Angst. Die anderen Schüler erlebt er
als potenzielle Feinde, die ihn demütigen wollen. Vor Jahren hatte ihm

mal ein Schüler ein Brot in ein Schulheft hineingequetscht. Außerdem gibt es, so glaubt er, aktuell drei Schüler der Parallelklasse, die es auf ihn abgesehen haben. Die seien an ihm vorbei gegangen und hätten ihm auf den Hintern gehauen, erzählt er schließlich mit deutlicher Berührung in der Stimme, die Tränen unterdrückend. Ich bin gerührt und sage, dass dies sicher ein schreckliches Gefühl der Demütigung gewesen sei. Wie er denn reagiert habe. Gar nicht, denn er würde ihnen nicht die Genugtuung geben und den Triumph gönnen, darauf zu reagieren. Gleich wirkt er wieder kalt und distanziert.

Viele Stunden später erzählt er mir von dem häufigen Mobben durch bestimmte Jungen, die zu ihm sagen: »Du bist nur eine Erfindung, über die alle lachen, aber niemand will sie anfassen.« Er lässt alles stoisch über sich ergehen, will den anderen nicht zeigen, dass es ihm etwas bedeutet, und er denkt, dass es schlimmer würde, wenn er irgendwie reagieren würde. Kurz kommen hasserfüllte Amokschützen-Gedanken in ihm auf.

Wenn wir über seine Bedrängungen durch andere kurz ins Gespräch kommen und ich im wahrsten Sinne des Wortes Mit-Leid oder Mit-Wut empfinde, so wird dieses Mitgefühl sofort wieder ersetzt durch kalt wirkendes, distanziertes Analysieren objektiver Zustände.

Er scheint große Angst vor Berührungen zu haben. Die anderen chaotischen Schüler erscheinen ihm wie eine böswillige Gruppe von Menschen, die es darauf abgesehen haben, ihn zu demütigen. Er fühlt sich von hunderten Feinden umgeben. Zum Selbstschutz zieht er sich zurück zu den kontrollierten Erwachsenen in der Bibliothek und zu den geordneten Sprachformeln einer Zeitung. Wirkt seine Distanz bei den geschilderten Ereignissen nachvollziehbar, so bezieht sie sich auch auf gut gemeinte Kontaktaufnahmen. So versuchen Mädchen ernsthaft mit ihm in ein Gespräch zu kommen, aber er lässt sie kühl abblitzen. Dabei kann er sich gar nicht vorstellen, dass sein Verhalten in den anderen etwas auslösen könnte, da er ja lediglich versucht, sich unsichtbar zu machen.

Mädchen sind für ihn Personifizierungen des Chaotisch-Unverständlichen und bedrohlicher Berührungswünsche: »Mädchen umarmen alles, was nicht rechtzeitig auf den Bäumen ist«, sagt der inzwischen 17-Jährige, der immer noch weit von der Pubertät entfernt scheint. Später sagt er: »Mädchen sind wie ein offenes Buch, das in einer fremden unverständlichen Sprache geschrieben wurde.«

Sebastian kann die Vorlieben und Wünsche der Gleichaltrigen nicht in sich finden. Er liest gern Geschichtsbücher, beschäftigt sich mit Motorsport und Hockey, aber nicht mit Discos, Partys, Musik, Mode, Mädchen oder Alkohol. Die Jugendlichen erlebt er als eine wilde unzivilisierte Horde, von der er sich ganz bewusst abgrenzt. Er glaubt, darüberzustehen, weil er höflich und formvollendet ist, kann nicht verstehen, warum die anderen so sind, kann auch nicht verstehen, dass ihn die anderen für arrogant halten könnten, da er ja nicht wirklich das Gefühl der Überlegenheit oder Großartigkeit in sich spürt. Es dauert beinahe drei Jahre, bis er anfängt, darunter zu leiden, oder besser gesagt, bis er mir zeigen kann, dass er darunter leidet, sich anders und fremd zu fühlen und einsam zu sein. Erst dann kann er auch erzählen, dass er Angst vor Gruppen von Jugendlichen habe, wenn er zum Beispiel zum Supermarkt gehe, weil die ihn für peinlich halten könnten. Gefühle der Hilflosigkeit, der Bedürftigkeit und der Abhängigkeit sind für ihn mit großer Scham verbunden und können nur vorsichtig angesprochen werden. Wie eine Mimose, die schon bei leichter Berührung zum Schutz ihre Blätter schnell wieder einklappt.

Langsam werde ich für ihn zu einem Bekannten in einer Welt unbekannter Wesen. Da seine Schule entfernt in einem südlichen Vorort liegt und die Bahnverbindungen selten sind, kommt er, wenn es Unterrichtsausfälle in der Schule gibt, manchmal Stunden früher in die Nähe meiner Praxis und wartet in einer Bäckerei, bis die Zeit gekommen ist.

Obwohl er allmählich auch seine bedürftige Seite zeigen kann, entwickle ich nur kurz mütterliche Gefühle. Wenn er im Winter ohne wärmende Jacke kommt und es »scheißkalt« findet, lege ich ihm eine Decke um die Schultern, ohne dass wir über die Bedeutung der Kälte über das Konkrete hinaus nachdenken könnten. Obwohl ich dann schon einen Moment mütterlicher Sorge empfinde, scheine ich ihn nicht wirklich damit wärmen zu können. Er kann zwar logisch erkennen, dass ich irgendwie wichtig für ihn bin, dennoch begrüßt er mich jede Stunde aufs Neue formell höflich mit kühlem Blick. So als würden wir uns als Fremde zum ersten Mal gegenüber stehen. Darauf angesprochen, kann er nicht verstehen, warum seine immer gleiche formelle Begrüßung eigenartig sein könnte. Niemals beginnt er selbst spontan damit, etwas zu erzählen. Er wartet immer auf meine Eröffnung. Das Thematisieren meiner Gedanken über seine Unsicherheit, ob er mit seinen Gedanken bei mir ankommen könne, ändert wie so oft nichts.

Er versucht mich in vielen Variationen davon zu überzeugen, dass er sich keine Gedanken mache und dass es ganz normal sei, sich keine Gedanken über andere zu machen, die würden sich auch keine Gedanken über ihn machen. Er absolviert ein zweiwöchiges Praktikum bei einem Tierarzt und ist ganz begeistert von den Papageien. Er erzählt mir über Stunden von deren Eigenheiten und Herkünften und Krankheiten. Nur im Nebensatz erfahre ich, dass auch drei gleichaltrige Mädchen bei dem Tierarzt ihr Praktikum machen – uninteressant für ihn. Die Tiere sind ihm näher. Die Mädchen sind weit entfernte Fremde aus einer anderen Welt. Die Bedeutung seiner Liebe zu Papa-geien, die ja den unbewussten Wunsch nach dem Vater im Wort enthalten könnte, spreche ich gar nicht erst an, weil er solche Verknüpfungen als unlogisch zurückweisen würde.

Mädchen sind uninteressant und fremd, wie sein eigener Körper. Er trägt die gebrauchte Kleidung seines Onkels auf, was für ihn ausreicht. Auch reiche ihm ein Brot mit Butter oder Nudeln ohne alles. Er braucht nicht viel zum Leben.

Sebastian ist ein Selbstversorger, der weder sein Selbst noch seinen Körper, zumal seinen sexuellen Körper, noch die ihn umgebenden Objekte libidinös besetzen kann. Er versucht alles objektiv zu sehen, aus einer rigiden pseudotriangulierten Position. Dyadische libidinöse Objektbesetzungen sind ihm gefährlich, weil sie ihn wahrscheinlich mit unerträglichen frühen Abhängigkeitsgefühlen konfrontieren würden. So geht er bei der Wahrnehmung der Welt und der Objekte quasi gleich in eine abgehobene dritte, rational systematisierende Position.

Er hat sein soziales Leben in der Schule so zurückgezogen organisiert, dass er nicht mit Wünschen und Ängsten in Kontakt kommen muss.

In langen Phasen scheint sich nichts in ihm und zwischen uns zu bewegen, und ich denke immer wieder an das Ende der Behandlung, aber irgendetwas in mir möchte ihn nicht für ewig in seinem inneren Isolationsgefühl, das er gar nicht als Gefühl wahrnimmt, zurücklassen. Er beginnt mich langsam emotional zu rühren, und auch außerhalb unserer Sitzungen mache ich mir Gedanken über ihn. Vielleicht erreicht er mich nun, weil ich mich in unseren Gesprächen an eigene

Ausgeschlossenheitsgefühle in der Jugend erinnert fühle. Immerhin entwickelt sich nun auch manchmal so etwas wie Humor zwischen uns.

In der Schule steht eine gravierende Veränderung an. Sebastian hat nach drei Jahren Kampf die Versetzung nun nicht mehr geschafft. In einer Sitzung wird seine Angst vor der gefährlichen, ihn zum Außenseiter machenden schrecklichen neuen Klasse, in die er kommen wird, deutlich. Ich mache mir auch Sorgen, wie das nur werden soll. Andererseits hege ich auch die Hoffnung, dass nun sein so sorgfältig und stabil gemauertes soziales Berührungsabwehrverhalten erschüttert wird. An seine in einer Sitzung geäußerte panische Angst, die auch in mir Mitleid und Sorge wachruft, kann er sich in der nächsten Sitzung gar nicht mehr erinnern. Er behandelt wieder alles kühl und sachlich. Immerhin gibt es jetzt einzelne Stunden, in denen wir über Beziehungsthemen gemeinsam reden können, die für ihn langsam eine Bedeutung zu bekommen scheinen. Allmählich kann er nicht nur erkennen, sondern beginnt auch darunter zu leiden, dass sein Aussehen, sein Verhalten und seine Interessen so wenige Gemeinsamkeiten mit den übrigen Jugendlichen zeigen. Er hält sich für unnormal. Lehnt er das Normale einerseits in überheblicher Attitüde ab, so scheint andererseits in ihm langsam aber auch ein Bedürfnis zu erwachsen, eine Gemeinsamkeit mit anderen erleben zu wollen. Er denkt darüber nach, warum die anderen Alkohol trinken, während er es ablehne. Mehrfach deute ich ihm in verschiedenen Kontexten an, dass ihm der Kontakt mit anderen so viel Angst mache, weil er das Verhalten und die Gefühle eines anderen Menschen und vor allem einer Gruppe nicht kontrollieren könne. Und wir wüssten ja, wie wichtig ihm die Kontrolle seines Selbst und die Kontrolle der anderen seien. Deshalb habe er auch so eine Angst vor dem Trinken von Alkohol, weil Alkohol seine Fähigkeit zur Kontrolle schwäche. Er habe panische Angst vor Berührung und auch davor, abhängig zu werden. Obwohl er mir nie direkt das Gefühl gibt, meine Interpretationsangebote hätten eine größere emotionale Bedeutung für ihn, vor allem auch deshalb, weil ich meine Interpretationen nicht immer rational logisch wissenschaftlich erklären kann, beschäftigt er sich dann aber doch immer stärker mit dem Blick der anderen auf ihn und mit der Möglichkeit, mal etwas Neues auszuprobieren.

Viel Energie verwendet er darauf, den kleinen ängstlichen, bedürftigen Jungen, der bis zum zehnten Lebensjahr ins Bett gemacht hat und häufig für ein Mädchen gehalten wurde, zu ignorieren und durch den intellektuellen, sprachgewandten pseudoreifen, körperlosen Zyniker mit neutral asexueller Geschlechtsidentität zu ersetzen.

Aber allmählich werden Mädchen nun nicht nur als verabscheuungswürdige Chaoswesen, die man sich vom Leib halten müsse, wahrgenommen, sondern im Einzelfall als interessante wissenschaftliche Studienobjekte betrachtet. So fährt er schon seit Jahren mit einer ehemaligen Freundin aus dem Kindergarten morgens im Bus zur Schule. Hatte er sie lange ignoriert, so kommen sie nun ab und zu ins Gespräch, und in dem inzwischen 18-Jährigen wächst der Gedanke, man könnte sich eventuell mit ihr auch mal außerhalb des Busses treffen, zum Beispiel, um Minigolf zu spielen. Die Minigolf-Bahn hat aber ihre Pforten witterungsbedingt bereits geschlossen, bevor es seinerseits zur Anfrage in Bezug auf die Verwirklichung dieses Projektes kommen kann.

Langsam kommt innere Bewegung auf. Er mag eine bestimmte Gesangsgruppe, die, wie ich ihm verrate, auf einem Dorfplatz in Wohnortnähe ein Freikonzert gibt. Er ist begeistert, überlegt sogar, seine Kindergartenfreundin zu fragen, ob sie mitkomme, was er dann aber doch nicht tut. Dann sagt er einen solch dramatischen Satz: »Ich habe drei Jahre lang im Koma gelegen und bin jetzt aufgewacht«, um dann gleich wieder zu betonen, dass es ihm in der Schule so schlecht gehe, weil es so viele »Disser« gäbe. Er würde nicht naiv »ins offene Messer laufen«. In der Gegenübertragung bekomme ich jetzt näheren Kontakt zu dem bedürftigen kleinen Jungen, aber in schnellem Wechsel auch zu dem unerträglich grausamen, distanziert sarkastisch arroganten »Großkotz«.

Unsere Beziehung ist inzwischen so stabil, dass ich ihn konfrontieren kann: »Also wenn ich mich in deine Klassenkameraden hineinversetze, dann würde ich mit dem überheblichen Sebastian, der nie auf jemanden zugeht und nicht reagiert und in jeder Pause mit Lehrern in der Bibliothek sitzt und Zeitung liest, nicht wirklich was zu tun haben wollen.«

In einem Bild versuche ich sein Verhalten im Umgang mit anderen zu beschreiben: Sobald er in die Gefahr einer Beziehung komme, hebe er sofort auf eine erhöhte Beobachtungsposition ab, so ähnlich wie beim Tennis der Schiedsrichter auf einem erhöhten Beobachtungsstuhl sitzt und bewertend auf die Spielereien der anderen schaut, ohne selbst mitzuspielen.

Nach dem Sitzenbleiben beginnt er die Schule wieder in der unteren Klasse mit Schülern, die mindestens zwei Jahre jünger als er sind. Er überrascht mich bei der ersten Sitzung nach den Sommerferien fünf Minuten früher und ist ganz aufgeregt. Er habe die Lösung unseres Rätsels. Er habe durch Internetrecherche herausgefunden, was er habe. Er habe einen Asperger-Autismus. Die Symptome seien eindeutig: hoher Verbal-IQ, Vorherrschaft logischen Denkens, Inselbegabung (Geschichte), soziale Probleme mit Gleichaltrigen, wenig Einfühlungsvermögen, ein Hang zu repetitiven Handlungen, ADS. Die Krankheit sei genetisch.

Innerlich muss ich schmunzeln, einerseits weil ich selbst schon häufiger während unserer oft stupid-kognitiven oder schweigsam repetitiven Sitzungen an Asperger gedacht habe, andererseits, weil er doch nun endlich eine rationale medizinische Legitimation gefunden hat, sich nicht verändern zu müssen.

Ich frage, was denn der Vorteil wäre, wenn wir uns nun darauf einigen, dass er ein Asperger-Syndrom habe.

Er meint, dass er dann eine Erklärung hätte und sich nicht mehr schuldig fühlen müsse.

Ich verstehe, dass er sich oft schuldig fühle, weil er nicht so sei wie die anderen, was ihn belaste. Mit der Diagnose sei er entlastet und dann wären die anderen schuldig, die mit ihm nicht richtig umgehen können.

»Ja!«, stimmt er zu.

Aber andererseits sei Asperger-Autismus ja nach Definition genetisch bedingt, und dann bräuchten wir gar nicht mehr weiterzumachen, weil es ja keine Veränderung geben könnte, werfe ich ein.

So will er das dann doch nicht sehen, aber er glaubt, dass die Diagnose dann doch ein gutes Ergebnis der Therapie wäre. Aber er wollte ja nur meine fachliche Meinung hören. Asperger-Autismus sei jedenfalls eine tief greifende Entwicklungsstörung.

Wir können uns schließlich darauf einigen, dass er eine tief greifende Entwicklungsstörung habe und manche seiner Symptome Ähnlichkeit mit dem Asperger-Syndrom zeigen. So eine Diagnose könnte ihn entlasten, aber letztlich würde es ihn und uns nicht wirklich weiterbringen. Allerdings wundere ich mich, dass er jetzt mit mir über seine Diagnose reden möchte, wo er doch eigentlich nun in eine neue Klasse gekommen sei, die ihm im Vorhinein so panische Angst gemacht habe.

Ja, gibt er zu, dort fühle er sich gleich als Außenseiter. Ein dicker Mitschüler setze sich vor ihn und mache alles nach, was er mache.

In der Phase nach dieser Sitzung ändert sich überraschender-weise sein Gefühl zur neuen Klasse zunehmend. Auf einmal kann er sich von den anderen geschätzt fühlen. Beim Basketball wird er als Spielmacher anerkannt. Er erzählt, dass er in der Mensa mit anderen zusammengesessen und geredet habe. Er wird zum ersten Mal zu einer Geburtstagsparty eingeladen. Trotz seiner Befürchtungen, als unnormal aufzufallen, geht er zur Party hin. Er fühlt sich dort dann aber als außenstehender neutraler Beobachter jugendlicher Inter-aktionen, die vor allem aus Kiffen und Alkoholtrinken und unklarem Schwatzen bestehen.

In der nächsten Sitzung redet er wieder über Schlachten und Geschichte. Doch plötzlich fällt ihm ein, dass ihm zehn Cent fehlen, um einen Käsekuchen zu kaufen. Bevor ich sein Bedürfnis danach, mit etwas Süßem genährt zu werden, und seine Angst, es sich nicht selbst leisten zu können, sondern vielleicht von mir bekommen zu wollen, erwähnen kann, ist er gleich wieder unerreichbar.

Ich deute ihm, dass, sobald ein Wunsch in ihm aufkomme, er ihn sofort wieder wegmachen muss und auf die logische Ebene geht, viel-leicht, weil es ihm schwer falle zu ertragen, dass er von mir gern etwas haben möchte.

Immerhin kann er dann davon erzählen, dass es ihn schon schmerze, wenn er die Schüler seiner alten Klasse treffe. Aber so ein Gedanke sei nicht relevant, fügt er hinzu. In der nächsten Sitzung schildert er zum ersten Mal eine Szene aus einem Traum: Er sieht sich beim Hockey-spielen allein im Tor einer gegnerischen Mannschaft gegenüberstehend und wird schließlich ausgeschlossen. Das sei ein Albtraum. Diesen Traum mit seinem aktuellen Erleben in der Klasse zu verbinden, kann er nicht folgen, weil ich keine logischen oder neurologischen Beweise für diese Verbindung liefern kann.

In der darauf folgenden Sitzung besteht er wieder auf der Diagnose des Asperger-Syndroms.

In der nächsten Sitzung freut er sich, dass er eine Rippenprellung hat, da müsse er nämlich nicht am Sportunterricht teilnehmen. Sie wollen nämlich Jazz Dance einüben. »Den Hintern rausstrecken wie eine – wie heißt das, wenn man weiblich ist?« »Tunte?« »Ja, Tunte oder wenn man nicht weiß, in welchem Körper man ist – Transvestit. […] Tanzen ist für mich absolut sinnfrei […] Manche sagen, der Körper sei ein Ausdrucksorgan – Was für ein Schwachsinn. Ich mache viel lieber Sport. Hockey, das hat Nutzen.«

Dennoch nähert er sich seinem Körper. Denn die Gruppe, in der er Jazz Dance vorführen soll, wird von einem Mädchen geleitet, die Erfahrung darin hat und die er wohl nicht ganz so schrecklich findet. Er sei bereit, die »Tanz-Choreo«, wie er fachmännisch verkürzt sagt, einzuüben. Es gehe da um die Koordination von Armen und Beinen. Aber er habe Angst, wenn er sich zu sehr einlasse, dass er dann Fehler beim Spiel als Hockey-Torwart machen könne.

»Du meinst, es geht nur eins von beiden.«

»Ja, vielleicht.«

»Na ja, das Tanzen ist ja für dich auch eher mit mädchenhaft-weiblich verbunden und Hockey und Handball vielleicht eher männlich. Dann befürchtest du vielleicht, wenn du dich den weiblichen Bewegungen zu sehr annäherst, dass du dann deine Fähigkeiten zur männlichen Bewegung beim Sport verlierst.«

»Das ist keine logische Ableitung, aber vielleicht ist ja trotzdem irgendwas dran.«

Inzwischen ist der Patient 18 Jahre alt und fast drei Jahre bei mir in Behandlung und beginnt sich so langsam auch psychosexuell zu entwickeln. Er kann erzählen, dass er sich schon mal vorgestellt habe, mit der Kindergartenfreundin zu schlafen. Auch der Begriff »Onanie« scheint ihm nun nicht mehr total unbekannt zu sein, obwohl es immer noch so scheint, als wenn sein Körper außerhalb des Sports im Wesentlichen zum Halten des Kopfes dient. Er zeigt ihr seine Zuneigung nonverbal, in dem er extra zwei Haltestellen mit ihr zusammen weiterfährt und dann mit dem Bus wieder zurückfahren muss, nur um mit ihr zusammen zu bleiben. Obwohl es harte therapeutische Arbeit ist, mit ihm in einem intersubjektiv bedeutungsvollen Dialog zu bleiben, geht es doch immer besser. Humor und Wortwitz helfen dabei, ihn mit seinen Eigenarten zu konfrontieren. Er kann nun andeuten, dass er auch sexuelle Fantasien habe. Nach mehreren Windungen und meinem Insistieren kann er erzählen, wie sehr es ihn bei seinem Praktikum in einer Bibliothek gekränkt habe, mit anzuhören, wie eine Mädchengruppe seinen Haarschnitt lachend als mädchenhaft bezeichnet habe. Er trägt nun immer einen Schal der Darmstädter Fußballmannschaft um den Hals. Es leuchtet ihm logisch ein, als ich sage, dass er den Schal vielleicht trage, damit er damit sicher gehen möchte, für einen Jungen gehalten zu werden.

Sebastian nimmt nun das Leid der Einsamkeit wahr und er nimmt wahr, dass er eigentlich nie Auseinandersetzungen oder Streit mit anderen habe.

»Auch bei uns gab es nie Auseinandersetzungen oder Streits«, sage ich. »Warum sollte es auch welche geben?«, fragt er.

»Na ja, manchmal sage ich vielleicht etwas, was dir nicht gefällt.«

»Das ist doch kein Problem. Dann ist das Ihre These, und ich habe dann eine andere These.«

Ich mache ihn darauf aufmerksam, dass das vielleicht seine Art sei, wie er es schaffe, anderen aus dem Weg zu gehen. Wenn etwas Ärgerliches passiere, dann bilde er sofort eine Distanz, und der andere wird zu einem Fremden mit rationalen Thesen, die ihn vom Gefühl her nicht wirklich berühren. Damit schütze er sich und den anderen vor seinen Gefühlen und auch vor seinem Ärger.

Er schaut mich irritiert an, findet das aber dann doch gar nicht so unlogisch wie die Dinge, die ich sonst manchmal sage.

Am Ende der Behandlung beschäftigt sich der Patient immer intensiver mit der Serie »Star Trek – Raumschiff Enterprise«. Hier finden wir ein gemeinsames Gesprächsfeld, da ich die Serie auch aus meiner kurzen Beschäftigungsphase als Filmkritiker ganz gut kenne und aus eigenem Interesse dann weiterverfolgt habe. Insbesondere der roboterähnliche Android Commander Data aus der zweiten Generation fasziniert ihn, der ein lexikalisches Wissen hat und nur logisch denken kann, weil ihm von seinem Erschaffer kein Gefühlschip implantiert wurde. Commander Data stellt im Grunde eine Variante eines Asperger-Autisten dar, mit dem Unterschied, dass er darunter leidet und permanent auf der Suche nach den Gefühlen und dem Gemeinsamkeitsgefühl mit dem Menschlichen ist. Interessant ist eine Episode, in der Commander Data, weil er so gern zu den Menschen gehören möchte, auf eigenen Wunsch hin schließlich ein Gefühlschip eingepflanzt wird. Er wird nach dieser Prozedur total chaotisch, kann nicht mehr klar denken, wird total unberechenbar und verliert sein lexikalisches Wissen. Im Grunde zeigt er in dieser filmischen Darstellung alle Anzeichen einer psychotischen Dekompensation. Schließlich schaut Sebastian nicht mehr nur regelmäßig die Serie im Fernsehen, sondern beginnt auch damit, eigene Star-Trek-Episoden zu konzipieren und das Drehbuch dafür zu entwickeln. Er möchte mir zum Ende der Therapie unbedingt eine selbst erschaffene Star-Trek-Episode schenken, aber dazu kommt er nicht mehr, weil es natürlich etwas Großartiges sein soll. So bleibt noch ein offizieller Grund erhalten, eventuell später wieder zu mir zurückzukehren, um die gemeinsame Geschichte zu Ende zu schreiben.

Erst am Ende der Behandlung kann Sebastian die versteckten Wünsche nach Gemeinsamkeit und Identifizierung mit dem Vater zunächst in der Übertragung besprechen und dann auch in der Realität mit dem leiblichen Vater leben. Sein Vater ist gleichzeitig der Trainer einer Hockeymannschaft in seinem Verein. Vater und Sohn teilen also das gleiche sportliche Hobby. Dies erfahre ich aber erst zu einem späten Zeitpunkt, und auch dann ist es zunächst für ihn schwierig, den Wunsch nach der Verbindung mit dem Vater anzuerkennen. War das Hockeyspielen zunächst nur ein wenig bedeutungsvoller und selten erwähnter Zeitvertreib, wird es am Ende der Behandlung zu einer leidenschaftlichen Sache für ihn. Nachdem er als Torwart in anderen Vereinen gespielt hat, kehrt er schließlich zu seinem Heimatverein zurück, beginnt damit, wie sein Vater eine Jugendmannschaft zu trainieren und spielt schließlich als Torwart gemeinsam mit dem Vater in der gleichen Mannschaft.

Psychodynamische Überlegungen

Diese Falldarstellung, die ich als therapeutischen Beziehungsbericht formuliert habe, beleuchtet natürlich nur einige Ausschnitte aus der Behandlung des Patienten. So möchte ich auch in den psychodynamischen Überlegungen meinen Fokus nur auf den Aspekt der Geschlechtsspezifität und ihren Auswirkungen auf die Entwicklung des nunmehr jungen Erwachsenen legen. Sebastian lässt mich zu Beginn der Behandlung szenisch teilnehmen an dem Erleben der Fremdheit, des Unverstehens und des fehlenden Gemeinsamkeitsgefühls, dessen Wurzel wir in der frühen Mutter-Kind-, genauer: Mutter-Sohn-Beziehung vermuten. Eine junge Mutter in Ausbildung, die sich genauso wie ihr Mann ein Mädchen wünscht und ihren Sohn als fremdartiges Geschöpf erlebt. So wie der Junge ein Rätsel für die Mutter bleibt, so bleiben die Mutter und die anderen

Objekte ein Rätsel für ihn. Es ist unklar, warum Mutter und Vater sich so auf den Mädchenwunsch festgelegt haben, aber wahrscheinlich wurden die frühen Interaktionen und die libidinöse Besetzung durch diesen Umstand beeinflusst. Das Nicht-Mädchen-Sein auf der Basis des elterlichen Mädchenwunsches formte quasi als »rätselhafte Botschaft« die frühen Interaktionsmuster. Das Mädchenhafte und damit auch die Verbindung zum Weiblich-Mütterlichen wurden im Laufe der Entwicklung der Geschlechtsidentität abgespalten und gegenbesetzt. Sebastian hasst die seltenen Fragen anderer, ob er ein Mädchen sei. Er will das eigene Mädchenhafte, das wohl gleichzeitig mit beunruhigenden Gefühlen der Bedürftigkeit und Abhängigkeit assoziiert ist, aus sich heraus haben. In der Pubertät beginnt er dann damit, Mädchen zu hassen, weil die ihn mit den eigenen abgewehrten Mädchenseiten, aber auch mit seinen frühen kindlichen Abhängigkeitswünschen und der frühen versagenden Mutter konfrontieren. Schon auf der Ebene des Körperbildes kommt es zur Konfusion. Weder konnte er seine phallische Männlichkeit entwickeln und seinen Penis libidinös besetzen, was sich auch im Bettnässen ausdrückte, noch konnte er seine weiblichen Seiten annehmen.

Die frühe Fremdbetreuung erlebte er als Trennung von der Mutter sowie als Versagung des Containments und der emotionalen Spiegelung. Der kleine Junge blieb mit seinen basalen Wünschen und Ängsten allein in einer fremden Welt. Die mangelnde abgestimmte Erfahrung des einfühlsamen Gestillt-, Gehalten- und Gespiegeltwerdens zeigte sich schon in den Essproblemen der oralen Phase. Es führte im weiteren Verlauf dazu, dass Sebastian seinen Körper weder als kindlich bedürftigen noch als weiblichen oder männlichen narzisstisch besetzte. Auch der Weg in die männliche Welt über die Identifikation mit dem Vater und die phallischen Idealisierungen im Kontext libidinöser Spiegelungen durch die Objekte blieben ihm verwehrt. Der geschlechtsneutrale rationale Kopf und die Systematik der Sachsprache wurden stärker libidinös besetzt als die Sinnlichkeit, einschließlich genitaler Körpererfahrungen.

Die Geburt des Bruders im Alter von drei Jahren hat durch die zwangsläufigen Erfahrungen des Ausgeschlossenseins den Hass auf die Mutter verstärkt und die Rivalität zum Bruder destruktiv getönt.

Konnte sich der Bruderhass im aggressiven Verhalten in der Verschiebung auf die Kindergartenkinder noch ausdrücken, so wurde er im Symbolbildungsprozess dann abgespalten und verplombt durch eine hohe Idealisierung der Sprachformen als logisch systematisierendes, gefühlsunabhängiges Zeichensystem. Der abgespaltene Hass tötet die Empathiefähigkeit und erkaltet in Rationalität, was zur Kappung der Verbindung zur Welt der sinnlich erfahrbaren Objekte führt und basal die Mentalisierungsfähigkeit stört. Aufgrund häufiger beruflicher Abwesenheit war der Vater nur wenig emotional präsent und konnte nur eingeschränkt als hilfreicher Dritter benutzt werden. Sinnliche Erfahrungen und Gefühle, die das Subjekt mit kindlicher Bedürftigkeit und Abhängigkeitswünschen in Berührung bringen konnten, wurden abgespalten und verleugnet.

So entwickelt sich Sebastian zu einem emotional kargen Selbstversorger, der Berührungen und Beziehungen in starrer Weise meidet. Sogar die Abhängigkeit vom eigenen bedürftigen wie begehrenden Körper wird so stark verleugnet – die demütigende Erfahrung des unkontrollierbaren nächtlichen Einnässens wirkt hier wohl verstärkend –, dass die hormonellen Umstellungen der Pubertät nur zur Betonierung des intellektuellen Panzers führen, und nicht zur Erweiterung des psychosexuellen Fantasieraums genutzt werden können.

Seine Starrheit, die autistische Züge trägt, gilt vor allem der Vermeidung früher Abhängigkeitsgefühle und der damit zusammenhängenden eigenen Weiblichkeit aus der frühen primären Mutteridentifikation. Der abgespaltene Hass auf die frühe Mutter verunmöglicht ihm den Zugang zur eigenen Weiblichkeit und damit auch den Zugang zu bisexuellen Identifikationen und zur reifen heterosexuellen Liebesfähigkeit. Der Vater war sowohl als modulierender Dritter als auch als liebevoll bezogener Mann in der präödipalen Phase nicht ausreichend präsent. Der Übergang in die ödipale und genitale Phase war dem kleinen Sebastian durch die ambivalente Beziehung zur Mutter, den Rivalitätshass auf den Bruder und die mangelnde libidinöse Präsenz der Vaters unmöglich. Er blieb in einer fremden Welt der unverständlichen Objekte und Körpererfahrungen stecken. Ein Außerirdischer, der durch die kontinuierliche lange währende therapeutische Beziehung erste Schritte in die Welt der lebendigen Objekte gehen konnte.

Überlegungen zur Extremvariante des männlichen Charakters

Beim Asperger-Autismus, der auch *high-functioning-Autismus* genannt wird, beträgt »das Verhältnis von Männern und Frauen mindestens zehn zu eins« (Baron-Cohen, 2009, S. 189). Neben psychodynamischen Konzepten, wie ich sie hier an einem Fall illustriert habe, gibt es auch biologische und kognitionspsychologische Erklärungsmodelle. Die Ursachendiskussion im Spannungsfeld von angeborener Natur und sozialer Formung ist gerade beim Autismus eine sehr ausführliche, wobei der ausgeprägten Geschlechtsspezifität wenig Beachtung geschenkt wird. Lediglich der englische Autismusforscher Simon Baron-Cohen versucht in der Nachfolge von Hans Asperger, das männlich Spezifische im Autismus auch biologisch zu verorten. Er konstruiert aufgrund einzelner empirischer Forschungsstudien einen Zusammenhang zum pränatalen Testosteronspiegel im Mutterleib, der sich auf die spezifische Art der Denkmuster des männlichen Gehirns auswirke. In einer neurobiologischen Typologisierung unterscheidet er zwischen den Verdrahtungen des männlichen Gehirns, das mehr auf das Begreifen und den Aufbau von Systemen ausgerichtet ist, und den Verdrahtungen des weiblichen Gehirns, das überwiegend auf Empathie ausgerichtet ist (vgl. 2009, S. 11). Normalerweise sind beide Denkmuster sowohl in männlichen wie weiblichen Lebewesen in unterschiedlichem Mischungsverhältnis vorhanden. Systematisierung und Empathie sind zwei Pole des Denkens, die in der Mentalisierungskompetenz miteinander verbunden sind. Sie können aber auch getrennt voneinander genutzt werden, etwa im naturwissenschaftlichen oder juristischen Denken im Gegensatz etwa zum Musikerleben oder sinnlich unmittelbaren Beziehungserlebnissen. Anders als der »normale« Mensch verfügt der männliche Asperger-Autist nicht über diese innere Flexibilität des Changierens zwischen weiblichen und männlichen Denkmodi. Er verfügt – etwa wie Mr. Spock aus der ersten und Commander Data aus der zweiten Star-Trek-Generation – nur über das männliche Denkmuster und behandelt deshalb auch emotional bedeutsame Beziehungsereignisse wie systematisierbare, kognitive Sachoperationen. In seiner grundlegenden Entwicklungsstörung ist die Fähigkeit zur Einfühlung in das

Selbst und das Objekt nicht entwickelt worden. In neurobiologischer
Perspektive wird häufiger von einer angeborenen Defizienz oder neuerdings auch von einer Störung bei der neuronalen Aktivierung von
Spiegelneuronen ausgegangen (vgl. Perner, 2011). Das Einfühlungsvermögen als basale Bedingung der intersubjektiven Matrix hat sich
beim Autisten nicht ausgebildet oder ist früh gestört worden.

Peter Fonagy sieht in Modifikation des Konzeptes von Baron-
Cohen die Fähigkeit zur Einfühlung als eine Grundlage bei der Entwicklung einer reifen Mentalisierungskompetenz. Kinder mit Ein-
fühlungsproblemen können die Motivations- und Gefühlslagen
anderer grundsätzlich nicht verstehen und so auch nicht in ihre
eigene Theorie des Mentalen einarbeiten: »Sie können Wünsche
nicht an der Blickrichtung ablesen, machen sich nicht zunutze, dass
Sehen zu Wissen führt, und unterscheiden nicht zwischen physi-
schen und mentalen Entitäten; sie verstehen den Unterschied zwischen Anschein und Realität nicht, begreifen nicht, dass das Gehirn
uns ein Repertoire mentaler Funktionen einschließlich des Denkens zur Verfügung stellt, und können Wörter, die mentale Zustände
bezeichnen, weder verstehen noch spontan verwenden; sie sind
außerstande, die Perspektive und den Informationsstand ihres Zuhö-
rers zu berücksichtigen, und hilflos, wenn sie Täuschungsmanöver
durchschauen und sich an spontanen Als-ob-Spielen und phantasie-
vollen Aktivitäten beteiligen sollen« (Baron-Cohen, zit. nach Allen,
Fonagy u. Bateman, 2011, S. 186). Kurz gesagt: »Die Kinder sind
unfähig, sich für die emotionalen Zustände anderer Menschen zu
interessieren und sich davon berühren zu lassen« (Hobson, zit. nach
Allen, Fonagy u. Bateman, 2011, S. 186).

Wenn wir probehalber Baron-Cohens Konzept der polaren
geschlechtsspezifischen Denkmuster im Rahmen der psychoanalytischen Objektbeziehungspsychologie verstehen, so könnten wir
vermuten, dass die allein auf Systematisierung ausgerichteten männlichen Interaktionsmuster eine unzureichende oder keine Verbindung von männlichen und weiblichen Anteilen repräsentieren bzw.
die väterlichen und mütterlichen Repräsentanzen nicht in die Selbst-
und Objektrepräsentanzen einarbeiten konnten.

Wenn wir die These der fehlenden Integration weiblicher und
männlicher Modi im Kontext der Triebtheorie Sigmund Freuds

betrachten, so können wir vermuten, dass solche frühen Störungen der intersubjektiven Mentalisierungskompetenz auch eine Integration männlicher und weiblicher, aktiver und passiver Triebanteile in einer integrierten Bisexualität im Sinne Freuds verunmöglichen. Sexuelle Fantasien über die Beziehung zum anderen Geschlecht, sozusagen mit den eigenen abgespaltenen weiblich-mütterlichen Selbstanteilen, könnten dann als extrem bedrohlich erlebt werden und müssten schon im Keim abgewehrt werden. Eine Verbindung von Männlichem und Weiblichem wird als bedrohlich, chaotisch, verrückt erlebt. Eine reife Geschlechtsidentität und die Fähigkeit zu befriedigenden heterosexuellen Liebesbeziehungen basieren auf einer klaren Geschlechtsidentität und auf der Fähigkeit zum Changieren zwischen männlichen und weiblichen Selbst- und Objektanteilen, die in triangulierender Weise aufeinander bezogen sind.

Bei der autismusnahen Variante von Männlichkeit sind die weiblichen Anteile abgespalten, weil die frühen Erfahrungen des Containments, der Spiegelung oder Affektregulierung in der Phase der absoluten Abhängigkeit, traumatisch gewesen sind. Dies ist daran zu erkennen, dass das Gefühl, emotional berührt zu werden, ja gar von den einfühlsamen Antworten eines Beziehungspartners abhängig zu sein, ein ganz und gar unerträgliches Gefühl für diesen männlichen Typus ist.

Das Fabulieren und Systematisieren von Worten über Sachthemen ist eine Welt, in der sich diese männlichen Jugendlichen gut und sicher bewegen können. Berührungen, sowohl zärtlich körperliche wie einfühlsam psychische, werden durch eine Starrheit des Körperschemas und der Psyche grundlegend vermieden. Unbewusste tief liegende Ängste vor den eigenen frühen Verschmelzungswünschen, die als Kontrollverlust und Verrücktheit erlebt werden, sind wahrscheinlich die motivationalen Kräfte dieser rigiden männlichen Charakterabwehr.

Da die Abwehrstruktur so starr ist, ist das psychoanalytische Arbeiten zwangsläufig mit dem Festhalten an der Bewegungslosigkeit der Interaktionsmuster konfrontiert. Es ist für den Analytiker nicht leicht, im Zusammensein mit diesen männlichen Jugendlichen die eigene Lebendigkeit zu behalten und nicht emotional zu verhungern. In der Gegenübertragung gibt es immer wieder eine Tendenz dazu, sich zurückzuziehen und die Lebendigkeit in den eigenen Fantasien und inneren Vorstellungen zu suchen. Dabei ist man in Gefahr, die Patienten allein zu lassen, was diese gar nicht bemerken würden, weil die Nichtbezogenheit für sie der Normalzustand ist. So wie Widera-Bernsen (2014) mit Bezug auf Alvarez (2001) eindrücklich beschreibt, ist es notwendig, als Therapeutin aktiv und lebendig die Interaktion mit dem Patienten immer wieder zu suchen und die eigenen väterlichen und mütterlichen Selbstanteile zu aktivieren. Gerade in der intensiven Beziehungsarbeit mit Jungen ist es für männliche, aber vor allem auch für weibliche Psychotherapeuten dringend erforderlich, sich mit den eigenen bisexuellen Identifikationen auseinanderzusetzen. Das trianguläre Wechselspiel zwischen weiblichen und männlichen Seiten, die mit den eigenen Mutter- und Vatererfahrungen verknüpft sind, bringt schließlich die psychosexuelle Lebendigkeit in die Beziehung, mit der sich gerade die tief greifend gestörten männlichen Jugendlichen identifizieren können müssen, um die in Stein gemeißelten Beziehungsmuster aufzuweichen und in Bewegung bringen zu können.

Literatur

Allen, J. G., Fonagy, P., Bateman, A. W. (2011). Mentalisieren in der psychotherapeutischen Praxis. Stuttgart: Klett-Cotta.

Alvarez, A. (2001). Zum Leben wiederfinden. Frankfurt: Brandes & Apsel.

Baron-Cohen, S. (2009). Frauen denken anders. Männer auch. Wie das Geschlecht ins Gehirn kommt. München: Heyne.

Chodorow, N. (1985). Das Erbe der Mütter. München: Verlag Frauenoffensive.

Dammasch, F. (2014). Ein jugendlicher Sitzenbleiber, der lieber Asperger-Autist als Mädchen sein möchte. Ein klinischer Beziehungsbericht. Analytische Kinder- und Jugendlichen-Psychotherapie, 45 (163), 353–372.

Perner, A. (2011). Asperger-Autismus und Empathie. In Verein für Psychoanalytische Sozialarbeit Rottenburg und Tübingen (Hrsg.), Misslingen des Anderen im Asperger-Syndrom (S. 108–120). Frankfurt: Brandes & Apsel.

Widera-Bernsen, M. (2014). Kann Iron Man lebendig werden? – Das Konzept des lebendigen Objekts in der Psychotherapie eines bei Behandlungsbeginn 12-jährigen Jungen mit autistischer Schale. Analytische Kinder- und Jugendlichen-Psychotherapie, 45 (161), 79–101.

Sophinette Becker

Transsexualität, psychosexuelle Identität und multiple Facetten männlicher Identität[1]

Geschlechtswechsel kommt nicht nur in der Mythologie, in Legenden und in der Literatur vor. Frauen, die als Männer lebten, und Männer, die als Frauen lebten, sind historisch vielfach belegt (Dekker u. van de Pol, 1990; Hirschauer, 1993; Herdt, 1994). Überschreitungen der Geschlechtergrenzen sind auch aus den verschiedensten Kulturen bekannt: Von den vier Geschlechtern bei nordamerikanischen Indianern (Lang, 1991; 1995) bis zu religiös-spirituellen Formen des Geschlechtswechsels in asiatischen Ländern. Die historischen Beispiele sind aber nicht einfach als Vorläufer der heutigen Transsexuellen zu verstehen: »Der erste Transsexuelle war kein Transsexueller« (Hirschauer, 1993, S. 113), denn der Umgang mit dem Geschlechtswechsel in einer bestimmten Kultur bzw. einer bestimmten historischen Epoche hängt untrennbar mit der jeweils herrschenden Konzeption von Geschlecht, sexueller Orientierung und deren Interdependenz zusammen und ist determiniert durch das jeweils faktische Geschlechterverhältnis.

Erst ab Mitte des 19. Jahrhunderts setzte die Radikalisierung der hierarchischen Geschlechterdichotomisierung ein. Der bürgerliche Hausvater des 18. Jahrhunderts war aus der Sicht des späten 19. Jahrhunderts ein Mann, den man heute neudeutsch als *Schlaffi* bezeichnen könnte. Die weitere Entwicklung dieser radikalen Dichotomisierung ging schließlich bis zu der Gleichsetzung, dass ein Mann nur als Soldat ein Mann und eine Frau nur als Mutter wirklich eine Frau ist. Die Radikalisierung im 19. Jahrhundert war bereits, im Sinne des Geschlechterkampfes, eine Reaktion auf das beginnende Vordringen

---

1 Der Beitrag basiert in wesentlichen Teilen auf meiner Publikation »Geschlecht und sexuelle Orientierung in Auflösung – was bleibt?« (Becker, 2016a).

der Frauen in die öffentlichen (männlichen) Räume, also auf den Beginn der sozialen Erosion des Geschlechts, das jetzt deshalb vor allem körperlich und sexuell definiert wurde (Bech, 2000). Gleichzeitig radikalisierte sich auch der Umgang mit der Abweichung vom *normalen, wahren* Geschlecht und brach sich zugleich daran. Der *Hermaphrodit,* also der heutige *Intersexuelle*[2], der vorher als Erwachsener sein Geschlecht selbst bestimmen konnte, wurde nun mehrheitlich als *Pseudo-Hermaphrodit* erkannt und durfte nur mehr ein einziges wahres Geschlecht haben, was dann später zu den vielen überflüssigen Operationen bei Intersexuellen führte.

Zeitgleich und eng mit der Radikalisierung des Geschlechtsunterschiedes zusammenhängend fand die Konstitution des Homosexuellen als sexuelle und personale Identität statt: »Der Sodomit war ein Gestrauchelter, der Homosexuelle ist eine Spezies« (Foucault, 1977, S. 58). Heterosexualität bzw. heterosexueller Geschlechtsverkehr wurde zum Fundament, zum Herzstück moderner Männlichkeit, die den männlichen Homosexuellen ständig gleichzeitig beschwören und zurückweisen musste (Bech, 2000). Die Bezeichnung für Homosexuelle als *psychosexuales Zwittertum* (Krafft-Ebing, 1886/1918) verweist auf den engen Konnex zwischen den Diskursen über Geschlecht und über sexuelle Identität bzw. sexuelle Orientierung: Die Homosexuellen, vor allem die männlichen, galten primär als Geschlechtsabweicher, als unmännlich, und erst sekundär als Sexualabweicher. Das kann man heute noch in vielen islamischen Ländern beobachten, wo nur derjenige Mann als homosexuell gilt, der beim analen Koitus den *passiven,* das heißt *weiblichen* Part innehat. Auf diesem historischen Hintergrund lässt sich verstehen, dass Karl Heinrich Ulrichs' berühmte Definition des homosexuellen Mannes Ende des 19. Jahrhunderts – »eine weibliche Seele gefangen im männlichen Körper« – im 20. Jahrhundert fast wortgleich als typisch transsexuelle Selbstdefinition gilt.

---

2   Intersexuell nennt man Menschen, deren somatische Geschlechtsmerkmale nicht eindeutig bzw. nicht einheitlich männlich oder weiblich ausgeprägt sind. Dies kann die äußeren oder inneren Genitalien, hormonelle Vorgänge oder den Chromosomensatz betreffen. Die neueste Terminologie spricht von »disorders of sex development« (Störungen der Geschlechtsentwicklung).

Es ist bekannt, dass im Iran Homosexualität schwer verfolgt wird, während Transsexualität erlaubt ist und *geschlechtsumwandelnde* Operationen in staatlichen Kliniken durchgeführt werden. Dies bedeutet, dass für viele männliche Homosexuelle Transsexualität der einzige Ausweg ist, um zu überleben. Wenn ich iranische homosexuelle Männer im Rahmen ihrer Asylverfahren begutachte und nach ihrer homosexuellen Entwicklung frage, dann antworten sie nicht, wie deutsche Homosexuelle: »Ich stand schon als Kind auf Jungs«, oder »ich habe mich zunächst in den Lehrer verliebt« usw. Was sie berichten, klingt hingegen fast identisch wie das, was deutsche Patienten mit transsexuellem Wunsch als Beleg dafür erzählen, dass sie immer schon transsexuell waren, nämlich: »Ich war nie ein richtiger Junge, ich habe lieber mit Puppen gespielt, ich habe mich für Mode und Ballett interessiert« usw.

Schimpfworte in diesen Ländern differenzieren auch wenig zwischen der *Abweichung* der sexuellen Orientierung und der in Bezug auf die Geschlechtsidentität. Je rigider die Tabuisierung der Homosexualität, insbesondere der männlichen, in einer Gesellschaft ist und je radikal dichotomer und hierarchischer der Geschlechtsunterschied definiert wird, desto stärker ist diese Gleichsetzung. Dies lässt sich auch an der schwulen Subkultur in Deutschland verdeutlichen: In Zeiten starker Repression der Homosexualität gab es verbreitet die *Tunte,* das heißt eine Karikatur der Weiblichkeit. Heute, in Zeiten der Liberalisierung und der (zunehmenden) Akzeptanz, sieht man vermehrt *Military,* also Karikaturen der Männlichkeit. Allerdings hat sich, trotz LBSTTIQ[3], die Liberalisierung gegenüber Homosexualität in westlichen Breitengraden noch nicht weitgehend durchgesetzt, wie man sehr eindrucksvoll an dem 2015 erschienenen französischen Roman »Das Ende von Eddy« von Éduard Louis über die Kindheit eines homosexuellen Mannes in der Picardie sehen kann (Louis, 2015).

Infolge der Radikalisierung der Geschlechterdichotomisierung galt dann Geschlecht lange Zeit ebenso als etwas Natürliches bzw. naturhaft Gegebenes, wie Sexualität als Aktivität im Dienste der Fortpflanzung. Mit dieser Vorstellung gingen Wesenszuschreibungen für Männer und

---

3   Netzwerke bzw. Lobby-Gruppen, die für »lesbisch, schwul, bisexuell, transsexuell, transgender, intersexuell, queer« stehen.

Frauen einher, die ebenso als naturhaft galten und die die Minderwertigkeit und Unterlegenheit der Frau bzw. eine Hierarchie zwischen Mann und Frau biologisch legitimierten. Krafft-Ebing (1886/1918) hielt Sadismus für eine Übertreibung des normalen männlichen, und Masochismus für eine Übertreibung des normalen weiblichen Charakters. Von der Frau hieß es, sie sei passiv, wolle geliebt und begehrt werden; vom Mann, er sei aktiv, liebe und begehre. Gleichzeitig existierte aber, wie bei einem Vexierbild, in Bezug auf Frauen immer auch die Vorstellung von einem unersättlich triebhaften Wesen, das als Eva Adam ins Unglück und als Lulu Männer ins Verderben stürzt. Es gab also parallel immer auch ein Wissen darum, dass die Sexualität der Frau keineswegs nur passiv-rezeptiv ist. Geheimer und verpönter war stets, dass Männer in der Sexualität durchaus auch passiv-rezeptive Wünsche und Fantasien haben, mit entsprechend als passiv konnotierten *Stellungen* in der Sexualität und als lustvoll erlebten Körperstellen, zum Beispiel zwischen Hoden und Anus. Ebenso biologisch legitimiert wie die Mann-Frau-Hierarchie wurde der Ausschluss der Homosexualität aus der als natürlich verstandenen symbolischen Ordnung.

Schon Freud (1905) hat diese *Natürlichkeiten* radikal und gründlich aufgebrochen. Er war insofern ein Konstruktivist *avant la lettre*. So stellte er unter anderem fest, dass alle Menschen im Unbewussten die gleichgeschlechtliche Objektwahl vollzogen haben, dass die Homosexuellen keine besonders geartete Gruppe von Menschen sind und dass Geschlechtscharakter und Objektwahl *nicht* in fester Relation zusammentreffen.

Geschlechtsidentität, ein Begriff, den wir heute so selbstverständlich benutzen, ist ein recht junger Begriff und hat sich in der Psychoanalyse eigentlich erst seit Stollers »Sex and Gender« (1968) durchgesetzt, wobei Stoller das unhermetische Konzept der *konstitutionellen Bisexualität* von Freud verwarf – zugunsten einer konfliktfrei entstehenden Kerngeschlechtlichkeit (Stoller, 1968).[4] Im Übrigen ist auch

---

4   Stoller entwickelte seine Theorie im Zusammenhang mit seiner Beschäftigung mit Transsexualität, was wichtig ist, weil alle – sowohl die psychoanalytischen wie die nicht-psychoanalytischen – Gender- bzw. Geschlechtsidentitäts-Theorien von Transsexualität/Intersexualität ausgingen, und dann in der Folge auf alle Menschen bezogen wurden.

Identität ein relativ spät in der Geschichte auftauchender Begriff, der in Zusammenhang mit der Verunsicherung derselben entstand. Der Begriff der Geschlechtsidentität kam erst auf, als *Frau* und *Mann* nicht mehr klare Selbstverständlichkeiten waren.

Heute wird zu diesen Themen zunehmend im Plural, im Sinne von mehr als zwei gesprochen: Sexualitäten, Homosexualitäten, Heterosexualitäten, Geschlechtsidentitäten. Die zunehmende Verwendung des Plurals zeigt an, dass die Verhältnisse unklarer, komplizierter geworden sind und Identität im Singular fraglich geworden ist. Manche postulieren heute viele kleine situativ gültige Identitäten; zugleich werden ständig neue feste Identitäten kreiert, wie *asexuell, polyamorös, a-gender* etc. Bei Facebook kann man mittlerweile zwischen 60 Geschlechtsidentitäten und sexuellen Identitäten wählen. Identität ist heute fraglich und wird zugleich hektisch gesucht.

1972 konnte der Bundesgerichtshof noch unwidersprochen schreiben: »Das Prinzip der eindeutigen und unwandelbaren Einordnung in die alternative Kategorie ›männlich‹ – ›weiblich‹ durchzieht als selbstverständliche Voraussetzung nicht nur das gesamte soziale Leben, sondern auch die gesamte Rechtsordnung« (Bundesgerichtshof, 1972, S. 67). Das erscheint einem natürlich heute veraltet und ideologisch, es trifft aber auch noch zu: Bei jeder Begegnung erkennen wir unmittelbar auf den ersten Blick, präreflexiv-vorbewusst das Gegenüber als Mann oder als Frau. Wenn uns das nicht gelingt, sind wir irritiert. Kinder fragen direkt nach. Das Geschlecht ist in das Begehren eingebrannt. Zugleich haben wir mittlerweile in vielen Ländern eine Rechtslage, die es ermöglicht, dass eine juristisch als Mann definierte Person ein Kind gebiert und eine juristisch als Frau definierte Person ein Kind zeugt, was beides auch in Deutschland schon vorgekommen ist. Dies ist möglich geworden durch den Wegfall des Operationszwangs für Transsexuelle bei der Personenstandsveränderung. Außerdem ist der Gesetzgeber der Forderung von Intersexuellen nach einem Recht auf geschlechtliche Uneindeutigkeit nachgekommen: Man kann seit 2013 ein intersexuelles Kind ohne Angabe des Geschlechts ins Geburtenregister eintragen. Selbst die psychiatrischen Klassifikationssysteme gehen langsam auf Abstand zur starren Zweigeschlechtlichkeit: Im DSM-5, der neuesten Fassung des amerikanischen psychiatrischen Klassifikationssystems, ist in Bezug auf Transsexuelle nicht mehr die

Rede davon, dass sie den Wunsch haben, *dem* anderen Geschlecht anzugehören, sondern *some other gender,* das heißt einem anderen Geschlecht, was mehr als zwei Geschlechter impliziert.

Ich erwähne das alles, um deutlich zu machen, dass die Geschlechtsabweicher in einer Gesellschaft immer auch eine Antwort auf das Unbehagen der Mehrheit an der jeweiligen Konstruktion des Geschlechtsunterschiedes sind und dieses spiegeln. Das heißt, dass wir die Transsexualitäten von heute nur auf dem Hintergrund der heutigen Gesamtsituation betreffs Geschlechterdifferenz und sexueller Orientierung verstehen können. Und diese ist gekennzeichnet durch Widersprüchlichkeit beziehungsweise durch das, was Ernst Bloch die »Gleichzeitigkeit von Ungleichzeitigem« genannt hat (Bloch, 1973). Die Heteronormativität[5] ist nach wie vor tief in die Subjekte eingebrannt, wird zugleich zunehmend kritisiert und verliert auch an gesellschaftlicher Legitimation. Ähnlich verhält es sich mit dem Primat der Genitalität, das durch das »Primat der sexuellen Lust« (Lewandowski, 2010) ersetzt worden ist. Eine Ursache für beide Veränderungen ist, dass Sexualität und Reproduktion zunehmend auseinanderfallen, weil heterosexueller Geschlechtsverkehr angesichts der Entwicklung der Reproduktionsmedizin keine Voraussetzung mehr für den Fortbestand der Menschheit ist. Und dies bleibt offenbar nicht ohne Folgen für die Inhalte der gesellschaftlichen Produktion von Unbewusstem.

Um nur ein paar Beispiele dieser Gleichzeitigkeit von Ungleichzeitigem zu nennen: Reiche (2003) hat eine *Homosexualisierung der heterosexuellen Gesellschaft* festgestellt. Damit meint er, dass auch die Mehrheit der Heterosexuellen inzwischen von Stabilität auf Mobilität, von Monogamie auf sequenzielle Monogamie, auf Kinderlosigkeit bzw. asexuelle Fortpflanzung umgestellt habe. Zugleich haben wir aber auch eine Heterosexualisierung der Homosexualität, wie sich an den Phänomenen Homo-Ehe, schwule und lesbische Familien

---

5   Unter dem Anfang der 1990er Jahre aufkommenden Begriff *Heteronormativität* versteht man die von mir beschriebenen Konzeptionen von Männlichkeit/Mannsein und Weiblichkeit/Frausein, die diese normativ mit Heterosexualität verknüpfen, also homosexuelle Männer und Frauen aus der geschlechtlich-sexuellen Subjektwerdung, aus der symbolischen Ordnung ausschließen, einhergehend mit einer Legitimierung der Machthierarchie zwischen Mann und Frau.

sowie an der Zunahme sexueller Funktionsstörungen infolge zunehmender fester Bindungen bei homosexuellen Männern ablesen lässt.

Last, but not least hat eine Bisexualisierung aller stattgefunden, vor allem der (hetero- und homosexuellen) Männer – die Frauen waren immer schon in höherem Maß bisexuell, das wusste bereits Freud (1931, S. 520), und zwar bisexuell sowohl im Sinne der *sequenziellen Bisexualität* (Düring, 1994) ohne dramatische *coming outs* als auch im Sinne von *bigender,* weil Frauen Geschlechtsambiguitäten besser ertragen als Männer – bislang jedenfalls. Inzwischen zeichnet sich Bisexualität als eigenständige Sexualform und Lebensweise ab und es gibt immer mehr Bisexuelle, die sich nicht nacheinander oder parallel von Frauen und Männern angezogen fühlen, sondern von solchen Männern und Frauen, die, wie sie selbst, die Geschlechter bisexuell erotisieren. Früher habe ich sogenannte Bisexualität bei biologischen Männern immer für abgewehrte Homosexualität gehalten, was sich meistens auch klinisch bestätigte. Inzwischen kann ich das nicht mehr so eindeutig behaupten. Gerade junge Patienten sind häufiger in ihrer sexueller Orientierung, wie sie sagen, nicht so festgelegt. Selbst die pubertären Onanie-Fantasien, früher die Via Regia zur Diagnose der sexuellen Orientierung, sind oft nicht mehr so eindeutig, gehen in beide Richtungen, sind diffuser oder richten sich auf sich selbst. Manche sagen auch, das Geschlecht sei nicht so entscheidend für die sexuelle Attraktion, sondern mehr, »ob wir sexuelle Fantasien teilen«.

Auch in der transsexuellen Welt beobachte ich eine Bisexualisierung. So wünschen sich immer mehr Mann-zu-Frau-Transsexuelle *(Trans-Frauen)* alles, also Brust und funktionierende Erektion, quasi die Insignien der Macht beider Geschlechter. Oder sie wünschen sich etwas dazwischen. *She-Males,* die sich als Frauen mit Penis, nicht als Männer mit Brust verstehen, werden zunehmend als solche von heterosexuellen Männern begehrt, was man am Prostitutions- und Pornografie-Markt deutlich sehen kann. Und ich sehe immer öfter Partner von Mann-zu-Frau-Transsexuellen, die sich als *Bi* verstehen, also bei der Offenbarung der Transsexualität ihrer Partnerin nicht mehr mit homophober Panik reagieren. Vor 20 Jahren habe ich den ersten schwulen Trans-Mann (Frau-zu-Mann-Transsexuellen) gesehen. Heute kenne ich sehr viele. Und auch diejenigen Trans-Männer, die kein Penoid haben, finden inzwischen relativ

leicht schwule Sexualpartner, die vorher keine sexuellen Kontakte
zu Frauen hatten. In ihrer von beiden als *schwul* definierten sexuellen Beziehung praktizieren manche von ihnen auch vaginalen Koitus. Insgesamt scheint die bisexuelle Omnipotenz im Sinne von bisexuell und bi-gender zunehmend attraktiver zu werden. Bisexuelle
Omnipotenz bei Erwachsenen ist aber etwas anderes als die kindliche bisexuelle Omnipotenz. Sie ist, zumindest nach der Pubertät,
nur mehr um den Preis der Verleugnung zu haben. Oder wird nur
die bisexuelle Freiheit, die »stumme bisexuelle Potenz« (Reiche, 1990,
S. 48) größer? Diese stumme bisexuelle Potenz erkennt allerdings
den Geschlechtsunterschied an, ohne das Weibliche im Mann bzw.
das Männliche in der Frau zu entwerten oder abzulehnen.

Noch zwei weitere Veränderungen, die für männliche Identitäten
wichtig sind: Wir haben heute aktive und passive Sexualisierung bei
Männern und Frauen, was Männer auch zu mehr Selbstästhetisierung
gezwungen hat. Früher gab es keine Werbung, wo nicht die Frau mit
männlichem Blick sexualisiert wurde. Heute gibt es ganz viel Werbung mit einem sexualisierenden Blick auf den Körper des Mannes.
Die Spaltung zwischen Liebe und Begehren – »wo sie lieben, begehren sie nicht und wo sie begehren, können sie nicht lieben« (Freud,
1912, S. 82) – ist heute weitaus geschlechtergerechter verteilt als früher,
das Verhältnis von Autonomie und Objektbindung und die entsprechenden Ängste vor Autonomieverlust und vor Objektverlust sind
weniger geschlechtsspezifisch verteilt. Natürlich ist Autonomie nicht
männlich und Bindung nicht weiblich, aber früher hat es sich doch
mehr so gezeigt, dass für Männer mehr die Angst vor Autonomieverlust und für die Frauen die Angst vor Objektverlust Thema war.

Natürlich ist die soziale Disparität der Geschlechter nicht abge-
tragen, aber der Prozess der Gleichberechtigung schreitet voran, das
soziale Geschlecht erodiert und beginnt zu verschwinden. Wir haben
im Moment einerseits eine *gender-equalization,* eine Geschlechter-
angleichung, andererseits sehen wir eine sexualisierte Betonung des
Geschlechtsunterschieds. Rosa und blau sind so *in* wie lange nicht,
inzwischen gibt es sogar Osterhäsinnen, man kann keine Spiele für
Kinder mehr kaufen, sondern nur noch Spiele für Mädchen oder
Jungen. Der fußballspielende Mann mit Pferdeschwanz zeigt damit
nicht Weiblichkeit, sondern akzentuiert seine Männlichkeit durch den

Pferdeschwanz. Der sogenannte *metrosexuelle* Mann, für den prototypisch David Beckham stehen kann und den Harald Schmidt einmal als Mann, der sich wäscht, bezeichnet hat, ist ein heterosexueller Mann, der seinen ganzen Körper ästhetisch sexuell besetzt und zeigt. Heute akzentuiert er damit sein heterosexuelles Begehren und seine Männlichkeit, während man vor 20 Jahren einen sehr gepflegten Mann mit einem hell-lila Hemd für schwul oder für einen Italiener gehalten hätte. Auch der Ohrring links verrät heute nicht mehr die sexuelle Orientierung. *Der* Homosexuelle verschwindet bzw. die Abgrenzung des heterosexuellen Mannes von dem Homosexuellen ist gleichzeitig noch vorhanden, zum Teil auch gewalttätig, und sie bricht auf. Wir haben nach wie vor *Geschlechterkampf* und zugleich auch schon *Geschlechterspiel* zwischen zwei gleichberechtigten, aktiven Spielern und Spielerinnen.

Die gesellschaftlichen Stereotypien über Männlichkeit und Weiblichkeit haben sich sehr verändert bzw. aufgelöst. Viele ehedem recht starre Merkmale der Geschlechtszugehörigkeit sind flexibilisiert worden, es sind heute weitaus mehr Varianten von Männlichkeit und Weiblichkeit gesellschaftlich zugelassen. Auf dem Hintergrund dieser Aufweichung kann man die Mainstream-Pornografie als eine Art Reha-Einrichtung, als Naturschutzpark für überholte Männerfantasien bzw. Männlichkeitskonstrukte verstehen, da als eindeutige Überlegenheit ansonsten nur der Sport übrig bleibt.

Auch die Toleranz gegenüber äußerlichen uneindeutigen Geschlechtsmerkmalen ist größer geworden, allerdings nicht für beide Geschlechter in gleicher Weise: Im Internat der Ursulinen durfte ich in den 1960er Jahren keine Hosen anziehen. Heute agieren Frauen selbstverständlich in Hosen, ohne dass an ihrem Geschlecht gezweifelt wird. Dagegen lösen Männer in einem schicken Kleid auch heute noch in öffentlichen Räumen außerhalb des Karnevals zumindest starke Irritationen aus. Männlichkeit ist nach wie vor rigider konstruiert als Weiblichkeit. Trotz der Flexibilisierung sind die alten Phantasmen der radikalen Geschlechterdichotomisierung auch noch wirksam. Das merkt man zum Beispiel in akademischen Kreisen, wenn ein Mann Elternzeit nimmt. Ist er Professor, geht man davon aus, dass ihm in der Forschung nichts mehr einfällt, weil Fürsorglichkeit dann doch als genuin weiblich und ein Fulltime-Job als genuin männlich gilt. Es ist heute schwer zu definieren, was einen *echten* Mann ausmacht. Der

Sophinette Becker

Macho ist ein Auslaufmodell, der Frauen-Versteher eine Sackgasse⁶.
Was kommt dann? Vielleicht die Hornbrillenträger und neuen Väter.

Neben den genannten Aufweichungen erleben wir gleichzeitig
eine machtvolle Rebiologisierung des Subjektkonzepts und damit
einhergehend der Geschlechterdifferenz und des Begehrens. Nun
sind es nicht mehr die Keimdrüsen, die kausal verantwortlich für
den Willen der Subjekte und ihre geschlechtliche Programmierung
sein sollen, sondern die Gene und das abbildbare Gehirn. Von
Gewalttätigkeit bis Untreue lässt sich somit alles mit der Evolution
und dem strukturellen Geschlechtsdimorphismus des Gehirns erklären. So lässt sich auch verstehen, warum jenseits der Wissenschaft
Bücher mit Titeln wie »Warum Männer nicht zuhören und Frauen
schlecht einparken« (Pease u. Pease, 2000) enorme Erfolge haben.
Sie kommen einem Bedürfnis nach früherer Eindeutigkeit entgegen.

Zum Thema Transsexualität beginne ich mit einem kurzen historischen Abriss, denn in den letzten 100 Jahren hat sich sehr viel verändert. Die Radikalisierung der Dichotomisierung des Geschlechtsunterschieds traf Ende des 19. Jahrhunderts mit dem Aufkommen der
Psychoanalyse und der Sexualwissenschaft zusammen. Gleichzeitig
tauchen in den Falldarstellungen zunehmend Männer auf, die Frauenkleider tragen wollen und Unbehagen am eigenen Geschlecht äußern.
Nachdem die Homosexualität konstruiert worden war, wurde dann
allmählich der Transvestitismus von dieser nosologisch abgegrenzt.
Das ist interessant, weil heutzutage die Mehrheit der Transvestiten
heterosexuell orientiert ist. Das Wort Transsexualität bzw. Transse-
xualismus kam überhaupt erst mit den sogenannten geschlechtsum-
wandelnden Operationen in den 1960er Jahren auf. In den 1980er
Jahren wurde der Begriff dann in die Klassifikationssysteme ICD und
DSM-IV übernommen. Es folgte eine Alles-oder-nichts-Dynamik,
die lange angehalten hat und nur zwei Alternativen kannte: *entweder*
Psychotherapie *oder* Operation; entweder wurden die Transsexuellen
für ganz normal und *nur im falschen Körper* gehalten oder sie wurden für verrückt erklärt, dazwischen gab es sehr wenig. *Spaltung* war

---

6   Bei Frauen verhält es sich vergleichbar: Die *echte* Frau ist heute sexy, topfit,
    konkurrenz- und leistungsstark im Beruf, möglichst noch Mutter dazu – wie
    geht das ohne Essstörung oder Selbstverletzung?

nicht nur bei vielen Transsexuellen der zentrale Abwehrmechanismus, Spaltung kennzeichnete die ganze Diskussion über Transsexualität. Es wurde dann – auch, um die radikalen körperlichen Eingriffe zu rechtfertigen – der *echte* Transsexuelle konstruiert, und zwar ganz heteronormativ: Er musste im Wunschgeschlecht heterosexuell sein, oder am besten asexuell, ansonsten war er nicht echt. Er durfte nie transvestitisch gewesen sein, nie homosexuell. Die Transsexuellen haben schnell daraus gelernt und sich genau so dargestellt, wie sie laut der Forschung als echt zu sein hatten, damit man sie operieren kann. Irgendwann wurde verstanden, dass man zu der daraus resultierenden Einheitlichkeit der Transsexuellen, die man im Folgenden diagnostizierte, beigetragen hatte, indem man den echten Transsexuellen so rigide konstruiert hatte (Becker, 2004; 2012). Dann hieß es *Geschlechtsidentitätsstörung,* um einerseits der Vielfalt gerecht zu werden und um andererseits die Diagnose nicht automatisch an die Indikation zur Operation zu koppeln, nachdem vorher die Devise gegolten hatte: Transsexuell ist, wer operiert werden will – operiert wird, wer transsexuell ist. Dieser Zirkelschluss wurde aufgelöst und Transvestitismus wurde nicht mehr als Ausschlussdiagnose gesehen.

Ein weiterer Wechsel ist 2015 im DSM-IV erfolgt, in dem von *Geschlechtsdysphorie* die Rede ist. Damit versucht der DSM-IV einen Spagat: Der Wunsch nach dem Leben im anderen Geschlecht soll entpathologisiert werden und nur noch das Leiden daran, dass man nicht dem Wunschgeschlecht angehört, als psychische Erkrankung festgehalten werden – ganz ohne Krankheitswertung würden die Krankenkassen die Behandlung nicht mehr bezahlen. Im nächsten ICD wird es wahrscheinlich *Geschlechtsinkongruenz* heißen.

Derzeit ist ein rasantes Fortschreiten der Entpathologisierung zu beobachten, die mit einer Entpsychodynamisierung einhergeht. Diese Entpathologisierung ist zum Teil auch mit lauter Mantras verbunden wie zum Beispiel, dass Geschlecht und Begehren nichts miteinander zu tun hätten. Wir wissen aber, dass sie von Anfang an entwicklungspsychologisch miteinander verschränkt sind. Zu Recht wird die große Vielfalt transsexueller Entwicklungen bzw. Geschlechtsvarianten betont. Damit wird aber auch eine einheitliche Ätiologie unsinnig, auch die – derzeit dominierende –, dass das *Gehirngeschlecht* von Anfang das (empfundene) Geschlecht festlege.

Dies läuft auf einen kruden Biologismus hinaus, der mit der gleichzeitig betonten Vielfalt nicht vereinbar ist (Becker, 2013 a).

   Die zweite, sehr wesentliche, aber meines Erachtens problematische Veränderung ist, dass mittlerweile die Diagnose Transsexualität bereits im Kindesalter gestellt wird. Dies führt dazu, dass man
Kinder, die man für transsexuell hält, ab dem Einsetzen der Pubertät
mit pubertätsblockierenden Hormonen behandelt. Und deren Zahl
nimmt zu. Einen der Endokrinologen, der viele dieser Behandlungen durchführt, habe ich gefragt, wie alt das jüngste Kind war: neun
Jahre. Man kann die Pubertät erst blockieren, wenn sie schon begonnen hat, und sie beginnt immer früher. Ich glaube nicht, dass man
die Diagnose so früh stellen kann, und auch nicht, dass ein *infor-
med consent* von präpubertierenden Kindern, dass sie keine Pubertät haben wollen, überhaupt möglich ist.

   Es gab schon früh Typologien über transsexuelle Entwicklungen
bei biologischen Männern (Becker, 2004; 2012). Um nur die zwei
bekanntesten Hauptverlaufsformen zu nennen: *early onset* vs. *late
onset*, früher *primär vs. sekundär*. Der Gruppe early onset sind jene
biologisch männlichen Transsexuellen zuzuordnen, die früh den entsprechenden Wunsch äußern, früh offenes Cross-Dressing machen
und auf Männer orientiert sind. Sie wurden früher für die einzigen
echten Transsexuellen gehalten, wobei man sagen muss, dass diese
Gruppe nicht so einheitlich ist, wie es scheint. Es gibt solche, die
sich zuerst als homosexuell verstehen und dann in homosexuellen
Beziehungen immer wieder scheitern, weil sie zu wenig Männlichkeit haben, um eine Mann-Mann-Beziehung zu ertragen. Ich verweise in dem Zusammenhang auf das interessante Buch von Imhorst
(2011) über verheiratete homosexuelle Männer, in dem sie als Ergebnis ihrer Forschung berichtet, dass die Männer nicht einfach geheiratet hatten, um ihre Homosexualität zu kaschieren, sondern weil
sie (ohne dass ihnen das bewusst war) die Männlichkeit erwerben
wollten bzw. in der Ehe erworben haben, die sie benötigten, um
dann ihre Homosexualität leben zu können. Die Ehe fungiert hier
sozusagen als Entwicklungsraum für Männlichkeit.

   Die zweite Gruppe setzt sich aus jenen zusammen, die sich viel
später und viel gradueller in Richtung Transsexualität entwickeln,
die häufig eine Perversion, meistens Transvestitismus, in der Vor-

geschichte haben, die sexuell auf Frauen orientiert sind und/oder auf sich selbst als Frau. Dieses Phänomen nennt man in der Fachsprache *autogynäphil* (Blanchard, 1993; Lawrence, 2014), womit eine zunächst sexualisierte, später nur noch als beruhigend erlebte Vorstellung von sich selbst als Frau gemeint ist, die anschließend zu dem Frau-sein-Wollen ausgebaut wird. Das ist auch deshalb interessant, weil bezüglich der Perversion lange Zeit angenommen wurde, dass Männer einen Fetisch haben, während Frauen einer sind. Die weibliche Perversion, die sehr spät entdeckt wurde, besteht im Wesentlichen aus einer Selbstfetischisierung, des eigenen Körpers oder des Kindes als Teil des Körpers (Becker, 2002). Und bei den autogynäphilen Transsexuellen sehen wir eine Selbstfetischisierung als Frau. Diese Gruppe wurde lange Zeit für die unechten Transsexuellen gehalten. Die *Unechten* sind aber längst die Mehrheit der Transse-

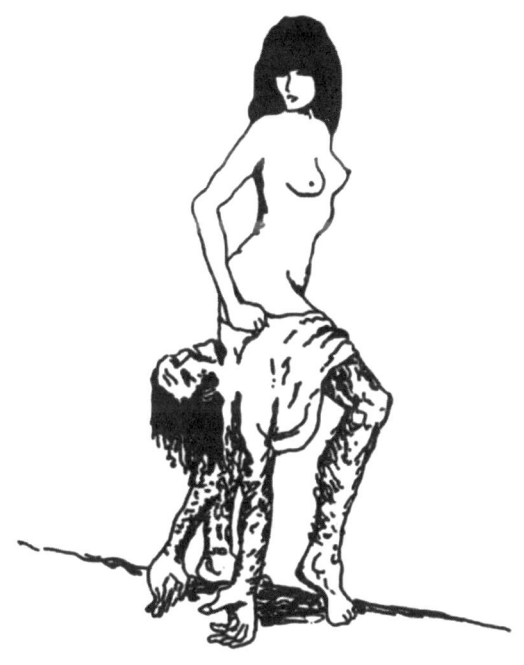

Abbildung 1

xuellen. Und aufgrund meiner eigenen Erfahrung kann ich sagen:
Je offener man für alle Widersprüchlichkeiten bei Transsexuellen,
gerade bei biologischen Männern ist, das heißt auch für Dinge, die
dem *DIN-A4-Transsexuellen* widersprechen, desto mehr erfährt
man und umso weniger müssen sie ihre Perversionen in der Vorge-
schichte verbergen (Becker, 2013 b).

Auf dem Bild (Abbildung 1) kommt eine sehr typische Fantasie
eines Mann-zu-Frau-Transsexuellen zur Darstellung: Ich stehe auf
einer Bühne und das männliche Fell fällt von mir herab und heraus
kommt eine wunderschöne Frau. Das Schöne an dieser Frau ist unter
anderem: Sie ist unkastriert und unkastrierbar, sie ist makellos und
intakt zugleich. Dazu kommen Fantasien wie *Passiv-geliebt-Werden
ohne Gegenleistung; als Mann muss man so viel leisten, als Frau ist
man von Anfang an Prinzessin* –, auch wenn biologische Frauen wissen, dass das nicht stimmt. Die Idee ist, dass man um seiner selbst
willen anerkannt und bewundert wird, keine Destruktivität in sich
hat und dennoch machtvoll ist.

Auslöser für die oft recht späte transsexuelle Entwicklung bei den
late-onset-Patienten, die sich häufig zwischen 40 und 50 Jahren oder
sogar noch später vollzieht, sind, und das ist wichtig für die Ätiologie,
fast immer Trennungserfahrungen der einen oder anderen Art. Sei
es, dass die Partnerin sich autonomisiert, dass es Krankheiten gibt,
dass Kinder geboren werden, in die Pubertät kommen usw.

Zum Schluss möchte ich noch zu den Varianten des Schicksals
der infantilen Bisexualität anmerken: Die stumme bisexuelle Potenz
(Reiche, 1990, S. 48) wäre sozusagen die gesunde und glücklichste
Lösung, die unter anderem Voraussetzung für jede Liebesbeziehung
ist. Damit ist gemeint, dass wir uns im Sinne des positiven und des
negativen Ödipuskomplexes in alle Richtungen identifizieren können. Dies ist auch für den Orgasmus wichtig, denn wie kann man
mit dem anderen Geschlecht verschwimmen, wenn man es in sich
selbst ganz abspaltet? Dann gibt es die Aufrechterhaltung der infantilen bisexuellen Omnipotenz, die vielleicht heute gesellschaftlich
angesagt ist. Sie verleugnet allerdings den Geschlechtsunterschied
wie die Perversionen (Becker, 2016 b) und viele Frau-zu-Mann-
Transsexuellen der zweiten Gruppe. Und schließlich gibt es die
radikale Abspaltung des als gegengeschlechtlich erlebten Selbst-

anteils, wie es sich zum Beispiel bei den hypermaskulinen Männern zeigt.

Es gibt aber auch solche, die sich in einer unerträglichen Dauerambivalenz zwischen beiden Anteilen bewegen. Das sind besonders tragische Verläufe, weil immer, wenn sie sich zum einen Pol begeben und doch als Mann leben möchten, der andere Teil mit Vernichtungsangst reagiert, und wenn sie sich als Frau realisieren wollen, sich der männliche Teil existenziell bedroht fühlt (Becker, 2013 b). Hier geht es eigentlich um eine Nichtintegration der beiden Teile. Eine der wenigen frühen psychoanalytischen Behandlungen, im Verlauf derer ein Transsexueller seinen Wunsch aufgegeben hat, führte meines Erachtens deshalb zu diesem Ergebnis, weil der Analytiker erkannt hatte, dass der Mann nicht zu viel Weiblichkeit hatte, sondern zu wenig. Durch die Integration der Weiblichkeit wurde die Aufgabe des transsexuellen Wunsches möglich (Schwöbel, 1960).

Natürlich drängen sich bei so viel Komplexität viele Fragen auf. Ich will nur zwei nennen: Wie viel Homophobie braucht ein gesunder heterosexueller Mann heute noch? Und wie viel latente Heterosexualität kann ein gesunder homosexueller Mann heute zulassen? Ich glaube, dass es hierbei noch viele Flexibilisierungsmöglichkeiten gibt, ohne dass wir einer bisexuellen Omnipotenz aufsitzen müssen.

Literatur

Bech, H. (2000). Gendertopia. Zeitschrift für Sexualforschung, 13, 212–242.

Becker, S. (2002). Weibliche Perversion. Zeitschrift für Sexualforschung, 15, 281–301.

Becker, S. (2004). Transsexualität – Geschlechtsidentitätsstörung. In G. Kockott, E.-M. Fahrner (Hrsg.), Sexuelle Störungen (S. 153–202). Stuttgart u. New York: Thieme Verlag.

Becker, S. (2012). Transsexualität – Geschlechtsidentitätsstörung – Geschlechtsdysphorie. Diagnostik, Psychotherapie und Indikation zur somatischen Behandlung. HIV&more, 2, 30–39.

Becker, S. (2013a). MRT statt TSG – Vom Essentialismus zum Konstruktivismus und wieder zurück. Zeitschrift für Sexualforschung, 26, 145–159.

Becker, S. (2013b). »Transsexualität« – zwischen sozialer Konstruktion, bisexueller Omnipotenz und narzisstischer Plombe. Freie Assoziation, 16 (3+4), 65–81.

Becker, S. (2016a). Geschlecht und sexuelle Orientierung in Auflösung – was bleibt? Zeitschrift für psychoanalytische Theorie und Praxis, 31 (1), 94–118.
Becker, S. (2016b). Männliche Perversionen. In B. Grimmer, T. Afflerbach, G. Dammann (Hrsg.). Psychoandrologie. Psychische Störungen des Mannes und ihre Behandlung (S. 102–119). Stuttgart: Kohlhammer.
Blanchard, R. (1993). Varieties of autogynephilia and their relationship to gender dysphoria. Archives of Sexual Behavior, 22 (3), 241–251.
Bloch, E. (1973). Erbschaft dieser Zeit. Frankfurt a. M.: Suhrkamp.
Bundesgerichtshof (1972). Unzulässigkeit der Eintragung einer Geschlechtsänderung im Geburtenbuch. Neue Juristische Wochenschrift, 25, 330–333.
Dekker, R., van de Pol, L. (1990). Frauen in Männerkleidern. Weibliche Transvestiten und ihre Geschichte. Berlin: Wagenbach.
Düring, S. (1994). Über sequentielle Homo- und Heterosexualität. Zeitschrift für Sexualforschung, 7, 193–202.
Foucault, M. (1977). Der Wille zum Wissen. Sexualität und Wahrheit, Bd. 1. Frankfurt a. M.: Suhrkamp.
Freud, S. (1905d). Drei Abhandlungen zur Sexualtheorie. G. W. Bd. V (S. 33–145). Frankfurt a. M.: Fischer.
Freud, S. (1912). Beiträge zur Psychologie des Liebeslebens. II. Über die allgemeinste Erniedrigung des Liebeslebens. G. W. Bd. VIII (S. 78–91). Frankfurt a. M.: Fischer.
Freud, S. (1931). Über die weibliche Sexualität. G. W. Bd. XIV (517–537). Frankfurt a. M.: Fischer.
Herdt, G. (Hrsg.) (1994). Third sex, third gender. Beyond sexual dimorphism in culture and history. New York: Zone Books.
Hirschauer, S. (1993). Die soziale Konstruktion der Transsexualität. Frankfurt a M.: Suhrkamp.
Imhorst, E. (2011). Verheiratete homosexuelle Männer: Psychoanalytische Erkundungen zur Entwicklung und Transformation sexueller Identität. Kassel: kassel university press.
Krafft-Ebing, R. von (1886/1918). Psychopathia Sexualis (15. Aufl.). Stuttgart: Enke.
Lang, S. (1991). Männer als Frauen – Frauen als Männer. Geschlechtsrollenwechsel bei den Indianern Nordamerikas. Hamburg: Wayasbah.
Lang, S. (1995). Two-Spirit People. Geschlechterkonstruktionen und homosexuelle Identitäten. Zeitschrift für Sexualforschung, 8, 295–328.
Lawrence, A. A. (2014). Men trapped in men's bodies: Narratives of autogynephilic transsexualism. New York: Springer.
Lewandowski, S. (2010). Sex does (not) matter. In T. Benkel, F. Akalin (Hrsg.), Soziale Dimensionen der Sexualität (S. 71–90). Gießen: Psychosozial Verlag.
Louis, É. (2015). Das Ende von Eddy. Frankfurt a. M.: S. Fischer.
Pease, A., Pease, B. (2000). Warum Männer nicht zuhören und Frauen schlecht einparken. Berlin: Ullstein.
Reiche, R. (1990). Geschlechterspannung. Frankfurt a. M.: Fischer Taschenbuch Verlag.

Reiche, R. (2003). Die Homosexualisierung der Gesellschaft. Frankfurter Rundschau, 9. September 2003, 11.

Schwöbel, G. (1960). Ein transvestitischer Mensch, die Bedeutung seiner Störungen und sein Wandel in der Psychoanalyse. Schweizer Archiv für Neurologie, Neurochirurgie und Psychiatrie, 86, 358–382.

Stoller, R. J. (1968). Sex and gender. On the development of masculinity and femininity. New York: Science House.

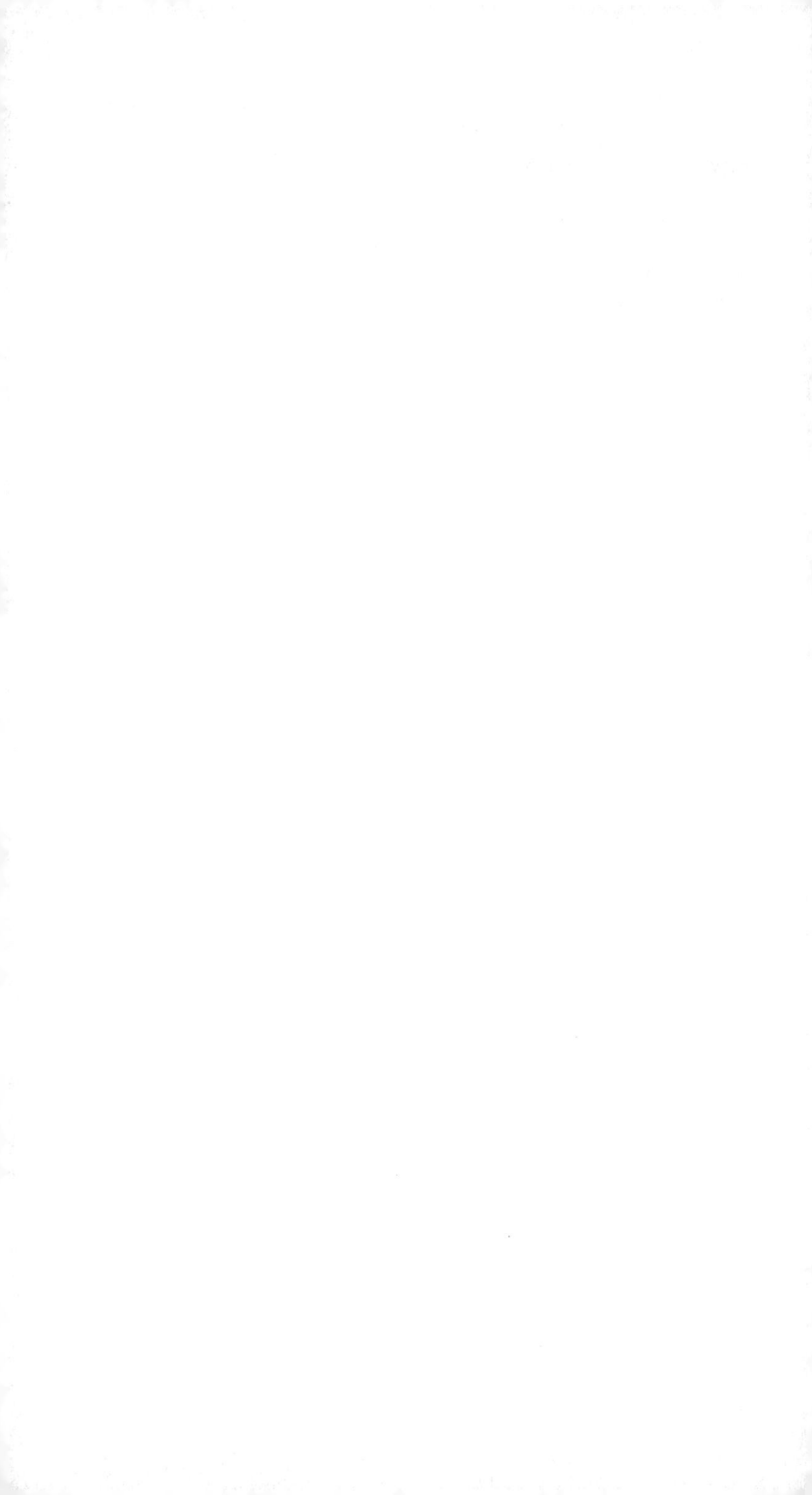

Josef Christian Aigner

Männlichkeit und männliche Sexualität als das Andere, Fremde – wovor Genderforscher/-innen Angst haben könnten[1]

Immer wieder stoßen wir auf dem Gebiet der Geschlechterforschung, bei entwicklungstheoretischen Überlegungen zur Sexualität oder im Rahmen gendertheoretischer Diskussionen von Männlichkeit und Weiblichkeit auf den beherzten Versuch, möglichst alle Unterschiede zwischen den Geschlechtern zu nivellieren, sie konstruktivistisch als sozial hergestellt zu relativieren oder sie häufig auch schlichtweg zu bestreiten. Manchmal fragt man sich deshalb, warum dieses intensive Bestreben bei manchen Autorinnen und Autoren in dieser Form auftritt und welche Bedürfnisse, ja vielleicht auch Ängste, diesen Versuchen zugrunde liegen.

Meistens beruft sich dieses Bemühen auf zwei Argumentationsstränge: zum Ersten auf einen umfassenden Sozialkonstruktivismus, demgemäß alles, was an Menschlichem und Gesellschaftlichem und so auch an Unterschieden zwischen männlichem und weiblichem Erleben und Verhalten beobachtbar ist oder behauptet würde, ausschließlich durch gesellschaftliche Beeinflussung auf dem Weg von Erziehung und Sozialisation, nicht aber aufgrund biologischer, hormoneller oder generell körperlicher Unterschiede zustande käme. Zum Zweiten wird diese Nivellierungstendenz sehr oft durch das Aufzeigen von Ausnahmefällen sowie von Uneindeutigkeiten in der Ausprägung körperlicher Geschlechtsmerkmale oder von Unentschlossenheiten hinsichtlich der Art des geschlechtlichen Fühlens und Begehrens (Transsexualität, Transidentität, Intersexualität) begründet. Diese Fälle, deren Aufzeigen und respektvoller Umgang damit ja begrüßenswert ist, werden – obwohl in der Realität quantitativ minderheitlich vertreten – in einer Art wertschätzender Wür-

1   Hans Hopf und Markus Hug gewidmet.

digung, aber auch verleugnender Überschätzung ihres Vorkommens zu einer Art »neuer Norm« stilisiert. Es scheint dann fast, als geriete durch das Vorkommen solcher Fälle auf einmal *alles* am Geschlecht- lichen und subjektiven Erleben in Uneindeutigkeit und Unbestimm- barkeit, wonach dann diese Einzel- oder wenigen Fälle als solches die Norm bildeten. Menschen, die diese »Diversität« oder Variabi- lität anders einschätzen, nämlich als minderheitliche Vorkommen, und die selbst für sich recht klare, selbstgewisse Weiblichkeits- und Männlichkeitsformen vertreten, werden dann häufig in die Schub- lade traditionalistischer Lebensentwürfe oder Geschlechterklischees gesteckt oder gar rückwärtsgewandter diskriminierender Haltungen bezichtigt, als ob sie – resistent gegen den nivellierenden Zeitgeist – an ihren überholten Geschlechterbildern festhielten.

Bio-psycho-sozial?

Immer wieder frage ich mich bei der Lektüre derartiger Ansätze auch, wo denn die Bestimmung von Sexualität und in der Folge auch Geschlecht als *bio-psycho-sozial* geblieben ist. Eigentlich war sich diese Bestimmungsform in den Humanwissenschaften ja brei- ter Zustimmung sicher, dass es sich also bei den verschiedensten Ausdrucksformen geschlechtlichen Lebens um *bio-psycho-soziale Phänomene* handelt (vgl. Beier u. Loewit, 2011). In der Debatte um eine angeblich starre Geschlechterdichotomie (die wahrlich sozial »konstruiert« ist, weil heute niemand Ernstzunehmender mehr starre Dichotomien vertritt) bzw. um die Auflösung der Zweigeschlecht- lichkeit scheinen die Vertreterinnen und Vertreter des Sozialkons- truktivismus davon aber nichts mehr wissen zu wollen. Nun ist auf einmal alles nur mehr »sozial« und durch erzieherische und gesellschaftliche Prägung – »Performation«, wie Butler (1991) sagen würde – bedingt. Autorinnen und Autoren wie etwa Bischof-Köhler (2008), die – ohnehin unter Betonung der großen Plastizität und Ver- änderbarkeit vorgegebener Anlagen – die Unterschiedlichkeit der Mädchen- und Jungenentwicklung aufzeigen, werden vor dem Hin- tergrund der sozialkonstruktivistischen Thesen entweder gänzlich ignoriert oder in den Bereich eines finsteren Biologismus verdammt. »Evolutionstheoretische« Argumentationen gelten in diesen Kreisen erst recht als verdächtig, ebenso wenn es sich um den Versuch der Begründung von Geschlechtsunterschieden durch hormonelle Einflüsse handelt: So etwas wie Androgene und Testosteron gehört zu den Hauptärgernissen konstruktivistischer Argumentation und wird meist auch geflissentlich wegdiskutiert. Dagegen wird häufig eingewendet, was in Einzelfällen ja schon stimmen mag, dass es zum Beispiel bei Mädchen und Jungen auch beträchtliche Unterschiede *innerhalb* der Geschlechtergruppen gibt. Dies widerlegt allerdings noch nicht, dass bestimmte geschlechtypische Verhaltensweisen statistisch gesehen, also in der erwartbaren Wahrscheinlichkeit ihres Auftretens, doch bei dem einen Geschlecht stärker beobachtbar sind als beim anderen, sodass bestimmte Merkmale des Verhaltens und Erlebens recht eindeutig mit dem einen Geschlecht korrelieren, während sie beim anderen kaum oder selten vertreten sind.

Wesentliches Kennzeichen dieser Debatte ist die *Entkörperlichung*, worauf etwa die Frankfurter Sexualwissenschaftlerin und Psychoanalytikerin Sophinette Becker (2013) hinweist: Die Gendertheorien hätten konstruktivistischen Erklärungen derart zum Durchbruch verholfen, dass kaum mehr etwas an Unterschiedlichkeiten, vor allem am Körper, übriggeblieben sei. Zugleich fordern diese einseitigen Betrachtungsweisen dann immer wieder Re-Biologisierungen oder aber – ein neues Dominanzparadigma – gehirnneurologische Begründungen geschlechtsspezifischen Verhaltens heraus. »Der poststrukturalistische Diskurs hat die Geschlechterdifferenz völlig entkörperlicht. Übrig geblieben ist nur Sprache, Diskurs, symbolische Konstruktion und ›doing gender‹, das heißt Darstellung, Inszenierung, Performance des Geschlechts« (Becker, 2013, S. 9).

Dabei spricht, wie Bischof-Köhler (2008) zeigt, selbst das Argument einer kulturellen Überformung von körperlich-biologischen Verhaltensdispositionen noch keineswegs gegen eine biologische oder phylogenetische Begründung geschlechtypischer Verhaltensweisen: Kulturen (insbesondere traditionelle) greifen nämlich nachgewiesenermaßen im Sozialisationsprozess häufig auf geschlechtypische Neigungen in Form von Geschlechtsrollen-Normen zurück, weil diese sich so leichter durchsetzen lassen. Problematisch daran ist damit also nicht eine hormonell oder biologisch gesteuerte geschlechtypische Unterschiedlichkeit, sondern der Umstand, dass

nun aufgrund kultureller Vorgaben alle Jungen und Mädchen diesen
Normen (auch denen, die heute als en vogue gelten!) entsprechen
sollten. Geschlechtstypisierender Druck rührt also *nicht* von angeborenen unterschiedlichen Potenzialen her, sondern von Erziehung
und Kultur und den darin enthaltenen normierenden Forderungen
(vgl. Bischof-Köhler, 2008, S. 31 f.). Dies wird gern übersehen bzw.
verdreht wahrgenommen.

Die Angst der Forscher/-innen als emotionale Subjekte

Wie schon angedeutet, stellt sich angesichts der geschilderten Tendenzen doch die wirklich interessante Frage, was jene, die diese
Geschlechternivellierung gegen angeblich verwerfliche Dichotomisierung[2] forcieren, eigentlich dazu treibt, dies zu tun. Forscherinnen und Forscher, insbesondere solche, die ihr Anliegen auch
als politische Agitation gegen als ungerecht oder benachteiligend
empfundene Verhältnisse verstehen, vertreten doch immer auch
bestimmte Zielvorstellungen, die ihre Thesen und Studien bewirken
sollen. Diese Zielvorstellungen sind wegen des sie oft begleitenden
Enthusiasmus oft zu wenig mitreflektiert und können unterschiedlichen Motiven und auch Ängsten entspringen.

Ein wichtiger, aber vielfach völlig in Vergessenheit geratener
Ansatz solcher Reflexivität stammt aus der psychoanalytischen Forschung und ist heute leider aus der »Mode« geraten: nämlich die
Frage nach den subjektiven Emotionen von Forscherinnen und Forschern und den durch sie bewirkten Voreingenommenheiten oder
Einfärbungen des Zugangs zu einem Forschungsgegenstand. Dazu
ist das heute leider fast vergessene, aber umso bedeutsamere Werk
von Georges Devereux zu nennen, vor allem sein Buch »Angst und

---

2 »Angeblich« deshalb, weil man mühelos zeigen kann, dass die Fassungen
   von Zweigeschlechtlichkeit immer schon – explizit beispielsweise bei Freud
   (Theorie der Bisexualität) und Jung (Animus/Anima) – von sich gegensei-
   tig durchdringenden Eigenschaften und Empfindungsweisen ausgingen, die
   Unterstellung einer starren Dichotomie also tatsächlich ein konstruiertes
   Artefakt ist.

Methode in den Verhaltenswissenschaften« (1976). Wie schon der Titel besagt, spielt dabei *Angst* eine entscheidende Rolle.

Devereux formuliert darin eine elaborierte und radikale Theorie der Verwickeltheit der Forschenden in den Forschungsprozess, in deren Mittelpunkt die *Gegenübertragung* – das also, was der Forschungsgegenstand in ihm/ihr an Gefühlen, Ängsten, Emotionen auslöst – steht. Deren Beachtung ist somit unverzichtbar für jeglichen Erkenntnisgewinn. Die *Gegenübertragungswiderstände*, »die sich als Methodologie tarnen«, seien dann auch dafür verantwortlich, wenn Verzerrungen den Erkenntnisgewinn infrage stellen (1976, S. 17), wofür Devereux unzählige Beispiele bringt. Gerade für Psychoanalytikerinnen und Psychoanalytiker dürfte es ja nicht allzu neu sein, dass eine affektive Verstrickung eines Forschers »mit dem Phänomen, das er [sie] untersucht, ihn oft an einer objektiven Einstellung hindert« (Devereux, 1976, S. 25). Diese Verstrickung schließlich verhalte »sich im allgemeinen umgekehrt proportional zu seiner Objektivität diesem Phänomen gegenüber« (S. 26).

Schon Devereux war klar, dass diese Art der Selbstreflexion der Gegenübertragung kein leichtes Unterfangen sein wird, machte er doch die Erfahrung, »daß auch Analytiker – von denen man annimmt, daß sie sich mit ihren eigenen Emotionen eingehend beschäftigen – etwas zimperlich werden, wenn es gilt, Gegenübertragungsreaktionen zu diskutieren« (S. 65). Ich denke, dass dieser Befund auch auf Genderforscherinnen und -forscher zutreffen könnte. Wichtig scheint mir auch, dass diese emotional bedingten Verzerrungen, zu denen man als rationalisierte Form durchaus auch Ideologisierungen zählen darf, dort besonders naheliegen, wo das Material der Forschung »subjektive Verwundbarkeit« (S. 67 f.) auslöst. Zurückführend zu unserer Fragestellung meine ich, dass diese Dimension in den Diskussionen um Weiblichkeit und Männlichkeit, in der große Verwundbarkeitspotenziale liegen, meistens überhaupt nicht bedacht wird und doch eine große Rolle spielt.

Andreas Benz (1984) hat – auf Devereux Bezug nehmend – vehement darauf aufmerksam gemacht, dass wissenschaftliche Befassung – egal mit welchem Gegenstand – immer auch Spuren »von etwas Beunruhigend-Intrigierendem, das domestiziert werden soll« (S. 307), hat. Das Ausmaß des Bedürfnisses, zu domestizieren und zu vereinnahmen, ließe sich daran ablesen, »wieviel ungelöste und unlösbare Widersprüche der Wissenschaftler [damals noch nicht gegendert … – Anmerk. J. C. A.] in seiner Arbeit aushalten kann oder durch Ideologie zudecken muss« (S. 307). Benz zeigt dies just an einem geschlechterdiskursiven Beispiel: »Eine Arbeit zu schreiben über den Neid der Männer auf jene prokreativen Funktionen der Frauen, von denen sie biologisch ausgeschlossen sind (Menstruation, Empfängnis, Schwangerschaft, Geburt, Stillen) könnte bereits ein Versuch sein, als Mann unter Beweis zu stellen, wenigstens auf intellektuellem Gebiet auch prokreativ sein zu können« (Benz, 1984, S. 307) – wie ja überhaupt so manches, was Männer »in die Welt setzen«, als Gebärneidfolge interpretiert werden kann.

Wenn wir dieser Logik folgen, wird schnell klar, dass hinter all diesen Bemühungen – auch der krampfhaften Aufrechterhaltung dichotomer Stereotypien – bestimmte mehr oder weniger bewusste Emotionen stecken können, die den Erkenntnisprozess in eine bestimmte Richtung lenken. Unsere Bemühungen, die Geschlechterunterschiede entweder zu beachten oder sie – wie in neuerer Zeit – zu nivellieren, ja sie weitgehend zu negieren, sind dann ebenfalls als von solchen Bedürfnissen, Ängsten, Ideologien geprägte zu begreifen – einerlei, wie bewusst dies verschiedensten Forscherinnen und Forschern tatsächlich ist. Welches Bedürfnis leitet zum Beispiel jene, die alles am Menschen ohne Berücksichtigung jeglicher Vorgaben konstruieren wollen? Steckt dahinter nicht auch eine hybrid-narzisstische Selbstüberschätzung nach dem Motto »Wir machen uns den Menschen und auch unsere Geschlechtlichkeit selbst!«? Ebenso gilt auf der anderen Seite, dass bestimmte Standpunkte, die starr an traditionellen Formen des Mann-/Frauseins festhalten, auf Ängsten vor oder Widerständen gegen die Auflösung vermeintlicher Gewissheiten beruhen können, die dann zuletzt im Bekenntnis zu biologistischen Auffassungen gipfeln.

Ideologiegefahr

Nun sind solche unbewussten Anteile, die in wissenschaftliche Forschungen unbemerkt einfließen, oft auch ideologisch aufgeladene Inhalte (beispielsweise »soziologistische«, also gesellschaftliche

Aspekte eindimensional betonende Theorien). »Ideologie« meint hier eine vorweg angenommene, unumstößliche weltanschauliche Haltung zur Begründung und Rechtfertigung des Handelns, die eindimensional an der Oberfläche eines gesellschaftlichen Phänomens verbleibt und die Tiefendimension (etwa von Herrschaft oder Macht im Geschlechterverhältnis) nicht ausreichend berücksichtigt (vgl. Böhnisch, 2015). Aktuelle Beispiele finden sich etwa im Sammelband von Lewandowski und Koppetsch (2015) »Sexuelle Vielfalt und die Unordnung der Geschlechter. Beiträge zur Soziologie der Sexualität«, wo allein schon im Vorwort eine ganze Reihe solcher ideologischer, nicht weiter begründeter Behauptungen auftauchen: So etwa, wenn unter Berufung auf Judith Butler behauptet wird, das System Zweigeschlechtlichkeit, die Annahme eines Weiblichen und Männlichen, führten quasi automatisch zu einer »*heterosexuellen Fixierung des Begehrens*« (S. 7; Hervorh. J. C. A.). Warum soll die Annahme von Männlichkeit und Weiblichkeit aber das Begehren von Mann zu Mann oder Frau zu Frau, also das homosexuelle Begehren ausschließen und das andere fixieren?? Das schreibt sich leicht so hin und ist eine quasi-populistische These, wo man genauso fragen könnte, ob die Zweigeschlechtlichkeit nicht vielmehr auch Voraussetzung für homosexuelles Begehren ist, da es sonst ja keine Abwendung vom Anderen und Hinwendung zum Gleichen, also keine Alternative zur Heterosexualität gäbe, sondern alles Begehren letztlich zu einem nur noch unbestimmten »Diffusgeschlechtlichen« werden ließe.

Oder: »*Heterosexualität formiert eine binäre Geschlechterklassifikation*« deren Unterscheidung in weiblich und männlich nicht neutral sei, sondern dazu diene, »*um soziale Positionen als ungleich zu markieren*«, womit »*die Privilegierung von Jungen und Männern legitimiert werden soll*« (Lewandowski u. Koppetsch, S. 8; Hevorh. J. C. A.). Wer bitte sagt das und wodurch ist das zwingend belegt? Und selbst wenn es – was es ja tut – auf bestimmte soziale Verhältnisse zutrifft, wie begründet sich die Allgemeinheit dieser Aussagen, dass es quasi zwangsweise bei Annahme einer mehrheitlichen Heterosexualität in einer Gesellschaft so sein *müsse* bzw. dass gar jemand beabsichtige, diese Ungleichheit zwischen Frauen/Mädchen und Männern/ Jungen damit zu verfestigen? Und nicht zuletzt: Bleibt dann konsequenterweise wirklich nichts anderes mehr als die Abschaffung der

298 Josef Christian Aigner

Heterosexualität, um auf diese Weise homosexuelles Begehren als politisch »gleichgestellt« zu garantieren?

Was also sind die Motive dieser Autorinnen und Autoren, was sind ihre Erfahrungen und Befürchtungen, dass sie die Verhältnisse mit einer durchschnittlich erwartbaren Mehrheit heterosexuell begehrender Frauen und Männer in unseren Gesellschaften nur als mehr oder weniger intendiertes herrschaftliches Unrecht zwischen Frauen und Männern und damit als Repression lesen? Und auch wieder umgekehrt: Welche Ängste treiben beispielsweise jene traditionalistischen Kräfte an, die zurück zu »richtiger« Männlichkeit und traditioneller Weiblichkeit tendieren und die modernistische Vielfalt neuer Ausdrucks- und Zwischenformen von Sexualität sowie andere Abweichungen vom Gewohnten als Teil des Niedergangs der westlichen Kultur ansehen?

Die negativen Erfahrungen mit repressiver, ausbeuterischer und sogar gewalthältiger Männlichkeit, die traurig genug sind, sind ja nur die eine Seite männlicher Existenz (vgl. Aigner, 2016), und eine zutreffende historische Kritik patriarchaler Herrschaft kann nicht allein auf Zweigeschlechtlichkeit und Heterosexualität, sondern muss auf eine ganze Reihe herrschaftlicher (Diversity!) Verhältnisse heruntergebrochen werden: Monokausale Begründungen von Herrschaft tragen in der Analyse nicht weit. Somit bleibt die Frage: Was ist so gefährlich oder angsterweckend an zweigeschlechtlich-heterosexuellem Begehren, warum wird in ihm fast absolutistisch eine ungerechte, binäre, Frauen sowie sexuelle Minderheiten grundsätzlich benachteiligende gesellschaftliche Lebensform proklamiert?

Zur genderpolitischen Prekarität des Vater- und Mutterseins

Was an vielen Gendertheorien auffällt, ist, dass sie kaum an entwicklungstheoretisch-psychologischen Fragen interessiert sind. Dies ergibt sich aus der konstruktivistischen Sache selbst: Wo ohnehin Erziehung und Sozialisation das entscheidend prägende Element darstellen, reichen soziologische Aspekte und erscheinen tiefer gehende Fragen zu Geschlecht und Entwicklung als entbehrlich (es sei denn wiederum zum Aufzeigen von geschlechtsspezifischer Benachteiligung und Unterdrückung). Durch das Ausblenden der Verarbeitungsmodi von Entwicklung, also der psychologischen Faktoren, wird Soziologie aber zum Soziologismus, zur eindimensionalen Betrachtung von Entwicklungvorgängen, die deshalb auch zu kurz greifen müssen.

Nun kommen wir aber alle als Kinder von Frauen und Müttern und – in den allermeisten Fällen gezeugt und auch eine gewisse Zeit begleitet – von Männern und Vätern zur Welt. Diese – ebenfalls präformierten Geschlechtssubjekte – gehen Beziehungen mit uns ein, in denen neben der biologischen Ausstattung als Frauen und Männer auch die unmittelbaren gesellschaftlichen Geschlechternormen (das Konstruierte also), aber auch lange, phylogenetische Überlieferungen des Soseins als männlich respektive weiblich (etwa Jungs Archetypen) eingehen. Das Kind wird also von einem ganzen Netz beeinflussender Faktoren, die »männlichkeits-« und »weiblichkeitshältig« sind, beeinflusst und mit diesen Faktoren konfrontiert und macht dann auch noch selbst (nachdem es hoffentlich niemand zum Reiz-Reaktions-Apparat degradieren will) etwas daraus.

Diese Beeinflussungen sind durchaus diffizil: Laplanche (1988) hat darauf hingewiesen, dass Eltern, schon bevor das Kind geboren ist und erst recht dann gegenüber dem kleinen Kind »rätselhafte Botschaften« senden, die ihnen selbst gar nicht bewusst sind, besonders unbewusste Annahme- oder Ablehnungsgefühle. Und nicht zuletzt im Ödipusstadium, in dem das Begehren der Kinder sich abwechselnd auf den gleich- und gegengeschlechtlichen Elternteil richtet, ist es einer Fülle von Botschaften, von überwältigenden Erfahrungen durch die »mächtigen« Eltern und ihr Geschlecht ausgesetzt, die es nahezu unmöglich machen, hier klare Grenzen zwischen biologischen Unterschieden, archaischen Geschlechterbildern, unbewussten Botschaften und offensichtlich intentional anerzogenen Geschlechtsmerkmalen zu ziehen. Der Ödipus, dessen Dramatik auch heute – trotz der stärkeren Beachtung präödipaler früher Einflüsse – nicht unterschätzt werden sollte, ist allein schon eine Quelle zahlreicher Ängste und geschlechtsbezogener Grundhaltungen (aufbegehrend, unterworfen, fixiert oder gebunden) und er ist denn auch eine wichtige Schaltstelle zur weiteren psychosexuellen Entwicklung,

lange bevor erwachsenengerechte Geschlechternormen das Individuum zur Affirmation auffordern (vgl. Morgenthaler, 1974).

Psychoanalytikerinnen und Psychoanalytiker haben auch immer
wieder auf die entwicklungstheoretische Bedeutung des Neids (vgl.
Fast, 1996) auf die jeweils andere geschlechtliche Körperlichkeit hingewiesen; man braucht gar nicht das geschlechterpolitisch so umstrit-
tene Konzept des Penisneids, das die klassische Psychoanalyse einseitig favorisiert hat, hervorkramen: Die Tatsache des Unterschieds
der Geschlechtsteile, des Urinierens usw. und auch die Ahnung vom
Gebärenkönnen bzw. Nichtkönnen füllen als Fragen und Zweifel
das kindliche Seelenleben und – wie so viele dieser Bestandteile –
wohl auch der Erwachsenenpsyche. Insofern spielen diese grundlegend unterschiedenen Möglichkeiten von Eltern als Frauen und
Männer und von Geschwistern eine bedeutende Rolle. Die Elimi-
nierung von unterschiedlicher Elternschaft, ja von Elternschaft als
Beeinflussungsgröße überhaupt, wäre dann ein weiteres Merkmal
narzisstisch-hybrider Selbsterschaffung, das strikt von sich weist,
was dem werdenden Individuum an bio-psycho-sozialer Prägung
seitens seiner Herkunft mitgegeben ist (und das uns in den exzessiven Bemühungen künstlicher Reproduktion ja bereits begegnet).

Die *Väter* kommen bei der Betrachtung von Elternschaft bekanntlich nicht besonders gut weg: Nicht nur wird beklagt, dass sie sich
häufig zu wenig um die Familie kümmerten, sondern das alte
patriarchale Väterbild, das einst noch »gut« war, wenn es für ausreichende Sicherung und Finanzierung der Familie sorgte, gilt heute als
gemeinhin defizitär. Neben einer kleinen Schar engagierter, alternativer, »neuer« oder wie immer Väter gilt dieses Vaterbild auch als häufige Merkmalsammlung emotional vernachlässigender, mangelhaft
fürsorglicher, sich wenig kümmernder, nur auf sich selbst bedachter
Männlichkeit. Schwierigkeiten oder Kausalzusammenhänge, die derartiges Mannsein erklären, werden nicht selten als Entschuldigung
und Verharmlosung sozial defizitärer Männlichkeit betrachtet. Dazu
hat in neuerer Zeit vor allem Lothar Böhnisch (2003, 2005, 2015)
Studien und theoretische Entwürfe – etwa zur »Entgrenzung von
Männlichkeit« (2003) – vorgelegt. Er beschäftigt sich darin mit »Verstörungen und Formierungen des Mannseins im gesellschaftlichen
Übergang«, so der Untertitel. Sein Ansatz bezieht – und das ist unter

Soziologen keine Selbstverständlichkeit – die *Tiefendimension seeli-schen Erlebens von Männern* immer in seine Analysen mit ein. Die Hintergründe männlich-herrschaftlicher Seins- und Bewältigungs-muster und die herrschaftliche Verfügbarmachung von Frauen wer-den dabei mit Hilfe tiefenpsychologisch verstehbarer Erfahrungen und Zurichtungen von Männern aufgefasst.

Diese Setzung von Geschlecht als sozialisiertem – und damit ein Stück weit konstruiertem – bleibt bei Böhnisch aber immer *an die Leiblichkeit des Menschen gebunden* (vgl. Böhnisch, 2015, S. 14). Män-ner hätten hinsichtlich ihrer Leiberfahrung eine Eigendynamik, die bei Frauen anders ist und nicht allein als sozial konstruiert erklärt werden kann: die Existenz eines nicht dem Willen gehorchenden Penis, die Pollution, das Gefühl des Versagens oder die Angst ange-sichts des Zeugenkönnens, die Angst vor der funktional und sichtbar nachlassenden Potenz im Älterwerden usw. – diese leibseelischen Implikationen seien ganz andere als die weiblichen Leibgefühle wie die Menarche, die Menstruation und eben auch das Gebärenkönnen. Dass auch diese Erlebnisweisen sozial überformt und mit Bedeutung versehen werden, ist unbenommen, aber sie markieren doch einen Unterschied, der das Mann- und Frausein mit bestimmten Bewälti-gungsaufgaben im Lebenslauf versieht (S. 19).

Diese Leiblichkeit ist zugleich auch ein äußerst schwieriges Thema in Psychoanalyse und – wenn überhaupt – in der Geschlechterfor-schung: Neben dem Vater als oftmals gefürchtetem oder auch krän-kend-distanziert erlebtem Objekt ist auch die *Mutter Gegenstand vie-ler hoch ambivalenter emotionaler Reaktionen*, und dies aus zweierlei Gründen: einmal aufgrund ihrer Körperlichkeit und Genitalität, die für das Mädchen viele Fragen aufwirft. So hat die Vagina entwick-lungspsychologisch aufgrund der sie symbolisierenden »inneren« und »äußeren Genitalität« (Kestenberg, 1968/1993) eine gewichtige und zugleich ambivalente Bedeutung für die Entwicklung des Mäd-chens: Es erlebt nämlich »fortwährende Phasen von Sexualisierung und Desexualisierung der Vagina, von Besetzungsverschiebungen vom Inneren nach außen und umgekehrt« (Quindeau, 2014, S. 67). Dies ist eben eine Besonderheit der weiblichen Entwicklung, jene »Doppelfunktion« des Geschlechtsorgans: nämlich »Desexualisie-rung«, wenn es der Ausstoßung diene, und »Sexualisierung«, wenn es »der Aufnahme dient«. »Körperlich so zu sein wie die Mutter ist daher für die Tochter zugleich erregend wie angstbesetzt«, schreibt die Autorin weiter, und »im Begehren der Mutter erkennt die Tochter ihr eigenes Begehren wieder« (S. 68); und man fragt sich, ob nicht allein das, offenbar mitbedingt durch die Morphologie der Geschlechtsorgane, ausreichend Grund für die Akzeptanz unterschiedlicher Geschlechtlichkeit im Vergleich zum Jungen/Mann sein sollte (auch wenn der Penis aufgrund von Hoden, Skrotum etc. auch nicht allein auf seine Äußerlichkeit reduziert werden kann).

Zum anderen gibt es gerade unter emanzipatorisch orientierten und feministischen Frauen (und profeministischen Männern) auch eine Art »*Mutterschaftsdilemma*«: Mutterwerden oder -sein wird kaum einmal mit Bewunderung für den Körper und die Potenz der Frau(en) wahrgenommen – wie ich es etwa selbst in der Zeit des Vaterwerdens (meiner ohnmächtig-bestaunenden »Co-Gravidität«) erlebt hatte. Mutterschaft war und ist dagegen seit jeher von starken ideologischen Spannungen gekennzeichnet[3], besteht doch die Gefahr, dass damit eine Festlegung der Frau auf Heim und Herd und damit auf eine wenig emanzipierte Lebenspraxis transportiert würde. Zugleich aber gilt Mütterlichkeit als eine mächtige Instanz, die auch als Erhöhung der Frau erlebt werden kann. Diese Widersprüche, wie sie politisch beispielsweise auch schon in den Mutterschaftsstreitereien der Grünen in den 1980er und 1990er Jahren zutage traten[4], stellen meines Erachtens einen nach wie vor ungelösten Widerspruch in der Geschlechterdebatte dar.

Schon 1987 resümierte der »Spiegel« dazu: »Der Krach bei den Grünen Frauen zeigt alte Fronten auf. Die neue Mütterlichkeit hat schon vor zehn Jahren die Frauen-Bewegung gespalten. Die Mehrheit der Feministinnen wehrte sich, Mutterschaft als natürliche und eben zwangsläufige Bestimmung der Frau zu akzeptieren. Doch einige Abtrünnige entdeckten plötzlich in der Mütterlichkeit ein neues

---

3   An unserer stark feministisch geprägten Fakultät für Bildungswissenschaften
    etwa wird neuerdings der Begriff »studierende Mütter« durch »Studierende
    mit Kind« ersetzt.
4   Damals unterzeichneten so prominente spätere Grünpolitikerinnen wie Antje
    Vollmer sogar ein »Müttermanifest«, das diese Macht der Mütter feierte.

Kampfmittel: die weibliche Stärke. Werte wie die Nähe zur Natur und zum Leben wurden bewußt gegen den Begriff der angeblichen ›männlichen‹ Vernunft ins Feld geführt« (Der Spiegel, 27.04.1987).

Würde man nun Muttersein als fundamentalen Unterschied zwischen den Geschlechtern in den Vordergrund rücken, so rückte damit auch ein ungelöstes Problem mit in den Vordergrund: die Problematik des Mutterseins als tatsächlicher oder vermeintlicher Hinderungsgrund weiblicher Selbstentfaltung. Dieses ganz reale Problem, das eigentlich das einer familien- und kinderfeindlichen gesellschaftlichen Organisation der Arbeitswelt ist, wurde von der Frauenbewegung aber dergestalt »pseudogelöst«, dass in erster Linie nicht die mütter- und kinderfeindlichen gesellschaftlichen Strukturen bekämpft wurden und werden, sondern das Mutterwerden und -sein selbst. Wenn man etwa neuerdings bei Ulrike Heider (2014) lesen kann, mit welchem Hass einst eine Simone de Beauvoir den Fötus verfolgte, der die Frau in Unfreiheit stürze und mehr oder weniger vernichtet gehörte, dann wird angesichts ihrer bedeutsamen Position innerhalb der Frauenbewegung nachvollziehbarer, warum dem Geschlechtsmerkmal »Muttersein« eine schockierende Prekarität anhaftet:

»Beim heutigen Lesen fällt auf, wie negativ die kinderlose de Beauvoir Geburt und Kinderaufzucht gegenübersteht. Das war typisch für intellektuelle Frauen, gezeichnet vom Gebärzwang des deutschen und italienischen Faschismus und dem, was der Konservatismus der 1950er Jahre davon reproduziert hatte. Das Kapitel über die Mutterschaft beginnt bezeichnenderweise mit dem Thema Abtreibung. Empört benennt de Beauvoir die große ›Heuchelei‹ die die ›bürgerliche Gesellschaft‹ bei diesem Thema ›entfaltet‹. Zum Beispiel dann, wenn sie das Eigentum der Eltern an den Kindern für selbstverständlich hält, das Eigentum der Frau an ihrem Fötus aber verneint. Denn Letzterer, meint de Beauvoir, sei doch nichts anderes als ein ›Parasit‹ am Körper der Frau. Die Schwangerschaft selbst beschreibt sie mit unverhohlener Abscheu: Die Frau ›nimmt zu, ihre Brüste werden schwer und schmerzen sie, sie bekommt Schwindelanfälle, Erbrechen. Tag für Tag wird sich ein Polyp, der aus ihrem Körper geboren und ihrem Körper fremd ist, in ihr mästen. Sie wird zu einer Beute ihrer Gattung‹« (Heider, 2014, S. 120).

Vaterschaft hingegen markiert vor allem durch seine Distanz

zum Gebär-Akt und zur langdauernden Gravidität, wie die nor-
wegisch-US-amerikanische Psychoanalytikerin und Schriftstellerin
Siri Hustvedt (2014) sie schildert, einen fundamentalen Geschlechtsunterschied: »Es gibt eine Distanz zur Vaterschaft, von der die Mutterschaft nicht betroffen ist. In unseren allerfrühesten Tagen sind
Väter zwangsläufig einen Schritt entfernt. Wir teilen kein intraute-
rines Leben mit unseren Vätern, werden bei der Geburt nicht aus
ihren Körpern ausgestoßen, saugen nicht an ihren Brüsten. Wenn
unsere frühe Kindheit auch vergessen ist, die Prägung durch jene
Tage bleibt in uns: der erste Austausch zwischen Mutter und Baby,
das Hin und Her, das Wiegen, Trösten, das Halten und Ansehen.
Väter dagegen betreten die Bühne von anderswoher« (2014, S. 95).

Dieser Unterschied aber birgt – wovor auch ganz offensichtlich
Angst besteht – die Gefahr in sich, Männer könnten sich deswegen
legitimiert fühlen, ihre Distanziertheit gegenüber Kindern und im
täglichen Leben mit Kindern damit zu begründen; freilich hat das
eine mit dem anderen nicht wirklich oder verbindlich zu tun, sondern spiegelt die herrschende Aufteilung der Berufs- und Familien-
arbeit wider.

Ich denke, dass sowohl die (physische) Realität wie auch die Sym-
bolisierung von Vater- oder Mutterschaft und damit auch die psychische Disposition zur Fähigkeit, gebären zu können oder eben nicht,
zwei ganz entscheidende Unterschiede der Geschlechter ausmachen,
die nicht hintergehbar sind. Zwar macht uns die moderne Fortpflan-
zungstechnologie glauben, dass Kinder-haben-Wollen unabhängig
vom Geschlecht und seiner heterosexuellen Begegnungsform wäre,
aber das ist ebenfalls ein Artefakt, eine der Sehnsucht nach Gleichheit oder Unterschiedslosigkeit geschuldete Illusion, die letztlich
doch etwas »Heterosexuelles« benötigt: eine Eizellenbesitzerin oder
-spenderin und einen Samenspender – ansonsten kein zwischen-
menschlich erzeugtes Leben.

Geschlechterdifferenz und die Entwicklung
männlicher Sexualität

Die Nivellierung der Geschlechterdifferenz hat auch auf entwicklungspsychologischer Ebene weitreichende Folgen für das Verständnis männlicher Sexualität. Auch hier hat man den Eindruck,
als ob die psychosexuelle Entwicklungslehre der Psychoanalyse mit
ihren stark an männlichen Merkmalen orientierten Theorien den
Grund dafür abgibt, Geschlechtsunterschiede bzw. Besonderheiten in der Entwicklung gleich als Ganzes wegzuretuschieren. Statt
der Kritik eines solchen aus der historischen Situation heraus ver-
stehbaren Hangs zur Entwertung der Frau und ihres Körpers sollen dann Unterschiede biologisch und theoretisch besser gleich gar
nicht mehr als entscheidend angesehen werden. Jedenfalls sind seit
Rohde-Dachsers bahnbrechendem Werk »Expedition in den dunklen Kontinent« (1991) die Versuche, differente Entwicklungslinien
zwischen Mann und Frau zu konzipieren, die die Entwicklung des
Mädchens zur Frau in einem eigenständigen Licht erscheinen lassen,
zugunsten nivellierender Überlegungen zurückgegangen.

So gewinnt man den Eindruck, dass etwa das »Phallische« als
solches nicht mehr benannt werden kann, ohne vorschnell den
Freud'schen »phallischen Monismus« zu neuem Leben zu erwe-
cken – und dies auch, wenn die phallische Symbolik im Sinne des
Eindringens, Vorwärtsstrebens usw. durchaus auch für Frauen verwendet wird (vgl. Rudolf u. Henningsen, 2013). Andererseits wird
nach Angleichung männlicher und weiblicher körperlicher Funktionen und Symbolik gesucht: Quindeau beispielsweise spricht von
einer geschlechterübergreifenden »Innergenitalität« (Quindeau
u. Dammasch, 2014, S. 46 f.). Das heißt, was einst von Kestenberg
(1968/1993) mit »inner genitality« als Kennzeichen des inneren
Raums des weiblichen Geschlechts benannt wurde, wird nun auch
beim Mann analog dazu postuliert: Die im Gefolge anerzogener
Abwehr von Innerlichkeit ausgeblendete Sensibilität für Prostata
oder Scrotum sei eigentlich das Analogon zur weiblichen inneren
Genitalität (vgl. Quindeau u. Dammasch, 2014, S. 46 f.). Dies bedeutet letztlich, dass der Unterschied zwischen männlicher und weiblicher Genitalität zu marginalisieren ist.

Aber ist es nicht dennoch für Männer etwas ganz anderes als für Frauen, innere (wenn schon) und äußere Genitalien zu integrieren, was biologisch in der Morphologie der Genitalien begründet ist? Die Prostata mit inneren Empfindungen auszustatten, ist neben der häufig auf Penis-Äußerlichkeiten fixierten männertypischen sexuellen Sozialisation auch vom Körperbild und Körpererleben her *anders* bzw. schwieriger als die Integration der bei Frauen zugänglicheren inneren und – in diesem Fall – weniger verborgenen Organe.

Natürlich wird die körperliche Unterschiedlichkeit, die Kinder von Beginn ihrer Wahrnehmung an interessiert, sozial »aufgeladen« und kulturell geprägt (wie Mädchen und Jungen zu sein hätten), das bestreitet heute ja niemand mehr. Aber sie ist dennoch eine Unterschiedlichkeit mit all ihren subjektiven Verarbeitungsformen. Wenn dann auch die an körperlichen Unterschieden ansetzende Identifikationsmöglichkeit mit Mutter und/oder Vater – die ja nicht im Sinne dichotomer phallozentrischer Männlichkeit und unterworfener Weiblichkeit geschehen muss, sondern als Orientierung an deren männlich-/weiblicher geschlechtlicher Vielfalt – nicht mehr gegeben oder ins diffus Gleichartige, beliebig Austauschbare erweitert scheint, dann wäre auch die Vergewisserung im Sinne grundlegender (nicht stereotyper!) Orientierung, ein Bub oder ein Mädchen zu sein, nicht mehr gegeben. Damit verschwinden auch die Dimensionen einer sinnvollen Abgrenzung im Sinne von Anderssein, der Identifikation und Gegenidentifikation (wenn ohnehin alle gleich seien) und der Anziehung von Gegensätzlichem.

Sehen wir uns das etwa an den entwicklungspsychologisch mit dem Körper zusammenhängenden besonderen Aufgaben des Jungen, wie sie Winter (2016) beschreibt, an: Sie könnten allesamt, würde man die Beachtung des Penis als etwas Besonderem, Anderem als das weibliche Genitale negieren, nur mehr unter dem Banner, dass diese Besonderheit im Vergleich zu Mädchen irgendwie nicht in Ordnung ist, erlebt werden. Winter beschreibt die »phallischen« Besonderheiten der körperbezogenen geschlechtlichen Identität – oder sagen wir: der Körperselbstbewusstheit von Jungen. Diese Identität ist, verunsichert durch die Geschlechtsreifung, häufig ohnehin unsicher bzw. schwach ausgeprägt, weshalb ja viele Männer später auch zu phallischem Imponiergehabe als Abwehr neigen. Solche speziellen Erfahrungen und Ereignisse von klein auf können bei Jungen (ganz im Unterschied zu Mädchen) beispielsweise sein:

- das Erleben der Erektion, also des sich wandelnden Geschlechtsteils, das Füllen der Schwellkörper, die Verbindung erektiler Steife mit Lust;
- damit verbunden die Erfahrung unerwünschter Erektionen – die Furcht davor und die Bewältigung dieser drohenden Möglichkeiten – in öffentlichen Situationen, vor allem in der Pubertät, die dabei empfundene Scham oder Angst;
- das Erleben des Spermas, die Erfahrung von Samenergüssen in Verbindung mit dem sexuellen Höhepunkt, nächtliche Pollutionen und die damit verbundene Lust, Unsicherheit und Scham;
- die Verletzlichkeit der Hoden und ihre Empfindlichkeit (etwa bei Druck oder Schlag) und das Bedürfnis nach Schutz der Hoden und anderes mehr (vgl. Winter, 2016, S. 39 f.).

Das alles sind klar vom Mädchen unterschiedene »Aufgaben« und Problemstellungen, für die Jungen eine anlehnende Identifikation guttut. Sie wollen als solche auch anerkannt sein und machen andere Zugangsweisen zu Sexualität und – in weiterer Folge zu Geschlechtsidentität – wahrscheinlich, noch bevor spezielle soziale Prägungen und die Konstruktion auf die »Männlichkeit« auf Jungen zugreift. Dies sollte bei der fast zeitgeistig immer und überall abrufbaren Botschaft, Geschlecht sei nur ein soziales und durch »doing gender« entstanden, mehr als bisher in seiner Konsequenz für männliche Sexualität und ihre – durchaus empfindsam zu verstehende – Entwicklung berücksichtigt werden. Es ist gerade Aufgabe der psychoanalytischen Forschung zu untersuchen, »wie die geschlechtliche Leiblichkeit verarbeitet wird und wie sich Phantasien über den Körper mit kulturellen Vorstellungen von Geschlechterdifferenz verknüpfen« (King, 2008, S. 251). Damit ist auch gesagt, dass diese Vorgänge ohne Berücksichtigung der »geschlechtlichen Leiblichkeit« nicht ausreichend erklärt werden können.

Gender-alternative Erklärungsansätze

Nach den offensichtlich gehegten Befürchtungen, dass im Geschlechterverhältnis »*Differenz*« *gleich* »*Beherrscht Werden*« bedeutet – was
ja in der gesellschaftlichen Realität tatsächlich oft, aber nicht zwangsweise, so ist –, wird verständlicher, dass dies zur Ablehnung der Betonung einer Geschlechterdifferenz führen muss. Aber diese Differenz
an sich zu dämonisieren (nicht die Verhältnisse um sie herum), ist
eine merkwürdige Denkweise, die auf die große *Angst vor dem Unterschied* und damit auf uralte Geschlechterthemen verweist, die nicht
gelöst wurden oder vielleicht auch gar nicht lösbar sind (Stichwort:
Geschlechterspannung).

Zudem erscheint mir dieses Bestreben Ausdruck einer tiefen
Unsicherheit zu sein, wie das Zusammenleben der Geschlechter
und vor allem die Integration der Abweichungen, die jahrhunderte-
oder jahrtausendelang diskriminiert wurden, gesellschaftlich herzustellen wäre. Denn leichter ist es natürlich, Schwierigkeiten mit
Abweichungen (sei es solche von der mehrheitlichen gesellschaftlichen Geschlechterausprägung oder von besonderen sexuellen Orientierungen) zu »lösen«, indem man nichts mehr als wirklich unterschiedlich gegeben akzeptiert: Wo keine Abweichung und keine
wesentlichen Unterschiede mehr existieren (sondern nur »many
genders«), dort gibt es auch keine Integrationsprobleme.

Diese »Angst vor dem Unterschied« und damit vor der Anerkennung der Differenz kann aber nicht allein gendertheoretisch und
auch nicht allein entwicklungstheoretisch verstanden werden; ein
letzter Schritt soll ein noch umfassenderes Verständnis zu erlangen
versuchen. Dies setzt eine kritische Analyse von gesellschaftlichen
Phänomenen voraus, die es – unabhängig von Geschlecht – generell
schwer zu machen scheinen*, Differenz und Getrenntheit (als Gegen-
stück phantasmatischer »Gleichheit«)* zuzulassen.

Eine interessante Analyse dieser zeitgemäßen gesellschaftlichen
Veränderungen und ihrer Auswirkungen auf das Aushalten von
Unterschieden liefert Gerisch (2009): Sie meint, dass die aktuellen
Anforderungen, der gesellschaftliche Druck, der auf postmodern
verunsicherten Individuen laste, genau jene Anforderungen und
Voraussetzungen untergraben, die eben für die Anerkennung von

Differenz, Getrenntheit, Begrenztheit und Vergänglichkeit bzw. Endlichkeit unabdingbar seien: »Die Anerkennung von Differenz wird
durch die Verflüssigung von Beziehungen und die rasante Objekt-
austauschbarkeit unterlaufen, die von Getrenntheit durch die allzeit
verfügbaren Kommunikationstechnologien, die von Begrenztheit
durch omnipotente Möglichkeitsräume und multifunktionale Iden-
titätsoptionen und die der Vergänglichkeit und Endlichkeit durch
Umbaumaßnahmen am menschlichen Körper mittels *Body- und
Neuroenhancement*« (2009, S. 126; Hervorh. im Original).

Diese Faktoren, die jegliche Getrenntheit und Differenz schwer
erträglich machen, spielen meiner Ansicht nach auch bei der Eineb-
nung der Geschlechterdifferenz eine Rolle, nämlich in Form

– der Idee der Beliebigkeit und Austauschbarkeit von Geschlecht
    (beispielsweise in der Wirkung von Frauen oder Männern auf
    Kinder in pädagogischen Prozessen, wo das Geschlecht egal sei);
– der Begrenztheit, nur einem Geschlecht zuzugehören – und
    stattdessen die omnipotente Vision, mittels konstruktivistischer
    Anstrengungen alles, was immer man/frau will, aus seinem Ge-
    schlecht machen zu können; und damit zusammenhängend auch
– der Möglichkeit, im Ernstfall und bei konkretem Leiden am
    Geschlecht auch »Umbaumaßnahmen« des Körpers in Richtung
    des eigentlich erwünschten Geschlechts durchführen zu können.

Zu guter Letzt scheint mir die konstruktivistische Position von einem
hohen *narzisstischen Potenzial* beseelt zu sein: Nichts mehr als vorgegeben und *alles als machbar* zu bezeichnen, ist im Grunde eine von
einem grandiosen Selbst getragene Haltung, ja möglicherweise eine
Form pathologisch-narzisstischer Selbstüberhöhung. »Wir machen
uns unsere Geschlechtlichkeit selbst!«, lautet die hybride Botschaft,
die nichts Vorgegebenes mehr anerkennt. Der Konstruktivismus
erhebt sich sozusagen über alle Gebundenheit an existenzielle Vorgaben, will sie abschütteln, um der Mühsal des Kampfes zwischen
Natur und Kultur, der ein Hauptthema der Psychoanalyse ist, zu ent-
gehen oder diesen Kampf von vornherein für sich zu entscheiden:
wir bestimmen, was ist. Jenseits der Geschlechterdifferenz liegt dann
das Verlangen nach dem ungeteilten Geschlecht, »das nicht bedroht,
nicht eingeschüchtert, nicht ›kastriert‹ ist« (Nitzschke, 2003, S. 63).

Den Grundlagen der psychoanalytischen Entwicklungstheorie (vgl. Mertens, 1994, 1997) und der Sexualwissenschaft folgend meine ich, dass wir es bei aller geschlechtlichen Vielfalt, die durch kulturelle Überformungen hergestellt ist und die niemand bestreitet, mit einer *körperlichen Zweigeschlechtlichkeit* zu tun haben, die geschlechtlich, individuell und kulturell unterschiedlichen Folgen für die seelische und soziale Entwicklung zeitigt. Mit Sigusch können wir somit von einem »geschlechtlichen Dimorphismus, der einen Dipsychismus samt Geschlechterspannung bedingt«, ausgehen; dies gilt es, von »der Rätselhaftigkeit der erregenden sexuellen Anziehung«, aber auch »von der Leibhaftigkeit der Sensationen« her zu verstehen (Sigusch, 2005, S. 27). Wer die sich daraus quer durch die Epochen ergebenden Spannungen und die Rätselhaftigkeit nicht aushält, tut freilich gut daran, die Unterschiede nicht sehen zu wollen.

Literatur

Aigner, J. C. (Hrsg.) (2016). Der andere Mann. Ein alternativer Blick auf Entwicklung, Lebenslagen und Probleme von Männern heute. Gießen: Psychosozial-Verlag.

Becker, S. (2013). Bisexuelle Omnipotenz als Leitkultur? Sexuelle Verhältnisse im gesellschaftlichen Wandel. Psychoanalyse im Widerspruch, 25 (49), 7–25.

Beier, K. M., Loewit, K. (2011). Praxisleitfaden Sexualmedizin. Von der Theorie zur Therapie. Berlin u. Heidelberg: Springer.

Benz, A. (1984). Der Gebärneid der Männer. Psyche – Zeitschrift für Psychoanalyse und ihre Anwendungen, 38 (4), 307–328.

Bischof-Köhler, D. (2008). Geschlechtstypisches Verhalten von Jungen aus evolutionstheoretischer und entwicklungspsychologischer Perspektive. In M. Matzner, W. Tischner (Hrsg.), Handbuch Jungen-Pädagogik (S. 18–33). Weinheim u. Basel: Beltz.

Böhnisch, L. (2003). Die Entgrenzung der Männlichkeit. Verstörungen und Formierungen des Mannseins im gesellschaftlichen Übergang. Opladen: Leske + Budrich.

Böhnisch, L. (2005). Pornographie zwischen männlicher Bedürftigkeit und Konsum. In H. Funk, K. Lenz (Hrsg.), Sexualitäten. Diskurse und Handlungsmuster im Wandel (S. 299–309). Weinheim u. München: Juventa.

Böhnisch, L. (2015). Pädagogik und Männlichkeit. Weinheim u. Basel: Beltz und Juventa.

Butler, J. (1991). Das Unbehagen der Geschlechter. Frankfurt a. M.: Suhrkamp.

Devereux, G. (1976). Angst und Methode in den Verhaltenswissenschaften. Frankfurt u. a.: Ullstein.

Fast, I. (1996). Von der Einheit zur Differenz: Psychoanalyse der Geschlechter-identität. Frankfurt a. M.: Fischer.

Gerisch, B. (2009). Körper-Zeiten: Zur Hochkonjunktur des Körpers als Folge der Beschleunigung. In V. King, B. Gerisch (Hrsg.), Zeitgewinn und Selbst-verlust. Folgen und Grenzen der Beschleunigung (S. 123–143). Frank-furt a. M. u. New York: Campus.

Heider, U. (2014). Vögeln ist schön. Die Sexrevolte von 1968 und was davon blieb. Berlin: Rotbuch.

Hustvedt, S. (2014). Leben, Denken, Schauen. Essays. Reinbek: Rowohlt.

Kestenberg, J. (1968/1993). Innen und außen – männlich und weiblich. In F.-W. Eickhoff, W. Loch (Hrsg.), Jahrbuch der Psychoanalyse, 31 (S. 151–188). Stuttgart u. Bad Cannstatt: frommann-holzboog.

King, V. (2008). Geschlechterdifferenz. In W. Mertens, B. Waldvogel (Hrsg.), Handbuch psychoanalytischer Grundbegriffe (S. 247–251). Stuttgart: Kohl-hammer.

Laplanche, J. (1988). Die allgemeine Verführungstheorie und andere Aufsätze. Tübingen: Edition Diskord.

Lewandowski, S., Koppetsch, C. (Hrsg.) (2015). Sexuelle Vielfalt und die Unord-nung der Geschlechter. Beiträge zur Soziologie der Sexualität. Bielefeld: Tran-script.

Lewandowski, S., Koppetsch, C. (2015). Einleitung. In S. Lewandowski, C. Kop-petsch (Hrsg.), Sexuelle Vielfalt und die Unordnung der Geschlechter. Bei-träge zur Soziologie der Sexualität (S. 7–25). Bielefeld: Transcript.

Mertens, W. (1994). Entwicklung der Psychosexualität und der Geschlechtsiden-tität 2 (Kindheit und Jugend). Stuttgart: Kohlhammer.

Mertens, W. (1997). Entwicklung der Psychosexualität und der Geschlechts-identität. Bd. 1: Geburt bis 4. Lebensjahr (3. Aufl.). Stuttgart: Kohlham-mer.

Morgenthaler, F. (1984). Homosexualität, Heterosexualität, Perversion. Gießen: Psychosozial-Verlag.

Nitzschke, B. (2003). Kastrationsangst und phallischer Triumph. In S. v. Arx, S. Gisin, I. Grosz-Ganzoni, M. Leuzinger, A. Siedler (Hrsg.), Koordinaten der Männlichkeit (S. 49–66). Tübingen: Edition Diskord.

Quindeau, I. (2014). Sexualität. Gießen: Psychosozial-Verlag.

Quindeau, I., Dammasch, F. (2014). Männlichkeiten. Wie weibliche und männ-liche Psychoanalytiker Jungen und Männer behandeln. Stuttgart: Klett-Cotta.

Rohde-Dachser, C. (1991). Expedition in den dunklen Kontinent. Weiblichkeit im Diskurs der Psychoanalyse. Berlin u. Heidelberg: Springer.

Rudolf, G., Henningsen, P. (Hrsg.) (2013). Psychotherapeutische Medizin und Psychosomatik. Stuttgart: Thieme.

Sigusch, V. (2005). Strukturwandel der Sexualität in den letzten Jahrzehnten. In K. Lemmen, J. Schepers, H. Sweers, K.Tillmann (Hrsg.), Sexualität wohin? Hinblicke. Einblicke. Ausblicke (S. 7–28). Berlin: Deutsche Aids-Hilfe.

Der Spiegel (1987). Kraft des Kultes. Auf dem Bundeskongreß der Grünen tun
    sich neue Gräben auf – Feministinnen streiten gegen die Anhängerinnen der
    neuen Mütterlichkeit. Der Spiegel, 18, vom 27.04.1987. Zugriff am 15.05.2017
    unter http://www.spiegel.de/spiegel/print/d-13523385.html
Winter, R. (2016). Der werdende Mann. Jungen und ihre Problemlagen heute.
    In J. C. Aigner (Hrsg.), Der andere Mann. Ein alternativer Blick auf Ent-
    wicklung, Lebenslagen und Probleme von Männern heute (S. 37–58). Gie-
    ßen: Psychosozial-Verlag.

Die Autorinnen und Autoren

Josef Christian Aigner, Universitätsprofessor Dr. phil., Dr. h. c., Psychologe, Bildungswissenschaftler und Psychoanalytiker, Institut für Psychosoziale Intervention und Kommunikationsforschung an der Universität Innsbruck.

Sophinette Becker, Dr. phil., Sexualwissenschaftlerin und psychoanalytische Psychotherapeutin, Frankfurt am Main, ehemalige Leiterin der Sexualmedizinischen Ambulanz an der Uniklinik Frankfurt am Main bis zu deren Abwicklung, jetzt in eigener Praxis tätig.

Heribert Blaß, Dr. med., Facharzt für Psychosomatische Medizin und Psychotherapie, Arzt für Psychiatrie, Lehranalytiker (DPV/IPA/DGPT), niedergelassen in eigener Praxis in Düsseldorf.

Wolfgang Bühmann, Dr. med., Facharzt für Urologie/Andrologie/Medikamentöse Tumortherapie, Ärztliches Qualitätsmanagement; Morsum/Sylt.

Frank Dammasch, Prof. Dr., Lehrstuhl für psychosoziale Störungen von Kindern und Jugendlichen am Fachbereich Soziale Arbeit und Gesundheit an der Frankfurt University of Applied Sciences. Kinder- und Jugendlichenpsychotherapeut/Psychoanalyse in eigener Praxis. Supervisor und Kontrollanalytiker am Anna-Freud-Institut, Frankfurt am Main.

Martin Dinges, Prof. Dr. phil., stellvertretender Leiter des Instituts für Geschichte der Medizin der Robert Bosch Stiftung, Stuttgart, apl. Professor für Neuere Geschichte an der Universität Mannheim.

Matthias Franz, Prof. Dr., Universitätsprofessor für Psychosomatische Medizin und Psychotherapie an der Universität Düsseldorf, Facharzt für Psychosomatische Medizin, Facharzt für Neurologie und Psychiatrie, Lehranalytiker (DPG, DGPT, D3G, IPD), stellvertretender Direktor des Klinischen Institutes für Psychosomatische Medizin und Psychotherapie am Universitätsklinikum Düsseldorf, Vorsitzender der Akademie für Psychoanalyse und Psychosomatik Düsseldorf.

Hans Heinz Hopf, Dr. rer. biol. hum., analytischer Kinder- und Jugendlichenpsychotherapeut, bis 1995 in eigener Praxis, danach Therapeutischer Leiter im Therapiezentrum»Osterhof«, Baiersbronn. Dozent und Kontrollanalytiker an den Psychoanalytischen Instituten Stuttgart und Würzburg. Seit 2003 wieder in eigener Praxis tätig.

Hans Jellouschek, Dr. theol., Mag. phil., Psychotherapeut, Lehrtherapeut für Systemisch-integrative Paartherapie und Transaktionsanalyse. In Fort- und Weiterbildung tätig. Autor mehrerer Bücher über Paarbeziehungen und Männerthemen.

André Karger MME, Oberarzt am Klinischen Institut für Psychosomatische Medizin und Psychotherapie am Universitätsklinikum Düsseldorf, Leiter des Bereichs Psychoonkologie, Facharzt für Psychosomatische Medizin und Psychotherapie, Facharzt Psychiatrie und Psychotherapie, Psychoanalytiker (DGPT), Psychoonkologe (DKG), Lehrtherapeut und Supervisor.

Hans-Joachim Lenz, Sozialwissenschaftler, Autor und Dozent; Freiburg.

Bernd Nitzschke, Dr. phil., Dipl.-Psych., Psychoanalytiker (DGPT), Psychologischer Psychotherapeut in eigener Praxis in Düsseldorf; Lehranalytiker, Supervisor und Dozent am Institut für Psychoanalyse und Psychotherapie Düsseldorf.

Martin Schott, Dr. med., Psychiater, Psychoanalytiker, forensischer Psychiater, ehemaliger Chefarzt des Landeskrankenhauses Moringen, Maßregelvollzug (MRV); Lehrauftrag der Universität Frankfurt am Main.

Hermann Staats, Prof. Dr. med., Sigmund-Freud-Professor für psychoanalytisch orientierte Entwicklungspsychologie an der Fachhochschule Potsdam, Arzt für Psychotherapeutische Medizin, Lehranalytiker (DPG, DGPT, IPA) und Gruppenlehranalytiker, Leiter des Familienzentrums an der Fachhochschule Potsdam.

Toni Tholen, Prof. Dr. phil., Universitätsprofessor für Literaturwissenschaft und -didaktik mit dem Schwerpunkt Literaturwissenschaft am Institut für deutsche Sprache und Literatur, Stiftung Universität Hildesheim.

Beate West-Leuer, Dr. phil., psychologische Psychotherapeutin, Supervisorin (DGSv), Senior Coach (DBVC), Leiterin des Instituts »Psychodynamische Organisationsentwicklung + Personalmanagement Düsseldorf e. V.« (POP), Lehrbeauftragte der Universität Düsseldorf.

*Beethoven war
ein Sechzehntel schwarz*

Nadine Gordimer

Beethoven war ein Sechzehntel schwarz

Erzählungen

Aus dem Englischen von
Malte Friedrich

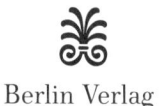

Berlin Verlag

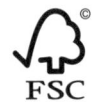
Die Originalausgabe erschien 2007 unter dem Titel
Beethoven was One-Sixteenth Black
bei Bloomsbury Publishing Plc, London
© 2007 Nadine Gordimer
Für die einzelnen Erzählungen
© 2004, 2005, 2006, 2007 Nadine Gordimer
© 2002, 2004 Felix Licensing BV
Für die deutsche Ausgabe
© 2008 BV Berlin Verlag GmbH, Berlin
Alle Rechte vorbehalten
Umschlaggestaltung: Nina Rothfos und Patrick Gabler, Hamburg
Typografie: Birgit Thiel
Gesetzt aus der Walbaum von Greiner & Reichel, Köln
Druck & Bindung: CPI – Ebner & Spiegel, Ulm
Printed in Germany
ISBN 978-3-8270-0803-9

www.berlinverlage.de

Reinhold
2007

Inhalt

Beethoven war ein Sechzehntel schwarz   9

Bandmaß   25

Von den Toten träumen   31

Eine frivole Frau   47

Gregor   57

Sicherheitsmaßnahmen   63

Muttersprache   71

Allesverloren   83

Geschichte   99

Die Begünstigte   107

Alternative Schlüsse   129
Der erste Sinn   131
Der zweite Sinn   147
Der dritte Sinn   161

Beethoven war ein Sechzehntel schwarz

Beethoven war ein Sechzehntel schwarz,

verkündet der Moderator eines Radiosenders für klassische
Musik zusammen mit den Namen der Musiker, die gleich mit
den Streichquartetten Nr. 13 op. 130 und 16 op. 135 zu hören
sein werden. Ist diese Behauptung des Moderators eine Wiedergutma-
chung an Beethoven? Stimme und Tonfall des Moderators verraten, dass er unabänderlich weiß ist. Ist das Sechzehntel ein
unausgesprochener Wunsch, den er selber hegt.
Früher gab es Schwarze, die weiß sein wollten.
Jetzt gibt es Weiße, die schwarz sein wollen.
Es ist dasselbe Geheimnis.

Frederick Morris (das ist natürlich nicht sein Name, Sie werden bald merken, dass ich über mich selbst schreibe, ich habe
dieselben Initialen) lehrt Biologie an der Universität und nahm
damals in der Zeit der Apartheid aktiv am Widerstand teil. Neben einigem anderen illegalen Mumpitz betätigte er sich auch
als Amateur-Karikaturist von einigem Talent und zeichnete Poster, auf denen die Führer des Regimes als die barbarischen
Mörder gezeigt wurden, die sie waren. Und, was schon kühner
war, er schloss sich Gruppen an, die diese Poster an Hauswän-
de in der Innenstadt klebten. Jetzt gilt er an der Universität
in der Zeit des neuen Millenniums unter den Studenten (die
große Mehrheit der Eingeschriebenen ist schwarz, was er rich-

tig findet) nicht als einer der Dozenten, die bei Protesten gegen das akademische System als »alte weiße Männer« beschimpft werden, die der Verwandlung der Universität von einem Country Club weißer Intellektueller in eine nichtrassische Institution mit einer schwarzen Mehrheit (das ist der politisch korrekte Ausdruck) im Wege stehen. Aber die Studenten legen andererseits auch keinen großen Wert auf die Unterstützung von Weißen wie ihm, die von der Meinung der anderen Professoren, dem Lehrkörper im Talar, abweichen. Man kann nicht auf der Seite derer sein, die anders sind. Ist das die Begründung? Die Geschichte kommt nie an ein Ende; genauso wenig wie die biologischen Prozesse, die in jedem Lebewesen ablaufen.

Ein Sechzehntel. Diese paar Tröpfchen schienen zu reichen, um eine Bemerkung außerhalb jeden Zusammenhangs zu verdienen? Was spielt dieses ferne Blutband in der Entstehungsgeschichte eines Genies schon für eine Rolle. Man könnte auch von Puschkin reden, wenn man Lust hat. Sein Anspruch ist nicht zu leugnen, angesichts dieses Gekräusels auf seinem Kopf – nicht der modische, künstliche Afroheiligenschein eines weißen Mannes oder einer weißen Frau, sondern, so heißt es, aus Äthiopien.

Vielleicht weil er älter wird – Morris weiß nicht, dass er noch jung genug ist, um zweiundfünfzig für alt zu halten –, denkt er manchmal darüber nach, was seine Ahnen getrieben haben. Er ist geschieden, zum zweiten Mal; das ist eine Vergangenheit, wenn auch keine weit zurückliegende. Sein Vater war als Familienmann auch nicht viel erfolgreicher. Die Familie: der Urgroßvater, gestorben lange bevor der Junge geboren wurde. Das war ein gutaussehender Mann, jemand aus einem alten oval gerahmten Foto. Die ebenmäßigen Züge wurden nicht vererbt. Über diesen Vorvater gibt es Geschichten, die wahrscheinlich auf Familienfesten erzählt wurden, doch der Junge, der nur darauf wartete, den Tisch der Erwachsenen verlassen zu dürfen, hörte ihnen kaum zu. Anekdoten, die sich nicht in dem Geschichtsbuch fanden, das man auswendig lernen musste. Was man mit amüsiertem Verständnis vielleicht Abenteuer nennen würde, Umstände, die dieser Mann ohne viel Federlesen nutzte, schlechte Zeiten, die er zu guten, zu nützlichen machte. Er war einer dieser Typen –»so was gibt's heute nicht mehr« –, die man entweder als Feind sah, der nichts Gutes im Schilde führte, oder als echten Gefährten, mit dem man sich verbündete. Keine Dinge, die sich in einem Geschichtsbuch fanden. Eher Geschichten eines Einzelgängers, der sich mit dem Fallout der Geschichte herumschlug. Er war eine Art Pionier, nicht im kolonial-militärischen Sinne, sondern eher im scheckigen Kostüm des Glücksritters.

Als Nachkomme der männlichen Linie trägt Frederick Morris natürlich seinen Nachnamen. Walter Benjamin Morris wurde offenbar immer Ben genannt, vielleicht weil er in der Tat der Benjamin einer ganzen Brut von Brüdern war, die nicht wie er nach Afrika auswanderten. Offenbar weiß niemand, warum er das tat. Einfach ein Abenteurer – oder vielleicht wollte er unbedingt reich werden, was nur in einem lockenden Anderswo möglich erschien. Er hätte auch den Yukon wählen können. Zu Hause in London sollte er den mit Aufschnitt und Gurken vollgestopften Delikatessladen in Hampstead erben, den er für einen anderen der Väter dieser Linie führte. Dessen Name ist vergessen. Er war erst ein Jahr verheiratet, als er fortging. Musste seine junge Braut davon überzeugt haben, dass ihre Zukunft an einem fernen Ort namens Kimberley lag, wo vor kurzem Diamanten entdeckt worden waren, nach denen er suchen wollte. Von dort würde er bald mit Reichtümern zurückkehren. Als eine Art Abschiedspfand ihrer Liebe ließ er einen Sohn in ihr zurück, der bald zur Welt kommen sollte.

Frederick überrascht seine Mutter mit der Frage, ob sie den alten Aktenkoffer – ein abgestoßenes Ding – aufbewahrt hat, von dem ihm sein Vater einmal gesagt hat, es befänden sich Familienunterlagen darin, die sie irgendwann mal durchsehen sollten; beide hatten diesen Vorsatz wieder vergessen, sein Vater war gestorben, bevor es dazu kam. Er erwartete eigentlich nicht, dass sie den Aktenkoffer noch hatte, sie war aus dem Haus, in dem sie zur Zeit ihrer Ehe gewohnt hatten, ausgezogen und hatte vieles weggegeben, wofür sie in einem Parkkomplex von eleganten modernen Cottages keinen Platz mehr hatte. Es gab noch ein paar Sachen in einem Lagerraum, den die Mieter gemeinsam nutzten. Da fand er den Koffer. Zwischen den Überbleibseln der Vergangenheit anderer Leute hockend, blies er Silberfischchen von Briefen und Aufzeichnungen und schrieb die Fakten, die oben wiedergegeben wurden, ab. Es gibt auch Fotos, auf Pappe gezogen, die zu hart war für das, was Silberfischchen zum Kauen dient. Die nahm er mit. Seine Mutter würde es kaum interessieren, also teilte er ihr das nicht mit. Ein Porträt in einem schön gearbeiteten Rahmen war dabei.

Der Urgroßvater steht immer in derselben Haltung da – ob er nun allein neben der Palme im Studio des Fotografen steht oder zwischen Haufen magischer Erde, neben Sieben, welche die rohen Steine, die Diamanten in ihrer primitiven Form waren, aus der Erde herausfilterten, zwischen ausdruckslosen Schwarzen und Farbigen, die sich auf Spaten stützten. Prospektoren aus London und Paris und Berlin – von überall her, wo es keine Diamanten gab – eilten nicht selber herbei, um ihre Claims abzustecken, wenn die Startpistole abgefeuert wurde. Die angeheuerten Männer, die in dem Land zu Hause waren, über das sie liefen, waren schneller als jeder weiße Ausländer, sie steckten die Claims der Fremden ab und schwangen die Hacken und Spaten in den offenen Gruben der Konzessionen für sie. Selbst wenn Ben Morris in einer behelfsmäßig installierten, überfüllten Bar fotografiert wird, steht er aufrecht, die Nackensehnen angespannt, der Kopf gehoben, als stünde er ganz unerschütterlich überzeugt da – überzeugt wovon? (Ein paar Aufzeichnungen verweisen darauf, dass seine Ausbeute gering war. Unbedeutende Karate.) Von seiner Männlichkeit. Das ist unübersehbar, die Launen des Geschicks können dem nichts anhaben. Andere auf dem Bild sind vom Pech gebeugt, sind schäbig geworden. Die Aura sexueller Kraft, die sich in der ruhigen Haltung, den dunklen, leuchtenden, wachsamen, einladenden Augen ausdrückt: eine Herausforderung des anderen Geschlechts ebenso wie der schwer zu kriegenden Diamanten. Frauen müssen ihn gehört, ihn verstanden haben. Männer nicht, sollten es auch nicht. Die Daten auf den Papieren, die Insekten fein und löcherig wie Spitze zerkaut haben, zeigen, dass er nicht so bald wiederkam, er glaubte stur an seine Gralssuche, an sich selbst – fünf Jahre lang.

Er kehrte erst mal nicht zurück nach London und zu seiner jungen Frau. Seinen Sohn sah er nur einmal bei einem einzigen Besuch, als er die junge Frau wieder schwängerte und sie wieder verließ. Er machte sein Glück nicht, aber er muss aus den kleinen Steinen, die diese schwarzen Männer für ihn ausgruben, einen langsam angesammelten Profit gezogen haben, denn nach fünf Jahren ging er offenbar nach London zurück und nutzte das gewonnene Wissen über die rohen Steine, um sich im Edelsteingeschäft zu etablieren. Mit Verbindungen nach Amsterdam.

Der Urgroßvater kehrte nie nach Afrika zurück. Das zumindest kann Fredericks Mutter bestätigen, wenn ihr Sohn schon nachfragt. Die späteren Mitglieder der Familie des alten Mannes – in seiner Fruchtbarkeit brachte er noch mehr Söhne hervor, und von einem dieser Söhne stammt Frederick ab – kamen aus anderen Gründen hierhin, als Ärzte und Anwälte, Geschäftsleute, Betrüger und Unterhaltungskünstler. Sie kamen in eine Gesellschaftsschicht, die aus dem Profit der von den angeheuerten Schnellläufern ausgegrabenen Diamanten, dem ausgegrabenen Gold entstanden war. Ausgegraben für die aus Übersee Gekommenen, eine weitere Art von Anderswo.

13

Und das ist eine andere Geschichte. Man ist schließlich für seine Vorfahren nicht verantwortlich, nicht wahr.

Aber wenn das so ist, warum unter verbotenen Parolen marschieren, sich von der Polizei verprügeln, ein paarmal verhaften lassen; warum die Wände mit subversiven Postern bekleben. Auch das ist Vergangenheit. Die Vergangenheit hat nur dann einen Wert, wenn die Gegenwart sie anerkennt.

Wie konnte der gutaussehende Mann mit dem lockenden Blick, der charakteristischen leichten Blähung der Nüstern – als nähme er eine vielversprechende Witterung auf (das ist auf - jedem Bild so) –, mit den kräftigen ringgeschmückten Händen (der rührte nie einen Spaten an), der mit breiten Schenkeln in engen Hosen dasaß, wie konnte er all die Nächte der Diamantensuche ohne seine hübsche Londoner Bettgefährtin auskommen? Und die Sonntagmorgen, wenn man allein aufwacht und nicht aufstehen muss, um Studenten über die biologischen Fakten zu unterrichten, die hinter ihrem von Kondomen beschützten Treiben stecken – selbst ein Diamantensucher muss noch eine Weile auf dem Feldbett gelegen haben, sonntags, muss diese Wellen der Begierde gekannt haben. Und keine Frau weit und breit. Fünf Jahre. Unmöglich, dass ein gesunder Mann, und dieser hier war offensichtlich sehr gesund, fünf Jahre ohne Sex auskommen konnte, mit der einen Ausnahme im ehelichen Bett. Ganz abgesehen von den körperlichen Implikationen; wie traurig. Aber so verhielt es sich natürlich nicht. Es war offensichtlich nicht notwendig, der jungen Frau zu schreiben und ihr zu gestehen, dass er eine Affäre hatte – wir sind in der Vergangenheit, hier handelt es sich nicht um das raffinierte Protokoll sexueller Freiheit in den Vorstädten. Es ist unvorstellbar improvisiert, roh wie die Diamanten. Da gab es diese schwarzen Mädchen, die kamen, um die Wäsche der Diamantensucher abzuholen (zwei im Hintergrund eines Fotos, wo der Mann, mit nacktem Oberkörper, die Fäuste erhoben hat und so tut, als boxte er mit einem dickbäuchigen

Gefährten vor der Grube), und die farbigen Mädchen (zwei Kaffee, eine Milch, lautete die Beschreibung damals) in dem Durcheinander einer Zeltbar, die lächelnd eingefangen sind, wie sie hoch erhobene Tabletts mit Gläsern an ihm vorbeitragen. Hatte er in diesen Jahren einsamer Nächte und Tage viele von diesen Mädchen. Oder gab es vielleicht eine besondere, mehrere besondere. Es gibt keine noch so rohen Umstände, das hat Frederick selbst erfahren, bei denen sich nicht die Möglichkeit der Zärtlichkeit uneingeladen in das einfache Bedürfnis nach einem Beischlaf mischen kann. Und die Mädchen. Was passierte mit den Mädchen, wenn sie bei diesen männlichen Dringlichkeiten schwanger wurden? Die Ausländer, die hierhergekommen waren, um Diamanten zu finden, kamen und gingen, ihr wirkliches Leben mit Frauen war anderswo, intakt und weit fort. Was geschah dann? Gibt es Kindeskinder dieser Nebenbei-Empfängnisse von einem gutaussehenden Prospektor, der zu seiner Frau und seinen Söhnen und dem Edelsteingeschäft in London und Amsterdam zurückkehrte – könnten diese Kindeskinder nicht noch dort leben, wo er ihre Vorfahren zeugte.

Wie jeder in einem Land mit vielen Rassen weiß Frederick, dass es hier und da Beweise solcher weit zurückliegenden Vorfälle in der Form von Namensaneignung gibt. Denn der Name war alles, was er zurückließ, und er wurde ohne sein Wissen oder seine Zustimmung übernommen. Aus einem Gefühl heraus, oder vielleicht einem Groll, weil er ihnen etwas schuldete? Noch mehr historischer Fall-out. Eine Weile dachte er nicht mehr daran, so wie er und sein Vater den Vorsatz, sich das Zeug in dem schwarzen Koffer mal anzusehen, vergessen hatten. An der Universität kam es zu erneuten Störungen, in den Gebäuden hinter den neoklassischen Säulen wurden Geräte zerstört; zum Glück nicht im Institut für Biologie.

Das Porträt seines Urgroßvaters in dem ovalen Rahmen unter konvexem Glas, das so lange unzerbrochen überlebt hatte, stand auf seinem Schreibtisch, der, nachdem er und seine Ex-frau ihre Besitzungen aufgeteilt hatten, in seine neue Wohnung gewandert war. Fotos strahlen weniger Bedeutung aus als gemalte Porträts. Machen weniger nachdenklich. Aber *er* ist da, er ist – eine Aussage.

Ein Sechzehntel schwarz.

Gibt es im Telefonbuch der Stadt, die dort entstanden ist, wo man zuerst nach Diamanten suchte, Eintragungen unter dem Namen Morris. Natürlich wird es welche geben, es ist kein ungewöhnlicher Name. Das hat also keine Bedeutung.

Also bittet er seine Sekretärin, als ginge es darum, Kino-karten über seine Kreditkarte zu reservieren, sich doch mal um ein Telefonbuch für eine bestimmte Region zu bemühen. Da gibt es Morrises und Morrisons. In seiner Wohnung ruft er eines Abends, als er allein ist, den Namen im Internet auf. Es gibt einen Morris, der Theaterregisseur ist und jetzt in Los Angeles lebt, und einen Morris, der ein Bridge-Champion in Cape Town war. In Kimberley gibt es niemanden dieses Na-mens, der es wert wäre, von dieser unfehlbaren Quelle genannt zu werden.

Ab und zu trifft er sich mit schwarzen Überlebenden der einstigen Straßenmärsche, bei denen Schwarze und Weiße gemeinsam demonstrierten, zu einem Drink. »Überlebende«, da einige der schwarzen Genossen (*Genossen*, weil diese Form der Bezeichnung nicht nur den Kommunisten unter ihnen vorbehalten war) jetzt in höheren Kreisen verkehrten, sie hatten Kabinetts- oder Vorstandsposten. Die Unterhaltung kreiste bald um die Reform des Bildungssystems und um die Studentendemonstrationen, die sie voranbringen sollten. Außer Frederick hatten in den 70er und 80er Jahren nur we-nige in dieser Gruppe der Überlebenden die Chance gehabt zu studieren. Sie haben keine Hemmungen, das neue Regime zu kritisieren, das sie und ihresgleichen ermöglicht haben, oder auf die unerfüllten Versprechen zu reagieren. »Alles auf dem Campus zu zerschlagen wird kaum dazu beitragen, die Studiengebühren für unsere jungen Leute, die das nicht bezahlen können, abzuschaffen. Freiheitslieder zu brüllen, vor der Tür des Präsidenten rumzuhampeln wird den Erziehungsminister nicht hellhöriger machen. Mann! Gibt's denn jetzt keine anderen Taktiken? Die sind doch angeblich so intelligent, die studieren doch, oder? Und alles, was ihnen einfällt, ist das, was wir gemacht haben, Steine werfen, die Einrichtungen kaputt schlagen – aber die Gebäude und die Bibliotheken und Labors gehören doch jetzt *ihnen*. Nicht mehr nur dem weißen Mann – die zerstören, wofür wir gekämpft haben, für *sie*.«

Jemand fragt, ob seine Abteilung okay ist, keine Schäden? Ein anderer unterbricht mit einem Lachen:»Dich würden sie nie anrühren, keine Chance.«

Frederick weiß nicht, ob er sie ins Bild setzen soll. Die Studenten wissen nichts, und wenn, dann sind ihnen die Aktionen der Vergangenheit egal, warum auch nicht, sie wissen nicht, wer er mal *war*, kennen seinen bescheidenen Anspruch nicht, als Genosse angesprochen zu werden. Aber das würde noch eine ganze Debatte in Gang setzen, eine, in der er im Blickpunkt stünde.

Als er ziemlich spät nach Hause kam, fiel ein anderer Blick auf ihn, die Augen des urgroßväterlichen Porträts schienen ihn anzusehen. Oder war das die Mischung, erst Bier, dann Whisky, die er ganz gegen seine Gewohnheit getrunken hatte.

Die Osterferien bedeuten Freiheit – sowohl von der Arbeit als auch von der Art Familienverpflichtung, die seine Ehe mit sich gebracht hatte. Frederick hatte Kinder mit der zweiten Frau, aber nach den gesetzlichen Besuchsregeln war er diesmal nicht an der Reihe, den Jungen und das Mädchen für die Ferien bei sich zu haben. Er hatte Einladungen von Universitätskollegen und von einer attraktiven Italienerin erhalten, die er kürzlich zum Abendessen und ins Kino ausgeführt hatte, aber er sagte, dass er ein bisschen wegfahren wollte. An die Küste? In die Berge? Kimberley. Warum in aller Welt sollte irgendjemand ausgerechnet da seinen Urlaub verbringen? Wenn sie fragten, sagte er, er wolle dort das große Loch besichtigen, und wenn sie nicht mehr wussten, was er meinte, sagte er ihnen, dass es der große ausgebuddelte Eingang der Diamantenmine war. Er war noch nie da gewesen und kannte niemanden. Niemand, das war der Punkt, die Negation. Der Mann, dessen Augen, dessen energische Haltung seit Generationen hinter dem Glas offen zutage traten, hatte fünf Jahre hier verbracht, hatte hier seinen Claim abgesteckt. Ein Sechzehntel. Es gibt gewiss Männer und Frauen, Kinder, in deren Adern mehr als das fließt. Das Telefonbuch verriet nicht viel darüber, wo die Cousins, die Verwandten auf dem Gelände der Diamanten zu finden waren. Er nahm an, dass die Adressen, die neben den Nummern standen, eher in weiße Vorstädte gehörten als in Gebiete, die zu Zeiten der Apartheid den Schwarzen zugewiesen worden waren und noch überall die euphemistischen, blumigen Namen trugen, die das verhüllen sollten. Die meisten schwarzen und farbigen Menschen leben noch immer dort. Und was war mit dieser Annahme? Ging sie nicht von der alten Rassen- und Klassentrennung aus und setzte voraus, dass die Schicht der Leute, aus der die Mädchen kamen, die der Urgroßvater benutzte, noch immer am Rand der neuen Gesellschaft leben musste? Warum sollte»Morris, Walter J.S.«, wohnhaft am»Golf Course Place«, nicht ein Mann – beliebiger Schattierung – sein, der es zum Geschäftsführer gebracht hatte und dort ein Haus besaß, wo es ihm früher verboten gewesen wäre, der Golf in einem Klub spielte, der ihn früher nie zugelassen hätte.

Kratz an einem weißen Mann, Frederick Morris, und du findest eine Spur jener Arroganz, mit der man früher geimpft wurde; die Geschichte ist nie zu Ende. Aber während er sich selber prüfte, führte ihn sein Pragmatismus aus dem Kettenhotel, dessen Atmosphäre das Gefühl der eigenen Anonymität bestärkte, in die Straßen, die zu den alten Townships der Rassentrennung gehörten. Es war ein Feiertag, also hatten sich die Straßen, einige asphaltiert und mit Rinnsteinen, einige nur aus Lehm und voller Pfützen, in denen Bierdosen und Plastik schwammen, in fröhliche Rennbahnen für Autos, Taxis und Busse verwandelt, die herumspringenden Kindern und Männern und Frauen auswichen, während die ihr Recht nutzten, in aller Ruhe die Straße zu überqueren, wo sie wollten.

Niemand beachtete ihn. Sein Wagen war, dem Gehalt eines Dozenten entsprechend, weder ein neueres Modell noch teurer als viele der anderen neben ihm. Ab und zu wurde er wie sie von einem größeren Wagen von der Überholspur verdrängt, von einem Mercedes mit verdunkelten Scheiben, dessen Eigner inzwischen sicher in ein Haus am Golf Course Place umgezogen war. Und da Frederick an den Wochenenden in den Bergen kletterte und seit der Scheidung jeden Morgen früh im Schwimmbad der Universität seine Bahnen zog, war er gebräunt und nicht viel heller als einige der Männer, die ihm entgegenkamen. Eine Weile lief er auf den Straßen herum, als hätte er ein Ziel.

Die Schulen waren während der Ferien geschlossen, wie bei seinen Kindern; er blieb auf einem Spielplatz stehen. Die Jungen kletterten die seitlichen Verstrebungen der Rutsche hinauf, statt die Leiter zu benutzen, und brüllten triumphierend, wenn sie als Erste die Spitze erreichten. Einer verlor den Halt und stürzte ab, heulte, während die anderen lachten. Aber wer hätte sagen können, dass das nicht sein Sohn war, eine Schattierung heller oder dunkler; alle Jungen ähneln einander im Ausdruck ihrer Gefühle, bei ihren angeberischen Streichen, mit ihren gewandten Körpern. Die Mädchen auf den Schaukeln hielten jüngere Geschwister auf dem Schoß, sogar Babys.

Die meisten von ihnen waren hübsch, aber sind nicht alle Mädchen im Alter seiner Tochter hübsch? Wenn er sich auch nicht vorstellen konnte, seiner Tochter ein Baby anzuvertrauen, so wie die Mütter hier, die friedlich dabeisaßen, es mit ihren Töchtern taten. Die Mütter. Die, die Glück gehabt hatten (die von den Diamantensuchern vorgezogen worden waren?), mit einer warmen Honighaut, die anderen mit einem schmuddeligen Teint zwischen schwarz und weiß, wie auf einem unterbelichteten Foto. Die Gene als Entwickler. Wer von denen könnte eine Morris sein, eine von Ben abstammende Schwester-Kusine, was auch immer, wir leben, hier gemeinsam in der Gegenwart. Gibst du mir ein Haar von dir? (Sein Haar ist dünn und glatt, aber das beweist gar nichts bei dem kaukasischen Blutgemisch so vieler späterer Vorfahren.) Damit ich es in einem DNA-Test mit einem abgeschnittenen Zehennagel oder einem Hautfetzen von mir vergleichen lassen kann. Stell dir die Reaktion vor, wenn ich das den Labors an der Universität übergäbe. Die ganze Fakultät würde lachen, um Verlegenheit und Neugier zu verdecken. Fred ist ein bisschen komisch geworden.

Er aß an einem Imbisskarren ein *Boerewors*-Brötchen, bestellte es in der Sprache, Afrikaans, die hier alle sprachen. Ihre Muttersprache, die auch die Mädchen sprachen, die den alten Mann besuchten (damals war er natürlich nicht alt, voller Saft und Kraft); lernte er die Sprache von ihnen und vergaß sie dann prompt wieder in London und Amsterdam, so wie er die Mädchen vergaß, da er nie wieder nach Afrika kam? Er, der Abkömmling, lief bis zum späten Nachmittag in dem Township herum, ohne eigentlich zu wissen, zu welchem Zweck er dableiben oder wegfahren sollte. Dann füllten sich die Bars hinter den Männern, die sich am Eingang im Lärm der Kwaitomusik unterhielten. Er drängte sich in eine hinein und setzte sich auf einen Barhocker, der noch warm war vom Hintern des Mannes, der sich gerade darauf umgedreht hatte und heruntergestiegen war. Nach einem Bier fühlte er sich seltsam entspannt in dem Stimmengewirr und dem Gelächter und dem Rhythmus der Musik, bei diesem Unternehmen, das er sich selber nicht zu erklären versuchte und das vor dem konvexen Glas des oval gerahmten Fotos begonnen hatte. Als sein Nachbar, dessen Ellenbogen sich in dramatischen Gesten hob und senkte, um seine lachenden, laut bellenden Argumente zu stützen, ihn anstieß und den Schaum seines zweiten Biers vergoss, grinste der Eindringling, winkte ab und wurde in ein freundliches Geplänkel mit dem Nachbarn und seinen Kumpeln hineingezogen. Sie stritten sich über die Entscheidungen des Schiedsrichters bei einem Fußballspiel; er hatte Fußball gespielt, als er studierte, und konnte seine Ansichten über Fähigkeiten oder Unfähigkeiten von Schiedsrichtern beisteuern. In der Pause, als die anderen eine neue Runde bestellten, bei der sie ihn fraglos einschlossen, schaffte er es zu fragen (er erinnerte sich plötzlich), ob jemand eine Familie namens Morris kenne, die hier lebte? Sie hoben nachdenklich den Blick, sahen sich an. Einer bewegte den Kopf langsam hin und her, sah auf die Bierreste in seinem Glas; richtete sich wieder auf: Als ich Kind war, hieß ein anderes Kind so … die Familie zog in eine andere Gegend, die lebten früher hier in Nähe der Kirche.

Andere Townships wurden genannt. Könnte Leute mit dem Namen da geben. Kannte er sie von irgendwo her? Warum willst du die finden?

Es kam ganz natürlich heraus. Das sind Verwandte, die wir aus den Augen verloren haben.

Oh, das ist jetzt so. Die Leute ziehen überall rum, man hört nie wieder was, heutzutage. Lass uns mal dahin oder woandershin, und dann weiß man nicht mehr, ob sie überhaupt noch am Leben sind oder tot, meine Brüder sind nach Kapstadt gegangen, die wissen nicht mehr, wer sie selber sind … also, wo kommst du denn her?

Von der Naturwissenschaftlichen Fakultät der Universität mit den klassischen Säulen, der Nachkomme von Akademikern und Akademikerinnen, Generationen von Privilegien, die sie zu dem gemacht haben, was immer sie sein mögen. Sie wissen nicht, was sie hätten sein können.

Namen, die nicht auf Geburtsurkunden festgehalten wurden – wenn es so etwas für die Nachkommen von Prospektoren, die nur vorübergehende sexuelle Erleichterung suchten, überhaupt gab –, gehen verloren, existieren nicht, werden vielleicht als wertlos aufgegeben. Diese Männer in der Bar, Gefährten, Kumpel, Genossen, könnte einer von ihnen ein Mann sein, der auch meinen Familiennamen tragen sollte?

Also wo komme ich her.

Worum ging es überhaupt.

Zweifelhaft. Welche Art von Anspruch *braucht* man denn? Was ein Privileg ist, wird von jedem Regime neu bestimmt. Ist das nicht ein Versuch, ein Privileg zu erlangen. Ja? Eine Annäherung an die herrschende Klasse, was immer die sein mag. Ein Sechzehntel. Ein Cousin wievielten Grades, wie weit entfernt von der Projektion deiner eigenen männlichen Bedürfnisse auf den gutaussehenden jungen Stier, der sich unter Glas bestens gehalten hat. Was ist also passiert mit dem Ideal des Kampfes um Anerkennung (ein Ausdruck von etwas anderem, das nie zu Ende ist, was immer die Geschichtsbuchsiege sagen mögen). Dieser Kampf beginnt in einem selbst, und er wird darum geführt, dass wir keine feinen Unterschiede von Blutprozenten brauchen. Das hat die Dinge schon in der Vergangenheit kompliziert genug gemacht. Es gab einmal Schwarze, arme Teufel, die weiß sein wollten. Jetzt ist da ein Weißer, armer Teufel, der gern schwarz wäre. Es ist dasselbe Geheimnis.

Seine Kollegen im Kaffeeraum der Fakultät erzählen, was sie in den Osterferien gemacht haben: auf Berge gestiegen, Tiere in einem Reservat beobachtet, Theater, Konzerte besucht –

und einer gesteht zerknirscht: Er hat gelesen, um sich auf einen neuen Kurs vorzubereiten, hat dabei in der Sonne gesessen und warmes Bier getrunken.

»Oh, und wie war das Große Loch?«

»Tief.«

Alles lacht über den trockenen Witz der kurzen Antwort.

Bandmaß

Niemand, egal welcher Art oder Gestalt oder Spezies, kann sich im Entferntesten vorstellen, was es für mich bedeutet, in einen schrecklichen Strudel voll unbeschreiblichen Drecks gerissen zu werden. Ich, der ich an die ruhigen Vorgänge der Verdauung gewöhnt war, der kein anderes Milieu kannte. Wie lange wird dieses Chaos noch dauern (die Verdauung hat einen geregelten Ablauf) und wo geht es hin? Ich bin hilflos. Alles, was ich tun kann, ist, entlang meiner ganzen Länge – die ist beträchtlich und über die Zeit gewachsen – zurückzuverfolgen, wie meine Anfänge waren, wie ich lebte und was mit mir geschehen ist.

Mein Ursprung liegt in der Nahrungsaufnahme – ja, das klingt seltsam. Aber so ist es. Es kann sein, dass ich mit einem Stückchen Salat oder in einer Delikatesse aus rohem gehacktem Fleisch, die wohl Beefsteak tatare heißt, aufgenommen wurde. Ich könnte auch über einen Finger hineingekommen sein, an dem mein menschlicher Wirt leckte, als er nicht mehr daran dachte, dass er gerade seinen Hund oder seine Katze gestreichelt hatte. Ist egal. Sobald ich aufgenommen worden war, wusste ich, was ich dort, wo ich mich wiederfand, zu tun hatte, ich kam zu Bewusstsein. Das Know-how, das die Natur vermittelt, ist ein Wunder, alles liegt in Millionen und Abermillionen verschiedener Eier bereit: Ich schlüpfte aus meiner winzigen Hülle, die ein menschliches Auge auf dem Salat, in dem rohen Fleisch, auf dem Finger niemals hätte entdecken können, und begann zu wachsen. Segment um Segment. In angemessenen Abständen. So passt sich meine Spezies an, so überlebt sie, sie dringt in einen der elaboriertesten Durchgänge der Welt ein, um sich dort zu ernähren. Einen organischen. Der ist natürlich mit einem noch elaborierteren System verbunden, das ganze blutige Geflecht von Venen und Arterien; unsere Spezies hat mit dem, was da überall in den engen Röhren pulsiert, nichts zu tun.

Ich hatte es da warm, glatte Wände umgaben mich, rosigdunkel, und in diese Windungen (ungefähr zehn verwickelte Meter) kamen, mehr oder weniger regelmäßig, aber immer reichlich, viele unterschiedliche Arten von Nahrung, die ich fressen konnte, heimlich, still und leise. Eine ideale Existenz! Ich lebte geschützt vor den vielen Lebensformen, insbesondere vor jener millionenfach vertretenen Spezies meines Wirts, die im grausamen Licht und in der Kälte hungert (nicht nur, was der Wirt isst, kommt hier herunter zu mir, sondern auch – darin enthalten – sein Weltwissen). Die würden jemanden von meiner Sorte beneiden. Kein Feind, kein Räuber ist hinter mir her, es gibt keinen Rivalen. Nur meine eigene sich windende Länge, die sich frei bewegt und ruht, wenn sie satt ist. Die Nahrung, die so verlässlich kam – in meinem Fall jahrelang –, war sogar schon zur Vertilgung zerkleinert, fertig zerstoßen, könnte man sagen, und gemischt mit kräftigenden Flüssigkeiten. Manchmal spülte während meines langen Aufenthalts dort eine mächtige Flüssigkeit herunter, die mich über meine ganze Länge angenehm erregte – eine Länge, die, wie ich schon bemerkt habe, beträchtlich war –, so dass ich bis in mein letztes, gerade erst hinzugekommenes Segment voller Leben war.

Jetzt fällt mir ein, dass es vor der gegenwärtigen Katastrophe schon ein oder zwei Anschläge auf mein Leben gegeben hat. Aber sie hatten keinen Erfolg. Nein! Ich bemerkte sofort, unfehlbar, dass irgendeine *aggressive* gegen mich gerichtete Substanz in der Nahrung enthalten war, die da herunterkam.

Diese Lieferung rührte ich nicht an. Ließ sie langsam ihren Weg dahin, wo immer es hinging, nehmen, in den gewöhnlichen Schüben, genauso wie ich es sonst tat, wenn ich meinen Teil davon zu mir genommen hatte. Unberührt! Nein danke. Ich konnte warten, bis die nächste Lieferung herunterkam: Die war sauber, das merkte ich. Was immer mein Wirt da im Schilde führte, ich war ihm voraus, war mir über meine ganze Länge bewusst, was er vorhatte. Ja! Oh, und dann war da noch eine Sache, die vielleicht, vielleicht auch nicht mit dem zu tun hatte, was diese Aggression gegen meine friedliche Existenz bedeuten mochte. Meine Heimat, meine Länge wurden plötzlich von einer seltsamen sekundenlangen Form dessen durchstrahlt, was, wie ich mittelbar von meinem Wirt gelernt hatte, Licht sein musste. Es war, als ob irgendein – Ding – kurz in der Lage gewesen wäre, in meinen Wirt hineinzusehen. In all diese wunderbaren geheimen Lagerräume, die meine Domäne waren. Aber fanden mich diese Strahlen? Sahen sie mich? Ich glaubte es nicht. Danach blieb alles auf lange Zeit ruhig. Ich wuchs mehr, perfekt abgemessenes Segment um Segment. Dachte nicht mehr an diesen kurzen Einbruch in meine Privatsphäre. Ich habe ein ruhiges Wesen – wie alle von meiner Art. Vielleicht hätte ich über die Implikationen des Vorfalls nachdenken sollen: dass mein Wirt von da an *wusste, dass ich da war*. Der Akt der Aufnahme verrät nichts über das, was mit dem Stückchen Salat oder dem Fleisch in ihn hineingelangt ist: er hatte bis dahin wahrscheinlich nichts von meinem Aufenthalt in ihm gewusst. Hatte er aber einen Verdacht? Wie, das möchte ich gern wissen; ich war so diskret.

Die Tropfen dieser angenehmen starken Flüssigkeit erreichten mich nun öfter. Kein Einwand von meiner Seite! Das Zeug machte mich eine Zeitlang nur aktiver, ich war so gewachsen, dass ich in meiner Domäne eine Menge Platz beanspruchte, und ich muss zugeben, dass ich dazu neigte, mich ein bisschen zu ringeln und an die Wände zu stoßen. Auf harmlose Art natürlich. Wir haben keine Stimme, singen konnte ich also nicht. Darauf folgte dann immer ein wirklich stumpfer Abschnitt, an den ich mich kaum erinnern konnte, wenn er vorbei war.

Ein zufriedenes, geteiltes Leben. Ich wusste, dass mein Wirt der Nahrung, die zu mir herunterkam, immer schon das entnommen hatte, was er brauchte. Eine gerechte und faire Koexistenz, das behaupte ich noch immer. Und was kümmerte mich, wo der Rest hinging, da wir doch beide unseren Hunger befriedigt hatten?

Oh, wie gut ich es jetzt weiß! Wie genau ich es weiß!

Denn was mir gerade geschehen ist – ich kann das nur ein ums andere Mal in seinem ganzen Schrecken durchleben, als wiederholte es sich unablässig auf meiner ganzen Länge. Zuerst war da dieser Zeitraum, ziemlich kurz, in dem überhaupt keine Nahrung oder Flüssigkeit mehr herunterkam. Mein Wirt musste enthaltsam geworden sein.

Dann –

Der Anprall einer schrecklichen Flut, bitter und brennend, die alles vor sich her peitschte und es in einem pechschwarzen, engen Durchgang hinunterwirbelte, der mit stinkendem Dreck gefüllt war. Ich bin Teil dessen geworden, was sich dort einen Weg freischiebt – *da* also ging die Nahrung all die Jahre hinaus, nachdem der Wirt und ich damit durch waren, in eine erstickende Fäulnis mit unerträglichen Ausdünstungen.

Jonas wurde vom Wal ausgespuckt.

Ich aber wurde – der Begriff lautet, glaube ich – ausgeschissen.

Aus diesem Jauchepfuhl wurde ich in einen anderen gestoßen, der bloß geräumiger war, rund, mit harter Oberfläche. In meiner feuchten, weich gepolsterten Heimathöhle waren meine Segmente nie mit so etwas in Berührung gekommen, und dann wurde ich mit vielen anderen Arten von Fäulnis, von

Objekten weitergespült, mit Segmenten, die, wie ich aus meiner eigenen Vollständigkeit heraus erahne, von ganzen Organen abgetrennt worden sein müssen, Organen, die jemand wie ich, der nur das Innere der Existenz, nie aber die Außenwelt gekannt hat, nicht benennen kann. Von diesen Formen, alle schrecklich, leblos, stoßweise durch den Gang getrieben, glaubte ich, selbst sterben zu müssen – ich weiß, wie man wächst, aber nicht, wie man im Bedarfsfall, der jetzt offenkundig eingetreten war, stirbt. Und jetzt! Jetzt! Die ganze faulige Strömung hatte irgendein Ziel – sie mündet irgendwo (kurz bin ich geblendet, das muss wohl Licht sein) und verteilt sich in ein Maß an Flüssigkeit, das im Vergleich zu den Rinnsalen und selbst Tropfen, die mich genährt haben, unfassbar ist. Unauslotbar: Ich werde in etwas Schwindelerregendes, Schäumendes, Berauschendes hinuntergezogen. Etwas spült mich ab. Und ich bin sauber, auf meiner ganzen Länge sauber! Ah, von dem Dreck befreit zu sein, in den, von mir bisher ungeahnt, die Nahrung sich verwandelte, die ich mit meinem Wirt teilte. Diese gesegnete Ahnungslosigkeit in all den Jahren, in denen ich sicher drinnen wohnte …

Mein Wirt. Also *wusste* er es. Er hatte das alles geplant, um mich loszuwerden. Warum? Zu welchem Zweck? So gering achtete er also unsere Koexistenz, nachdem er sogar diese Tropfen der angenehmen Flüssigkeit mit mir geteilt hatte, deren beglückende Wirkung wir zusammen genossen haben müssen. Es endet damit, dass er mich gnadenlos, hasserfüllt austreibt, zusammen mit jeder erdenklichen Art von Kot und Schmutz. Das ist tödlich.

Aber ich passe mich dieser Weite an! Kann das zumindest eine Weile aushalten, glaube ich. Es ist nicht das, woran ich gewöhnt war, und es fehlt all die Nahrung, die ich kannte, aber ich stelle fest, dass meine Segmente, meine ganze Länge mir noch gehorchen. Ich komme durch meine üblichen Windungen vorwärts. Mich windend breche ich dahin auf, wo auch diese mächtige flüssige Weite hinwill – die Natur hat mir das Wissen mitgegeben, dass alles sich irgendwohin bewegen muss –, und vielleicht wird eines meiner Eier (wir tragen alle einen Vorrat in uns, obwohl wir Einzelgänger sind und unsere Befruchtung ein Geheimnis ist) dort, wo diese Kraft uns hinträgt, von einer Stubenfliege mitgenommen, sich auf einem Stückchen Salat niederlassen oder auf einer Fleischfaser eines Beefsteak tatare. Die dann gegessen wird. Der ganze Prozess wird dann erneut beginnen. Zum Leben erwacht.

Von den Toten träumen

Bist du gestern Nacht zurückgekommen?

Ich versuche, dich in eine Verkörperung zu träumen, aber du erscheinst nicht.

Ich erwarte dich ständig. Weil das Träumen keinen Ort, keine Zeit kennt. Das Empyreum – ich habe es immer gemocht, weil es meiner freien Definition eines (N)irgendwo entspricht – ist wie ein Ballon, der nicht an die Erde gefesselt ist. Dort gibt es keine Vergangenheit, keine Gegenwart, keine Zukunft. Alles ist gleichzeitig da. Jeder dort ist frei von den Grenzen der Wahrscheinlichkeit.

Ich weiß nicht, warum es ein chinesisches Restaurant war – ach nein, das klärt sich später, wenn ein besonderer Gast kommt! Gäste. Wer hat eingeladen. Wer ist der Gastgeber. Hier spielt solch eine Kausalität keine Rolle; das haben wir hinter uns. Sieh auf, und da ist Edward, das wie in eine Münze gravierte Profil von Edward Said, dem bewusst ist, wie männlich schön es noch immer auf Fotos existiert, er wendet sich hierhin und dorthin, um festzustellen, an welchem Tisch er erwartet wird. Dann entscheidet er sich für diesen hier. Er hat immer gewusst, was ihm zugedacht war, als sein ganz eigener Platz, durch alle Hindernisse hindurch, zwischen Christen und Moslems, Palästina und Kairo, als Amerikaner. Er braucht niemanden, der ihn geleitet, das Licht seiner Intellektualität und Sensibilität geht ihm wie eine Fackel voraus. Auch wenn es nicht hierhergehört, erinnere ich mich als diejenige, die noch im Fleische lebt, mit Synapsen und Neuronen verbunden, dass seine Frau Mariam erzählt hat, noch auf seiner letzten Fahrt ins Krankenhaus habe er mit dem Fahrer über den richtigen Weg gestritten.

Edward. Vor der Umarmung zur Begrüßung bleibt er einen Moment stehen. Das ist seine vertraute Art, dieses Ereignis zu würdigen – das Treffen, das durch die Koordination von Freunden und durch glückliche Umstände ermöglicht wurde. Es ist beruhigend, dass er eines von seinen bunten Hemden trägt, und das malerische Muster seiner Krawatte wird durch den Zipfel eines Seidentuches unterstrichen, das aus der Brusttasche des wie immer eleganten Jacketts hervorguckt. Edward hatte es nie nötig, seinen überlegenen Verstand durch professorale Schäbigkeit oder Schuppen auf den Schultern zu beweisen. Wir verzichten auf die »Wie geht es«-Fragen, diese Banalität hat hier keinen Sinn. Er sagt, warum trinken wir nicht etwas, während wir warten – er scheint zu wissen, auf wen, was ich nicht weiß (außer auf dich), genauso wenig wie ich wusste, dass Edward in dieses Restaurant mit den fransengeschmückten Papierlaternen kommen würde. Er winkt einen Kellner herbei, der das nicht zu ignorieren vorgibt, um seine Würde gegen vermeintliche Servilität zu behaupten. Edward musste nie kommandieren, ich hatte das oft bemerkt, da ist etwas in diesen unergründlich schwarzen Augen uralter nahöstlicher Herkunft, was keine fordernden Worte benötigt. Mit einem Blick zu mir bestellt er das, was wir immer getrunken haben, um anzustoßen. Er entschuldigt sich witzelnd: »Ich weiß nicht, wie ich es geschafft habe, zu spät zu kommen, das ist schon ein Kunststück.« Aber von Zuspätkommen kann nicht die Rede sein, denn ich habe ihn ja gar nicht erwartet, und was ihn aufgehalten hat, braucht er nicht zu erklären, weil ich es sowieso nicht verstehen würde.

Wir stürzen uns sofort in unseren üblichen lebhaften Austausch von Deutungen der politischen Ereignisse, der internationalen Machtspiele, der nationalen, religiösen und weltlichen

Konflikte, dieses unvermeidlichen Gerüstes aller menschlichen Existenz auf Erden. Erst danach sind wir bereit, uns persönlicheren Themen zuzuwenden. Dafür gibt es eine andere Ebene der Vertraulichkeit, die sich jede Freundschaft instinktiv sucht. Bevor wir unsere finden, tritt noch jemand an den Tisch. Sogar ich, die ich dieses Gesicht seit vielen Jahren kenne, in all seinen Wandlungen, in unterschiedlichsten Szenen und Situationen, von Hochverratsprozessen im Land, in dem ich noch zu den Lebenden zähle, zu nächtelangen Partys in London, habe sein Kommen nicht bemerkt. Sobald er an unserem Tisch steht, legt sich sein Gesicht in die Falten seines britischen Begrüßungslachens: Es ist Anthony Sampson.

Wer? Denn statt der ausgebeulten Hosen, die nie zu seinem Tweedjackett passten, trägt er ein afrikanisches Gewand. Nicht etwa nur ein Daishiki-Hemd, das er gekauft haben könnte, als er noch in Afrika lebte, und zu diesem zwanglosen Sommerabend, oder was immer dieses Treffen sein mag, angezogen hat, sondern ein Gewand, das bis zu den Knöcheln reicht. Heiß kann es bei dem Chinesen übrigens nicht sein; in Träumen gibt es kein Klima. Als er Redakteur einer Zeitung in Südafrika war, die nur mit Schwarzen arbeitete, als er wirklich dazugehörte, trotz seiner rosigen britischen Haut mit den Gettoshebeens vertraut war, trug man so etwas noch nicht. Das wurde erst später populär, als man mit solcher Kleidung zeigen wollte, dass man über jedem Rassismus stand. Sampson legte keinen Wert darauf, modisch zu sein, egal in welchem Kontext. So schien er sich jetzt seines fließenden Gewands nicht bewusst zu sein. Ich sagte nichts; Edward auch nicht, aber sie waren sich vielleicht, dachte ich, im Jenseits schon begegnet. Edward erhob sich, während Anthony und ich einander umarmten, uns auf beide Wangen küssten. Er begrüßte Edward mit einer Bewunderung, die ihm offenbar gerade erst wieder in den Sinn gekommen war, und setzte sich, wobei er sein Gewand über den Schuhen raffen musste wie einen Rock.

Wir nahmen jetzt zu dritt das unterbrochene Gespräch auf, über politische Konflikte und Skandale, Strategien und Ideologien, korrupte Regierungen und tyrannische Fundamentalisten, jene, die der Nahe Osten und Osteuropa selbst herangezüchtet hatten, und jene, die die Hybris des Westens erzeugt hatte. Ein Kellner trat unterwürfig mit den Speisekarten auf uns zu, aber wir ignorierten ihn alle, als wüssten wir, dass noch jemand erwartet wurde. Ich wartete auf dich. Selbst in jenem chinesischen Restaurant, obwohl das nie deine bevorzugte Küche war.

Auf wen warteten wir?

Das frage ich mich jetzt, da mich eine schwere Katze, die sich auf meinen Füßen niedergelassen hat, im Bett aufweckt, aber vorhin habe ich mich das nicht gefragt. Und niemand fragte mich, deshalb brauchte ich auch nicht zu antworten: auf dich. Edward schlug eine Speisekarte auf, die dick und ledergebunden war wie ein Weltatlas. Das bedeutete vielleicht, er und Anthony wussten, dass niemand mehr kommen würde. Niemand sonst unter den Toten in ihrem Kreis kam in Frage. Vielleicht können die gerade erst Verstorbenen nicht in Träumen auftauchen. Aber nein; Anthony war ja erst vor kurzem gestorben, und da saß er, wenn auch seltsam gekleidet, jedenfalls nach den Maßstäben des Kinderglaubens, dem zufolge jedem Flügel wachsen, sobald er stirbt und zu einem Engel im Empyreum wird.

Plötzlich war sie da, saß an der Stirnseite des Tisches, als wäre sie schon die ganze Zeit bei uns gewesen. Oder wir hatten nicht bemerkt, dass sie zu uns gestoßen war, weil es so etwas wie Zeit nicht gab. Susan. Susan Sontag. Wie man allerdings den Eintritt einer Person von so überlebensgroßer Präsenz (blöde Metapher unter den Umständen, aber dies berichte ich ja am Morgen danach) nicht bemerken konnte, weiß ich nicht. Überlebensgroß nicht nur, weil sie hochgewachsen und kräftig war. Sie war eine mythische Göttin, eine Athene-Medea-

Statue mit dieser prächtigen schwarzen Mähne, die ihre doppelte Autorität unterstrich, zugleich inspirierend, bedrohlich, die kühnen Marmorzüge eines Bildhauers enthüllend, durchbohrt von gebieterischen Augen.

Dann hatten wir uns wohl begrüßt. Ausrufe der Freude, Umarmungen und der weniger vertraute, aber ebenso aufrichtige Händedruck schufen eine angeregte Stimmung, bei der alle durcheinanderredeten. Susans tiefe schöne Stimme unterbrach sich selbst, als sie einen Kellner beim Namen rief – ach so, natürlich, das ist das chinesische Restaurant im New Yorker Soho, in das sie mich früher geführt hat! Die Kellner kennen sie, sie ist der Stammgast, der weiß, was man hier bestellen muss. Mit einer freundlichen Geste ihrer schmalen Hand unterbindet sie sogar die zögernde Wahl der anderen und fragt nach, insistiert, lacht tadelnd über einige Vorschläge des Kellners. Der weiß sicherlich, dass die Küche ihr nichts unterjubeln kann. Sie lässt uns aber entscheiden, was wir trinken wollen. Susan hat nie viel getrunken, und dieses eine unter ihren Lieblingslokalen hat wohl kaum einen Weinkeller mit den speziellen französischen und italienischen Erzeugnissen, derentwegen sie eine Ausnahme macht.

Als hätte sie, die Nichtraucherin, eine Schachtel Streichhölzer dabei, schlägt sie einen Funken, der die Situation zwischen Israel und Palästina aufflammen lässt. Der Scheinwerfer richtet sich natürlich auf Edward, obwohl dies keine Gruppe ist, in der jeder den anderen auf eine bestimmte Identität und eine damit einhergehende fraglose Loyalität festlegt, als unveränderliche Summe des Selbst – von Geburt, Religion, Land und Rasse in Stein gehauen.

Edward ist Palästinenser, in seiner menschlichen Ethik ist er aber auch Jude, wir wissen das aus seinen Büchern, in denen er den »Orientalismus« in uns bloßlegte, die Erfindung des »Anderen«, der das Ende des alten Kolonialismus bis in die Globalisierung hinein überlebt hat. Wenn Susan Jüdin ist, so hat sie auch Identitäten darüber hinaus, sie hat sich den Vietnamesen verbunden gefühlt, den Einwohnern von Sarajevo, vielen anderen, und daraus ist die Summe ihres Selbst entstanden.

Dies alles tragen sie ins (N)irgendwo. In das chinesische Restaurant, mitten unter uns.

Sampson wirft in seinem schleppenden, kaum hörbaren Tonfall, der für die englische Oberschicht so typisch ist, zwar wenig ein, aber er gibt dem, was die anderen beiden so eloquent vertreten, immer eine neue Wendung, ob sie nun verschiedener Ansicht oder einer Meinung sind. Als Journalist, der sich in den abenteuerlichsten Unternehmungen durch vollkommene Integrität ausgezeichnet hat, muss er schon früh ein guter Zuhörer gewesen sein. Und ich – meine Meinungen und Urteile liegen noch ganz im Chaos der Lebenden verschüttet, mir fehlt die Perspektive, die die Toten gewonnen haben müssen. Aber die offenkundige Distanz, mit der Edward Susan begegnet, als sie sich wieder einmal beharrlich zu ihren leidenschaftlichen Ansichten über die sich widersprechenden Legitimationen von Palästinensern und Israelis bekennt, ist mir ein Rätsel. Nach all dem unmissverständlichen Engagement für diesen von Konflikten zerstampften Boden auf der Erde, die er hinter sich gelassen hat, nach dem Ringen um eindeutige Worte und dem Streben nach einer gerechten Lösung (vorausgesetzt, die gibt es), wobei er seinen brillanten Verstand gegen jede Feindseligkeit, einschließlich der letzten – den Tod –, einsetzte: Woher diese Gleichgültigkeit? Ist er müde? Ist das der Friede der Toten, der jedes Verständnis übersteigt und den die Pressesprecher der Religionen, ihre Spindoktoren, anpreisen? Diese eine Versprechung, mit der jene andere überboten werden soll: die Gratis-Versorgung mit Jungfrauen? Müdigkeit. Aber Edward Said: da war nie auch nur eine passive Zelle in diesem einzigartigen Gehirn.

»Was hast du unbeendet hinterlassen?«

Der bevorzugte Kellner hatte ein zweistöckiges Buffet, fast so lang wie der Tisch, herangerollt. Darauf standen Kompositionen von schimmernden Hügeln, Gärten von strotzendem Grün. Susan, die stets unersättlich nach der Wahrheit suchte und sich nie mit bloßer Information abspeisen ließ, wagte es, diese Frage zu stellen, während sie sich dem Essensangebot zuwandte. Eine Frage, die in dieser Runde vielleicht gegen die Etikette verstieß.

Sie suchte mit großer Konzentration das Richtige aus – das da, nein doch nicht, dann das, und noch etwas von dem da –, ließ voller Kunstsinn und Vorfreude die großen Teller füllen, mit denen das Restaurant sich seinen Ruf erworben hatte.

Edward wartete, bis sie fertig war: »Alles ist unbeendet. Etwas zu Ende bringen wollen – das ist der Fehler. Nur Diktatoren beanspruchen so etwas. Hegemonie. Wir hingegen müssen immer das Gepäck aufnehmen, das andere hinterlassen haben. Das übernehmen, was nach unserer Erfahrung gut ist. Das wegwerfen, was uns seinen Wert nur vorgespiegelt hat, in Wirklichkeit aber zerstörerisch ist.«

Der Traum hat keine Abfolge, wie wir sie kennen – dies kommt nach jenem. Dies ist vorbei, das fängt an. Man kann mit jemandem schlafen, den man nicht erkennt, Münzen aufsammeln, die auf die Straße gefallen sind, auf einer Vorstandssitzung eine Rede halten, in einem Einkaufscenter nackt verfolgt werden, alles ohne sich von einem Ort zum anderen fortzubewegen. Ob die Gäste sich nun auch bedienten – die anderen, Anthony und Edward – und ob sie beim Essen und beim Trinken von Wein oder Wasser weiterredeten – auf jeden Fall lag ich mit meiner Logik der Lebenden daneben, wenn ich dachte, dass sie ihren Gedankenaustausch nun mit Gesprächen über diejenigen fortsetzen würden, die für 9/11 verantwortlich waren, über den Tsunami, die Hungersnot in Darfur, die Wahlen im Irak, in der Ukraine, die Studentendemonstrationen gegen Kündigungsschutzeinschränkungen für Berufsanfänger in Paris, den Prozess in meinem Land gegen einen Politiker, der wegen Vergewaltigung vor Gericht stand. All das waren Sorgen meiner lebendigen Gegenwart in den letzten Monaten und Jahren, Dinge, die ihnen natürlich egal waren. Was hatte ich hier bei Susans Chinesen überhaupt zu suchen?

Sie tauschen sich über das aus, womit sie sich gerade beschäftigen. Jetzt. Edward wird auf diese Weise eine Information entlockt, die zumindest mir erklärt, warum er Susans Sicht der Entwicklungen im Nahen Osten (in welchem Stadium die auch immer gewesen sein mögen, als sie den Zugang zu Zeitungen, Fernsehen und Insidern verlor) so gelassen gegenübersteht. Er hat gerade ein Klavierkonzert vollendet. Ich kann nicht widerstehen und werfe entzückt ein: »Für zwei Klaviere.« Die Wohnung der Saids auf der New Yorker West Side hielt für Neuankömmlinge eine Überraschung bereit, zwei Konzertflügel, die eines der Wohnzimmer füllten. Edward wies mich einmal, wenn auch liebevoll, darauf hin: »Du hast das Schreiben, aber ich habe das Schreiben und die Musik.« Er war ein Amateurpianist, allerdings so gut, dass er hätte öffentlich auftreten können. Das hat er auch einmal getan, mit einem Orchester unter der Stabführung seines Freundes Daniel Barenboim.

Er lächelte jetzt in Erinnerung daran, dass er mich einmal in dieses exotisch möblierte Wohnzimmer geführt hatte, strich mir vielleicht mit der Hand über den Arm. Berührungen spürt man im Traum nicht immer. Er war ein Gelehrter, ein politisch-philosophischer Denker, jemand, der in der Ordnung der Welt eine internationale Ethik suchte. Dies war ein Leben, dessen Antrieb nicht gewählt, sondern auferlegt war: Er war Palästinenser. Eine existentielle Prägung, neben den anderen weltlichen Bestimmungen. Das setzt sich noch in den Stiftungen fort, den Professuren, den Ehren, die in seinem Namen vergeben werden. All das.

Aber den Tod als einen, der auch wegwirft, hat er nicht erwähnt. Edward Said ist ein Komponist. Und da ist auch das

Gepäck, das man mitnimmt. Die beiden Flügel. Unter den Lebenden ist es Carlos Fuentes, der gefragt hat, ob Musik nicht »das wahre Feigenblatt unserer Scham ist, die endgültige Sublimation – über den Tod hinaus – unserer sterblichen Sichtbarkeit: der Körper der Worte«. Ist nur die Musik »frei von sichtbaren Bindungen, von der Läuterung und den Illusionen unseres körperlichen Elends«?

Edward. Ein Komponist. Was er immer war, was er hätte sein sollen, wenn es nicht so viele Anforderungen der drohenden Außenwelt an ihn gegeben hätte? Er arbeitet jetzt an einer Symphonie.

»Was ist das Thema, was wirst du uns geben?« Susan hat nie Angst nachzuhaken. Ihre Leidenschaft für alles Kreative ist so stark, dass sie jede Einmischung rechtfertigt.

»Ich brauche dir wohl nicht zu erklären, dass die Sätze einer Symphonie zusammen genommen genau das sind, eine Auflösung im symphonischen Sinne.« Mit diesen Worten erkennt Edward ganz nebenbei ihre Liebe zur Musik und ihr Wissen an, auch wenn sie kein Instrument spielt. »Es ist noch immer – wie soll ich das sagen …«

»Hörst du es, spielst du es? Ist es in deinen Fingern?« Susan verfolgt unnachgiebig, was dabei in ihm vorgeht, in diesem eloquenten Mann des Wortes, dessen Worte nicht immer gern gehört wurden.

Er hebt die Schultern und denkt nach. Weiß sie nicht, wie das geht, es ist so wie beim Schreiben, wenn man bestimmte Wendungen hinkritzelt, Halbsätze festhält, Schlüsselbegriffe in irgendein Aufnahmegerät spricht. Dieser Prozess ging doch auch den Büchern voraus, die sie geschrieben hat, den Büchern, die er schrieb. Die Symphonie – die er hört?, spielt?, in die Hieroglyphen der Tonkunst überträgt? – basiert auf jüdischen Volksliedern und palästinensischen Klagen und Gesängen.

Wie im Chor drücken wir unsere Begeisterung aus. Wann

wird er fertig. Wie weit ist er. »Es ist getan«, sagt Edward. Fertig. »Für das Orchester«, sagt er und streckt Handflächen und Unterarme vor, während er die Ellenbogen an die Seiten drückt. Ich lese seine Gedanken, wie es der Träumende kann: Nur schade, dass Barenboim das Werk noch nicht dirigieren kann; der ist noch nicht hier.

Diese Leute sind es gewohnt, intensiv an dem Anteil zu nehmen, was die anderen vorhaben, an Ideen, Gedanken, Handlungen. Kein Tischgeplauder. Anthony Sampson ergreift die Gelegenheit – einfach, weil er sie vorher nicht hatte –, um Susan zu sagen, dass sie die Selbstgefälligen durch ihre Akzeptanz des Leidens beschämt hat, wie niemand anders es getan hat. Seit Goya!

Susan lacht ihr prächtiges, anerkennendes, selbstironisches Lachen und zitiert als Antwort, was die Fernsehzuschauer, »die noch in der Zeit sind«, zu sehen bekommen. »Die Bilder verschwinden nicht: das ist das Wesen der digitalen Welt.« Sie ist noch nicht lange tot, also hat sie diese Welt noch nicht ganz verlassen: dies verdankt sich einem ihrer letzten Blicke auf die Welt, dem Buch, das Anthony preist: *Das Leiden anderer betrachten.*

Aber das ist für das Erinnerungsmuseum, das übrig bleibt, ganz wie das Phänomen, dass die Haare der Toten noch eine Weile weiterwachsen. Susan hat das Schwert der Wörter mitgebracht, das sie immer so geschickt zur Verteidigung der Entwaffneten führte. Sie hat die Verteidigung der Männer zu ihrer Sache gemacht.

»Du!« Edward schätzt das, was dem Feminismus sicher als neue Folie dienen wird. Wir lachen alle in freudiger Erwartung. Aber Susan Sontag ist kein Quichotte, die zu ihrer Rüstung eine Barbierschüssel als Helm trägt.

»Was hat es ihnen unmöglich gemacht, wirklich zu leben? Vergessen wir mal Huntington und seinen Kampf der Kulturen. Der Kampf der Geschlechter hat die Unterwerfung des heterosexuellen Mannes mit sich gebracht … Wir Frauen haben nun sicherlich als emanzipierte Wesen das Letzte erreicht, was wir erreichen wollten? Eine Umkehrung der Rollen von Unterdrücker und Unterdrücktem, die Herabsetzung von Mitmenschen. Die *Affirmative Action* hat eine weibliche Elite geschaffen, die sich genauso verhält, wie es die männliche früher getan hat. Die höchsten Posten werden an Freundinnen vergeben, genauso wie die Männer das gemacht haben, ob die einzelne nun qualifiziert ist oder nicht, es geht nur nach dem, was man zwischen den Beinen hat.«

Irgendjemand – kann ich gewesen sein – sagt: »Muslimische Frauen – immer noch schwarz verschleiert – Männer leiden darunter?« Das wird als reine Rhetorik angesehen.

Ich bin Susan nicht gewachsen.

»Guck doch, wie sie den ganzen Schwanz an Frauen und Müttern, Großmüttern, Matriarchen, Tanten, Schwestern zusammen mit einer endlosen Schar Kinder hinter sich herziehen: das ist die Macht hinter der Burka. *Ihre* Männer – vergiss das Possessivpronomen nicht – tragen die ganze weibliche Bürde durch ihr ganzes männliches Leben, sie tragen die Frauen. Die wissen ganz genau, wenn sie da raus- und für sich selbst sorgen wollen, heißt das, sie müssen ökonomisch, politisch, psychologisch in der realen Welt konkurrieren. Der schwarze Lappen ist ein eiserner Vorhang.«

»Und die schwulen Männer?« Es ist bekannt, dass Anthony Frauen liebt, aber sein Gerechtigkeitssinn ist immer wach und bohrend.

Susan schaut ihn an: vielleicht täuscht sie sich in seiner offenkundigen Heterosexualität, in seinem Vertrauen darauf, dass er in seiner Beziehung zu Frauen keine Verteidigung braucht. Sie spricht uns alle an.

»Wenn die Schwulenbar schließt, kriegen die Lesben die Jobs – weil sie Frauen sind. Schwule Männer sind in vielen Ländern nicht mal mehr in der letzten Bastion traditioneller männlicher *amour propre* akzeptabel – in der Armee. Nicht mal gut genug, um abgeschlachtet zu werden.«

Inzwischen hat Edward Appetit bekommen, er mustert die verschiedenen Gerichte, überlegt, welches die Subtilität verheißt, die er schätzt, so als (aber das ist ein unwürdiger Vergleich, den ich hier anstelle) vergliche er das Spiel zweier Musiker am Klavier. So wie die linke Hand eine Saite anspricht und die rechte Hand mit einer höheren Note antwortet. Doch sein geschmäcklerisches Abwägen mildert seine Nachfrage nicht ab: »Und wo ist der Penisneid geblieben?«

Trotzdem gibt Susan ihm den Rat, den er offensichtlich braucht, nicht die Ente, die Langusten sind besser, nein, nein, das Hühnchengemisch ist für abgestumpfte Gaumen.

Der Kellner nähert sich dienernd hier und da mit der diskreten Frage, ob die Dessertkarte erwünscht sei; einige von uns sind mit der Hauptspeise durch. Vielleicht sind wir für das bereit, was meiner Erinnerung nach als Nächstes kommt. Dieses Lokal ist genau so geblieben, wie es war, die Füllhörner der Buffetwagen leeren sich nie. Glückskekse. Sorbet mit Litchis; Mangos? Vielleicht sind es die Namen der tropischen Früchte, die uns an Anthonys Kleidung erinnern. »Was soll das?« Das ist Edward. »Welche internationale Körperschaft sezierst du gerade?« Als sei das afrikanische Gewand irgendeine Art von Operationskleidung für einen Journalistenchirurgen. Wie ein Orakel ruft Edward uns ins Gedächtnis: »Wer hätte vorausgesehen, dass sogar die Mächtigsten der Welt Angst davor haben würden, auf dem Trockenen zu sitzen – außer dir natürlich, du hast das in deinen *Sieben Schwestern* geschrieben … das war …« Die Leser seines Buches über die Ölindustrie, der Autor selbst, ignorieren diese Anspielung auf das Erinnerungsmuseum, die zeitliche Dokumentation.

»Wer hat vorausgesehen, dass es dieses Hexengebräu von den Ölfeldern war, das die Welt antrieb, dass es wertvoller werden würde als Gold, Platin, Uran, ja! – Ja! – In den Begriffen der militärischen Machtstrategie, der gewalttätigen Aneignung von Rohstoffsphären, von politischer Einflussnahme ganz zu schweigen. Wer hat gesehen, dass es um Kanonen für Öl ging, um Blut für Öl. *Du hast das gesehen!*«

Ich weiß nicht, welches Stadium der fortlaufenden Ölkrise den Bewohnern dieses Empyreums in Gestalt eines chinesischen Restaurants noch bekannt ist.

Anthony zuckt mit den Schultern und lacht verlegen über diesen Ritterschlag. Jetzt – und für immer – hat er sich als Prophet erwiesen, aber über seine Lippen kommt nur das Understatement des britischen Stamms: »Jeder hätte das wissen können.«

Susan nimmt mit dem für sie typischen Schwung Edwards Bild auf. »Spart am Werk nicht Fleiß noch Mühe, Feuer sprühe, Kessel glühe! Die haben das nicht gesehen.«

Edward und Susan machen sich über Anthonys Bescheidenheit lustig, treiben ihn an.

»Na ja, wenn das Buch jemals, wenn es noch mal …« Skeptisch neigt er den Kopf zur Seite.

Natürlich weiß man nicht, ob jemand zurückblicken, es noch einmal auflegen, zum Bestseller machen wird. Tantiemen brauchen sie ihm nicht mehr zu zahlen. Für den chinesischen Lunch gibt es keine Rechnung.

Jetzt ist es Susan, die nachfragt. »Also, was machst du gerade?«

Vielleicht zählt er darauf, dass Mandela bald kommen wird, damit er seiner berühmten Biographie des großen Mannes ein Nachwort anfügen kann.

»Oh, es wär schön, dich ab und zu in der Taverne zu sehen.«

Der Taverne?

Wahrscheinlich bin ich die Einzige außer Sampson, die weiß, dass dies in Südafrika der politisch korrekte Begriff für das ist, was früher die schwarzen Gettoshebeens waren (ein alter, von den Iren geborgter Begriff).

Susan zieht die Winkel ihres schönen Mundes, der so großzügig für den Ausdruck von Ungläubigkeit ausgelegt scheint,
herab und sieht Edward an. Mit einem abgründigen Blick antwortet er, als teilten sie alte Intrigen.

Anthony Sampson hat also eine Art Bar.

Hat er »mein Lokal« hinzugefügt in diesem attraktiven
britischen geheimnisvollen Gemurmel, immer nur halb hör-
bar. Das würde auch die afrikanische Kleidung erklären. Und
sie trotzdem zu einem noch größeren Rätsel für uns machen
(wenn ich mich, die Träumerin, einschließen darf, da ich ja
noch nicht hinaufgerufen worden bin).

»Wie lange machst du den Laden schon?«, fragt Susan wieder.

Wo?

Wo ist nicht wichtig. Es gibt keinen Ort – genau wie bei
dem chinesischen Restaurant, das Susan bei ihrer erwarteten
Ankunft heraufbeschworen hat. (Konnte kein Ort sein, an dem
ich dich erwartete.)

Wie lange?

Das afrikanische Gewand ist nicht einfach nur eine beque-
me Wahl für das überheizte New Yorker Restaurant, das er
vielleicht vorausgesehen hat. Es ist eine rituelle Ausstattung,
Berufskleidung. Anthony Sampson hat sich kraft besonderer
Aufmerksamkeit – ein Zeitmaß gibt es nicht – zum Sangoma
ausbilden lassen.

Sangoma. Was. *Was* ist das.

Ich weiß, dass man darunter im Allgemeinen »Medizin-
mann« versteht, aber das ist ein imperialistischer, kolonialer
Begriff, den keiner von Anthonys Begleitern gebrauchen würde, Edward schon gar nicht, dessen klassisches Werk *Orientalismus* noch immer in vielen Ausgaben nachgedruckt wird.
Was darauf hinweist, dass die Avatare der alten Macht, unter
neuen Namen versteckt, noch da sind.

Sampsons »Lokal« ist ein Shebeen, Teil seines Aufenthaltsortes in Afrika, den er nie ganz aufgab, als er nach England zurückging. Genauso wie das chinesische Restaurant Teil von Susans Leben in New York war, das sie nie ganz aufgegeben hat. Aber das Shebeen scheint einem anderen Zweck zu dienen; oder es trägt in seiner Verwandlung das weiter, was in Wirklichkeit dort schon vorher existiert hatte. Sampson ist keiner aus dem Haufen, den man immer durch die Musik hindurch im »Haus der Wahrheit« hörte – ah, so hieß die Bar im Sophiatown-»Slum« der weißen Innenstadt, eine poetische Namensgebung für diese Umgebung. Er ist nicht nur einer von denen, die Big Mamas Gebräu aus Bier-Schnaps-Bremsflüssigkeit und Gott weiß was noch schluckten. Er hörte auch zu, teilte die Freuden, den Kummer, die Schwankungen zwischen Trotz und Verzweiflung, das hemmungslose Leben von Männern und Frauen, die ihn da zu ihrem Bruder machten.

Dahin ist er zurückgekehrt, zu etwas Weltlichem, aus der Isolation im Busch von (N)irgendwo. Und statt freier Drinks für alle, was er als Besitzer bieten könnte, bietet er Wissen an. Das Wissen des traditionellen Heilers. Er bedient die Leute mit den Diagnosen des Sangomas und mit Trost für die Trauer, den Trotz und die Verzweiflung, die man nicht ertränken oder wegtanzen und wegsingen kann.

»Oh, ein Seelenklempner!«

Wer hätte gedacht, dass Susan, Kennerin so vieler unterschiedlicher Kulturen, so verblüfft sein kann. Laut lachend wirft sie ihren prächtigen Kopf zurück.

In »Tonys Place« hebt er seine außerordentlichen journalistischen Gaben auf eine andere Ebene der Nachfrage, mit dem sechsten Sinn leitet er seine Gäste – Moment mal, seine Patienten – an, dem nachzugehen, was hinter den vermeintlichen Motiven anderer Leute, was an Schädlichem hinter den eigenen des Patienten steckt. Er winkt ab: Liebestränke mache er nicht. Auch keinen tödlichen Hasstrunk, um ihn um das Haus des Rivalen zu versprühen. Das ist Hexerei, nicht Heilung. Die Gäste halten Biergläser in der Hand und reden mit ihm, reden über ihr Inneres. Wie Anthony etwas widerwillig für uns ausführt, beobachtet er ihre Körpersprache, er sammelt, was uneingestanden zwischen den Wörtern liegt. Nein. Er sagt ihnen nicht, was sie tun sollen, diktiert keine Lösung, wie man den Feind besiegen, zerstören kann. Er leitet sie an, mit sich selbst zurechtzukommen.

»Ein Psychotherapeut! Ja, natürlich, das ist es. Lieber Anthony!« Er hat nachgewiesen, dass Psychotherapie zuerst im alten Afrika praktiziert wurde, wie so viele westliche »Entdeckungen«, die vom Rest der Welt beansprucht wurden. Susan legt ihm den Arm um die Schultern, um ihn als Original anzuerkennen.

Und sind sie das nicht, alle drei. Wie sollen wir ohne sie auskommen? Sie treiben fort, sie verlassen den Tisch. Im Archiv meines Kopfes höre ich gebrochene Zeilen aus der Zeit meiner jugendlichen Lektüre, ein Beispiel, das zu Edwards Definition westlichen Orientalismus passt, die Übersetzung eines alten persischen Poeten durch irgendeinen Europäer. Nicht den Teil über den *Pokal* und *Euch*. »Ja, alle Freunde, die zu Sang und Wort / Vor uns versammelt sind am trauten Ort / So weit, drei Runden, tranken ihren Becher / und gingen einer nach dem andern fort.« Während ich allein im chinesischen Restaurant sitze, ist das für mich nicht exotische Romantik, sondern der Abschied der drei Gäste.

Ich saß am Tisch, du kamst nicht, zu spät.

Du wirst nicht kommen. Niemals.

Eine frivole Frau

Als sie starb, fanden sie in einem alten Überseekoffer, der verziert war wie eine Piratentruhe, diverse Karnevalskostüme, zwei paillettenbesetzte Masken und Mappen, die Dinnerspeisekarten schützten, versehen mit witzigen Zeichnungen, die ihr die Künstler gewidmet hatten.

Sie hatte diese Schatztruhe aus Berlin mitgebracht, als sie vor der Ausrottung der deutschen Juden durch die Nazis hatte fliehen müssen. Sie ließ das schöne Haus, das enteignet wurde, zurück, das Haus, in dem sie die Dinner gegeben hatte. Die Gäste waren berühmte Opernsänger, Dirigenten, Maler, Kunstsammler und Politiker der Weimarer Republik – Walter Rathenau, der letzte Außenminister dieser Regierung, ein regelmäßiger Gast an ihrem Tisch, war von Faschisten ermordet worden.

Vierzig Jahre später entdeckte ihre Familie in dem Land, in das sie emigriert war, was sie da in der Truhe versteckt hatte – sie lachten, schüttelten den Kopf, machten ungläubige Gesichter. Einer der erwachsenen Enkel, für den sie Geschichte war, dachte, ohne es laut auszusprechen: Diesen Müll hat sie gerettet, hat ihn mitgeschleppt, während andere wie sie in Viehwaggons weggekarrt wurden.

Die alte Grete! Ihr Sohn erzählte manchmal, wie sie ihn bei Partys in dem Adoptivland, das ihm, seiner Frau und seiner Mutter die Einreisegenehmigung erteilt hatte, in Verlegenheit brachte, indem sie kurz in ein anderes Zimmer verschwand, um dann mit Kastagnetten und Mantilla wieder in der Tür aufzutauchen und als Carmen zu singen und zu stampfen. Aber er musste schon im Mutterleib an ihr geselliges Flair für Auftritte gewöhnt worden sein, denn die Nacht seiner Geburt wird auf einem Plakat gefeiert, das die Eröffnung einer Gemäldeausstellung des Impressionisten Lovis Corinth in einer tonangebenden Berliner Kunstgalerie verkündet. In dem festen Glauben, dass sie bei ihrer zweiten Schwangerschaft den Fortgang der Wehen würde berechnen können, hatte seine Mutter nichts davon verlauten lassen und ihren Gatten zu jenem gesellschaftlichen Ereignis begleitet, das sie nie im Leben hätte verpassen wollen, einer Vernissage. Sobald sie wieder zu Hause waren, gebar sie den Sohn. Die Geschichte wird durch seine Geburtsurkunde belegt (sie befindet sich unter den Auswanderungspapieren) und durch die Wiedergabe des Plakats in einem Kunstbuch.

Was ihr Sohn nicht erzählte, war die andere Geschichte ihrer Auswanderung. Den Auftritt als Carmen nahmen viele Leute als Teil einer angeregten Partylaune, auch wenn es bemerkenswert war, dass sie zu der Zeit in einer billigen Pension lebte, offenbar ohne irgendeinen Vergleich zu den eleganten Räumen zu ziehen, die jetzt einen Würdenträger des Dritten Reichs beherbergen mochten. 1939 bestand sie aber gegen die wütenden Einwände ihres Sohnes darauf, nach Europa zurückzureisen. Sie konnte doch Heinrich nicht im Stich lassen! Sie musste ihren älteren Sohn besuchen, der Dänemark gewählt hatte. Anders als sein intelligenter und weitsichtiger jüngerer Bruder war Heinrich einer von denen, die in der Nähe bleiben wollten, weil die Hitler-Episode doch sicher nicht lange dauern würde. Sie verheimlichte ihrem Sohn, der es geschafft hatte, sie in ein ausreichend fernes Land zu bringen, dass sie auch nach Berlin zurückkehren wollte. Sie konnte doch ebenso wenig die wunderbaren alten Familienbediensteten im Stich lassen – keine Juden, zu ihrem Glück –, den treuen Gärtner und Handwerker, den sie von ihrem Vater geerbt hatte, die Bauersfrau, die Amme und Kindermädchen ihrer Kinder gewesen war und die danach in irgendeiner undefinierten Funktion bei ihnen blieb, denn sie hatte kein anderes Leben. Und natürlich die Freunde im alten kultivierten Kreis, die wie die einfacheren Bediensteten als Nichtjuden sicher waren – und nie Nazis sein würden? Dass sie diese gefährden könnte, wenn sie als alte Freundin zu Besuch kam, war ihr in ihrer Arglosigkeit wohl nicht in den Sinn gekommen. Ihre Familie war ja seit Generationen assimiliert: Sie aßen Schweinefleisch wie jeder gute Deutsche und ließen ihre Söhne nicht beschneiden.

Als ihre Briefe mit deutschen Poststempeln bei ihm eintrafen, forderte ihr Sohn sie auf, sofort abzureisen. Sie zögerte den Aufbruch mit beruhigenden Entschuldigungen hinaus, sie redete ihm gut zu – noch eine Woche, was konnte das schon ausmachen. Schließlich ging sie in Holland an Bord eines Schiffes, wanderte auf derselben Route ein zweites Mal aus. Nach drei Tagen auf See erreichte sie die Nachricht, dass zwischen Großbritannien und Deutschland der Krieg erklärt worden war. Der Zweite Weltkrieg hatte seinen Anfang genommen. Als das Schiff Senegal an der Westküste von Afrika erreichte, wurde es im Hafen von Dakar beschlagnahmt. Senegal war eine französische Kolonie, und Frankreich war inzwischen als Alliierter Großbritanniens in den Krieg eingetreten. Die entlaufene Mutter hatte noch einen deutschen Pass, und zusammen mit anderen Deutschen wurde sie in einem Lager interniert, das sich in einer verfallenen Leprastation außerhalb der Stadt befand. Ihr Sohn rechnete an einem bestimmten Datum mit ihrer Ankunft in einem Hafen ihres neuen Landes. Die Niederlande waren nicht in den Krieg eingetreten, es gab also keinen Grund, warum ein Schiff der Holland-Afrika-Linie auf seiner Route aufgehalten werden sollte. Er bat einen Freund, seine Mutter in Empfang zu nehmen, wenn sie von Bord ging, und sie in den Zug ins Hochland zu setzen, wo er sie erwartete. Stattdessen rief ihn der Freund hektisch und konfus an. Das

Schiff hatte angelegt, die Passagiere waren aufgetaucht, aber Grete nicht. Da waren noch andere Verwandte und Freunde, die zurückkehrende Reisende empfangen wollten und verwirrt dastanden, als die nicht freudig winkend die Gangway herunterkamen. Jeder fragte jeden, irgendeinen, bat um eine Erklärung. In all dem Lärm erschien schließlich der Kapitän und berichtete, als wäre er noch immer von Furcht betäubt, dass er nichts habe machen können, als die Männer der französischen Behörde an Bord gekommen waren und verlangt hatten, ihnen die Passagiere mit deutschem Pass auszuliefern. Er wusste nicht, wo sie festgehalten wurden.

Für den Sohn begann nun ein Albtraum, der zugleich surreale und verzweifelt praktische Züge trug. Irgendwo an dem Aufbewahrungsort *seines* dokumentierten Lebens liegen auch – warum behält man so etwas? – die Briefe, die offiziellen Absagen, die Notizen von flehenden Besuchen bei Konsulaten und zahllosen Behörden, alles Teile der Strategie, sie freizubekommen.

Wenn sie noch am Leben war.

Wie konnten bürokratische Abläufe – die einzigen, die zur Verfügung standen, waren, das Rote Kreuz zu quälen, die entgeisterten Schweden zu belästigen, die im Chaos des Krieges hastig zu Repräsentanten von Menschen gemacht worden waren, die in provisorischen Lagern Gott weiß wo festgehalten wurden – die Leere, das Schweigen erreichen? Schlimmer noch waren die wie von einer Bö hergewehten Bilder von Durst, Hunger, ausgetrockneter Wüste, tropischen Überschwemmungen.

Nach drei Wochen bekam er einen Brief. Die Adresse im Briefkopf lautete: *Camp de Concentration de Sébikholane.* Sie lebte: ihre fließende Handschrift auf einem dreckigen Stück Papier. Ihr Englisch. Viele Ausrufungszeichen folgten der Verkündigung, dass sie, da sie Französisch spreche, einen Wachtposten überreden konnte, den Brief aufzugeben. Sie habe Fieber gehabt, aber jetzt gehe es ihr ganz gut. Die anderen Leute dort sind wundervoll. Da ist eine Zirkustruppe, und sie sind dicke Freunde; das Trapezmädchen schläft in dem Zelt, wo alle untergebracht sind, neben ihr, und ihr Freund, auch ein Hochseilartist, kommt da zu ihr, so süß, ich stelle dann meinen Regenschirm aufgespannt an die Seite des Bettes. Ich weiß, mein lieber Sohn, dass Du alles tust, um mich hier rauszuholen. Große Ratten laufen hier rum! Es ist schrecklich heiß, aber sie sagen, dass es in ein paar Wochen kühler wird.

Ein PS. Alle sind sehr erfreut, weil ich den französischen Wachtposten auch dazu überredet habe, jedem einen Viertelliter Rotwein am Tag zu bringen!

Das Rote Kreuz, das französische Konsulat, die verwirrten Schweden schafften es irgendwie; nach sechs Wochen wurden die Insassen des Lagers freigelassen und konnten ihre Reise mit der Holland-Afrika-Linie fortsetzen. Sie breitete die Arme aus, als sie ihn sah, wie sie es getan hatte, als er ein kleiner Junge war und sie aus Deauville oder einem Ferienort in der Schweiz zurückkam. Und da sie selbst ein Kind war und immer auf bezaubernde Art davon ausging, dass einem nichts nachgetragen wird, zeigte sie keine Zerknirschung angesichts der Sorge und der Angst, die sie mit ihrer mutwilligen Eskapade ausgelöst hatte. Zorn und Frustration hatten im Herzen ihres Sohnes mit der Furcht gekämpft, und die Furcht hatte gesiegt – wie konnte er ihr Vorwürfe machen. Er suchte stattdessen nach Gründen dafür, dass sie gegen sein Edikt davongelaufen war, und schlug vor, sie in einer bequemen Wohnung mit Dienstmädchen unterzubringen, aber sie wollte in der Pension bleiben und setzte sich mit einer typischen Entgegnung durch: Wo könnte ich sonst wohnen, wo ich die Jüngste bin?

Für die alte Grete war alles eine Party. Zumindest konnte er sie dazu bewegen, sich von einem der Salon-*Habitués* der Pension, einem eingewanderten Arzt aus Frankfurt, untersuchen zu lassen. Er bestätigte, dass die Fiebersymptome, die er sich von ihr beschreiben ließ, in der Tat auf Malaria deuteten und dass das Virus in ihrem Blut schlafen und jederzeit bei einem neuen Anfall wiederkehren könnte. Sie beschloss, das nicht zu verstehen. »Ach Quatsch! Ich schlafe wie ein Baby.« Es stimmte, dass sie in ihrem winzigen Zimmer den Rhythmus aufrechterhielt, den sie sich vor langer Zeit im Stil des mondänen Lebens in Berlin zugelegt hatte – niemals vor Mitternacht im Bett, niemals vor Mittag auf den Beinen. Daraus ergab sich einer der unmöglichen Grete-Vorfälle. Das Zimmer hatte kein eigenes Bad. Also ging sie in ihrem weiten Morgenrock und ihrer geblümten Plastikhaube in das gemeinsame Bad. Im Zimmer gab es nur ein Waschbecken mit fließendem Wasser. Die Pension beschäftigte auch keine Dienstmädchen; in jenen Jahren war es üblich, dass »Bedroom-boys« diese Dienste versahen. Es waren erwachsene Männer, Schwarze, die aus ländlichen Gegenden kamen und denen als Uniform grobe weiße Baumwollshorts ausgehändigt wurden, die an die weiten Khakishorts der frühen britischen Siedler erinnerten. Sie plauderte gerne mit ihrem schon älteren »Bedroom-boy« und hatte mit ihm heimlich abgemacht, dass er ihr Zimmer leise putzen sollte, während sie noch schlief, da sie erst lange nach dem offiziellen Ende seiner Dienstrunde aufstand. Und wieder hatte sie etwas zu verbergen, dieses Mal vor dem Pensionsbesitzer, sowohl um den Angestellten als auch um sich selbst zu schützen. Eines Morgens schlug sie die Augen auf und sah, wie der Boy sich im Spiegel betrachtete, während er sich mit ihrer Zahnbürste die gebleckten Zähne putzte. Als sie das ihrem Sohn als amüsante Geschichte erzählte, zog der auch die Lippen zurück und bleckte in ungläubigem Ekel die Zähne: Was wollte sie jetzt tun? Sie hatte schon eine Zahnbürste gekauft und ihm geschenkt: Hier, Josiah, ist deine.

Ihr gesellschaftliches Leben war wie ihr Tagesablauf in kleinerem Maßstab nach dem alten, gewohnten Modell organisiert. Keine Festlichkeiten nach der Oper – da gab es kaum mal eine Oper –, aber Konzerte und natürlich Nachtklubs. Zum Tanzen hatte sie ein oder zwei reguläre Partner. Sie waren homosexuell, also keine Gigolos mit sexuellen Pflichten. Sie wurden nicht bezahlt; es waren einfach jüngere Immigranten in ihrem Freundeskreis, die Partys genauso vermissten wie sie und für die Grete, die weniger arm war als sie, die Getränke bezahlte. Sie sammelte auch andere Freunde um sich, Leute, von denen ihr Sohn und die Familie nicht angenommen hätten, dass sie mit Grete irgendetwas gemein hatten – so wie sie nichts mit ihnen teilten. Eine geschäftige, redselige Frau burischer Abstammung, »die Pienar« (diese nützlichen Frauen wurden mit dem bestimmten Artikel vor dem Nachnamen bezeichnet), wurde zunächst vielleicht für kleine Gefälligkeiten bezahlt – sie holte Kleidung von der Reinigung ab, nähte Knöpfe an und blieb dann zu Kaffee und Kuchen. Da gab es eine Italienerin, oder war es eine Portugiesin, jung, Kartenverkäuferin in einem Kino, die mit ihrem verheirateten Liebhaber zu einem Abendessen zu dritt eingeladen wurde.

Als Marlene Dietrich anlässlich ihrer »letzten Welttournee« – berühmte Schauspieler und Musiker nehmen so etwas bei nachlassender Popularität auf sich – nach Afrika kam, lud Grete als Mit-Berlinerin, die Dietrichs einzigartige Stimme und ihre unvergleichlichen Beine verehrte, die Familie zu einer Vorstellung ein. Oben auf der Bühne sahen sie eine weitere alte Dame, die von der Großmutter mit dem gleichen schlampig rotgeschminkten Mund so emotional bejubelt wurde, wie sie es bei Live-Auftritten von Popstars machten. Aber Gretes Vorliebe für Berühmtheiten gehörte nicht nur der Vergangenheit. Ihr Adrenalin geriet sogar für gegenwärtige Sporthelden in dem adoptierten Land und für gewisse politische Gestalten in Wallung, für General Jan Smuts etwa so wie früher für Walther Rathenau. Großmutter ist ein Groupie. So wie es Playboys gibt, muss man sie so nehmen, wie sie ist, ein Playgirl.

Viel wurde verbannt, vieles andere. Was sich nicht unterhaltsam erzählen ließ, was nicht leichtherzig und lebhaft war, wurde nicht erwähnt. Das war ihrem Wesen fremd. Obwohl sie zusammen verheerende Dinge durchlebt hatten, damals, dort, sprachen sie und ihr Sohn nie davon, weder untereinander noch in intimen Geständnissen anderen gegenüber. Offenbar erlegte sie sich das auf, um von ihm geachtet zu werden. Sein Vater, ihr Mann, war mit fünfzig gestorben, als der Junge zwölf war. Wie es schien, empfand sie es als unnötig, auf die Bedeutung dieses Verlustes für sie und für ihren Sohn zurückzukommen, für beide und für jeden einzeln. Der Sohn erfuhr später zufällig, dass sein Vater eine Affäre mit einer Intellektuellen gehabt hatte, einer Frau aus ihren Kreisen, die erst zu Ende ging, als er krank wurde und starb. Seine Mutter hatte davon gewusst; aber die einzige Spur, die man dahin verfolgen konnte, war die leicht bösartige namentliche Erwähnung einer Frau, die bei den glänzenden gesellschaftlichen Anlässen, die sie schilderte, gewöhnlich dabei war. Sie und ihre Schwester, fügte Grete dann hinzu, nannten sie »die Bärin«, weil sie so unweiblich behaart war.

Seine Mutter heiratete zum zweiten Mal, als er achtzehn und sein Bruder schon nach Hamburg gegangen war und das erste Stadium seines stürmischen Liebeslebens durchlief. Der neue Mann war ein bekannter und beliebter Chirurg, dem großes Können nachgesagt wurde und der zudem eine Professur an der Universität innehatte. Er muss einer der Gäste bei den Dinners und Mitternachtsessen gewesen sein, die Grete als lebhafte und wohlhabende Witwe auch nach dem Tod ihres Mannes weiterhin gab. Edgar war ein guter Fang, fast eine Berühmtheit, unter seinem Messer genasen Opernsänger, und er trug zur Unterhaltung pikante Indiskretionen über seine Patienten bei – oh, Richard Tauber, er konnte so weiche, hohe Töne singen, weil er nur einen Hoden hatte.

Arnulf (für seine Mutter blieb ihr Sohn aber immer »Arnie«) fand eine Art älteren Bruder und vertrauten Freund im

Ersatzehemann seiner Mutter, wenn auch nicht ganz den Ersatzvater. Der biologische war mit der Kindheit verschwunden, und in den seither vergangenen sechs Jahren des Heranwachsens hatte sich eine Art Gerüst zur Bewältigung des Erwachsenendaseins ergeben, das die fehlende väterliche Struktur ersetzen musste. Vielleicht als Mann, aber nicht als Autoritätsfigur, war Eddie für ihn ein Verbündeter in dem geselligen Trio mit der leichtlebigen Mutter. Es gab durchaus Tröstliches in unkonventionellen Familienbeziehungen, die unbewusst den sich verschiebenden Gewissheiten entsprachen, welche in biertriefender Rhetorik in München deklamiert wurden. Während das glückliche neue Paar jene Stimme ignorierte, so wurde dem jüngeren Sohn immer bewusster, dass die Professoren an der Universität ihn auf ein Leben vorbereiteten, das es nicht mehr gab. Es würde von den Mitstudenten ersetzt werden, die statt des Abzeichens eines Sportvereins das Hakenkreuz an der Mütze trugen und die ihn verprügelten, als er sich einer Art alternativer Zukunft zuwandte, indem er dem Sozialistischen Studentenbund beitrat. Das Jahr, in dem er sein Studium als Doktor der Philosophie abschloss, war das Jahr, in dem die Bücher verbrannt wurden. Er schloss den Kreis, der ihn in das Erwachsenenleben führte, insoweit, als er seine Freundin heiratete. Und mit neuer Autorität drängte er die Familie, das Land zu verlassen, das ihre Heimat gewesen war. Eddie war anderer Meinung. Sie waren assimiliert, hatten gute Verbindungen, niemand würde sie anrühren. Arnie war jung, links und daher irregeführt. Ein paar Monate später setzte man den Professor darüber in Kenntnis, dass er aus seiner Universitätsanstellung entlassen war und in seiner Privatpraxis nur noch Menschen seiner eigenen Rasse, Juden, behandeln durfte. Er erschoss sich.

Edgar, der Chirurg, blieb mit einer Kugel im Kopf zurück. Wie der Dom Pérignon nach der Oper, als Richard Tauber sang und

Eddie seine prickelnden medizinischen Indiskretionen bei unterdrücktem Gekicher zum Besten gab. In dem Pensionszimmer, aus dem ihr Sohn sie retten wollte und das sie als gemütlich verteidigte, war sie geschäftig, spät in der Nacht, sie schrieb in ihrem Journal über die Feier ihres Hochzeitstags, auf die sie sich freute, die Verabredung mit einem ihrer Begleiter zu einem Musical, die Adresse eines neuen, schicken Nachtklubs, eine Café-Verabredung mit einer Freundin in der nächsten Woche – diese musste aufgeheitert werden, ihr Mann hatte sie gerade wegen der Frau seines Golfpartners verlassen. Grete war unverbesserlich zerstreut, bezaubernd und nervtötend in ihrer unschuldigen Verrücktheit. Ihr Sohn zuckte mit den Schultern, kein ernsthafter Gedanke in ihrem lieben Kopf; so ist sie schon immer gewesen. Ihr ernsthafter Sohn, er, hatte vier Jahre in der alliierten Armee verbracht, um mit den Nazis abzurechnen.

Eine Großmutter, die nie erwachsen geworden war.

Das Leben: ein Stapel Karnevalskostüme in einer Piratentruhe. Keine auf den Arm tätowierte Nummer; nein. Keine letzte Fahrt in einem Viehwaggon.

Wer von den verantwortungsvollen Erwachsenen, die in der Ferne aufgewachsen waren, hatte den Liebhaber-Ehemann in seinem Sprechzimmer sitzend aufgefunden, mit einer Revolverkugel im Gehirn, die den Nur-für-Juden-Doktor schließlich außerhalb des Gesetzes stellte. Wer hatte einen Regenschirm gegen das *Camp de Concentration de Sébikholane* aufgespannt, wie um sich vor einem vorübergehenden Schauer zu schützen.

Was hat das also zu bedeuten?

Die Vergangenheit ist ein fremdes Land.

Kein Zutritt.

Die Vergangenheit ist ein fremdes Land …
L. P. Hartley, *The Go-Between*

Gregor

Jeder, der Leser ist, weiß, dass das Gelesene Einfluss auf sein Leben gehabt hat. Als »Leser« bezeichne ich jemanden von dem Moment an, als er oder sie anfing, die gedruckten Wörter der Gutenachtgeschichte zu entziffern. (Eine weitere Voraussetzung: man wurde in irgendeiner Ära zum Leser, bevor die Gutenachtgeschichte von der halben Stunde vor der Kiste ersetzt wurde.) Die Zeit des Heranwachsens ist dann die kritische Zeit, wenn Dichter und Romanautoren in die Herausbildung des Ichs in seiner sexuellen Beziehung zu anderen eingreifen und – manchmal auf erregende, manchmal auf einschüchternde Weise – andeuten, dass das, was einem die Erwachsenen über den Ablauf solcher Beziehungen erzählt oder angedeutet haben, überhaupt nicht stimmt. Damals, in den 40er Jahren, wurde mir zu verstehen gegeben: Zuerst lernst du einen Mann kennen, dann verliebt ihr beide euch ineinander, dann heiratet ihr. Es gibt eine ordentliche Reihenfolge von Gefühlen, die mit diesem klaren Prozess einhergeht. Das *ist* die Liebe.

Bei mir kam als Erster Marcel Proust. Die seltsame, aber unentrinnbare Unordnung von Charles Swanns quälender Liebe zu einer Frau, die nicht sein Typ war (und dafür konnte sie ja nichts, er verliebte sich schließlich in sie, so wie sie war, oder?); die Eifersucht des Erzählers, der gemartert der Spur von Albertines Ausflüchten folgte.

Weggefegt war das Konfetti. Ich hatte nun ganz andere Erwartungen, was die Erfahrungen betraf, mit denen ich fertig werden müsste. In meinen Lehrjahren der sexuellen Liebe wandelte sich etwas; ich hatte es jetzt mit dem Leben zu tun. Ob's dir gefällt oder nicht, das *ist* die Liebe. Furchtbar. Glorreich.

Aber was passiert, wenn etwas aus einem Roman nicht verinnerlicht wird, sondern sich als Realität erweist? Eine unabhängige Existenz annimmt?

Das ist mir gerade passiert. Jedes Jahr lese ich ein paar von den Büchern wieder, die mir so wichtig sind, dass ich nicht sterben will, ohne sie noch mal gelesen zu haben. Dieses Jahr gehören Kafkas *Tagebücher* dazu, und ich bin halb durch. Das ist eine Abendlektüre von wunderbar herzzerreißender Art.

Vor ein paar Tagen, als ich mich morgens an diese Schreibmaschine setzte, wie ich es jetzt auch tue, ohne auf Lorcas *duende* zu warten, und zu arbeiten begann, sah ich unter dem schmalen Fenster, in dem die Wörter, die ich schreibe, elektronisch auftauchen, eine Küchenschabe. Eine kleine Schabe ungefähr in der Größe und Form des Nagels meines Mittelfingers – ich habe mittelgroße Hände. Zu sagen, dass ich das nicht glauben konnte, ist noch untertrieben. Aber mein unmittelbarer Gedanke war praktischer Natur: Sie war zweifellos da, wie ist sie also da reingekommen. Ich klopfte dort, wo sie aufgetaucht war, an das Glas. Sie bestätigte ihre Existenz, indem sie sich bewegte, nicht den Körper, sondern zwei Fühler, Antennen, die so dünn und blass waren, dass ich sie vorher nicht gesehen hatte.

Ich begann, die Teile der Maschine, die irgendwie zugänglich waren, anzuheben, aber der schmale Glasstreifen des Displays gehörte nicht dazu. Ich sah in die Gebrauchsanweisung; da war die Möglichkeit nicht vorgesehen, dass eine Küchenschabe in das versiegelte Refugium eindringt, das einzig Wörtern vorbehalten ist. Ich konnte keinen Weg finden, auf dem das Ding da eingedrungen sein könnte, machte mir aber klar, dass es, da es mit seinem glänzenden bucheckerbraunen Rücken und seinen feinen Antennen reingekommen war, auch wieder rauskommen konnte, wenn es wollte. Oder wenn ich es wollte. Ich klopfte wieder an das Glas, und jetzt bewegte es sich seitwärts – was bedeutete, aha, dass es unter diesem Dach ziemlich eingeklemmt war – in den oberen Bereich des zur Verfügung stehenden Raums. Dabei zeigte die Schabe auch dünne schwarze Beine wie Satzzeichen. Ich rief eine Freundin an, und die reagierte ganz einfach: Das ist nicht möglich. Kann nicht sein.

Na ja, es war aber so. Ich habe einen Nachbarn, einen jungen Architekten, den ich oft mit dem Kopf unter der Motorhaube liegen sehe, er repariert an den Wochenenden sein Auto. Ich konnte nichts tun als warten, bis er abends nach Hause kam. Er ist einer von denen, die alles heilmachen können, alles aufkriegen. Was sollte ich inzwischen tun? Weitermachen, wo ich aufgehört hatte. Wörter wie Schatten über ihren Körper laufen lassen. Vielleicht würde die Störung den Eindringling dazu bringen, einen Ausgang zu suchen.

Ich bin daran gewöhnt, allein zu sein, wenn ich arbeite. Ich konnte nicht darüber hinwegsehen, dass ich es nicht war; irgendetwas gab sich alle Mühe, mich *nicht zu beobachten* – ich konnte jedenfalls ihre Augen nicht sehen –, war aber in den Vorgang verwickelt, durch den die Einbildungskraft festgehalten wird, Existenz gewinnt.

In dem Moment drang das zu mir durch, was ich vorher so nicht gehört hatte: Kann nicht sein.

Abend für Abend hatte ich Kafkas *Tagebücher* gelesen, das Unterbewusste seiner Fiktionen, das Max Brod nicht hatte zerstören wollen. Da ist es also, die geheime Genese der Kreation. Kafkas Unterbewusstes geleitete mich Abend für Abend vom Bewusstsein ins Unterbewusste des Schlafes.

Hatte ich diese Kreatur *verursacht*?

Gibt es noch eine andere Art der Metamorphose? Man wacht nicht auf und ist in eine andere Spezies verwandelt, die auf dem hellbraunen glänzenden Rücken liegt und den Raum mit feinen Fühlern ausmisst, sondern die Vorstellung eines solchen Wesens kann eines erschaffen, unabhängig von irgendeinem Wirt, ein wirkliches körperliches Entstehen. Oder kann die Vorstellung solch ein lebendiges Wesen dazu bringen, aus seinem Versteck hervorzukriechen und sich zu zeigen?

Was für ein Unsinn. Ohne Zweifel gibt es die gewöhnlichen häuslichen Plagen, die heimlich in Papierstapeln und Zeitungsausschnitten leben und sich von dem, was man daran abnagen kann, ernähren. Wer sonst frisst die vergoldeten Buchstaben auf den Buchrücken? Am nächsten Morgen ist er/sie/es noch immer da, kein Ektoplasma meiner Vorstellung, flach unter das Glas gedrückt und sich zwischen langen Pausen wachsamer Bewegungslosigkeit ein wenig seitwärts oder senkrecht bewegend, wenn die Maschine sich im Gebrauch erwärmte.

Mein Nachbar war gekommen und hatte sich die Schabe oder Gregor – so nannte ich inzwischen die Kreatur, aber das spielt keine Rolle – angesehen. Der junge Architekt stellte fest, dass seine Werkzeuge für die italienische Finesse der Maschine zu klobig waren. Er wollte versuchen, sich von einem Juwelier Werkzeug zu leihen. Noch zwei Tage vergingen, und ich hatte beim Schreiben weiterhin Gesellschaft. Zuerst wollte ich, dass das Ding da drin stürbe; wie konnte es ohne Wasser, Nahrung – und Luft – überhaupt existieren. Da das Glasfenster hermetisch verschlossen zu sein schien, musste der Sauerstoff doch irgendwann erschöpft sein. Selbst ein Käfer, eine Schabe, was auch immer, musste Lungen haben. Dann wollte ich, dass es lebend befreit wurde, ein auf wunderbare Weise Überlebender, ein Beispiel an Lebenswille weit über seine bescheidene Größe und seinen Status in der Lebenskette hinaus. Ich sah vor mir, wie ich es von seinem Erlöser ausgehändigt bekam und es auf irgendein Blatt im Garten setzte. Ich rief die Firma an, bei der ich die Schreibmaschine vor zwei Jahren gekauft hatte, um den Besuch eines Mechanikers, der sich damit auskannte, zu erbitten, und man sagte mir, dass es für veraltete Maschinen keinen Service gab, nur für Computer.

Er, meine Kreatur, starb nicht; wenn ich einen Moment innehielt, um ihn dort, unter meinen Wörtern, anzusehen, verhielt er sich vollkommen still. Ich dachte, er sei tot. Dann begann der verbliebene Fühler hin und her zu wedeln. Der andere war abgebrochen, ohne Zweifel bei den geduldigen Versuchen, den geheimen Ausgang zu finden, durch den er hereingekommen war. Manchmal versteckte er sich auch – ich hatte gesehen, wie er in etwas hineinschlüpfte, was eine kleine Nische unter der Stelle sein musste, wo das Glas an die Hülle der Maschine stieß. Oder ich sah auf: nein, nicht da; und dann tauchte er wieder auf. Mein junger Nachbar hatte mich gewarnt: Ich hoffe, es legt da keine Eier rein, aber ich hielt den Gefangenen für männlich – vielleicht weil ich eine Frau bin und mir einen Partner in intimen Situationen nur als männlich vorstellen konnte. Freitagabend ging ich zufällig in mein Arbeitszimmer, um ein Buch zu holen, schaltete die Lampe ein, und da war er, bewegte sich die zwei oder drei Zentimeter vertikalen Raums, die ihm zur Verfügung standen, hinauf, hielt dann frustriert inne, weil er vergessen hatte, wie er hereingekommen war und wie er wieder hinauskommen konnte. Er wirkte dunkler, ein flacher glänzender Käferrücken, aber das war bei Lampenlicht.

Im Lauf des Samstagvormittags traf mein Nachbar mit deutschen Präzisionswerkzeugen ein, die wie Juwelen in einem samtgefütterten Futteral lagen. Der Untermieter des Schreibmaschinenfensters war nicht zu sehen; das Klopfen ans Glas lockte ihn nicht aus seinem üblichen Versteck in der Nische unter der Glasebene hervor. Mein Nachbar studierte die Bestandteile der Schreibmaschine in der auf Italienisch, Deutsch, Französisch, Japanisch und Englisch verfassten Gebrauchsanweisung mit mehr Verständnis als ich und machte sich an die Arbeit. Die Maschine zerlegte sich langsam in ihre Teile, obwohl sie sich mit jedem Bolzen und jeder Schraube und der steifen Plastikhülle wehrte, die immer zu brechen drohte. Schließlich waren wir bei der inneren Kammer angelangt, dem Glasfenster. Das gab nicht nach; der Bewohner zeigte sich trotz der Störung nicht. Wir beendeten die Operation; wenn er den Ausgang gefunden hatte, wenn er herausgekommen war, konnte er irgendwo in den Hohlräumen der offen daliegenden Maschine stecken. Keine Spur. Mein Nachbar wollte vor dem Einfallsreichtum italienischer Ingenieurskunst nicht kapitulieren, er versuchte es mit diesem oder jenem winzigen Gerät, schaffte es, die allerkleinste aller Kopfschrauben aufzudrehen und die komplizierten Klammern zu lösen. Unter einem letzten Daumendruck hob sich das Glas. Die flache Höhlung darunter, die sich über die ganze Breite der Maschine zog, war leer. Wo war er, der dort fünf Tage lang überlebt hatte? Hatte er sich selbst befreit und beobachtete uns nun zwischen Papieren und Zeitungsausschnitten verborgen statt von einem Gartenblatt aus? Wir fuhren fort, die Innereien der Schreibmaschine zu durchsuchen. Keine Spur. Dann fuhr ich mit dem Finger über den engen Raum, wo er ganz gewiss gewesen war, wo er doch existiert hatte, nicht wahr, und fühlte eine Veränderung der Oberfläche. Sah genau hin, und da war er.

Sein eigener Scheiterhaufen. Er hatte sich irgendwie selbst verzehrt.

Ein wenig Staub. Ein Segment eines schwarzen Beins, eine zu entschlüsselnde Hieroglyphe.

Sicherheitsmaßnahmen

Lorrie wollte nicht, dass ich flog, und es war ihr peinlich, das auszusprechen. Aufgrund meiner Arbeit haben wir in verschiedenen Teilen der Welt gelebt, und in jedem gab es irgendetwas, wovor man Angst haben musste. Gangster, rechts- oder linksextreme Terrorgruppen, die Bomben in Restaurants warfen, Entführungen, Überfälle, eine Stadt genau auf einer Erdbebenfalte. Wir haben schon lange eine Übereinkunft mit uns selbst getroffen, mit dem Leben; das Leben ist gefährlich. Damit leben wir; in dieser einen Gewissheit, dass Furcht der eigentliche Killer ist. Wir haben nie Stahlgitter vor unseren Türen angebracht oder Angst gehabt, auf den Straßen spazieren zu gehen. Wir haben es geschafft, unsere Kinder davor zu bewahren; mit vernünftigen Vorsichtsmaßnahmen. In den letzten Monaten hat es aber eine Reihe von Flugkatastrophen gegeben, die nicht so richtig zu erklären sind – Pilotenfehler, eingeschränkte Luftraumkontrolle infolge von Bodencrew-Streiks, womöglich ein Passagier, der die Damokles-Waffe nicht über dem Kopf, sondern als Sprengstoff in den Schuhsohlen trägt. Wer hat schon die letztgültige Black Box, die wirklich Bescheid weiß. Und vor nur einer Woche sind zwei Leute erschossen worden, die in der Schlange vor dem Check-in-Schalter standen. Gewöhnlich schlafen wir am Vorabend meiner Flugreise miteinander, am Morgen küsse ich die Kinder, und wir gehen alle selbstverständlich davon aus, dass wir uns sprechen, sobald ich mein Mobiltelefon im Ankunftsterminal wieder gebrauchen kann – zumindest Lorrie, auch wenn es bei ihr Nacht ist und Tag für mich. Das ist genauso Routine wie meine tägliche Fahrt ins Büro der Firma.

»Warum hast du Isa den Flug auf dieser Route buchen lassen?«

Lorrie weiß, dass meine Sekretärin meinen Tagesablauf mit perfekter Effizienz organisiert.

»Warum nicht? Das ist doch klar. Die beste Verbindung dahin.«

»Aber das Land, dem die Fluggesellschaft gehört. Immerzu in irgendwelche Konflikte mit allen anderen verstrickt ... Heutzutage ...«

»Ja, Gott – du weißt doch, wie die Sicherheitsmaßnahmen *heutzutage* sind. Auf jeden Fall hat das Land dieser Fluggesellschaft nichts mit den Problemen zwischen Indien und Pakistan, zwischen Israel und Palästina zu tun, wie auch immer. Seit wann haben wir denn diese Furcht vor dem Fliegen, Liebling?« Ich zitierte (wenn ich mich recht erinnere) den Titel eines Buches, das wir mal zusammen gelesen hatten.

»Keine Verbindung, von der du – wir – wissen.«

Aber sie hat gehört, was ich in Wirklichkeit gesagt habe: Seit wann finden diese langweiligen, konventionellen Szenen bei uns statt, mit der kleinen Ehefrau, die sich sorgt, wenn der Göttergatte auf Geschäftsreise geht, seit wann ducken wir uns, du und ich, vor dem Leben, wie es nun einmal ist.

Und dann sagt sie etwas in dieser Art, die sie an sich hat (weshalb ich sie unter anderem liebe), was meine herablassende Anspielung auf die kleine besorgte Ehefrau einfach hinwegfegt.

»Du weißt nicht, wessen Feind du bist.«

»Was soll das denn heißen? Ich bin niemandes Feind.«

»Indem du das Flugzeug besteigst, wirst du dazu. Das Logo der Fluglinie steht hinten auf dem Leitwerk. Das Symbol des Staates.«

Ich umarmte sie schnell, um ihre besondere, verquere Auffassungsgabe anzuerkennen, und lachte. Unsere Nähe ließ sie den Streit mit einem Lächeln übergehen. Keine unnötige Aufregung. Das ist unser Stil. Der Firmenwagen holte mich ab und brachte mich zum Flughafen.

Die gute junge Isa hatte mir meinen Lieblingsplatz reserviert, am Fenster nicht zu weit hinten in der Business-Class (die Firma hat sich dafür entschieden, im globalen Sinn politisch korrekt zu handeln, also keine verschwenderischen Ausgaben mehr für die erste Klasse), aber nicht in Nähe der Toiletten und der Galley – da stehen zu viele Leute, die pinkeln wollen, und die Flugbegleiter plappern ständig miteinander.

Ein langer Flug lag vor mir, bei dem die Zeit die ganze Strecke über zurückgleiten würde. Auf diesen Flügen halte ich mich an die heimische Zeit, ich stelle meine Uhr erst um, wenn ich die Zeitmessung meines Flugziels erreiche. Ich frage mich, wie viele Stunden meiner Lebensspanne ich bei diesen Trips über die Zeitgrenzen verloren – vielleicht auch gewonnen? – habe.

Ich erzähle den Leuten, dass ich eigentlich ganz gerne im Flugzeug arbeite, ich kann meinen Laptop hervorholen und mich auf die Gespräche und Entscheidungen vorbereiten, die mich erwarten. Ich sitze da in produktiver Isolation unter Fremden. Es passiert nicht oft, dass ich jemanden unter den anderen Fluggästen kenne, und wenn da jemand sein sollte, so würde ich auf keinen Fall den Platz wechseln, um neben ihm zu sitzen. Natürlich gibt es seit ein paar Jahren die Ablenkung des individuellen Videoschirms, den man aus der Lehne herausziehen kann, und ausnahmslos jeder meiner anonymen Nachbarn schaltet das Ding ein, so dass es in meinem Augenwinkel herumflackert, obwohl der Ton Gott sei Dank direkt in die Ohren des anderen geht und meine verschont. Die Wahrheit ist – nein, Tatsache ist – Wahrheit ist ein zu großes Wort für so eine triviale Angeberei –, dass es nie lange dauert, bis ich den Monitor meines Arbeitseifers, den Laptop, wegpacke, ein paar Minuten mit den Seiten der angebotenen Zeitungen kämpfe (warum gibt es eigentlich keine Kurzausgaben der *New York Times*, des *Herald Tribune*, des *Figaro*, der *Frankfurter Allgemeinen*, des *Corriere de la Serra* und so weiter für den Gebrauch im Flugzeug) und dann rausgucke – schaue – auf das, was draußen ist. Das Fenster: nichts. Gut. Die Leere, die man vom Boden aus Himmel nennt. Eine Weile dringen da plusterige Herden und Wolkenschlösser ein, über die ein verblassender Düsenstreifen gekritzelt ist, ein kreidiger Regenbogen, den ein anderes Flugzeug gezeichnet hat, das außer Sichtweite ist. Zeit wird zu einem alles einschließenden grauweißen Element ohne Breiten- oder Längengrad oder Substanz, als hätte sich Blindheit über die Augen gelegt. Vielleicht will ich damit nur sagen, dass ich halb eingedämmert bin, es gibt eine Zwischenform des Bewusstseins, die man nur hier oben und nirgendwo sonst erlebt. Angesichts des Nichts. Die kuschelweiche Cockpitstimme ermahnt ihre Schutzbefohlenen, sich zurückzulehnen und zu entspannen. Aber dieser Zustand hat mit Entspannung nichts zu tun, er ist eine andere Seinsform, in der ich mich eine Weile bewege und von der ich nie jemandem etwas erzählt habe, nicht einmal Lorrie (vielleicht insbesondere Lorrie nicht, denn in der Ehe besteht immer die Gefahr, dass man zu viel von sich preisgibt).

Nichts. Da oben, da draußen habe ich nichts in mir, weder Liebe, Sex, Frau, Kinder noch Haus und Büro. Auf mich wartet keine Stadt im Ausland mit internationalen Bossen und Entscheidungen. Warum hat kein Künstler – nicht einmal einer der abstrakten – diesen Zustand gemalt, der erst seit Erfindung des Passagierflugzeugs möglich geworden ist? Das Schauen. Freiheit.

Auf diesem Flug sitzt – ich bemerke das erst, als der Getränkewagen neben meiner Sitzreihe hält – eine Dame mittleren Alters neben mir, offenbar schlank, sie greift nicht auf meinen Bereich über oder verdrängt mich von der Armlehne zwischen uns, das zumindest spricht für sie. Wir wünschen uns gegenseitig »Guten Abend«, und damit hat sich's. Sie sieht auf eine neutrale Weise gut aus (als sie mir das Gesicht zum kurzen Gruß zuwendet), ohne die fünfzigjährigen Reste von Schönheit besonders herauszustreichen, als wäre das Gesicht etwas, das sie sich zugelegt hat, wie man einen Regenschirm mitnimmt. Auf meinen zahlreichen Flügen fürchte ich die Menschen im Nachbarsitz, die gerne reden und in einen Monolog verfallen, wenn man nicht reagiert. Diese Frau legt offenbar ebenso wenig Wert auf Unterhaltung wie ich. Sie holt auch den Videoschirm nicht heraus. Ich bemerke, dass sie sich nach dem Dinner vorbeugt und ein Buch aus ihrer Tasche zieht.

Ich nehme an, es war das Essen, der Wein. Ich kehrte zum Laptop zurück, zur Präsenz der Stimme und des Körpers meiner Frau in mir, den Händen meiner Kinder auf mir, dem Konferenzraum, den bekannten Gesichtsausdrücken und den geschäftlichen Fragen, die auf mich zukamen. Nichts. Ersetzt durch die Aussicht auf den morgigen Tag.

Während ich arbeitete und wir im Flug Zeit verloren, begann die Maschine zu beben. Das Anschnallsignal leuchtete auf. Turbulenzen, wir steigen auf, um da rauszukommen, versicherte die Cockpitstimme beruhigend. Aber mein Fenster wurde schwarz – es war Nachmittag, noch nicht Abend –, die geschwollene Waldesschwärze eines schweren Unwetters. Aus dem Nichts: dies war die andere Macht – wie der Gegensatz von Böse zu Gut, von dem uns die Religionen auf der Erde erzählen. Ich war entschlossen, das, was das Flugzeug schließlich taumeln und stolpern ließ, zu ignorieren, das Zähneklappern der Gepäckfächer, den Zusammenstoß von Servierwagen, das Umkippen von Gläsern. Ich versuchte, mich auf den Bildschirm des Laptops, der auf meinen Knien schlingerte, zu konzentrieren, aber meine Augen verweigerten den Dienst. Während ich es schaffte, den Laptop in der Sitztasche zu verstauen, sah ich, dass die Frau neben mir ihr Buch niedergelegt hatte. Bei einem wilden Ruck der wütenden Struktur, die uns umschloss, sprang das Buch von ihrem Schoß auf den Boden. Ich sah zu, wie es auf den Gang rutschte, wo sich ihm Schuhe anschlossen, die irgendjemand aus Bequemlichkeit, wie man das bei langen Flügen tut, ausgezogen hatte. Jetzt befahl die Cockpitstimme allen sitzen zu bleiben, es war verboten, in der Kabine herumzulaufen, überprüfen Sie bitte, ob Sie fest angeschnallt sind. *Zu Ihrer eigenen Sicherheit.*

Ich hatte bei den Hunderten von Flügen, die ich heil hinter mich gebracht habe, schon einige »Turbulenzen« erlebt. Aber ich konnte mich an nichts Vergleichbares erinnern. Lorrie hatte Angst um mich: eine Flugzeugentführung. Dies war eine Entführung durch die Elemente. Was immer uns in seiner Gewalt hatte, es ließ nicht los, es gab kein Entkommen durch Steigen oder Sinken. Aus der Galley hörte man lautes Krachen. Zwei Stewardessen stießen zusammen, und die eine fiel über einen Passagier. Die Kommandos aus dem Cockpit wurden zu einem unverständlichen Sprachgewirr. Hinter den Sitzen, an die diese Frau und ich geschnallt waren, übergab sich jemand röchelnd, immer wieder. Die Maschine stürzte wie von einem schweren Schlag getroffen senkrecht nach unten und wurde dann von einer Seite zur anderen geschleudert. Sie wollte uns loswerden, unsere Laptops, unsere Kopfhörer, unsere zollfreien Einkäufe, die Fächer mit den Taschen voller Habseligkeiten, die wir um die Welt schleppen, als hinge unser Leben davon ab.

Unser Leben.

Die Cockpitstimme drang erneut durch die immer wieder zusammenbrechende Lautsprecheranlage, der Kapitän werde eine Notlandung auf einem Militärflugplatz versuchen, dessen Name mir verriet, dass der Sturm uns weit vom Kurs abgebracht hatte. Eine Frau schrie, man hörte Schluchzen und Hilferufe – vom wem, woher? – Gebete – zu wem, um was? Mein

Herz schlug wild, Lorries Angst war jetzt die meine. Ich bemerkte plötzlich, dass, während jeder in der Maschine in der Solidarität des Schreckens an irgendjemand anderen appellierte, die Frau neben mir und ich einander nicht angesehen, kein Wort ausgetauscht hatten. Also wandte ich mich ihr zu.

Unglaublich.

Sie saß ruhig da, eine Hand locker auf die andere gelegt, ohne sich an den Sitz, die Lehne, an irgendetwas zu klammern – wie ich es tat. Sie ließ sich von der Wut der Maschine herumstoßen, ohne auch nur den Mund zu verziehen, ohne die Grimasse tierischer Furcht, die alle Gesichter beherrschte. Sie schloss kurz die ruhigen Augen, um meine Gegenwart anzuerkennen, dieser unbekannte Mensch, der ganz nah neben mir sterben würde. Meine letzte Frau. Und dann wandte sie sich direkt an mich, und ich hörte die Stimme wieder, die nur einmal gesprochen hatte, zwei Worte: Guten Abend.

»Alles in Ordnung. Die Maschine wird irgendwie landen. Sie sind sicher. Alle.«

Ich wusste nicht, ob sie unglaublich mutig war, von irgendeinem religiösen Glauben verblendet oder verrückt.

Sie sagte noch etwas, während ihr Kopf sich dem Tumult der Stöße gegen ihren Körper widersetzte. »Es passiert schon nichts. Weil ich an Bord bin. Ich muss Ihnen sagen, dass ich im letzten Jahr dreimal auf drei verschiedene Arten versucht habe, meinem Leben ein Ende zu setzen. Ohne Erfolg. Für mich gibt es keinen Ausweg. Es scheint so, dass ich nicht sterben kann, kein Flug, den ich genommen habe, wird tödlich enden.«

Aus dem Cockpit kam die Anweisung, die Notlandehaltung einzunehmen, den Kopf auf die Knie gebeugt. Die Maschine schlug auf die Erde, als wollte sie den Felsen der Welt zersplittern. Wir glitten einigermaßen geordnet über die Rutschen, die von der Flanke der Maschine runtergelassen wurden, hinaus – jene, die verzweifelt am Leben hingen, drängten sich durch die Frauen-und-Kinder-zuerst-Gruppe, ich zügelte den Instinkt. Feuerzungen loderten um den Leib des Flugzeugs hinter uns, während wir rannten. Ich sah nicht, ob die Frau sich unter uns, den Geretteten, uns allen, befand.

Ich bin mir sicher, dass sie dabei war.

Muttersprache

Aber alles ist Zufall – wie hätte sie ihn sonst jemals getroffen? War da.

Sie verliebten sich in ihrem Land. Trafen sich dort.

Ein Taxi, das er genommen hatte, rutschte in ihren kleinen Wagen hinein. Es regnete so, wie Europa im Winter weint, und der Taxifahrer stürzte aus seinem Wagen heraus und redete durchs Fenster voller Wasserschlieren auf sie ein, als löste er sich in Wut auf. Sein Fahrgast griff ein, wies darauf hin, dass sie keine Schuld hatte, und machte das Wetter verantwortlich. Der Schaden am Taxi und an ihrem Wagen war minimal; Namen, Adressen und Telefonnummern wurden aus Versicherungsgründen ausgetauscht. »Viel Bruhaha um nichts.« Das sagte er zu ihr, als würden er und sie in ihrer Kaste als Taxifahrgast und Autobesitzerin das so werten, während der Pakistani, oder was immer der Taxifahrer war, sich übermäßig aufregte. Der Fahrgast sprach Englisch, das war seine Muttersprache, aber er sah durch den Regen, der alles verwischte, das unsichere Nicken von jemandem, der gehört, aber nicht ganz verstanden hatte. Er kannte keinen umgangssprachlichen Ausdruck, um den flüchtigen Witz in die Sprache jenes Landes zu übersetzen.

Dass er sie schließlich anrief, hatte mit einem Dokument zu tun, das er als Zeuge unterschreiben sollte; es konnte nicht daran liegen, dass er die Gelegenheit ergriff, der Attraktion eines hübschen Gesichts zu folgen, denn der Regen hatte ihres so verwischt erscheinen lassen wie ein Bild in einem angelaufenen Spiegel. Also trafen sie sich wieder, beugten sich in einem Café in der Nähe der Anwaltskanzlei, in der sie arbeitete, über ein Papier. Es regnete natürlich immer noch, und er schaffte es, mit seinem zusammengestückelten Vokabular in der Landessprache Konversation zu machen. Er bemerkte, dass man solche endlosen Tage wie hier in dem Land, aus dem er kam, nicht kenne. So erfuhr sie: aus Afrika. *Südafrika. Mandela.* Die Synapsen und Neuronen schufen diese bezeichnende Verbindung auf der Landkarte jedes europäischen Gehirns. Ja, er hatte ihre Sprache ein bisschen gelernt, obwohl der Kurs, den er zur Vorbereitung absolviert hatte, sich kaum als nützlich erwies, als er erst mal hier war und sich an einem Ort wiederfand, wo alle die ganze Zeit in dieser Sprache redeten, und das nicht im Stil des Lehrbuches und nicht mit dem Akzent des Lehrers. Sie lachten zusammen darüber, wie *er* sprach, sie sahen einander jetzt aus der Nähe, statt des Bildes in dem angelaufenen Spiegel hatte er sie nun ganz vor sich, ihre Figur, die strahlend frische Haut, tiefliegende, aber offene Augen. Blonde Haare – ein echtes Blond, das konnte er aufgrund seiner Vorliebe für nordische Typen, ob nun echt oder chemisch hergestellt, erkennen (sobald sie nackt waren, zeigten sie sowieso beiläufig ihre natürliche Kategorie). Sie beherrschte wenig von seiner Sprache, erinnerte sich nur an ein paar Wörter, die sie in der Schule gelernt hatte. Aber die anderen Formen des Erkennens sorgten für Kommunikation zwischen ihnen. Sie begannen, sich jeden Tag zu treffen; sie nahm seine Anrufe auf ihrem Mobiltelefon entgegen, das sie in den Korridor oder auf die Frauentoilette trug, wo die anderen in der Kanzlei sie nicht hören konnten. Da zwischen den Waschbecken und Toiletten entschieden sie, wo sie sich treffen wollten.

Er arbeitete für eine der internationalen Werbeagenturen, deren lange Fangarme überallhin reichten. Auch der Direktor seiner Agentur in Südafrika hatte etwas erkannt: seine Intelligenz, seine Anpassungsfähigkeit und die heitere Akzeptanz der Tatsache, dass er die Sprache des Landes, in das er geschickt wurde, lernen musste. Die Agentur nannte sich stolz global, und das sollte er vor Ort als Koordinator beweisen. Er schrieb keine Texte und schuf keine Bilder oder Fotos, er gehörte zum kaufmännischen Teil der Agentur, und er hatte, wie er ihr erzählte, viele Freunde und Bekannte seines Alters in diversen Unternehmen und könnte – da sie alle auf der Suche waren – jederzeit andere Chancen wahrnehmen, an ihrer Welt zu partizipieren. Damit meinte er auch, dass diese Welt ihm und ihr gehörte, da sie beide jung waren. In seinen Augen drehte sich ihre gemeinsame Welt, auch wenn sie als Einzelwesen geographisch weit voneinander entfernt waren, um die Technologie, so, wie die Erde sich um die Sonne bewegte.

Sie teilte sich eine Wohnung mit einer Freundin; das erste Mal schliefen sie in seiner Wohnung miteinander, wo er allein lebte, seit er vor einigen Monaten nach Deutschland gekommen war. Er hatte zu Hause seinen Anteil an Affären gehabt – das musste so sein, bei seinem ruhigen, selbstbewusst-attraktiven Gesicht, der schlanken sexuellen Ausstrahlung seines Körpers und seinem wachen Verstand. Die letzte Beziehung mit einer Frau in seinem Heimatland war ausgelaufen, keine E-Mails oder Telefonate mehr. Das zufällig getroffene Mädchen hatte wahrscheinlich ein paar Experimente hinter sich. Sie sprach von einem »Freund«, der irgendwohin ausgewandert war. Vielleicht war sie einfach nur diskret, und als sie dann im Bett den verschwenderischen Reichtum ihrer Liebe entdeckten, spielte alles, was vorher war, sowieso keine Rolle mehr. Sie war nicht üppig, aber unerhört sinnlich – eine überraschende Entdeckung. Er hatte sich deutsche Frauen anders vorgestellt, entweder ziemlich kräftig, athletisch oder dick.

Aber es war ihre Zärtlichkeit, das Liebevolle in der Sexualität, was diese ausländische Affäre von den anderen unterschied, so dass sie – er nahm an, dass man genau dies Liebe nannte – heirateten. Sie liebten sich. Hatten diese Probe bestanden. Für ihn war das ungewöhnlich, weit entfernt von allem, was sein Kreis zu Hause von ihm erwartet hätte. Aber mächtige europäische Nationen sind an alle Formen der Invasion gewöhnt, sowohl kriegerisch als auch friedlich, und diese war legal, repräsentierte Big Business, ein individueller Beweis, dass die Welt Deutschlands Reue über die Vergangenheit akzeptierte. Er wurde angemessen empfangen, als sie ihn ihrer Familie vorstellte, und als willkommene Neuheit von ihren Freunden begrüßt. In ihrer zwanglosen Gesellschaft wurde das Hin und Her von Bemerkungen in ihrer Sprache sehr viel fließender. Und natürlich war es die Sprache der Liebesaffäre und der Hochzeit, die im deutschen Stil gefeiert worden war, ein traditionelles Fest, an dem ihr Freundeskreis, der längst einen ungezwungeneren Lebensstil angenommen hatte, dennoch mit Entzücken und Lebhaftigkeit teilnahm, so umrahmten sie die Braut mit ihrem Schleier und den Bräutigam im Dreiteiler. Sein Wesen und seine wachsende Fähigkeit, sich sprachlich auszudrücken, machten Deutschland in den Monaten, die ihnen dort blieben, zu einem Land, das ihr und ihm gehörte.

Als sie begann, diesen Mann zu lieben, wusste sie, dass es eine Bedingung sein würde, in einem anderen Land zu leben. Ein Land, das sie nie gesehen hatte, dessen Erde sie nie berührt, dessen Wind oder Sonne, Regen sie nie gespürt, dessen sprachlichen Ausdruck sie nie gehört hatte, außer durch ihn, die Berührung seiner Haut, den Klang seiner Stimme; ein Land, das durch seine Worte geformt wurde. Die Liebe geht dorthin, wohin der Geliebte gehen muss. Die Aussicht, mit ihm nach Afrika zu gehen: ihre Freundinnen sahen, dass sie – zum ersten Mal, seit sie alle zusammen aufgewachsen waren – wie verklärt schien. Die Vorfreude zeigte sich tatsächlich im Strahlen der Haut auf ihren schönen Wangenknochen und in dem Eifer in ihren bereiten Augen. Sie hörte auf, die Bauhausfassade des Gebäudes zu sehen, in dem die Anwaltskanzlei sich befand, den vertrauten Turm der alten Kirche, der die Bomben des

Kriegs ihrer Eltern überlebt hatte, die Bierstube, wo sie ihre Freunde traf. Ihre Eltern: wie war das bei der Hochzeit ausgedrückt worden? Ein altes biblisches Gebot zusammen mit den vielen guten Vorschriften, die sie im lutherischen Konfirmationsunterricht gelernt hatte. »Du sollst Vater und Mutter verlassen und nur deinem Gatten folgen …« Irgend so was. Der emotionale Abschied von den Eltern, aus den Armen der einen in die des anderen, jeder eifersüchtig darauf bedacht, die letzte Umarmung der Tochter zu bekommen, war kein Abschied, sondern die Ankunft in der Umarmung eines geliebten Mannes.

Sie waren in Afrika. Sein Afrika, das sich nun von dem Kontinent abhob. Eine weitere nähere Bestimmung: seine Stadt dort. Der Immobilienmarkt, erklärten ihm seine Freunde, die ihn auf den neuesten Stand bringen wollten, nachdem er so plötzlich verschwunden und als verheirateter Mann wieder aufgetaucht war, war »auf dem Arsch gelandet«, und dies war die richtige Zeit, das zu tun, was verheiratete Männer tun, die Junggesellenwohnung aufgeben und ein Haus kaufen. Also verbrachten sie nur einen Monat in seinem Apartment. Für sie war es ein Hotelzimmer, das ein vorheriger Gast gerade verlassen hatte. Sie kannte keinen der Gegenstände darin, die für den Mann etwas Persönliches bedeutet haben mussten, während er da wohnte. Sie sah seine Bücher durch, nahm hier und da eines heraus, als wäre sie in einer Bibliothek und erwartete, ein bestimmtes Thema zu finden, aber sogar wenn er nicht da war, rührte sie die Briefe nicht an, die sie in einer Schublade gesehen hatte, als sie auf der Suche nach einem Kugelschreiber war, der doch wahrscheinlich in dieser Einheit von Schreibtisch, Computer, Faxgerät und Drucker zu finden sein musste. Als sie ein Haus kauften und er entschied, dass das Einzige, was mitzunehmen lohnte, seine Kommunikationsgeräte waren, warf er das Bündel Briefe mit anderen veralteten Papieren in den Müll.

Das für sie neue Haus war eigentlich ein altes Haus, soweit man in einer Stadt, die vor 120 Jahren als Goldminencamp gegründet worden war, von Alter sprechen konnte. Die Generation seiner weißen Eltern war ganz für Stahl und Glas oder einen pseudo-kalifornisch-spanischen Stil gewesen, wollte nicht mit einer hölzernen Verandareling und Kohlenfeuer-Kaminen leben. Für die Generation ihrer Nachkommen waren die Frank-Lloyd-Wright- und spanisch-kalifornischen Imitationen jedoch ein Symbol für Leute, die eine Identität von außen suchten, weil sie sich ihrer eigenen nicht ganz sicher waren. Selbst wenn sie ihren Drang, weltläufig-modisch zu sein, anders deuteten, war die Schale, in der sie wohnten, auch eine weitere Zuflucht in ihrer gewollten Isolation von den Orten, an denen die Schwarzen lebten, die sie umgaben und an Zahl weit übertrafen: in Hütten und Baracken. Junge Weiße, die wohlhabend genug waren, sich das aussuchen zu können, fanden die alten Häuser mit den hohen Decken und den Wellblechdächern interessanter, sie boten Raum für die Anpassung an ein Leben, das sich dem Unerwarteten öffnete. Die Renovierung alter Häuser war in Mode gekommen. Jeder machte das inzwischen. Auch die Schwarzen, die Akademiker, Medienleute und Beamten taten das unter dem, was man die neue Ordnung nannte – ein gesellschaftlicher Begriff für das, was man früher Freiheit genannt hätte. In diesen Häusern gab es nicht genug Bäder, aber die konnten leicht installiert werden, genau wie die Küche in dem Haus, das er kaufte, sofort mit den Geräten ausgerüstet wurde, die sie für unverzichtbar hielt – das Vorbild war die Küche ihrer Mutter in Deutschland.

Ein Zuhause. Ein richtiges, für sie und ihn. Freunde kamen und halfen ihm dabei, die wuchernden Bäume zu trimmen, sie hielt für diese männliche Truppe das kühle Bier und Snacks bereit. Sie pflanzte Blumen, die sie nie zuvor gesehen hatte. Wo sie herkam, blühten die nicht. Sie hatte noch keine Arbeit gefunden – das drängte auch nicht, ihr Anteil an der Erschaffung des Hauses war eine neue und erfüllende Beschäftigung, wie alles, was im Dienst der Liebe steht. Das Zentrum bildete das große Bett, in dem sie sich liebten. Jemand hatte erwähnt, dass sie am örtlichen Goethe-Institut einen interessanten Teilzeitjob finden könnte. Aber sie wollte nicht Deutsch sprechen – Englisch war jetzt ihre Sprache. Sie wurde seinem Freundeskreis vorgestellt, in diese Gruppe hineingeworfen. Sie sagte wenig, obwohl sie damals in ihrem Heimatland, in ihrem Kreis, wo er so leicht Eingang gefunden hatte, ziemlich lebhaft gewesen war. Hier hörte sie zu; das schien ihr richtig so. Sie war glücklich darüber, dass sie das Gefühl hatte, alles verstehen zu können, was in seiner Sprache gesagt wurde, auch wenn sie noch nicht ganz das Selbstvertrauen hatte, sich selbst zu äußern.

Es gab viele Partys. Auch ohne besonderen Anlass versammelten sich seine Freunde, weiß und schwarz, in dieser oder jener Wohnung, in Häusern oder Bars, als bedeuteten diese Zusammenkünfte eine Fremdbestäubung, Befruchtung ihres Lebens.

Über einer Bergterrasse schickt die gesunkene Sonne blasse Suchscheinwerfer aus, um hier und da einen Wolkenvolant zu berühren, die Dunkelheit scheint sich aus dem feuchten Gras zu erheben, während der Alkohol seine Freunde in Schwung bringt. Auf dem Weg hat sie ihn gebeten, an einer Ecke zu halten, wo Blumen verkauft werden. »Wozu? Soviel ich weiß, hat niemand Geburtstag.« Er vergisst, dass man in ihrem Land immer Blumen oder Pralinen – irgendein Geschenk – zu einer Party mitbringt. »Wein wär 'ne bessere Idee gewesen, Süße.« Und so wirft der Gastgeber oder einer von ihnen – es ist eine Wohngemeinschaft – den Lilienstrauß auf einen Tisch, wo er bald von Gläsern und Aschenbechern an den Rand gedrängt wird.

Am Anfang saß sie neben ihm. Bei diesen Partys sitzen verheiratete Paare nicht nebeneinander, das tut man nicht, man bringt keine gemütliche Häuslichkeit in eine Party, auf der man sich amüsieren will. Aber sie ist noch neu hier, weiß nichts vom Protokoll, und er ist zu liebevoll, um ihr zu sagen, dass sie – na ja, zirkulieren soll. Sie ist eine der hübschesten Frauen dort: sie sieht aus wie frisch gepflückt, während die Blumen, die sie mitgebracht hat, verwelken. Sie ist jünger als die meisten anderen Frauen. Sie sitzt da, die Knie und Füße spröde zusammengedrückt, während im Gegensatz dazu ihr schöner Brustansatz über dem Ausschnitt ihres dünnen Kleides sichtbar ist. Vielleicht ist das der Unterschied zwischen ihr und den anderen: sie hat alles getan, um für ihn gut auszusehen, nicht um anderen Männern zu gefallen. Er steht auf, um jemanden zu begrüßen, der ihn, wie er meint, vergessen hat – er ist ein ganzes Jahr in Europa gewesen –, und als die Umarmung mit Schulterschlag und das schallende Gelächter vorüber sind, kommt er zurück, aber inzwischen ist jemand anders, eine Frau, auf seinen alten Platz gewinkt worden. Also zieht er einen Stuhl heran und setzt sich an die andere Seite. Er hat sie nicht verlassen – sie sind jetzt zu dritt. Seine neu importierte Frau hat diese Frau schon bei einer anderen Gelegenheit innerhalb seines Freundeskreises kennengelernt, stellt sich heraus. Die Frau ist sehr attraktiv, nicht mehr ganz jung, aber immer noch wild, sie reizt die Gesellschaft mit giftigen Bemerkungen, fährt sich mit den Händen durch das rotsträhnige Gefieder, als verzweifele sie an sich selbst. Die Leute um sie herum werden durch das Spektakel, das sie macht, von ihren eigenen Gesprächen abgelenkt. Wein wird nachgeschenkt, als sie herankommen, um zu lachen und dazwischenzurufen. Der Ehemann ist eines der Opfer ihrer Witze. Er bezweifelt eine Erinnerung, die seine Nachbarin mit lebhafter Gestik und lauter Stimme zum Besten gibt, irgendetwas, was alle miterlebt haben. Um die Ehefrau herum wird darauf mit lauten Rufen reagiert, es ist wie ein eigener Dialekt – jede Clique hat so was, es ergibt sich aus gemeinsamer Erfahrung. Bei ihren Freundinnen und Freunden in ihrem früheren Leben in Deutschland war es auch so. Witze, die man nicht versteht, selbst wenn man die Wörter kennt. Man versteht nur, wenn man weiß, worüber oder über wen da Witze gemacht werden. Sie kennt auch die warmen, gönnerhaften Wörter und Wendungen nicht, mit denen sich diese Leute ausdrücken, die Sprachen übernehmen und mischen, Ausrufe, Wortkombinationen in einem Englisch, das gebildete Menschen wie sie eigentlich nicht benutzen. Es gibt in diesem Land so viele Sprachen, die seine Freunde nicht sprechen, aus denen sie sich aber dieses oder jenes Wort oder einen Ausdruck borgen, weil sie es amüsant finden, den Flair dieser Wörter in ihre eigene Sprache zu bringen. So viel direkter, und es schafft eine Identität mit ihrem Land, wie es jetzt ist. Anekdoten werden ausgetauscht und bestritten – immer wieder unterbricht einer, während die Stimmen über den nachgefüllten Gläsern lauter werden.

… *sie haben also einen Stein nach ihm geworfen*, ja? – Das Büro des Direktors, *nogal*.

… *Du kannst mich auch* … So ist sie immer … *Hai! Hamba kahle* …

… *Gewaltig!*

Das hat irgendetwas mit einem Sportereignis zu tun. Ein anderes Mal wird das Wort benutzt, um ein Dessert zu beschreiben, das jemand gemacht hat. Sie gebrauchen das Wort so oft in Gesprächen ganz unterschiedlicher Art. Mit Gewalt oder Ähnlichem hat es anscheinend nichts zu tun. Und dann gibt es Formen der Anrede in diesem Kreis, die von anderen Gruppen übernommen worden sind, anderen Situationen sowie aus Erfahrungsbereichen, die sie jetzt teilen. Jemand ruft: »*Häuptling* – ich muss dich was fragen« – wo doch weder der Sprecher noch der angesprochene Freund, weiß oder schwarz (denn die Party ist gemischt), etwas mit einem Stamm zu tun haben, zu dem ihres Wissens dieser Titel gehört – ob nun in Indonesien, Zentralamerika, Afrika oder sonst irgendwo. Einige sprechen einander als »mein Alter« an, obwohl alle Beteiligten jung sind. Woher soll sie wissen, dass dies ein kameradschaftlicher Kosename aus den Armeekasernen der Apartheidzeit ist.

Sie lächelt, sagt nichts; mit ihm dort zu sein ist genug.

Die Party wird zu einem Wettstreit zwischen ihm und der Frau, die zwischen ihnen sitzt. Es geht um eine Geschichte, die die beiden unterschiedlich in Erinnerung haben. Beide bestehen auf ihrer Version.

»Du verwechselst das mit damals, als alle in den Büschen rumgevögelt haben!«

»Na, in der Hinsicht können wir uns ja auf dich verlassen ...«

»Hör mal, hör mal, hör doch mal zu!« Er legt ihr den Arm um die Schultern, unter dem Haar, das sie hochgeschoben hat, lacht zur Betonung. Sie legt ihm die Hand auf den Oberschenkel: »*Du* hörst doch nie zu.«

Es ist ein Ringkampf mit Wörtern, die aus der Vergangenheit kommen, mit Berührungen, die aus der Vergangenheit kommen. Die Hand bleibt auf ihm liegen. Dann ergreift er sie plötzlich, hält sie Handfläche an Handfläche, schüttelt sie, um dem zu widersprechen, was sie höhnisch herausschreit, dicht vor seinem Gesicht lachend, die Ausrufe der anderen übertönend. »Oh-oh-oh, du warst noch in *kort broek*, Alter! Du Romeo – erinnerst du dich, wie Isabella Wasserski lief, damals? Das Kamasutra warnt vor Unterwasserspielen.«

»Quatsch! Das musst gerade du sagen! Du hast doch auch einiges an Taucherei veranstaltet, um das Meeresleben zu erforschen, *ek se*. Nei-ein, *kahle-kahle*, das war mehr mein Ding!«

»Und was war mit deiner großen Liebe aus was-war-das-noch, Finnland. Zu Ostern damals. Na ja, warum nicht – was immer du gemacht hast, ist für mich politisch korrekt, man sagt, das Grab ist ein schöner und ruhiger Ort, aber keine *okes* umarmen sich dort.« Unter den Belesenen wurde diese Anspielung auf Marvell mit großem Beifall aufgenommen.

Sie war allein und lachte – sie wusste nicht, worüber. Sie saß neben der Frau und ihrem Mann, die sich umarmten und einander in der leichten Art von Menschen feierten, die alte Verbindungen intimer Art hatten, Dinge, die damals geschehen waren, im Code einer Muttersprache austauschten, die Zungen vom Wein und der allgemeinen guten Stimmung gelöst. Sie lachte, wenn alle anderen lachten. Und saß dann still da, niemand beachtete sie. Sie verstand nur, dass sie diese Sprache nicht kannte.

Die einzige Muttersprache, die sie hatte, war seine Zunge in ihrem Mund, nachts.

Allesverloren

Mit wem reden.

Trauer wird nach einiger Zeit langweilig, selbst für enge Vertraute lästig. Für die nach sehr kurzer Zeit.

Aber die lange Zeit geht weiter. Eine Schlinge, die sich nicht ganz zu einem Kreis schließen will, die nicht weiß, wie man zur Lösung einen Knoten bindet. Also, mit wem reden. Sprich.

Letztlich läuft es auf das Unmögliche, das Lächerliche hinaus: Red schon; red über *das hier*. Aber mit wem. Davon wusste niemand etwas. Nein, natürlich muss es in dem Freundeskreis, der unsere gemeinsamen Jahre begleitete, einige geben, die davon wussten, aber da sie nicht darüber sprachen, war es nie geschehen.

Also mit wem reden. Es ist notwendig; um ihn zurückzubringen, ihn zusammenzusetzen, sein Leben, das für die ihn Überlebende weiterhin existieren muss. Reden mit …

Da ist niemand.

Der Wind schaudert über die blaue Plastikhülle, die die Pergola des Hauses nebenan bedeckt.

Wind in der Sonne über dem Meer; komm, gib diesen verrückten Bestandteil der Suche auf und mach dich auf die Reise, guck dir einen Ozean an!

Der Wind lässt die Köpfe der Bäume wackeln. Darin liegt keine Botschaft für die Überlebende.

Das ist nicht zu leugnen. Es gibt nur noch eine.

Um Antworten auf Fragen zu geben, die nie gestellt wurden, die in der alles bestätigenden, umfassenden und alle Vergangenheiten in eine lebendige Gegenwart versetzenden Intimität des Fleisches und des Geistes nicht gestellt zu werden brauchten? Antworten. Ist es das, als was sich ein solches Verstehen, ein Zurechtkommen mit dem Verlust erweisen wird? Denn bisher ist das Verstehen bedeutungslos geblieben. *Lass uns Mittag essen, komm mit ins Theater, nimm doch an der Konferenz teil, such dir neue Interessen, du hast deine Arbeit, du bist Historikerin – verdammt noch mal, das ist wichtig.* Die Trauer spricht eine Sprache, die keine Ohren erreicht, sie zeichnet Hieroglyphen, die kein Code entziffern kann. »Keine Furcht, keine Hoffnung kennt das Tier, das sterben muss / Den Tod hat erst der Mensch erschaffen.« Jeder fürchtet den Tod, aber niemand gibt zu, dass er die Trauer fürchtet; der Ekel vor ihrer Gegenwart ist in uns allen.

Darüber nachdenken (über den Einen) und nichts tun. Die alltäglichen Irritationen sind die einzige Ablenkung; z. B. keine Bananen mehr in der Fruchtschale – eine Regression auf die schnelle Befriedigung des Kinderwunsches, etwas zu essen, was es am liebsten mag.

Sie, die Überlebende, war geschieden, als sie den Mann traf, der der ihre werden sollte, und er war das auch, ihr Mann, der jetzt tot ist – vor Monaten gestorben, die lange Zeit vor der kurzen Zeit, in der andere noch mit ihr über ihn sprachen. Sie hatte in dem Intervall zwischen Scheidung und Heirat ein paar kurze Affären, und er hatte nur eine gehabt. Das war nicht der Unterschied. Seine war mit einem Mann gewesen. Er hatte ihr davon erzählt – das war Teil ihrer Vertraulichkeit, Geständnisse, die eine Erleichterung darstellten wie nach einem gesegneten Orgasmus, einer anderen Art als in den ersten paar Liebesnächten. Eine Form tiefer Dankbarkeit, die zu einem Teil der Liebe zum anderen Menschen wird, wenn da Liebe ist.

Da war Liebe, und da ist Liebe, aber nur auf einer Seite, der erwidernde Empfänger ist fort. Fort? Das deutet an, dass er irgendwo ist. Es gibt kein Irgendwo bei diesem Tod, den der Mensch erfunden hat. Denn wenn der Dichter recht hat, wenn der Mensch ihn erfunden hat, dann gibt es keine von Gott gegebene Erfindung eines Nachlebens in einem voll möblierten Himmel oder in einer mit Foltergeräten ausgestatteten Höllensporthalle. Der Geliebte ist nicht irgendwohin gegangen. Er ist tot. Er ist nirgendwo außer in der Möglichkeit des Gedächtnisses, ihn zurückzurufen, im Gedenken an alle Zeiten, Phasen, Orte, Gefühle und Handlungen, aus denen er sich zusammensetzte, an seine Art zu leben, während er *war*. Fast die Hälfte dieses Lebens – die Kindheit zählt man natürlich nicht mit – hatte ihnen beiden gehört. Was davor lag, dachten sie sich immer als eine Art verlängerter Adoleszenz – angefüllt mit den Fehlern und Irrtümern dieses Zustandes: die zwei frühen Ehen, seine und ihre, die angesichts dieser, ihrer Ehe, ziemlich unvorstellbar geworden waren. Meine Einzige, mein Ein und Alles, sagte er in den Tagen seines Sterbens zu ihr. Der Schluss, der mit seinem eigenen bevorstehenden zusammenfiel.

Er hatte aus dieser ersten Ehe keine Kinder, und sie wussten nicht, wo sie, die Frau, war – nach Südamerika gegangen, hieß es, als ihr Name zuletzt aus irgendeinem Grunde fiel. Nach seinen harten Erfahrungen mit ihr, nach dem Massaker dieser Ehe, war es unwahrscheinlich, dass sie noch mit dem Mann zusammenlebte, der sie nach Peru oder wohin auch immer mitgenommen hatte. Zwischen den beiden, die den Schatz des anderen gefunden hatten, herrschte die Übereinkunft, dass sie beide naiv und selbst schuld gewesen waren – da gab es keine mildernden Umstände –, als sie sich auf diese Ehen einließen. Vielleicht waren die sogar eine Initiation ihrer eigenen Ehe gewesen: eine Erfahrung all dessen, was eine Partnerschaft nicht sein sollte, so dass sie nun frei waren, eine wirkliche zu beginnen, ihre.

Sie wusste also aus eigener Erfahrung, die durch seine verdoppelt wurde, welche Gefühle, Illusionen und Desillusionen, impulsive Reaktionen, Kompromisse (wie hatte sich eine intelligente Person über solch offensichtliche Widersprüche täuschen können?) sogenannte Ehen hervorbringen konnten. Die Frau war eine Schönheit und nahm, die klassische Folge einer nie verwundenen gestörten Kindheit, Rache an der Welt über den Mann, der sie gewählt hatte. Das war ihre Gelegenheit, wütend zurückzuschlagen. Er hatte versucht, aus der Hoffnungslosigkeit seiner Ehe etwas zu machen, er weigerte sich, diese Hoffnungslosigkeit anzuerkennen, versuchte, die Frau dazu zu überreden, mit ihm zu Psychiatern und Psychotherapeuten zu gehen, zu Eheberatern. Als sie ihn beschimpfte und verhöhnte, ging er allein und legte sich auf die Couch.

Was sie (ist es möglich, dass sie jetzt in die archaische Kategorie »Witwe« fällt, außerhalb des Bereiches von Miss, Mrs, Ms) bei allen emotionalen Wirrungen, die sie beide durchgemacht hatten, nicht wie er erlebt hatte, war eine gleichgeschlechtliche Affäre. Wie das zustande gekommen war, hatte sie mit ihm besprechen können; die »Unnatürlichkeit« des Ganzen – nicht im Sinne eines moralischen Urteils über Homosexuelle, aber die leidenschaftliche Befriedigung, die er in ihrer Weiblichkeit fand, zeigte ihr, dass *dies* das Natürliche für *seine* Sexualität war. Es war aus der hässlichen Verzweiflung und Erniedrigung seiner ersten Ehe heraus entstanden. Danach war ihm jede Ablenkung recht. Jede Einladung, irgendwo an Versammlungen oder Konferenzen teilzunehmen. Nur weg. Auf einer Architekturtagung wurde er für das unvermeidliche Gruppenfoto aufgestellt; beim Frühstück fand er den einzigen freien Platz am Tisch mit dem Fotografen. Dann unterhielt er sich wieder mit ihm, als er ihn abends am Pool des Hotels traf. Der Fotograf war praktisch der Einzige, mit dem er in den drei Tagen der Konferenz Worte austauschte; er selbst trug zu den Diskussionen nichts bei, hörte den Vorträgen seiner Kollegen, der Architekten und Stadtplaner, zu, ohne ihnen zu folgen. In seiner fruchtlosen Verzweiflung, weil es ihm nicht gelingen wollte, ein erträgliches Zusammenleben mit der Frau zu gestalten, die angeblich seine war, fühlte er sich von allem abgeschnitten, voller Selbstekel. Der Fotograf hatte – na ja, natürlich – einen ungewöhnlichen Blick auf das Leben. Ein interessanter Mann. Er sah Kriege und Überschwemmungen, Naturkatastrophen, die Gesichtszüge von Streikenden und Politikern – für ihn gab es keine Furie, die alles andere verdunkelte. Die beiden Männer waren etwa gleich alt, aber in der Art, wie sie sich selbst sahen, sehr unterschiedlich. Statt einer entmannenden, katastrophischen Zurückweisung bot der Fotograf eine einfache Akzeptanz dessen, was er sich als Mann, als ihr Mann, nie hätte vorstellen können. In dem Zustand, nahm sie an, wäre jeder dankbar gewesen, dem auch nur ein Hund die Hand geleckt hätte. Überhaupt wahrgenommen zu werden, irgendeine zärtliche Zuwendung eines menschlichen Wesens zu erfahren: etwas, mit dem er kaum noch gerechnet hatte.

Ich bin nicht bisexuell, hatte er ihr vor langer Zeit gesagt, in den Beichten ihrer Anfänge. Das war das einzige Mal. Es lief ein paar Monate, aber für mich ist das der Blackout, den man als junger Mann am Tag danach hat, wenn man sich die ganze Nacht betrunken hat und die Freunde einem erklären müssen, was passiert ist.

Jetzt, da sie ihn als Toten gesehen, seine Kälte gespürt hat, stellt sie fest, dass da etwas ist, woran *sie* sich nicht ganz erinnern kann – ist ja auch egal –, nämlich ob er sich vor oder nach der Entgleisung, die wie ein alkoholischer Blackout war, hatte scheiden lassen. Das muss er ihr erzählt haben, sagte aber sonst nichts weiter dazu, wurde von ihr auch nicht weiter befragt. Genauso wie er wenig Wert darauf gelegt hätte, Details über ihre Affären zu hören – und ihre erste Ehe war im Gegensatz zu seiner kein traumatisches Drama gewesen, das man hätte erzählen können, sie wurde freundlich in gegenseitigem Einverständnis beendet. Sie und ihr Mann waren sich einig gewesen, dass jeder die Jugend in unterschiedlicher Richtung hinter sich ließ, es war töricht gewesen, so im Zickzack zu laufen.

Aber jetzt, da ihr Mann für ihr Überleben nur dadurch existieren kann, dass sie ihn mit dem, was ihr für die Erinnerung zur Verfügung steht, zusammensetzt, ist da eine Lücke – ja ein Blackout. Sie kann die Wiederherstellung für sich selbst nur vollkommen machen, wenn sie sich das ins Gedächtnis zurückruft, woran sie sich nicht erinnert.

Mit wem reden. Es gibt nur einen. Einen, der sich erinnern wird.

Niemand weiß, niemanden interessiert es, wohin die Schönheit geht, um alt zu werden, aber jener Mann, dieser Fotograf, ist nicht verschwunden. Als ob ihr Auge jetzt darauf programmiert wäre, auf den kleingedruckten Namen unter einer Serie von Pressefotos zu reagieren, findet sie ihn: Hayford Leiden. Dieser Name war ihr in der Beichte der Liebenden vor langer Zeit genannt worden. Im Laufe der Jahre muss die bescheidene Copyrightzeile hier und da in den regionalen und internationalen Zeitungen, die sie und ihr Mann lasen, erschienen sein, aber wer achtet schon auf das Kleingedruckte unter dem Bild?

Im Dunkel ihrer Gedanken schrieb sie einen Brief, der nie aufs Papier kam, mit der Adresse einer Fotoagentur, die Magnum hieß und deren Namen oft an die Stelle des individuellen Fotografen trat. Wo wohnte er? Wenn sie seine Adresse herausfinden konnte, was würde ihm der ungeschriebene Brief sagen? Wusste er, dass der Mann dieser Affäre, ihr Mann, tot war. Wahrscheinlich nicht, da ihre Kreise sich in all den Jahren der Ehe nicht berührt hatten. Sie lehrte Geschichte an einer Universität und wusste, dass die alternative Geschichte des Privatlebens von jenen, die sich auf die politischen Geschehnisse konzentrierten, nicht wahrgenommen wurde. Und ein Pressefotograf ist einer von jenen. Der Brief war also da, als wartete er sozusagen darauf, ausgedruckt zu werden.

Sie dachte daran, zu verreisen – Freunde hatten ihr das verschrieben –, sich eine Weile aus dieser Umgebung der Trauer wegzubegeben. Vielleicht wollten die Freunde sie auch aus dem Weg haben, um das nicht mehr mit ansehen zu müssen. Sie konnte nun ihrerseits Einladungen zu Konferenzen annehmen – als Ersatz-Lebensweise –, worauf ihr Mann einst zurückgegriffen hatte. Da gab es eine aus Kanada, die sie ausschlug, aber sie überwand ihr Zögern, die Räume, das Haus zu verlassen, wo die Haarbürste im Badezimmer und die fleckigen Armlehnen, wo seine Hände gelegen hatten, seine Gegenwart noch bezeugten, und nahm eine Einladung in eine britische Universitätsstadt an, die auf den ersten Blick vielleicht weniger interessant erschien. Sie wusste nicht, ob das so war und ob sie die Wahl getroffen hatte, weil der Name des Fotografen, den sie kannte, in englischen Zeitungen erschien. Vielleicht würde sie in England ein paar Freunde besuchen, obwohl sie niemandem gesagt hatte, dass sie kommen würde. Um die Zeit zu überbrücken, bis ihr Flug aufgerufen wurde, wanderte sie durch den Duty-free-Shop, und als sie an den Weinregalen vorbeikam, sah sie einen Rotwein, den sie und ihr Mann besonders gemocht hatten, und kaufte eine Flasche. Freunde mochten sich darüber freuen, weil der Geschmack sie an die afrikanische Heimat erinnerte, die sie verlassen hatten.

Sobald sie in der englischen Provinzstadt angekommen war, wurde ihr eine Absicht klar: Sie rief verschiedene Fotoagenturen in London an und bekam seine Adresse und Telefonnummer. Damit hatte die Reise ihren Zweck eingestanden. Sie ging in halber Missbilligung zu sich selbst auf Distanz. Der Brief war nie geschrieben worden, aber der Anruf wurde getätigt. Beim ersten Mal gab es einen Aufschub; der Anrufbeantworter lief, aber sie hinterließ keine Nachricht. Beim nächsten

Mal sagte ein Mann: Ja, Hayford Leiden hier. Sie nannte ihren Namen, die Frau von Soundso, mit ruhiger, freundlicher Stimme. Sie hätte auch eine Vertreterin sein können. Ob sie vielleicht zu einem kurzen Besuch bei ihm vorbeikommen könnte. Seine Überraschung (oder sein Nichtverstehen – was will die Frau von mir) war gut verhüllt; ohne Zweifel war er in seinem Beruf an bizarre Begegnungen gewöhnt. Die kommende Woche war ganz und gar belegt, aber wenn sie, sagen wir, am darauffolgenden Freitag nach London kommen könne … ja, er erinnere sich an ihren Mann, habe ihn vor einigen Jahren getroffen.

Er ist tot, sagte sie. Noch nicht lange. Oh, es tue ihm sehr leid, das zu hören … Sie würde gerne mit ihm reden; nichts Persönliches, versicherte sie, nur einige Daten, Geschehnisse, Orte, seine Arbeit als Architekt zu einem Zeitpunkt seiner Karriere, als sie ihn noch nicht kannte. *Nichts Persönliches.*

Das Treffen, der Termin – was immer, sie war mit sich selbst noch immer nicht im Reinen über diese Anmaßung, mit der sie einem Fremden ihr Leben aufzwang – war am Nachmittag. Um fünf herum, hatte er vorgeschlagen. Sie beschloss, die Nacht in einem Hotel in London zu verbringen und eine Entschuldigung dafür zu erfinden, dass sie die Abendveranstaltung ihrer Konferenz verpassen würde.

Im Zug schüttelte sie insgeheim den Kopf über sich selbst; was machte sie da. Sie hatte ein paar rhetorische Verdachtsmomente. Lauerte in der Frau, die diesen Besuch machte, etwa lüsterne Neugier. Ach, warum sollte sie sich mit dieser Anklage selbst verletzen. Sie hatte es ja am Telefon betont: nichts Persönliches. Intimitäten wollte sie nicht erfahren, das war selbstverständlich. Die hatten nichts zu tun mit ihr, nichts mit ihrem Mann, wenn er in sie eindrang und sie ihn aufnahm. Nichts Persönliches. Das hatte der Fotograf sicher verstanden, sonst hätte er dem Treffen wohl kaum zugestimmt.

Als das Taxi vom Waterloo-Bahnhof sie vor dem Haus absetzte, war sie überrascht, eine majestätische viktorianische Villa vorzufinden, die mit einem Glasanbau und einer Einliegerwohnung mit Terrasse auf dem Flachdach in die Gegenwart versetzt worden war. Und als sie den Weg zum Haupteingang mit seinem Portikus hinaufging, sah sie an den Hauswänden vorbei auf die grüne Weite des Gartens und der Bäume. Das Wort »Crescent« auf ihrem Notizzettel hatte sie mit einem Halbkreis von schäbigen Londoner Reihenhäusern mit gleichförmigen Fassaden assoziiert. Dieses Haus wandte der Straße den Rücken zu und teilte offenbar nichts mit anderen außer dem Zugang zu einem großen runden Park, der ihm und dem Kreis von Nachbarn allein vorbehalten war. Konnte ein Fotograf sich so etwas leisten; er musste berühmt sein – aber was wusste sie schon von der wirtschaftlichen Seite solcher Berufe. Eine Kachel an der Wand neben dem Eingang führte wie mit einem Fanfarenstoß zwei Namen auf:

HAYFORD LEIDEN
CHARLES DEVENMORE

Sie hörte seine Schritte auf sich zukommen, bevor die Tür aufging.

Es hatte kein Foto von ihm gegeben, an dem sie sich hätte orientieren können: kräftige weiße Haare und dicke schwarze Augenbrauen, Kontraste wie auf einem japanischen Stich. Ein Mann, der gut gealtert war, sein Lächeln zeigte Zähne, die noch seine eigenen waren. Das Gesicht war gleichmäßig gebräunt (zweifellos waren das die Strahler eines Bräunungsstudios gewesen). Aber nein, der Rücken der zur Begrüßung ausgestreckten Hand war noch dunkler. Er hatte kein afrikanisches Blut, das konnte sie immer erkennen, aber vielleicht war da etwas anderes, etwas Orientalisches. Immer noch gutaussehend, was darauf verwies, dass er einmal schön gewesen sein musste.

Die Stimme war gelassen und angenehm, als wollte er sagen: Ich bin auf dich vorbereitet, ich weiß, wer du bist, wir wissen beide voneinander, wer wir sind.

Sie saßen in Le-Corbusier-Sesseln. Masken irgendeiner östlichen Kultur und westafrikanische Masken, mit denen sie vertraut war, blickten auf sie herab. Sie unterhielten sich zunächst darüber, was sie in England machte – wahrscheinlich Ferien, oder?

Sie nahm an einer Konferenz teil. Das sagte sie (hatte er das auch so gesagt?). Historikerin. Aha. Das schien dem Zusammentreffen dieser beiden Fremden einen akzeptablen Rahmen zu bieten, befreite sie von der Fessel dessen, was immer sie auch verband. Das reichte als Begründung aus. Die Daten, Orte eines individuellen Lebens, die zu dem beitragen, was Tolstoi als das kollektive Leben einer Gruppe von menschlichen Wesen definierte. »Ich habe Marc auf einer Konferenz getroffen. Damals hab ich Gruppenfotos gemacht, neben dem, was ich wirklich machen wollte – ich kann mich nicht erinnern, worum es bei dieser Redeschlacht ging.«

»Sie haben nicht zufällig ein Tagebuch, in dem das Thema der Konferenz steht? Er muss das erwähnt haben, aber in seinen Papieren ist nichts zu finden, und ich hab nicht aufgepasst …«

Ein gutmütiges Lächeln wurde schnell zu einem abwehrenden Herunterziehen der Mundwinkel, er blieb auf Distanz. »Mein Gott, nein, davon gab's so viele. Von denen hab ich mich verabschiedet, ich wollte lieber die Welt sehen.«

Sie verstand, was er ihr sagen wollte – falls sie es noch nicht wusste: Er war ein berühmter Pressefotograf, der selbst hier und da mit seinen Bildern etwas zur Geschichte beigetragen hatte.

»Marc ist nach der Konferenz noch eine Weile hier geblieben. In diesem Land. Können Sie mir sagen, wo er gewohnt hat? In London. Ich würde mir das Haus gerne ansehen oder die Straße.«

Einen Moment lang legte er sich die Antwort zurecht. »Ich glaube, in irgendeinem kleinen Hotel in Kensington.«

Er sah sie abschätzend an.

»Ich hatte eine Wohnung in Notting Hill. Er zog bei mir ein. Für ein paar Monate.«

»Was hat er gemacht. An Arbeit, mein ich. Hat er in einem Architektenbüro mitgearbeitet. Oder ...? Er steckte immer tief in irgendwelchen Projekten.« Ihre Hände öffneten sich langsam über dem Raum seines Todes.

»Ach, er musste sich ein bisschen von dem ganzen Chaos in seinem Leben erholen, wir haben die Zeit genossen, alle in meiner Clique damals mochten ihn sehr – jetzt sind wir natürlich in alle Winde zerstreut. USA, Australien, Spanien – Südafrika.« Das Letzte erinnerte ihn offenbar daran, dass dieser eine aus seiner Clique, wie er gerade gehört hatte, tot war.

»Oh, wir hatten viel Spaß, da gab es ein Projekt, das wir zusammen mit einem Freund von mir, einem Künstler, gemacht haben – ich glaube, das gibt's vielleicht noch, steht wohl im Keller irgendeines Museums –, es war eine Art von zerlegbarem ›Environment‹ – so haben wir das genannt –, unserer Generation weit voraus. Er hat die architektonische Hülle gebaut, der Künstler hat das Innere mit irgendeiner Art von *objets trouvés*-Zeug gefüllt. Ich hab das Ganze fotografiert, es sollte den essentiellen Mischmasch unseres Lebensstils zu der Zeit repräsentieren. Ich glaube, irgendein Institut in Manchester – ausgerechnet Manchester – hatte den Auftrag dazu gegeben, und es wurde auch hier in London ausgestellt. Hat nicht gerade Wellen geschlagen, aber wir waren alle ziemlich begeistert.«

»Ich dachte, er hätte zur Auffrischung ein paar Wochen lang einen speziellen Kurs an einem Architekturseminar mitgemacht. Oxford.«

»Nicht dass ich wüsste. Er war hier in London. Vielleicht war da noch etwas ... Ja, da gab's die Idee, dass wir ein Buch zusammen machen wollten, ich sollte Gebäude fotografieren, und er würde den Text über das – wie hat er das genannt – Verhältnis der Architektur zur Politik der Zeit schreiben. Ich hatte sogar einen Verlegerfreund, der so tat, als wäre er interessiert … Textteile, vielleicht sogar die Entwürfe für das ›Environment‹-Ding müssen in der kleinen Wohnung rumgelegen haben, bis ich das Zeug rausschmiss, als ich in eine andere Wohnung zog. Zu guter Letzt. Er hat nichts Derartiges mit zurückgebracht?«

»Nicht unter den Papieren, die ich gefunden habe. Das wäre für die Vision, die er als Architekt hatte, interessant gewesen. Ich hoffe, dass ich ein Bild davon vermitteln kann. Geblieben sind all die konventionellen Entwürfe, die er in seinem Büro gemacht hat. Die hab ich.«

Ihr Gastgeber wurde gastgeberisch, oder er rückte von der Vergangenheit ab, die er heraufbeschworen hatte. »Möchten Sie was trinken? Tee, Kaffee? Whisky? Wodka?«

»Danke. Wenn Sie etwas trinken – dann Wodka bitte, mit Tonic.«

Ein antiker Teewagen, vollgestellt mit Flaschen und Gläsern. Er ließ sie allein, um Eis und Tonicwater zu holen; in seiner kurzen Abwesenheit konnte sie sich ein bisschen in dem Zimmer umsehen. Aber diese Lucien-Freud- und Bacon-Akte, diese Fotos des Gastgebers und eines anderen Mannes (Charles Devenmore?) Arm in Arm an einem Strand oder jeder für sich, einer hinter einer Kamera in einer zerstörten Stadt, der andere auf einer Bühne, shakespearehaft zornig mit offenem Mund (der Partner war offensichtlich Schauspieler) waren nicht relevant – dies konnten nicht die Objekte sein, zwischen denen ihr Mann jenes andere Leben gelebt hatte; in dieser kleinen Wohnung, die er vor zu langer Zeit geteilt hatte.

Er machte die Drinks fertig, und als er ihr den ihren gegeben hatte, hob er mit der lockeren Geselligkeit, die er zwischen ihnen voraussetzte, sein Glas – ein Moment, in dem er vielleicht auf die Vergangenheit, auf ihren Mann trinken wollte –, nahm die Geste aber schnell zurück, hoffte, dass sie es nicht bemerkt hatte. Aber sie hatte es bemerkt; der Moment lag zwischen ihnen, als wollte er analysiert werden. Er näherte sich dem in allgemeiner Form, schob das beiseite, was sie am Telefon gesagt hatte. *Nichts Persönliches.* Nur Daten, Orte, berufliche Tätigkeiten in jenen Monaten, als sie eine Wohnung teilten, was sie brauchte, um ihren Mann zurückzubringen, ihn zusammenzusetzen, sein Leben, das weiterexistieren musste, wenn sie überleben wollte.

»Es ist immer ein Problem für andere – andere Leute –, diese Art von schwuler Gemeinschaft zu verstehen. Was jemand, der von außen kommt, so schwer begreifen kann, ist etwas, was, wie ich glaube – wie ich weiß –, in anderen Gruppen nicht funktioniert. Hat was damit zu tun, dass es eine Minderheit ist, das Heilende, das man bei uns findet – ich meine damit nicht so ein feierliches Ding heiliger Männlichkeit …«

Sie rührte sich in ihrem Sessel, abwehrend. »Wir hatten – ich habe viele gute Freunde, die Homosexuelle sind …«

Er nahm einen hörbaren Schluck von seinem Wodka und lachte, bedeutete ihr, dasselbe zu tun. »Oh ja, einige meiner besten Freunde sind Juden, des Menschen bester Freund ist der Hund.«

Was konnte sie dazu sagen? Sie war auf eine solche Reaktion nicht vorbereitet. Es war diesem Treffen und diesem Gespräch nicht angemessen, dass er ihr die Beleidigungen heimzahlte, die er ein Leben lang hatte hinnehmen müssen. Sie hatte gesagt, hatte ihm gesagt: *Nichts Persönliches,* und jetzt überschritt er die Grenzen der Erinnerung, die sie ihm zugesichert hatte.

Er sah sie plötzlich auf eine Art an, der sie nicht ausweichen, die sie nicht überspielen, aber auch nicht deuten konnte. Vertraute er sich ihr an, oder wollte er sie reizen?

»Natürlich wollte ich nicht, dass er ging.«

Warum konnte dieser Mann, der ihren Mann unter vielen anderen vergessen hatte, ihr nicht die einfachen Fakten geben, die alles waren, worum sie gebeten hatte, warum wollte er Gefühle bekräftigen, behaupten, die er mit ihr teilte: ihr Mann, der sie verlassen hatte, indem er starb, sein ehemaliger Liebhaber, der ihn verlassen hatte; ihrer beider Mann. Amüsierte es ihn, das zu tun? Er fuhr fort, erzählte von dem, was damals passiert war, Dinge, an die er sich um ihretwillen erinnerte: »Ich war mit jemand anders verreist, nach Surinam. Wie Sie sehen, bin ich halb-und-halb, der Name holländisch, die Haut malaiisch, schöne alte koloniale Herkunft, nicht wahr. Ich wollte dort meinen malaiischen Wurzeln nachspüren, die neue Affäre hatte damit zu tun. Er verstand nicht, dass ich zu der Zeit bloß ein Abenteuer brauchte. Als ich dann in unsere Wohnung zurückkam, fand ich sie leer vor – er war nach Südafrika zurückgegangen. Ich weiß nicht zu was. Zu dieser verrückten Frau. Gott weiß.«

»Wenn er noch nicht geschieden war, als Sie ihn kennenlernten, ließ er sich bald danach scheiden.« Sie wusste, dass sie in Vertraulichkeiten gelockt wurde, die sie nie hatte preisgeben wollen.

Er goss sich noch einen Wodka ein, wies auf ihr Glas, auf das sie die Handfläche legte. »Ich sag Ihnen was. Ich bin mal in Südafrika gewesen, vor vielleicht zehn, zwölf Jahren. Ich hatte da einen Auftrag. Ich fragte nach ihm; da hörte ich von Ihnen. Ich war einfach nur neugierig, was aus ihm geworden war. Irgendjemand sagte mir, wo Sie und er wohnten. Aber ich habe nicht versucht, ihn zu treffen, angesichts …«

Es trat eine Pause ein, die man nicht als Schweigen bezeichnen konnte, denn auch wenn sie nicht redeten, ging zwischen ihnen ein lebhafter Dialog des Unausgedrückten hin und her.

Dann flüchtete sie in die fertig daliegende konventionelle Rolle, spielte die höfliche Besucherin, die nun gehen wollte.

»Auf jeden Fall danke ich Ihnen, dass ich Sie behelligen durfte, ich muss jetzt aufbrechen.«

»Wollen Sie nicht doch noch etwas trinken?«

Sie stand schon, hatte auch die Lüge parat. »Ich muss meinen Zug kriegen.«

Als sie sich ihre Tasche über die Schulter streifte, berührte etwas Hartes darin ihre Hüfte; sie hatte vergessen, dem Mann die Flasche Wein zu geben, die sie in letzter Minute eingesteckt hatte, bevor sie die Tür ihres Zimmers in dem Konferenzhotel geschlossen hatte. Da sie wusste, dass sie die Freunde, für die sie den Wein gekauft hatte, nicht treffen würde, war das, so schien es ihr, eine entschuldigende Geste dafür, dass sie einfach so in sein Haus eingedrungen war.

Er nahm die Flasche mit dankbarer Freude entgegen. »Und auch noch aus Südafrika! Charlie und ich werden die heute Abend mit Genuss trinken.« Er las den Namen vor, der auf dem Etikett stand, zwei Wörter, die zu einem zusammengefügt waren. Wahrscheinlich hatte sich ein burischer Winzer das ausgedacht, nachdem der alte Krieg gegen die Briten verloren war. Der Unterlegene schrieb das noch auf Holländisch, aus dem die eigene Sprache, Afrikaans, sich entwickelt hatte. »*Allesverloren*, ah, sehen Sie, ich habe diese holländische Seite – meine Großmutter –, ich kann das übersetzen …«

Sie ging Häuserblock um Häuserblock, bevor sie daran dachte, nach einem Taxi oder einer Bushaltestelle Ausschau zu halten. Hätte fragen sollen, ob es vielleicht ein Foto aus der Zeit gibt. Hätte das tun können, da die Bedingungen des Besuchs sowieso außer Kraft waren. Aber nein.

Du kennst den, den du kanntest. Kannst den anderen nicht kennen, keinen anderen. Allesverloren.

Geschichte

Seit dreißig Jahren ist der Papagei eine Attraktion in diesem Restaurant, aber natürlich weiß niemand, wie alt er ist. Ein Papagei kann hundert Jahre alt werden, sagt man – wahrscheinlich ist das altes Seemannsgarn; waren die Vögel nicht Begleiter der Seeleute auf den früheren einsamen Fahrten? Sie kamen aus Afrika oder vom Amazonas nach Europa. Was sich als *die Welt* betrachtete, sandte Schiffe aus, die kühn über die Wellen der Meere segelten, zu den Welten, die andere kannten. Diese anderen konnten nicht sprechen, jedenfalls sahen die Seeleute das so – das heißt, sie beherrschten die Sprache der Seeleute nicht, welche es auch sein mochte. Aber der Vogel konnte das. Sehr bald stellte er Fragen, verlangte etwas, fluchte und lachte – alles in ihrer Sprache. Die Welt der anderen antwortete genau so, wie *die Welt* es von ihr erwartete. Das wollte sie aus dem anderen machen – ihr eigenes Spiegelbild. Die Seeleute wussten nicht – weiß das irgendjemand –, wie ein Vogel sprechen lernt. Aber er tat es. Und auch noch so, als ob er sie verstand, zumindest das Gelächter, den Spott. Wie sonst hätte er deren Ausdruck wiedergeben können?

Das alles liegt Jahrhunderte zurück, der Restaurantpapagei muss aus einer Tierhandlung stammen, obwohl sich Madame Delancy daran erinnert, dass irgendein Freund ihn ihrem Mann geschenkt hat. »Wir hätten nie einen Papagei gekauft! Für ein Restaurant! Das ist doch kein Zoo!« Aber sie grüßt den Papagei mit einem Nicken, als wäre er ein Mitarbeiter wie die anderen auch, oder eher ein Mitglied der Familie, denn dies ist ein typisches Dorfrestaurant im Süden Frankreichs, wo die Angestellten alle Verwandte des *chef*-Vaters und der Kellnerin-Mutter sind, Söhne und Töchter und sogar Enkel, die auf ihren Fahrrädern nach der Schule vorbeikommen, um zu essen und beim Abräumen zu helfen.

Das Gefieder des Papageis ist grün und gelb, mit ein bisschen Rot dazwischen, er hat einen grauen gebogenen Schnabel, der, da das Geschöpf schon so lange hier ist wie die ältesten *habitués* an ihren Tischen, genauso gealtert zu sein scheint wie die Nase irgendeines alten Mannes. Englische Touristen und jene, die sich aus ihren kalten Grafschaften hierher zurückgezogen haben, sind selbstverständlich Amateurornithologen und wissen, dass der Papagei aus Afrika kommt. Sie kennen auch seinen Namen: Auguste. Aber die treuesten Gäste, in und außerhalb der Saison, sind die Einheimischen. Die älteren *habitués*, ob sie nun von hier kommen oder aus dem Ausland, haben zugesehen, zugehört, wie die Kleinen aufgewachsen sind. Von der Zeit der Kinderwagen, des Vorbeirennens an den Tischen bei Ballspielen zum sexy tätowierten Bizeps, dem Kichern und Flirten beim Zigarettenrauchen, der Wandlung von nackten, beringten Nabeln zu den schwellenden Hügeln der Schwangerschaft.

Während der Saison ist der Papagei in seinem großen gewölbten Käfig draußen unter einem Baum auf dem Territorium der *place*, wo das Restaurant seine Tische und Sonnenschirme ausbreitet. Außerhalb der Saison wird er bei schlechtem Wetter mit dem Sommer zusammen in eine Ecke des Restaurants verbannt; da wird ihm eine Art Winterschlaf aufgezwungen, der sicher im Gegensatz zum Lebenszyklus seiner Spezies steht, egal woher sie kommt. Manchmal liegt sogar noch das dunkle Tuch, das nachts über seinen Käfig geworfen wird, am Tage da. Mach ein Schläfchen. Aber während des größten Teils des Jahres ist er in diesem milden Klima tagsüber auf seinem Posten draußen, wo die Gäste lieber essen als drinnen. »Auguste! Hallo!«, rufen die Leute, wenn sie vorüberschlendern, um an ihren Tisch platziert zu werden. »Auguste! *Bonjour*!« Als müssten sie von ihm begrüßt werden, es ist ein Zeichen, das ihre Wahl, wo sie essen und trinken, anerkennt, so wie Menschen sich in ihrem Prestige bestätigt fühlen, wenn der *maître d'hôtel* sie beim Namen nennt. Und mit der ruhigen Würde eines *maître d'* ruft er manchmal etwas zurück oder stößt aus dieser rätselhaften Kehle hervor: Hallo, *bonjour*. Manchmal auch nicht. Er tut so, als wäre er beschäftigt, müsse irgendwie sein Gefieder ordnen oder den präzisen, festen Griff seiner Klauen verschieben. Sie haben wie sein Schnabel die menschlichen Züge der Gäste angenommen, die schon so lange da draußen um den Käfig herumsitzen – die Haut auf seinen *Händen* ist runzlig und hart geworden, das Alter hat bei allen Beteiligten seine Spuren hinterlassen.

Eltern schicken ihre Kinder von den Tischen weg, damit sie ihn begrüßen. Guckt euch mal den Papagei an, sagt ihm was vor, er kann reden, wisst ihr. Auf die Weise werden die Erwachsenen das kindliche Geplapper und das Heulen los. Steckt aber nicht den Finger durch die Stäbe! Das ist kein Kätzchen! Geht ruhig – seht ihr den Papagei da drüben?

Die Kinder stehen um den Käfig herum und starren. Seine halb von den Lidern verdeckten kleinen Augen – er ist ganz Schnabel, ganz das, was Nahrung aufnimmt und redet – blicken mit dem Ausdruck eines Mannes zurück, der in der Öffentlichkeit steht und die Eintönigkeit der Gesichter in der Menge erträgt. Er spricht gar nicht, obwohl Mami und Papi das gesagt haben, und was Mami und Papi sagen, stimmt. Genau. Man nimmt aufgrund von Augustes rauer, lauter Stimme an, dass er ein Männchen ist: plötzlich erfüllt er seine Aufgabe mit einem wütenden Kreischen, es hört sich nach einer Straßenschlägerei an. Einige Kinder laufen weg, andere lachen und necken ihn, damit er noch mehr kreischt. Es ist, als wäre eine unangemessene Gewalttätigkeit wie eine unpassende Erinnerung in die angenehme Sicherheit des Speisenauswählens eingebrochen, die von Hinweisen der Restaurantfamilie auf die Tagesspezialitäten ergänzt wird. Vielleicht kommt Madame Delancy sogar heraus, um achselzuckend und mit einem Lächeln die neckenden Kinder sanft zu verscheuchen. Vielleicht hat sie ein Stück Mandarine oder eine offene Muschel in der Hand, um den Vogel zu besänftigen. (Wenn Gäste darüber staunen, dass ein Papagei *moules marinières* mag, neigt sie den Kopf und sagt: »Jod.« Vielleicht lebt er deshalb so lange.) Er nimmt die kleine Leckerei und grummelt in stiller Entrüstung noch ein wenig weiter, während er anscheinend allem genau zuhört, was um ihn herum gesagt wird, denn ebenso plötzlich, wie er wütend geworden ist, mischt er die *clichés* seines Vokabulars ungebeten in die *clichés* der Unterhaltung. »*Santé cheers wha-tt! Really? Well-l so! So-oo ça va? Come* on! *Tu parles! Love…ly bye now ça va?*« All die Nuancen von Heiterkeit, Spott, Gereiztheit, Ungläubigkeit, Langeweile sind genau vertreten, reproduziert. Der Tonfall dessen, was man seine Stimme nennen muss, stellt sich darauf ein, ob er Französisch oder Englisch spricht – das Hinzukommen von deutschen und skandinavischen Gästen in den letzten dreißig Jahren hat nicht dazu geführt, dass er ihre Ausdrucksweisen wiederholen kann.

Aber jetzt ändert sich etwas in dem schönen Dorf – es hat seinen Charakter natürlich durch viele Veränderungen hindurch bewahrt, länger als die legendäre Langlebigkeit eines Papageis. Die Revolution, die alle Mönche aus ihrem Kloster vertrieb, dessen Kreuzgang nun die Gartenbar seiner neuen Verkörperung als Fünfsternehotel ist; die deutsche Besatzung in den vierziger Jahren, bei der junge Männer aus Dorffamilien, die noch da sind (man sehe sich nur die Kinderwagen an), als Widerstandskämpfer getötet wurden – es gibt eine Straße, die nach einem, der dort geboren wurde, benannt worden ist. In alten Häusern sind die verrotteten Balken von Skandinaviern, Deutschen und Engländern erneuert worden, die in den Boomjahren Europas einen entzückenden, unverdorbenen Ort entdeckten, wo sie sich eine historische *résidence secondaire* zulegen konnten.

Die neueste Veränderung hat etwas Endgültiges an sich – was die Veränderungen zweifellos für die, die in dem Dorf, wie »es früher war«, lebten oder es besuchten, immer an sich hatten. Früher. Für jeden Einzelnen ein anderes »Früher«. Aber eine dieser Endgültigkeiten ist jetzt die Ankündigung, dass das Papageienrestaurant schließt. Nach dreißig Jahren! Madame Delancy weiß, dass sie den *habitués* eine Erklärung schuldig ist, ob es nun die Überlebenden der lesbischen Gemeinde aus den Zwanzigern sind, die regulären Sommergäste oder die Jungen, die ihr Recht als Enkel eines Seitenzweigs wahrnehmen und rauchend, laut rufend und plaudernd mehr als eine Stunde über einem einzigen Kaffee oder einem geteilten Eis dasitzen. Der *chef*, ihr lieber Mann, der (was jeder viele Male gehört hat) sein Handwerk in den Küchen des *Maxim's* in Paris erlernt hat, kocht nun seit mehr als vierzig Jahren. Seit einer Weile schon besitzen sie eine kleine Wohnung mit Blick aufs Meer, gedacht für die Zeit, die nun gekommen ist. Also werden die Tische mit den weißen Leinendecken und den Blumen, die Stühle, auf denen sich alle, die dort trinken, wohlfühlen, zusammengeschoben werden. Die Kühler, in denen Flaschen von *Rosé Provençal* von der Kälte wie gepudert aussahen, und die unvergleichliche *tarte tatin* des *chefs*, die sich unter den Desserts findet – all das wird verschwinden. Nein. Nein? Ein deutscher Herr hat das Restaurant gekauft. Als könnte man ein Restaurant »kaufen«, dessen Charakter über dreißig Jahre geformt wurde. Ein Deutscher. Sauerkraut und Würste. Oder schlimmer, etwas, was sich Nichtfranzosen unter internationaler französischer Küche vorstellen.

Ein herrischer Schrei aus dem Schatten: »Bonjour! Bonsoir! Hallo! Ça va?« erinnert daran: Und Auguste, was wird mit dem Papagei passieren? Wird er mit dem Restaurant verkauft?

Der Papagei wird in die Wohnung ziehen. Was für eine Frage.

Aber es gibt eine Frage: Was für ein Leben wird das für ihn sein, allein mit einem alten Paar, das aufs Meer blickt. Oh, die Familie, die Kinder und Enkel werden zu Besuch kommen. Manchmal. Die haben alle woanders Arbeit gefunden.

In der letzten Woche ist das Restaurant voller denn je. Man muss dort noch einmal essen, es wird das letzte Mal sein. Für einige Leute: das letzte Mal von vielen Phasen, Stufen, Stationen der Lebenszeit. Der Papagei war Zeuge dieser Zeiten – jener Zeiten, an die sich Menschen erinnern, die sie vergessen haben oder vergessen wollen. Er ist während dieser Zeit besonders redselig, es ist seine letzte Chance, das zu sagen, woran er sich erinnert. Wenn diese Kreatur langlebig ist, so hat sie anscheinend auch ein unfehlbares Gedächtnis. Es ist alles da, kraft einer seltsamen Befähigung, verborgen in der gefiederten Kehle und der groben grauen Zunge hinter dem prüfenden Schnabel. Er lacht das Crescendo-Lachen einer koketten Frau, die sich darin wiedererkennen mag oder auch nicht, jetzt als sie, gestützt auf ein Gehgerät für Invaliden, heranschlurft, um zu einem letzten Mittagessen an ihrem Tisch zu sitzen. Jetzt kichert er wie die albernen heranwachsenden Mädchen, die in die Städte verschwunden sind; die Eltern, die ihre letzte *daube provençale* essen, haben seit Monaten nichts von ihnen gehört. Ein betrunkener Ausbruch fegt das Kichern weg (der arme Teufel, auch er ein früherer *habitué*, bettelt jetzt vor dem Markt). Das Murmeln Verliebter über den Tisch hinweg (das ist das feindselige Paar, zwei, die während des Essens kein Wort mehr miteinander reden), das andeutungsvolle Lachen der Leute, die Klatsch verbreiten und deren Voraussagen über Scheitern und Betrug eingetroffen sind, siehst du – und jemand, der lächelnd Adieu sagt und auffordernd »Auguste, Auguste« ruft, aber keine Antwort bekommt, wendet sich von dem Käfig ab, der Vogel ist verstummt. Er stöbert in seinem Käfig herum, als hätte er irgendwo eine Bestechung in Gestalt eines Zuckerstücks verloren. Aber es ist mehr als das. Gequält kreischt er los: PAPA PAPA PA-PAA! Wo ist das Kind, von dem dieser Aufschrei kam, der vielleicht für den Rest der hundert Jahre gespeichert wurde? PA-PAA! Wo ist der Vater, der da verzweifelt gerufen wurde, und ist er jemals gekommen? HALLO HALLO PA-PAA PA-PAA! BONJOUR BONSOIR WHAT? WHAT? ÇA VA? ÇA VA? Die Wiederholung, die nicht nur den Papageien vorbehalten ist, zeigt, wie wir uns vor den Verletzungen des anderen verstecken. ÇA VA?

Wie geht es.

Und aus den Tiefen dessen, was er auch immer anstelle von Stimmbändern hat, tief und böse, kommt das, was er mitgehört hat, was er nicht hätte mithören sollen. *Ça ne va pas du tout.*

Geht überhaupt nicht.

Die Begünstigte

Verstecke, in denen alte Papiere liegen, sind Gräber, man sollte sie nicht öffnen.

Ihre Mutter war eingeäschert worden. Es gibt keine Marmorplatte, auf der »Laila de Morne, geboren, gestorben, Schauspielerin« graviert steht.

Über ihr Alter hat sie immer gelogen, es war auch nicht ihr Geburtsname, der war ethnisch zu begrenzt gewesen, vor Generationen geerbt, um ihre Einzigartigkeit auf einer Besetzungsliste anzudeuten. Es war auch nicht der Name ihres Mannes. Sie hatte sich selbst getauft; ein Künstlername. Sie war schon lange geschieden, wenn auch erst Ende fünfzig, als ein Taxi mit ihrem Wagen zusammenstieß und (so hätte sie es mit ihrer letzten Replik ausgedrückt) den Vorhang über ihrer Karriere fallen ließ. Ihre Tochter Charlotte trägt den Nachnamen ihres Vaters und ist ihm so nahe gewesen, wie es einem Kind möglich ist, das den Besuchsbedingungen eines Exehemanns unterliegt, während die Exfrau, wie üblich, das Sorgerecht hat. Als Charlotte heranwuchs, hatte sie das Gefühl, eher zu ihm als zu ihr zu passen, auch wenn sie durchaus Zuneigung für die, na ja, Kindlichkeit ihrer Mutter hegte. Vielleicht ist die Schauspielerei in Wirklichkeit die Fortsetzung kindlicher Phantasiespiele – auf eine Weise faszinierend. Aber. Aber was? Diesen Weg hatte sie nicht gehen wollen. Obwohl sie nach einer Rolle genannt worden war, mit der ihre Mutter einen frühen Erfolg gefeiert hatte (Charlotte Corday, Peter Weiss' *Marat/Sade*), und trotz der Ermutigung von Schauspiel- und

Tanzunterricht. Sie hatte Talent, aber sie wollte nicht: das war die unausgesprochene Deutung der enttäuschten Mutter, wenn sie ihr auch keinen Vorwurf machte. Laila de Morne war mit keinem Liebhaber so weit gegangen, noch einmal zu heiraten. Es gab keinen Stiefvater, der die Beziehungen, die Loyalitäten durcheinanderbringen konnte; Charlie (so wurde sie von ihm genannt) sagte einmal zu ihrem Vater: »Wieso erwartet sie, dass ich so werde wie sie?«

Ihr Vater war Neurologe. Sie lachten zusammen; über ein vermeintliches Vorrecht ihrer Mutter, ihre Zukunft zu bestimmen, oder auch über das alternative väterliche: Sollte sie etwa Ärztin werden! In den Gehirnen der Leute herumstochern? Sie stießen einander mit den Ellenbogen an und lachten jetzt über den Ekel der Tochter.

Ihr Vater, der stets auf ihre Bedürfnisse eingegangen war, half ihr, anstelle einer Beerdigung eine Gedenkfeier zu arrangieren. Sie erwartete gewiss nicht, dass er in die Wohnung seiner Exfrau mitkam, um Kleidung auszusortieren oder mit zu entscheiden, ob persönliche Dinge behalten oder verschenkt werden sollten. Eine Freundin aus der Firma, wo sie als Aktuarin arbeitete, willigte ein, an einem freien Wochenende zu helfen. Und der junge Zivilrechtsanwalt, zu dem sie sich hingezogen fühlte, was von ihm offenbar erwidert wurde, auch wenn es bisher nur zu einem Abendessen und einer Kinoverabredung geführt hatte, bot ihr unerwartet seine Hilfe an – vielleicht ein weiterer Schritt hin zu einer Liebesaffäre, die sowieso zustande kommen würde. Die Mädchen nahmen die Kleider aus den Schränken, die Freundin staunte laut über die vielen unterschiedlichen Stile, die von Frauen dieser Generation getragen wurden – die hatten offenbar viele Persönlichkeiten, die sie nach außen projizierten, sie brauchten nur zu wählen. Jetzt folgte man allein der Mode von Jeans und T-Shirt. Ach, aber natürlich! Charlottes Mutter war ja eine berühmte Schauspielerin!

Aus Achtung vor dem Ehrgeiz ihrer Mutter korrigierte Charlotte das nicht. Doch als sie ins Nachbarzimmer ging, wo der Anwalt für sie Zeitungsausschnitte und Programmhefte und Fotos, die Laila in den Rollen zeigten, die den Kleidern entsprachen, chronologisch ordnete, blätterte sie in ein paar Programmheften und sagte dann leise und nicht direkt zu ihm, aber so, dass er es hören konnte: »Eigentlich hat sie nie die Hauptrollen bekommen, mit denen sie gerechnet hatte, nach den begeisterten Kritiken zu ihrem ersten großen Auftritt, da war sie noch sehr jung. Als sie Marat ermordete. In seiner Badewanne, oder? Ich hab das Stück nie gesehen.« Sie vertraute ihm die Wahrheit über die Karriere ihrer Mutter an, es war Verrat an Lailas Bild von sich selbst; vielleicht auch ein Schritt hin zu einer Liebesaffäre.

Die drei jungen Leute befreiten sich von den Kulissen der Vergangenheit, um Kaffee zu trinken und sich den Streitfragen der Gegenwart zuzuwenden. Fälle welcher Art übernimmt ein Zivilrechtsanwalt? Was soll das heißen, nicht die üblichen Prozesse? Keine Überfälle, keine Entführungen? Hatten die beiden jungen Frauen das Gefühl, dass sie benachteiligt wurden, dass die besten Jobs an Männer gingen? Oder war's eher andersherum, führte das schlechte Gewissen wegen der Frauendiskriminierung dazu, dass Frauen auf Posten gehievt wurden, denen sie gar nicht gewachsen waren? Frauen jeder Farbe; und schwarze Männer, genauso? Was für eine Person allein eine traurige und seltsame Aufgabe gewesen wäre, wurde zu einem lebhaften Abend, einem temperamentvollen Austausch von Meinungen und Erfahrungen.

Laila hätte sicher nichts dagegen gehabt; sie hatte ihr Publikum immer in Schwung gebracht.

Es gab einen Sonntagabend in einem Jazzklub, wo sie beide von der Musik begeistert waren und einander sagten, dass sie Hip-Hop, *Kwaito*, langweilig fanden. Sie aßen und tanzten dann, der erste körperliche Kontakt, um zu bestätigen, dass sie sich attraktiv fanden, und er bot ihr nochmals an, ihr bei ihrer Aufgabe zu helfen, und an einem Wochenendnachmittag küssten und berührten sie einander zwischen den Bücherstapeln und Kartons mit Theatersouvenirs. Seine Hand legte sich um ihre volle Brust, aber sie gingen nicht, wie es sich angeboten hätte, zu dem schönen und einladenden Bett mit seiner Signatur ausgebreiteter Schals und Kissen. Irgendein atavistisches Tabu, das Gefühl des Respekts vor der Toten, als läge ihre Mutter noch da, besäße es noch.

Die Liebesaffäre fand woanders ein Bett und nahm einen etwas ungewissen Fortgang, ganz vergnüglich, aber ohne viel Erwartung, dass etwas Ernstes daraus werden würde. Ein Einakter, der in den Kulissen einer Nebenrollen-Karriere begonnen worden war.

Charlotte schlug weitere Angebote aus, auch die von ihrer Bürofreundin, mit dem Aussortieren von Lailas – was? weiterzumachen. Die Kleidung war verstaut. Einiges davon schien sowieso nur auf der Bühne tragbar zu sein und wurde einer experimentellen Theatergruppe geschenkt, anderes ging an die Heilsarmee, die es an Obdachlose weiterverteilen würde. Ihr Vater beauftragte einen Makler, die Wohnung zum Verkauf zu inserieren; wenn du nicht da einziehen willst, schlug er vor. Sie war zu groß, seine Charlie konnte sich das nicht leisten, wollte auch nicht in einem Stil leben, der nicht ihr eigener war, selbst mietfrei nicht. Sie lachten wieder in gegenseitigem Einverständnis, es war keine Kritik an ihrer Mutter. Laila war Laila. Er stimmte dem zu, aber so, als meinte er etwas anderes. Ja, Laila.

Die Umzugsleute kamen, um die Möbel abzuholen, die verkauft werden sollten. Sie hatte kurz daran gedacht, das Bett zu behalten – es wäre ein angenehmer Luxus, sich diagonal über seine großzügige Fläche ausstrecken zu können; aber man würde es in ihrer kleinen Wohnung gar nicht durch die Schlafzimmertür kriegen. Als die Männer mit ihren Lasten gegangen waren, sah sie blasse Umrisse auf dem Boden, wo alles gestanden hatte. Sie öffnete die Fenster, um den Staub hinauszulassen, hier drin herrschte die eigentümliche Atmosphäre einer bewohnten Höhle, und als sie sich umwandte, sah sie plötzlich, dass etwas übrig geblieben war. Ein paar leere Kästen, Pappe, wie für die Lieferungen aus dem Supermarkt. Gereizt ging sie hinüber, um sie einzusammeln; einer war nicht leer. Er schien voller Briefe zu sein. Was bringt einen dazu, einige Briefe zu behalten und andere zu zerknüllen und wegzuwerfen. In ihrem eigenen vergleichsweise kurzen Leben hatte sie albernes Schulmädchenzeug weggeworfen, sexy gemeinte Vorschläge, hingekritzelt auf die Rückseite einer Speisekarte, die sie auf naive Weise schmeichelhaft gefunden hatte, die höfliche Absage, als sie sich um einen Job beworben hatte, der ihre Qualifikation überstieg – eine heilsame Lektion über das, was ihre Clique die »Wirkliche Welt« nannte. Dieser Karton enthielt offenbar Erinnerungen, die sich von dem anderen Zeug, das sie geordnet hatte, unterschieden. Die Umschläge sahen nach persönlichen Briefen aus. Handgeschriebene Adressen, ohne die gedruckten Logos der Geschäftswelt, der Banken. Hatte Laila überhaupt ein persönliches Leben gehabt, das nichts mit ihrer Familie-dem-Theater zu tun hatte? Ein Kind, eine Tochter aus einer geschiedenen Ehe, zählt wohl kaum als »Familie«.

Charlotte – das war die Identität, die sie im Zusammenhang mit ihrer Mutter hatte – sah die Umschläge flüchtig durch. Wenn ihre Mutter wirklich ein persönliches Leben gehabt hatte, dann war dies kein materieller Besitz, den man wegwerfen konnte wie Kleidung, die an- und ausgezogen wurde; ein persönliches Leben kann man einer Tochter nicht »hinterlassen«, der Begünstigten in einem Testament. Die Briefe, die Laila zu behalten beschlossen hatte, waren immer noch ihre; verbrenn sie in aller Stille, so wie Laila selbst eingeäschert worden war, dann wären sie zusammen. Man sagt (sie hatte das irgendwo gelesen), dass nichts und niemand jemals wirklich verschwindet, in der Atmosphäre, der Stratosphäre, wie immer man den Raum da oben bezeichnet, gibt es Atome, klein jenseits aller Vorstellungskraft, aus der ganzen Welt, aus allen Zeiten, die für immer da bleiben. Genauso wie sie diesen einen Karton bemerkt hatte, der nicht leer war, bemerkte sie, als sie ihn schüttelte, um den Inhalt richtig hineinzurücken, dass da ein paar handgeschriebene Blätter verkehrt herum auf dem Boden lagen. Nicht in der Abgeschlossenheit eines Umschlags. Sie hob die Blätter auf und drehte sie um. Die Handschrift ihres Vaters. Bewusster geformt als die, die Charlie kannte. Was war das Datum oben auf der Seite, unter der Adresse des Hauses, an das sie sich als ihr Zuhause erinnerte, als sie ein kleines Mädchen gewesen war. Das Datum lag vierundzwanzig Jahre zurück – natürlich hatte sich seine Handschrift ein wenig verändert, das tut sie in den verschiedenen Altersstufen eines Lebens. Seine Charlie ist achtundzwanzig, also war sie vier Jahre alt, als er das Datum hinschrieb, das kommt ungefähr hin, muss kurz vor der Scheidung und ihrem Umzug mit Laila in ein neues Haus gewesen sein.

Der Brief trägt oben links die offizielle Adresse einer Anwaltskanzlei, Kaplan McLeod & Partners, und richtet sich an einen von ihnen: *Lieber Hamish*. Warum um alles in der Welt wollte Laila nach einer toten Ehe den sachlichen Brief aufbewahren, den ein Neurologe wegen irgendeines Autounfalls oder vielleicht wegen einer ausgebliebenen Zahlung für eine Untersuchung oder Operation hatte schreiben müssen. (Als ob das medizinische oder humane Ethos ihres Vaters das Letzte auch nur zulassen würde ...) Die Seiten mussten irgendwann mit anderen, persönlicheren Dingen vermischt worden sein. Laila und Charlotte hatten in Charlottes Kindheit und Jugend oft die Wohnung gewechselt.

Auf dem Brief steht: Kopie.

»Meine Frau Laila de Morne ist Schauspielerin, und im Laufe ihrer Karriere hat sie sich in einem Kreis bewegt, der nichts mit dem zu tun hatte, was wir als verheiratetes Paar teilten. Ich habe sie immer ermutigt, Kontakte zu pflegen, die sie in ihrem Beruf voranbringen konnten. Sie ist eine sehr attraktive Frau, und ich wusste immer, dass es unter ihren Schauspielkollegen gewiss Männer geben würde, die mehr sein wollten als Bewunderer. Zwar genoss sie die Aufmerksamkeit, reagierte auch manchmal mit einem Flirt innerhalb der gesellschaftlich zulässigen Grenzen, gab mir aber keinen Anlass, das ernster zu nehmen als nötig, sie genoss einfach ihre Wirkung und ihr Talent. Privat, mir gegenüber, machte sie sich über diese Bewunderer lustig, machte scharfe Bemerkungen über ihr Äußeres, ihre Prätentionen, und wenn es sich um Schauspieler handelte, Regisseure und Dramatiker, kritisierte sie die Qualität ihrer Arbeit. Mir war klar, dass ich keine Frau geheiratet hatte, die zu Hause bleiben und Babys aufziehen wollte, aber ab und zu brachte sie die Sprache darauf, dass wir einen Sohn haben sollten. Für mich, meinte sie. Dann bekam sie eine neue Rolle in einem Stück, und verständlicherweise wurde dies dann auf später verschoben. Nach einem erfolgreichen Beginn ging es mit ihrer Karriere aber nicht so weiter, wie sie erwartete. Gewisse Rollen, die sie ihrer Meinung nach hätte bekommen müssen, wurden ihr einfach nicht angeboten. Eines Abends kam sie begeistert nach Hause und erzählte mir, sie habe eine kleine Rolle in einem Stück bekommen, das in Übersee für das Fringe Festival von Edinburgh angenommen sei. Sie war ausgewählt worden, weil der Hauptdarsteller selbst, Rendall Harris, dem für die Besetzung zuständigen Regisseur gesagt habe, sie sei die talentierteste unter den jungen Frauen in der Theatertruppe. Ich freute mich für sie, und wir gaben am Abend, bevor die Truppe nach Großbritannien aufbrach, in unserem Haus eine Abschiedsparty. Nach Edinburgh verbrachte sie einige Zeit in London, rief mich an, um mir zu sagen, wie wunderbar und notwendig es für sie sei, mitzuerleben, was dort am Theater passierte. Ich ging davon aus, dass sie auch für Rollen vorsprach. Anscheinend ohne Erfolg.

Vielleicht hatte sie gar nicht die Absicht, zurückzukommen. Sie kam zurück. Ein paar Wochen später sagte sie mir, dass sie gerade bei einem Frauenarzt gewesen sei und der ihr bestätigt habe, dass sie schwanger sei. Ich war bewegt. Ich wertete das unwahrscheinliche Glück der Empfängnis – ich hatte angenommen, dass sie in der Nacht der Abschiedsparty die üblichen Verhütungsmaßnahmen ergriffen hatte, wir waren nicht einmal betrunken, auch wenn sie in einem Hochgefühl war – als Zeichen, dass sich in unserer vielleicht unmöglichen Ehe etwas ändern würde. Ich bin Mediziner, spezialisiert auf neurologische Chirurgie.

Als das Kind geboren wurde, sah es wie jedes andere rotgesichtige Baby aus, aber nach einigen Monaten sagten alle, dass das kleine Mädchen ganz so aussah wie Laila, ihre Mutter. Eines Tages, es war ein Samstagnachmittag, als sie mit den Beinen strampelte und mit den Armen kräftig um sich schlug und wir die Fortschritte unseres Babys, seine Schönheit, bewunderten und ich witzelte: ›Gut, dass sie nicht nach mir kommt‹, nahm meine Frau sie auf, wandte sich ab und sagte: ›Sie ist nicht dein Kind.‹ Sie habe jemanden in Edinburgh getroffen. Ich unterbrach sie mit wütenden Fragen. Nein, verbesserte sie sich wenig glaubwürdig, es sei in London gewesen, die Affäre habe in London begonnen. Der Hauptdarsteller, der darauf bestanden hatte, dass sie die kleine Rolle bekam, habe sie dort jemandem vorgestellt. Ein paar Tage später sagte sie: Es war nicht ›jemand‹, es war der Hauptdarsteller. Er sei der Vater unseres Kindes. Sie erzählte das auch anderen Leuten, unseren Freunden, als durch die Presse bekannt wurde, dass der Schauspieler Rendall Harris sich in Stücken von Tom Stoppard und Tennessee Williams einen Namen gemacht hatte.

Ich wusste nicht, was ich glauben sollte. Ich konsultierte sogar einen Kollegen, fragte ihn, wie lange es von der Empfängnis bis zur Geburt im Höchstfalle dauern könne. Offenbar war es möglich, dass sie entweder von mir schwanger geworden war oder wenige Tage vor oder nach dem Verkehr mit mir von einem anderen Mann. Es hat von Lailas Seite nie eine Andeutung gegeben, dass sie die Absicht habe, das Kind zu nehmen und mit dem Mann zusammenzuleben. Sie war zu stolz, um irgendjemanden wissen zu lassen, dass der Mann wahrscheinlich weder sie noch die angebliche Frucht einer seiner Affären wollte.

Laila hat sich ihrer Schauspielkarriere gewidmet, und deshalb hat meine Rolle als Vater notwendigerweise zu einer über das Übliche hinausgehenden Nähe zu dem kleinen Mädchen geführt, das jetzt vier Jahre alt ist. Ich liebe es und kann Zeugen benennen, die vor Gericht erklären würden, dass es in meiner Obhut am glücklichsten wäre.

Ich hoffe, dies reicht aus. Lass es mich bitte wissen, wenn mehr erforderlich ist oder wenn dies schon zu viele Details enthält. Ich bin daran gewöhnt, im medizinischen Jargon Berichte zu schreiben, und ich war der Meinung, dies sollte sich davon deutlich unterscheiden. Ich nehme nicht an, dass ich die geringste Chance habe, Charlie zu kriegen, da Laila mit all ihren dramatischen Fähigkeiten schwören wird, dass sie nicht mein Kind ist.«

Dieser Samstag. Sie landete in der von der Gegenwart ausgeplünderten Wohnung, füllte sie mit alles sprengender Verblüffung – die Präsenz der Vergangenheit. Genauso wie dieser Samstag damals ihn getroffen hatte. Charlotte/Charlie (was war sie) nahm jetzt genau wie er das entgegen, was Laila (ja, ihre Mutter, zu gebären ist der Beweis) gesagt hatte.

Wie soll man mit etwas umgehen, was nicht zum Vokabular der vertrauten Gefühle gehört. Schock ist wie ein Klingeln in den Ohren, um es zu stoppen, wendet man sich abrupt der ersten Seite zu und fängt wieder an zu lesen. Da stand, was da stand. Dieses sinkende Gefühl im Inneren, von den geblähten, atemlosen Nasenflügeln hinunter unter die Brust, in den Magen, in die Beine und Hände, Hände, die sich nicht nur taub anfühlen, sondern sich auch erheben, um das zu greifen, was nicht sein kann. Bestürzung, dieses schwach klingende Wort, so schrecklich fühlt sich das an. Was fängt man mit etwas an, was einem *mitgeteilt* wurde? Etwas, was jetzt in den Eingeweiden der eigenen Existenz nistet. Lauf zu ihm. Halt ihm diesen Brief hin, halt ihn Laila hin – aber sie ist ja draußen, sie ist im Rauch des Krematoriums entkommen. Und sie ist die Einzige, die es wirklich weiß – wusste.

Natürlich hat er das Sorgerecht nicht bekommen. Er kriegte die Scheidung, aber die Mutter bekam das vierjährige Kind. Das ist ganz natürlich, besonders im Fall eines kleinen Mädchens, dass das Kind bei der Mutter bleibt. Trotz ihrer Aussage, die ihm, wie er »niedergelegt« hat, die Vaterschaft abspricht, zahlte er Unterhalt für das Kind. Das teure Internat, der Schauspiel- und Tanzunterricht, sogar die Ferien mit der Mutter auf den Seychellen, dreimal in Spanien, einmal in Frankreich, einmal in Griechenland. Er muss großzügig gezahlt haben. Er hatte als Neurologe in seinem Beruf mehr Erfolg als ihre Mutter auf der Bühne. Aber das kann nicht der Grund für seine Großzügigkeit gewesen sein.

Charlotte/Charlie konnte auch darüber nicht nachdenken. Sie faltete die beiden Seiten, tastete geistesabwesend nach einem Umschlag, in dem sie eigentlich hätten stecken sollen, aber nicht steckten, und verließ dann, mit diesen Seiten in der Hand, die Kartons, die Briefe, Lailas Wohnung – ließ das alles hinter der verschlossenen Tür zurück.

Ihn kann man nur fragen: Warum ist er ein Vater gewesen, ein so liebevoller.

Die Wiederkehr seines Samstages, das weckte sie um drei, vier Uhr morgens, nachdem sie das Ganze in der Geschäftigkeit des Tages auf Abstand gehalten hatte. Die Aufgabe, allein in ihrem Wagen durch den dichten Verkehr der Stadt zu fahren. Sie durfte sich dabei nicht ablenken lassen, die Freizeit verbrachte sie mit Freunden, denen nichts *mitgeteilt* worden war. Sie und ihr Vater trafen sich zu einem ihrer regelmäßigen frühen Abendessen in seinem Lieblingsrestaurant, sahen sich dann einen ausländischen Film an, dessen Regisseur sie bewunderte. Über den Samstag konnte sie nicht sprechen: er war unwirklich.

Im Dunkeln, wenn der Verkehr des späten Abends sich beruhigt und der morgendliche noch nicht eingesetzt hatte: Stille.

Der Grund.

Er glaubte an die eine Möglichkeit der Empfängnis in jener einen Partynacht. Lailas Abschied. Obwohl sein Freund, der Experte in biologischer Medizin, ihm gesagt hatte, dass man nicht sicher sein könne, ohne den Zyklus der Frau zu kennen. Die Empfängnis könne auch bei einem Verkehr ein paar Tage vorher oder sogar nach dieser einzigartigen Nacht geschehen sein. Ich bin Charlie, seine Tochter.

Der Grund.

Ein anderer Nachtgedanke, wütend diesmal – wer glauben die denn, wer sie sind, dass sie einfach entscheiden wollen, wer ich bin. Ganz so, wie es ihnen passt. *Ihre* Eitelkeit, so kann sie zumindest *das Kind* eines Schauspielers haben, dem auf der Bühne eine Karriere bevorsteht, wenn sie es schon nicht selbst schafft. *Er* in seinem verwundeten Macho-Stolz lehnt es einfach ab, dass ein anderer Mann auch potent sein könnte. Sein Samen *muss* der Sieger sein.

Und am Morgen, bevor die Ablenkungen des Tages beginnen, schämt sie sich, Charlie, dass sie so wuterfüllt, billig über ihn gedacht hat.

Der nächste Grund, der sich anbietet, ist kaum weniger ungerecht, aggressiv – auf verwirrende Art verletzend für sie selbst, wie fast alles, was in ihr hochkommt. Er hat die eine Art von Unterhalt gezahlt, er zahlte eine andere Art von Unterhalt, indem er sie liebte, um die Form zu wahren, die Form dessen, was er als die Welt betrachtet. Die respektablen Doktoren in ihren weißen Kitteln, die mit ihren Gattinnen die Dinnerempfänge besuchen, wenn der Medizinische Rat tagt. Wenn er wieder geheiratet hätte, dann eine Frau wie diese. Laila war Laila. So etwas würde er nicht noch einmal riskieren.

Der Brief, der niemandes Tochter gehörte, blieb nie an einem Platz. Er lag erst in einer Schublade unter Pullovern, dann in einer indischen Schachtel, in die sie Ohrringe und Armbänder tat, dann steckte er hinter Dramenbänden, Euripides und Racine, Shaw bis Brecht, Dario Fo, Miller, Artaud, Beckett und natürlich dem kommentierten *Marat/Sade* von Weiss; Charlottes Erbschaft, nie gelesen.

Wenn man voller Zweifel steckt, hin und her gerissen ist, wird selbst eine Person, die nicht ganz den Wunschvorstellungen entspricht, die nicht wirklich zählt, auf einmal zu der Person, der man es *mitteilt*. Im Bett, in einer weiteren Nacht, nach der Liebe, wenn mit der Entspannung der Sinne sich auch andere Türen öffnen. Dale, der Zivilrechtsanwalt, der sich mit den Wirren des Scheidungsrechts nur abgab, wenn es in von der Verfassung garantierte Rechte eingriff, sagte seinerseits über den Brief: »Zerreiß ihn.« Als sie einwandte, dass er doch nicht nur ein Stück Papier sei: »Lass einen DNA-Test machen.« Wie sollte sie das machen, ohne den ganzen Fund, der die Vergangenheit war, ihrem Vater vorzulegen. »Besorg dir ein abgeschnittenes Haar von ihm.« Mehr brauchte sie nicht, zusammen mit ein bisschen Blut von sich. Wie die, wie hieß sie noch, die in der Bibel Samson den Bart abschnitt. Wie sollte sie das denn bewerkstelligen, sich irgendwo anschleichen, wenn er schlief?

Zerreiß ihn. Leicht zu sagen für jemanden, der nichts verstanden hatte. Sie tat es nicht.

Aber es ergab sich ein Umstand, der so günstig war, als

wäre er irgendwie heraufbeschworen worden … Natürlich war das reiner Zufall … Ein herausragender Schauspieler und Regisseur war von einem Theater in der Stadt eingeladen worden, eine Saison lang klassische und Avantgarde-Stücke zu inszenieren, wobei er einige der Hauptrollen selbst übernahm. Es war seine erste Rückkehr in das Land, in die Stadt, aus der er kam. Er hatte sie verlassen, um Karriere zu machen, sagte er in Zeitungsinterviews und im Radio, im Fernsehen. Wie lange war das her? Oh, bestimmt fünfundzwanzig Jahre. Rendall Harris. In den Zeitungen gab es Fotos von ihm: das Gesicht, das ein Schauspieler macht, wenn er vor der Kamera steht. Er sah ganz gut aus, Ende fünfzig wahrscheinlich, den Mund ein wenig abweisend verzogen, um seinen Charakter zu betonen, die Augenbrauen amüsiert zusammengezogen, ein bisschen Weiß in den Koteletten. Augen kann man auf einem Zeitungsfoto schwer ausmachen. Im Fernsehen wirkte er lebendig, auch sein Oberkörper war zu sehen, Gesten, bei Naheinstellungen die lebhafte Mimik, da konnte sie seine tiefliegenden, länglichen Augen ausmachen, ein Grau, das sich intensivierte, sich bewusst zu verdunkeln schien, als blickte er plötzlich in ihre, der Zuschauerin Augen. Was erwartete sie? Ein Erkennen. Dass sie ihn erkannte. Dass er sie aus dem erleuchteten Kasten heraus erkannte. Es war das Gesicht eines Schauspielers, der eine Rolle spielt.

Sie kann nicht leugnen, dass der Gedanke sie bewegt: der Mann, den ihre Mutter genannt hat, ist in der Stadt. Laila war Laila. Ja. Wenn sie nicht in Rauch aufgegangen wäre, hätte er sie getroffen, sich an sie erinnert? Hat er das Baby je gesehen, es war zwei, als er für fünfundzwanzig Jahre fortging. Woran erinnert sich eine Zweijährige? Hat sie diesen Mann in einer jüngeren Verkörperung je gesehen, ist sie von diesen auffallend fragenden Augen aufgenommen, empfangen worden.

Gewöhnlich ging sie mit Freunden ihres Liebhabers, des Anwalts, ins Theater, obwohl er Filme vorzog, eine seiner begrenzten Vorlieben, die sie zumindest teilen konnte. Jeden Tag – jede Nacht – dachte sie über das Theater nach. Nicht mit Dale. Nicht neben einer ihrer Freundinnen. Nein. Wiederholt war sie in einem wilden Impuls versucht, mit ihrem Vater hinzugehen, der nicht wusste, dass sie es wusste, dem es an jenem Samstag *mitgeteilt* worden war, was dann in dem Brief, der unter Dramenbänden lag, an sie weitergegeben wurde. Laila war Laila. Für ihn und für sie.

Sie ging allein, als Rendall Harris eine der Hauptrollen spielte. Die Besprechungen waren ekstatisch gewesen. Er sei der Laurence Olivier des neuen, des 21. Jahrhunderts, ein dekonstruierender Stil der Darstellung. Sie stand weit hinten in der Schlange vor der Kasse, als ein Schild angebracht wurde: Ausverkauft. Sie bestellte sich online eine Karte für einen anderen Abend, ein Platz am Gang in der dritten Reihe. Plötzlich stand sie im Theater, aus irgendeinem Grund feindselig gestimmt. Lächerlich. Sie wollte anderer Meinung sein als die Kritiker. Darum ging es.

Rendall Harris – wie kann man eine schauspielerische Leistung beschreiben, die das Leben eines Mannes als Ganzes heraufbeschwört, nicht nur in Entsprechung der »Figur« für die Dauer des Stückes, sondern das, was er vielleicht vorher gewesen ist, vor diesen Ereignissen, die der Dramatiker ausgewählt hat, und wie er danach sein, wie er weiterleben wird. Rendall Harris ist ein außerordentlicher Schauspieler: ein außerordentlicher Mann. Sie hob die Hände, um mit den anderen zu applaudieren, es war wie ein sich erhebender Schwarm von Vögeln. Als er vor den Vorhang trat, um sich zu verneigen, um die anderen Schauspieler herauszurufen, sie um sich zu scharen, saß sie nicht in seiner Blickrichtung. Dazu hätte sie einen Platz in der Mitte der Reihe bestellen müssen.

Sie besuchte jede Aufführung, in der er mitspielte. Ein Platz in der Mitte der zweiten Reihe, die erste wäre zu offensichtlich gewesen.

Wenn sie auch kein Groupie war, so stellte sie sich doch eines Abends zur Gruppe der Autogrammjäger, die im Foyer herumhingen – in der Hoffnung, dass er das Theater auf diesem Wege verlassen würde. Er erschien tatsächlich, war mit dem Theaterdirektor auf dem Weg zur Bar, und als er von den Programmheften aufgehalten wurde, die man ihm entgegenstreckte, trafen sich ihre Blicke zufällig. Sie stand ein wenig hinter den Fans. Es war ein Lächeln selbstironischer Belustigung, das der Person galt, die er in dem Moment ansah, aber diese Person war sie.

Die Art, wie er den Kopf hielt, sein Gang, sein Repertoire an Gesten, die seltsamen Sprünge seines Rollenspiels auf der Bühne, die sie insgeheim als ein Durchscheinen seiner Persönlichkeit erkannte, wurden ihr fast vertraut. Als ob sie ihn irgendwie kannte und als ob dieses Vertraute wiederum mit ihr vertraut war. Signale. Sollten sie auf Einbildung beruhen, so wirkten sie sehr überzeugend. Auch wenn sie das ignorierte, nahm sie immer wieder ihren Platz in der zweiten Reihe ein. An der Kasse stellten sie ihr die Routinefrage: Haben Sie eine Saisonkarte? Die hätte sie kaufen sollen, dachte sie, als das Engagement von Rendall Harris angekündigt worden war.

Im Stillen dachte sie: ein Brief. Das war sie ihm schuldig, nach dem Eindruck, den sein Spiel in den verschiedenen Rollen auf sie gemacht hatte. Er machte das *Leben* selbst zum Drama, es war erregend, mit ihm in diesem Theater zu sein. Die vierte oder fünfte Version blieb in ihrem Kopf, aber die darauffolgende wurde niedergeschrieben. Sie schickte den Brief an das Theater, und er überflog ihn sehr wahrscheinlich zusammen mit anderen »Huldigungen« in seiner Garderobe oder im Hotel, und entweder vergaß er ihn dann oder würde ihn später mit nach London zurücknehmen und ihn seiner Sammlung in »Memorabilia«-Kästen einfügen, die Schauspieler offenbar brauchten. Aber bei ihm gab es diesen ironisch verzogenen Mund, auf dem Foto.

Natürlich erwartete sie keine Antwort und bekam auch keine.

Eines Abends stieß sie nach einer Vorstellung auf ein paar alte Freunde von Laila, Schauspieler, die damals zu der Gedenkfeier gekommen waren, und sie bestanden darauf, dass sie mit ihnen in die Bar ging. Als Rendall Harris' unverkennbarer Kopf in der Menge, die so spät noch da war, auftauchte, drängten sie wie in einer Strömung an den Rücken anderer Leute vorbei auf ihn zu, um ihn zu umarmen und ihn mit seinem Freund, dem Theaterdirektor, zu ihrem Tisch zu ziehen, wo sie mit den Flaschen und Gläsern zurückgeblieben war. Für sie war das – na ja, nicht mehr als das Austauschen eines Nickens am Tisch in der Bar; die Freunde vergaßen in der Aufregung, Rendall Harris bei sich zu haben, sie als Lailas Tochter vorzustellen, Laila, die die Corday in jener frühen Inszenierung gespielt hatte, in der er Marat gewesen war. Vielleicht hatten sie Laila auch vergessen, das ist das Beste, wenn jemand stirbt und man weiterleben und die Gefahren ignorieren muss, wie dieses Taxi, das sie umgebracht hatte. Ihr Brief war ebenso wenig präsent wie jener andere unter den Dramenbänden. Eine neue Bekanntschaft, nur das Treffen einer Unbekannten mit dem berühmten Mann. Aber nicht ganz, selbst auf Seiten des berühmten Schauspielers nicht. Während das Gespräch hin und her ging, hielt der Mann, der ihr genau gegenübersaß, es wohl für geboten, ihr, der jungen Frau, die niemand beachtete, von seiner besonderen Ebene aus etwas zuzuwerfen. Er sagte leichthin, was ihm gerade in den Sinn kam: »Sind Sie nicht diejenige, die in den letzten Tagen immer in der Mitte der zweiten Reihe gesessen hat?« Und dann lachten sie zusammen über das doppelte Eingeständnis, ihres, dass sie sich so ganz auf ihn konzentriert hatte, seines, dass er ihre Aufmerksamkeit registriert hatte oder es zumindest jetzt tat, da er sie hier sah. Durch die Stimmen der anderen hindurch fragte er, welche Stücke des Repertoires ihr am besten gefallen hatten, was sie an denen zu kritisieren habe, von denen sie nicht so viel hielt. Er nannte ein paar, die sie nicht gesehen hatte; ihre Antwort enthielt ein weiteres Eingeständnis – sie hatte nur die gesehen, in denen er mitspielte. Als die Gesellschaft sich auflöste und alle langsam, stockend, unter Rufen und Gelächter, dem Foyer zustrebten, brachte eine Verschiebung in der Gruppe den gestikulierenden Rendall Harris mit dem Rücken direkt vor sie. Er drehte sich schnell um, geschmeidig wie ein junger Mann, und sagte in der impulsiven Art eines Menschen, der daran gewöhnt ist, trotz seiner beruflich bedingten Zurückhaltung auf natürliche Art charmant zu sein: »Sie haben eine Menge verpasst, wissen Sie, so schmeichelhaft es für mich ist, dass Sie die anderen Stücke gemieden haben. Kommen Sie doch mal an einem anderen Abend, oder zu der Sonntagnachmittag-Vorstellung dieses Wole-Soyinka-Stücks. Das sollten Sie wirklich sehen. Lassen Sie uns eine Kleinigkeit im Restaurant essen, und dann bringe ich Sie zu Ihrem Lieblingsplatz. Ich hab die Regie gemacht und bin sehr neugierig, wie das Publikum einige riskante Dinge aufnimmt, die ich da reingebracht habe.«

Rendall Harris sitzt während der ganzen Vorstellung neben ihr und nimmt sich in seiner Autorität heraus, ihr ab und zu einen Kommentar zuzuflüstern, ihre Aufmerksamkeit auf dies oder jenes zu lenken. Sie hat ihm beim Lunch, Lasagne, gesagt, dass sie Aktuarin ist, eine Frau der Zahlen und weit davon entfernt, die Kunst der Interpretation eines Schauspielers oder Regisseurs beurteilen zu können. »Du weißt, dass das nicht wahr ist.« Mit ernsthafter Zerstreutheit gesagt. Sie ist versucht, das so zu verstehen, dass er etwas in ihrem Wesen spürt, eine Sensibilität. Von ihrer Mutter. Das ist oder ist nicht der Moment, ihm zu sagen, dass sie Lailas Tochter ist, obwohl sie den Namen von Lailas Mann trägt, nicht den Namen, unter dem Laila bekannt war.

Welche Art von Problem sollte das nun wieder sein? Sie war entstanden durch, was war dieses lange Wort, Parthenogenese, sie war einfach so aufgewachsen, wie Topsy*? Du weißt, dass das nicht wahr ist.

Er besorgte ihr jetzt einen Platz. Sie war sein Gast für den Rest des Repertoires, die Stücke, in denen er die Hauptrolle spielte. Es war selbstverständlich, dass sie danach hinter die Bühne kam. Manchmal lud er sie zu anderen Treffen der Truppe ein –»mit Leuten deines Alters«, womit er indirekt seines anerkannte, alt genug, ihr Vater zu sein. Cool. Er hatte offenbar keine Kinder, erwachsene oder andere, erwähnte keine. War er schwul? Jetzt? Ändert ein Mann seine sexuellen Neigungen, oder war er an beiden Ufern zu Hause. Während er so verblüffend, so elektrisierend lebensvoll die Wesen spielte, die von Shakespeare, Strindberg, Brecht, Beckett – oh, all die, die auf den Bänden standen, welche auf dem Brief lagen, der von jenem Samstag erzählte – nur mit Worten erschaffen worden waren. »Ich glaube, du verstehst, was ich – wir – Schauspieler riskieren, wie wir uns fast umbringen, wenn wir versuchen, die letztgültige Identität in dem zu finden, was man eine Gestalt nennt. Wir nehmen uns gewaltsam zurück, um das Kreative freizusetzen. Hast du nie Lust gehabt, das auch mal zu versuchen? Hast du mal daran gedacht, zur Bühne zu gehen?« Sie sagte: »Ich weiß, eine Aktuarin ist die absolute Antithese zu alldem. Mir fehlt das Talent dazu.« Er gab sich keine Mühe, sie zu trösten. Ermutigte sie nicht großmütig, sagte nicht, warum machst du nicht mal einen Versuch. »Vielleicht hast du recht. Nichts ist so schlimm wie als Schauspieler zu scheitern. Das ist nicht so wie viele andere Arten zu scheitern, es passiert nicht einfach nur in einem, es passiert vor einem Publikum. Sei lieber du selbst. Du bist eine sehr interessante junge Frau, voller Tiefen, ich weiß nicht, ob du das weißt – aber ich glaub schon.«

* Figur aus dem Roman »Onkel Toms Hütte« von Harriet Beecher-Stowe (A. d. Ü.)

Wie alle sexuell attraktiven jungen Frauen hatte sie Erfahrung mit den meist kläglichen Versuchen alternder Männer, sich ihr zu nähern. Einige dieser Männer sind selbst attraktiv, weil sie entweder irgendwie das Versprechen männlicher Kraft bewahrt haben – noch die eigenen Zähne im Mund, feste muskulöse Hintern in den Jeans, kein Doppelkinn, kluge Augen, die viel gesehen haben, das sie weitergeben können – oder weil sie bekannt, in ihrem Beruf herausragend, ja sogar reich sind. Dieser Schauspieler, dessen männliche Schönheit ein Attribut seines Talents ist – er ist jetzt wahrscheinlich begehrenswerter als zu der Zeit, als er ein Neuling war und in Peter Weiss' Stück den Marat spielte; aus all den Rollen, die er gespielt hat, aus all den Risiken ist er mit einer starken Identität herausgekommen. Obwohl es keinen offensichtlichen Grund gibt, warum er sich dieser jungen Frau nicht im Rahmen des üblichen Spiels nähern sollte, fehlt jedes Anzeichen, dass er es tut. Sie weiß, wie das geht; er tut nichts dergleichen.

Die Zuwendung liegt in etwas anderem. Zwischen ihnen. Ist das eine Frage oder eine Tatsache? Sie können das beide nicht wissen, oder? Die andere, einfache Sache ist die: Er heißt sie willkommen wie eine frische Brise, die mit dieser Saison im Ausland, in seiner alten Heimatstadt, in sein Leben gekommen ist; sie scheint ihn zu erfrischen. Berühmte Leute haben Protegés; er nimmt das vielleicht auch als einen üblichen Teil dieser vielfältigen öffentlichen Rezeption auf. Er hat den Wunsch geäußert – er weiß, dass man ihm keinen Wunsch abschlagen wird –, einmal zum Ort eines Abenteuers zurückzukehren, zu einem Teil des Landes, das ihn als Kind begeistert hat. Er möchte dort in den Bergen herumklettern, wo es große stachlige Pflanzen mit roten Kerzen gibt – es war die falsche Jahreszeit, die würden jetzt nicht blühen, aber sie war gerne bereit, ihn dahin zu fahren. Er nahm ihr schüchternes Angebot sofort an und ließ die Truppe zwei Tage allein zurück, als Stücke gegeben wurden, in denen er nicht auftrat. Sie stolperten und kraxelten die Gipfel hinauf, an die er sich erinnerte, und am Abend erkannte man ihn in der Lodge, in der sie abstiegen. Er nahm das gleichmütig auf, signierte irgendwelche Zettel und machte sich unter vier Augen mit ihr darüber lustig, dass einige ihn mit einem Popstar verwechselt hatten, von dem er noch nie gehört hatte, den er aber eigentlich kennen müsste. Seine unbewusste Vitalität strahlte auf die Leute um ihn herum ab, wo immer er war. Kein Wunder, dass er ein so innovativer Regisseur war; die Kritiker schrieben, dass die klassischen Stücke, sogar die alten griechischen Dramen, von ihm so neu gesehen wurden, dass es schien, als seien sie immer so gemeint gewesen und seien nur nie so inszeniert worden. Sie stand nicht in seinem Schatten, sondern in seinem Licht. Als hätte sie eine neue Sicht von sich selbst. Er machte sich auf geistreiche Weise über andere Leute lustig, und daher fühlte sie sich in seiner Gegenwart so frei zu denken – zu sagen –, was sie, wie sie jetzt feststellte, an all jenen so behäbig fand, mit denen sie zusammenarbeitete, die Vorhersehbarkeit ihrer Freundesgruppe zu monieren, die sie gewöhnlich gutmütig tolerierte. Nicht, dass sie von den Freunden im Moment viel sah. Sie war Teil der Truppe, Teil derer, die sich hinter der Bühne trafen. Ein Neuankömmling in der Familie der Schauspieler, die im Coffee Shop Mittag aßen, sie hörte sich ihren Klatsch an, ihre Frotzeleien mit dem Schauspieler-Regisseur, der so viel aus ihnen herausholte, der ihr hungriges Talent förderte. Die regulären Charlie-Dinner mit ihrem Vater, oft verschoben, waren still, er ließ sich von ihrer Schweigsamkeit anstecken; sie hatten nicht viel zu besprechen. Es sei denn, sie wollte mit ihren neuen Bekanntschaften angeben.

Der alte Impuls, nicht willkommen, war wieder da, mit ihm ins Theater zu gehen. Sie unterdrückte ihn. Aber er kam wieder. Sitz neben ihm und sieh mit ihm den an, der die Bühne beherrscht. Wozu? Würde das etwa die Frage klären, ob sie Charlotte oder Charlie war.

Das unter dem Gewicht der Bücher Vergrabene kam heraus – Charlie sagte: »Lass uns dieses Stück angucken, das so begeistert besprochen wurde. Ich besorg Karten.« Er hatte nichts dagegen, vielleicht hatte er vergessen, wer Rendall Harris war.

Er ging danach mit ihr in die Bar, sprach nachdenklich über das Stück – er hatte Beckett seit Ewigkeiten nicht gesehen, es hatte sich gut gehalten, wirkte nicht veraltet. Sie wollte da nicht sein, sagte nachdrücklich, es sei spät, nein, nein, sie wolle nichts trinken, die Bar sei zu voll, aber er überredete sie sanft. Wir bleiben nicht lange, ich hab Durst, brauch ein Bier. Den Hauptdarsteller begrüßte ein kurzer Applaus, als er kam, um etwas zu trinken, er bewegte sich unter den ihn bewundernd Grüßenden, redete mit einigen von den Leuten, die in Gruppen herumstanden, kam schließlich auf sie zu.

»Rendall, mein Vater.«

»Glückwunsch. Wunderbar gespielt, die Kritiker haben nicht übertrieben.«

Der Schauspieler – er winkte ab, als habe er genug Lob von Leuten gehört, die nicht verstanden, was eine solche Interpretation von Vladimir oder Estragon bedeutete, das (was war das Wort, das er immer benutzte) Risiko. »Ich hab mich heute Abend nicht gut gefühlt. Ich hab nicht ganz den Rhythmus gefunden. Charlotte, du hast mich schon besser gesehen, oder, Darling?« Ihr Vater hob das Glas, trank aber nicht. »Das letzte Mal, als ich Sie gesehen habe, war in dem Stück, das im Irrenhaus spielt, Laila de Morne war die Charlotte Corday.«

Ihr Vater *teilte* es *mit*.

»Natürlich rückt man in der Hierarchie der Kritiker nur danach höher, wie man die Klassiker spielt, aber mich fasziniert das neuere Zeug mehr, Movement-Theater, Rollen, wo ich bei null anfangen kann. Ich hab zu oft in dieser Badewanne gesessen, von Charlotte Corday erstochen ...« Er spielte ein entwaffnendes selbstironisches Lachen vor.

Sie sprach aus, was sie ihm nicht *mitgeteilt* hatte, weil sie dafür noch nicht die richtige Zeit und Situation gefunden hatte. »Laila de Morne ist meine Mutter.« Was man ebenso wenig in der Vergangenheit ablegen konnte wie die Aufführung in dem De-Sade-Irrenhaus, wo sie Charlotte Corday und er Marat gewesen war. »Daher hab ich meinen Namen.« – »Na, du bist auf keinen Fall eine Charlotte, die ein Messer trägt, würde deine schöne Aura zerstören, die Männer abschrecken.« Erhobene Augenbrauen, wehmütig, als wäre er einer von diesen Männern, ein Trick aus dem Repertoire der Schauspieler, der von einem kurzen – kaum wahrnehmbaren – Blick seiner Augen in ihre widerlegt wurde. Diese Augen wurden zu Diamanten, schwarz vor Intensität, er hatte das Talent, dies wie auf Stichwort aufzurufen und gleich wieder, nach Belieben, abzulegen.

Laila war Laila.

Als sie schweigend im Auto vor einer Ampel standen, legte er kurz die Handfläche an ihren Hinterkopf, die unaufdringliche Liebkosung, die es früher öfter gegeben hatte, wenn er sie ins Internat fuhr. Wenn sie jetzt aus eigenen Gründen und auf andere Art verstört war, so durfte man nicht in sie dringen. Sie sollte ihn bei seiner Wohnung absetzen, aber als sie vor dem Haus hielt, öffnete sie die Wagentür an ihrer Seite, während er seine öffnete, und kam auf der Straße auf ihn zu. Er wandte sich um – was ist los. Sie bewegte den Kopf: nichts. Sie trat an ihn heran, und er sah, ohne zu verstehen, dass er sie in die Arme nehmen musste. Sie umarmte ihn, er küsste sie auf die Wange, und sie schmiegte sie an seine Wange. Das hatte nichts mit DNA zu tun.

Alternative Schlüsse

Als er gefragt wurde, wie Romanschriftsteller ihre der Vorstellung entsprungenen Gestalten lebendig machen, sagte Gra-
ham Greene, dass Schriftsteller alternative Leben für Leute
erschaffen, die sie vielleicht mal getroffen, neben denen sie im
Bus gesessen haben, die sie bei einer Liebeserklärung oder
einem Streit am Strand, in einer Bar belauschten, für Leute,
die bei einer Beerdigung grinsten anstatt zu weinen, die sich
bei einer politischen Versammlung lautstark zu Wort meldeten
(die Beispiele sind von mir).

Außerdem nimmt ein Schriftsteller das Leben, das er sich
vorstellt, in einem beliebigen Stadium der menschlichen Entwicklung auf und verlässt es in einem anderen wieder. Nicht
einmal eine Geschichte, die von der Geburt bis zum Tode
reicht, ist erschöpfend; welche Vereinigung von welchen Menschen brachte den Eintritt ins Leben zustande, welche Konsequenzen folgen dem Abgang – das sind Teile der Geschichte,
die der Autor nicht zu erzählen beschlossen hat. Die Kontinuität der Existenz muss von dem selektiven Formsinn unterbro-
chen werden, der die Kunst ausmacht. Besonders wenn wir
uns dem Schluss einer Geschichte nähern, stellen wir fest, dass
sie *so und nicht anders* endet, so hat es der Schriftsteller gewollt, entsprechend dem, was ihm von der Persönlichkeit, den
bekannten Reaktionen, Emotionen, dem Selbstgefühl der von
ihm erschaffenen Individuen offenbart worden ist. Aber hätte
es nicht doch auch *anders* ausgehen können? Hätte nicht der
Moment, das Ereignis, die Erkenntnis anders aufgenommen

werden können, hätte sie dem Individuum nicht etwas anderes bedeuten können, etwas, woran der Schriftsteller nicht gedacht hat, wovon er keine Ahnung hatte. Egal wie umfassend, wie bestimmend, sogar wie offensichtlich die Situation sein mag, könnte sie nicht eine andere Auflösung finden? So, nicht so. Die Unvorhersagbarkeit der Menschen bietet viele Möglichkeiten; die Formen des Erzählens sind willkürlich. Es gibt alternative Schlüsse. Ich habe sie hier, für mich selbst, mal ausprobiert.

Der erste Sinn

Gewöhnlich spricht man von fünf Sinnen –
Sehen, Hören, Riechen, Schmecken, Fühlen.
Oxford English Dictionary

Er muss auf irgendeine Weise seinen Unterhalt verdienen.

Er war ein junger Doktor der Philologie aus Budapest – damals, als sie aus Gründen, für die sich hier niemand interessiert, ausgewandert sind. Es hat so viele Wellen von Europäern gegeben, von Weißen, die in das Land der Schwarzen zogen. Ob es dieses Mal darum ging, dem kommunistischen Regime in Ungarn zu entkommen oder jenem, das darauf folgte, ist für die Leute hier zu entlegen. Bald darauf erlebte das adoptierte Land selbst einen Umsturz des Regimes; der Sieg und die vielen unvorhergesehenen Probleme, die sich daraus ergaben, nahmen die Aufmerksamkeit der Bevölkerung in Anspruch, die lange darauf programmiert gewesen war, sich selbst nur als schwarz und weiß zu sehen. Was die beruflichen Chancen angeht, auf die ein Einwanderer in einem neuen Land hofft – von welcher Universität konnte man erwarten, jemanden als Professor einzustellen, der auf akademischem Niveau nur in einer entlegenen Sprache fließend kommunizieren konnte und eine weitere, das Deutsche, so weit beherrschte, dass er darin vielleicht Vorlesungen halten konnte. Wo Deutsch überhaupt im Lehrplan europäischer Sprachen vorkam in einem Land, das seinen eigenen Turmbau zu Babel hatte: nach dem Regimewechsel gab es elf offizielle Sprachen.

Ein anderer Ungar, aus einer früheren Generation von Einwanderern, dessen Kinder in Südafrika gezeugt und geboren worden waren, half mit der Solidarität des Landsmannes aus. Seine wohlhabenden Söhne hatten einen Supermarkt, wo der neue Einwanderer eingestellt wurde. Im Lager. Aus Ferenc wurde Fred.

Es ist kein schlechtes Leben. Die Bezahlung bescheiden; was man so für die Arbeiterklasse erwartet. Er war Lagerarbeiter, inzwischen leitet er das Lager, hat ein Team von jungen schwarzen Männern, die hochbeladene Palettenwagen mit der Kraft prächtiger Wadenmuskeln, die sie sich auf dem Fußballfeld erworben haben, herumwuchten. Seltsam ist – von einem gebildeten Mann sollte man doch erwarten, dass er eine neue Sprache, die er jeden Tag hört, leicht lernt –, dass sein Englisch nie über das einfache umgangssprachliche Vokabular hinauskam, das im Supermarkt gesprochen wurde. Damit aber schwand die Verheißung, die Möglichkeit, sich in irgendeiner Weise zu verbessern, selbst im kommerziellen Bereich, vom intellektuellen ganz zu schweigen. Eine Karriere, wie er sie in seinem Herkunftsland hätte erwarten können, war ausgeschlossen. Sie – Zsuzsanna –, die nur in einer ungarischen Kleinstadt zur Schule gegangen war, lernte die Sprache mit Leichtigkeit. Vielleicht musste sie es auch, denn sie hatte entsprechend den strengen Erfordernissen der weiblichen Rolle, die ihre Großmutter ihr aufgezwungen hatte, nähen gelernt und sich hier mit praktischem Sinn dem Schneidern zugewandt, um zur knappen Haushaltskasse etwas beizutragen. Sie hatte fließend Englisch gelernt, um ihren Kundinnen Schmeichelhaftes über ihr Aussehen sagen zu können. Das Kind, das dem eingewanderten Paar geboren wurde (beide fanden es richtig, auf diese Weise zu beanspruchen, dass sie jetzt hier zu Hause waren), besuchte eine Schule, auf der Lehrer und Schüler Englisch sprachen. *Peter.* Ein Name, der in vielen Ländern geläufig ist und sich nur durch die Aussprache unterscheidet.

Der Junge und seine Mutter unterhielten sich zu Hause lebhaft auf Englisch. Das Magyarische, wie das Latein in Kirchen, gehörte in einen besonderen Zusammenhang, war der Liebe im Ehebett vorbehalten.

In den ersten Jahren bat Ferenc Freunde in der Heimat, ihm Zeitungen zu schicken. Aber wenn er hier las, was in Ungarn geschah, welche Demonstrationen welche Forderungen an irgendwelche neuen Regierungen stellten, was in dem Forum der Budapester Cafés endlos diskutiert wurde, kam ihm das bald fremd vor, weil es von der Stadt getrennt war. Ohne sie selbst sehen zu können, ohne die Vertrautheit des Ortes, wurde es für ihn abstrakt. Es war so, als betrachtete man alte Fotos, erkannte den Ort, wo sie aufgenommen worden waren, erinnerte sich aber nicht an die Menschen, die darauf zu sehen waren – nur umgekehrt. Es war Fred, der, wenn er seinen koreanischen Wagen über die riesige Hängebrücke – die nach dem großen Helden des Landes, Mandela, benannt war – steuerte, plötzlich von Buda nach Pest über den schimmernden Leib der Donau fuhr und nicht über das Wirrwarr der Eisenbahnschienen, das die Brücke des Helden in Wirklichkeit überspannt. Budapest. Das Licht des Wassers war in seinen Augen, die Gesichter der Menschen dort drüben kamen ihm entgegen. Für die Augenblicke der Überfahrt war er dort, wurde erkannt und beansprucht von den Fassaden, der Aussicht auf die Straßen, die von diesem Fluss der Flüsse fort und nach oben strebten. Er *sah.* So wie er keinen anderen Ort sah.

Seine hart arbeitende Frau bekam mit ihrem Unternehmergeist mehr Aufträge von Frauen, die von ihr eingekleidet werden wollten, als sie »bewältigen« konnte, wie sie es ausdrückte. Das war eine Redewendung, die sie schnell von ihnen übernommen hatte – zusammen mit der Art, wie diese Frauen sich selbst sahen, wie sie das Wort »Darling« einfließen ließen, wenn sie betonen wollten, welcher Ausschnitt, welcher kurze Fetzen von einem Rock da im Spiegel »das Beste aus dem macht, was ich vorzuweisen haben, Darling«. Sie blieben nach der Anprobe da, um mit Zsuzsanna Kaffee zu trinken. Anders als ein Mann ist eine Frau in ihrer Fremdheit, mit ihrem ausländischen »Image« attraktiv für die Einheimischen, muss sich nicht irgendeiner anderen Norm anpassen. Ihr Name wurde nicht in etwas weniger Exotisches übersetzt. Die Abkürzung von Zsuzsanna, »Zsuzsi«, wie sie seit ihrer Kindheit gerufen worden war, klang wie das vertraute »Susie«, das im Englischen verbreitet ist. Ein Abendkleid, ein Hosenanzug, den Zsuzsi angefertigt hatte, besaß ein gewisses europäisches Flair, das man nicht von der Stange kaufen konnte. Sie hatte eine kleine Assistentin, die für sie Nähte bügelte und die Säume absteckte, ein junges schwarzes Mädchen, so wie er sein schwarzes Team von Muskelmännern hatte, das die Palettenwagen bemannte.

Durch diese freundschaftlichen Beziehungen zu ihren Kundinnen kam es zustande.

So wie die Frauen, für deren »Image« sie nähte, dazu neigten, jemandem außerhalb ihres gesellschaftlichen Kreises gewisse persönliche Probleme anzuvertrauen, ließ Zsuzsanna sich das Geständnis entlocken, dass sie es müde war, zu Hause zu arbeiten. Nicht ohne mit Umsicht hinzuzufügen, dass sie es sehr genösse, für ihre anwesende Vertraute schöne Kleider zu machen. Es war nicht das, wofür sie geschaffen war. Sie überließ es den anderen, sich vorzustellen, was das sein könnte. Die Umstände hielten sie gefangen, fern von der Welt. Sie »hatte genug davon« – so drückten die Frauen es aus, wenn sie, nur für Zsuzsis Ohren bestimmt, von ihrer drogensüchtigen Tochter sprachen oder von dem zweiten Ehemann, der schwieriger war als der erste. Die Mutter jener Tochter war eine Frau, die an ihrem Mann nichts auszusetzen hatte, sie war sogar stolz darauf, einen Mann bekommen zu haben, den sie, wie sie glaubte, aufgrund ihrer eigenen Vorzüge verdient hatte. Einer dieser Vorzüge war ihre Hilfsbereitschaft, die ihr tatkräftiger Mann, der in der Baubranche arbeitete, unterstützte. Vielleicht waren sie gute Christen. Oder gute Juden. Seine Firma hatte sich darauf spezialisiert, herrschaftliche, aber heruntergekommene Häuser für neureiche Leute wiederherzurichten, die nach der Macht und dem Prestige »alten Geldes« strebten und in solchen Anwesen deren Abbild sahen. Für die Frau war es recht einfach; in ihrer freundlichen Hilfsbereitschaft kam sie auf die Idee, dass die Persönlichkeit, die Erscheinung Zsuzsis beim Verkauf dieser Häuser förderlich sein könnte – da war das offensichtliche »cachet« eines europäischen Hintergrunds, die damit einhergehenden Assoziationen einer Kultiviertheit, die weit über das örtliche Niveau hinausging. Der Ehemann stellte die bezaubernde Zsuzsi einem befreundeten Immobilienmakler vor, der sich bereit erklärte, es mit ihr zu probieren, sobald er festgestellt hatte, dass ihr Englisch fließend war, sich durch gelegentliche europäische Eigenheiten sogar vorteilhaft von dem üblichen Gerede der Makler abhob – da der Akzent nicht deutsch klang, war er vielleicht französisch. Sie sah wirklich gut aus. Na ja, er würde besser die Finger von ihr lassen.

Sie wurde einer Abteilung der Maklerfirma zugeteilt, die mit teuren Immobilien handelte. In den alten Vorstädten aus den Tagen der frühen Goldminen-Magnaten suchte die jüngste Generation der Wohlhabenden nach einer Tradition, die nicht politisch war, nur ästhetisch, und die man in ihren imposanten Fassaden und Formen nicht als zurückgewandte Sehnsucht nach einer verlorenen weißen Vormacht missdeuten durfte. Die Maklerfirma kümmerte sich auch um eine andere Spitzenklientel: der sich herausbildende Jetset der Schwarzen war besonders an nachgemachten Bauhaus-Bungalows und kalifornischen Haciendas interessiert, die dem Geschmack der letzten weißen Generation entsprochen hatten, die an der Macht gewesen war, der Abgesetzten, von denen viele ihr Geld genommen hatten und nach Australien oder Kanada gegangen waren, wo die Aborigines und die Indianer effizient erledigt worden waren.

Sie arbeitete wirklich hart, so schien es ihm, der jeden Werktagsmorgen zu selben Zeit in das Lagerhaus aufbrach und zur selben Zeit am Abend zurückkehrte. Sie verbrachte dort noch mehr Stunden als vorher an der Nähmaschine, deren Sirren, abrupte Pausen und Wiederanfänge die Sonntage begleitet hatten, während er dasaß und die Zeitungen aus seinem Land las, die von den besonderen politischen Obsessionen der Leute dort berichteten, Obsessionen, die sich aus der Geschichte des Landes herleiteten. Er konnte sie nicht teilen, er konnte sich die Lage dort nicht vorstellen. Der Junge sah unterdessen Schurken und Helden im Fernsehen zu, deren amerikanische Schreie und Flüche er in sich versunken nachahmte. Im Immobiliengeschäft gibt es keine regulären Arbeitszeiten. Potentielle Käufer und Verkäufer erwarten, dass der Makler oder die Maklerin ihnen auch abends und über das Wochenende zur Verfügung steht, wann immer es dem passt, der sich sozusagen gerade auf den Markt begeben hat. Sie konnte sich dem kaum aus persönlichen Gründen entziehen. »Mein Mann wartet darauf, dass ich ihm was zu essen mache«, schlug er vor, wobei er sich lachend darüber lustig machte, dass ein Kunde sein Leben so viel höher einstufte als das der Maklerin. Man braucht kein Philosoph zu sein, um zu wissen, dass man als Einwanderer die Bedingungen im Land akzeptieren muss, wenn man überleben will. Er und Peter, der hilfsbereite Kleine, machten zu essen, Spiegeleier etwa, oder sie wärmten das Gulasch auf, das Zsuzsanna irgendwann frühmorgens gemacht und eingefroren hatte – diese Möglichkeit bot sich nicht oft, einige Kunden wollten Häuser besichtigen, bevor sie ins Büro, in die Kanzlei, in die Arztpraxis gingen. Und es ist wahr, dass der frühe Morgen eine gute Zeit für eine Besichtigung ist. Sie stehen dann in dem frischen Licht vor einem schönen Haus wie vor einem Gesicht, das vielleicht dazu bestimmt ist, ihnen vertraut zu werden, ihr Eigentum. Wenn Kunden sich am späten Nachmittag ein Haus ansahen, dehnte sich der Termin oft bis in den Abend aus, vor allem, das hatte sie gelernt und ihm erzählt, wenn es gut lief, wenn sie spürte, dass sich das Interesse eines Kunden an einem bestimmten Haus intensivierte; das musste man ausnutzen, indem man die Diskussion in entspannter Form bei einem Drink in einer eleganten Hotelbar fortsetzte. Wenn sie von diesen anderen Häusern erst nach Hause kam, als das Mahl, das Vater und Sohn zusammengekocht hatten, fettig-kalt war, so machte das nichts: Sie hatte das Gefühl, dass sie das Geschäft zum Abschluss gebracht hatte. Er machte etwas für sie warm. Sie lächelte ihn an, fast nervös, suchte Anerkennung: Die Prämie für den Verkauf einer solchen Topimmobilie würde viel höher sein als alles, was sie, die überhaupt keine Berufsausbildung hatte, sonst hätte erwarten können.

Das Geld, das sie verdiente, erleichterte ihnen das Leben. Peter bekam die gute Sportausrüstung, nach der er sich gesehnt hatte, der alte Wagen wurde für einen besseren Gebrauchten in Zahlung gegeben, der nun Fred allein gehörte – die Maklerfirma stellte Zsuzsi einen Wagen, der den Kunden das Gefühl gab, sie lebe in Umständen, die es ihr erlaubten, ihre Bedürfnisse zu verstehen. Aber es war nicht so viel, dass sie ihr Leben ganz hätten umstellen können – sie musste beträchtliche Summen aufwenden, um gut gekleidet zu sein (keine Zeit, sich das selber zu schneidern), sie musste sorgfältig frisiert sein, was häufige Besuche in einem teuren Salon bedeutete, wozu auch Maniküre gehörte, denn die Leute sehen proletarische Hände als ein Anzeichen von Begrenztheit. Natürlich hatte sie das Glück, gut auszusehen, das war eine Grundlage, und mit ein wenig Nachhilfe in diesen Salons sah sie sogar ungewöhnlich gut aus.

Sie waren ein schönes Paar, wenn ab und an bei Weihnachtsfeiern oder bestimmten Cocktailpartys zur Feier eines besonderen Erfolgs der Firma Ehemänner, Frauen oder gleichgeschlechtliche Partner eingeladen wurden. Er kannte die Interessen von Zsuzsis Kollegen über diese Begegnungen hinaus nicht gut genug, um herauszufinden, welche Themen sich für eine Unterhaltung eigneten. Es blieb nur der Sport. In diesem Land sprachen sogar die Frauen diese *lingua franca*. Die Leidenschaft für Mannschaftssportarten ist die einzige universelle Religion. Die treuen Anhänger finden sich überall; er war in einem anderen Land als Student Mittelstürmer gewesen, aber das Fachwissen war überall gleich; er verfolgte die Spiele im Land und auch die internationalen Begegnungen und konnte die richtigen Antworten geben. Es gab auch Mittagessen unter den Maklerkollegen, wo Berufsprobleme besprochen wurden; aber die Mittagspause im Supermarkt hätte seine Teilnahme an einer so müßiggängerischen Sitte sowieso nicht erlaubt. Fred aß in der Kantine oder holte sich etwas, was mehr seinem Geschmack entsprach, aus der Feinkostabteilung, wo es Schinken und gewürzte Würste gab, die aus Italien und anderen europäischen Ländern importiert wurden.

Zsuzsi sagte ja, gute Idee, als er einmal, nachdem Mutter und Sohn sich eine übermütige halbe Stunde damit amüsiert hatten, einander mit südafrikanisch-englischem Slang zu bombardieren, vorschlug, dass sie jeden Tag ein paar Minuten mit dem Jungen ungarisch sprechen sollten, sogar beim Essen. Damit er es lernte. Es zeigte sich, dass die Mahlzeiten sich dafür nicht eigneten, der Junge war nach seinem Tag in der Schule, nach dem Spielen, den Hausaufgaben müde. Sie hatte aber sonst keine Zeit.

Er fing an, ohne Ankündigung in ihrer Sprache mit dem Jungen zu reden, wenn sie die Sachen machten, die junge Söhne mit ihren Vätern machen wollen – Basteleien mit Plastiksätzen, das Zusammenbauen von batteriegetriebenen Monstern aus dem All. Ohne es zu merken, sprach das Kind die ungarischen Worte für »Bein«, »Gesicht«, gebrauchte die Verben für »fliegen«, »schießen«. Aber er mochte es nicht, dass diese kreativen Stunden, die er mit seinem Vater teilen wollte, sich in eine neue Hausaufgabe verwandelten, wenn sein Vater versuchte, ihn dazu zu bringen, die Wörter zu einem Satz zu formen. Er wiederholte nur, was die Stimme des Vaters sagte. Dann warf er plötzlich die halbfertige Bastelei um, schob die Waffen und den Mantel weg, während er wütend lachte.

Sie hatten in ihrem Emigrantengepäck Fotos mitgebracht, die sie inzwischen irgendwo abgelegt hatten. Als er sie dem Jungen zeigte, damit er wusste, was hinter den Wörtern stand, damit die Wörter Leben annahmen – »Das ist unser Haus« –, war der nur halb interessiert. »So sieht unser Haus nicht aus.« – »Das ist mein Haus, wo ich gewohnt hab, als ich so alt wie du war. Als kleiner Junge.« Natürlich mussten ihm der Turm und die Balustrade wie ein Bild aus einem Märchenbuch vorkommen – aber dieser Generation von Kindern werden Grimms Märchen nicht mehr vorgelesen … Peter hatte nicht einmal diese Vision, um es damit zu vergleichen.

Wenn er ihr jetzt in der wahren Intimität der Muttersprache im Bett etwas zumurmelte, merkte Zsuzsi gar nicht, dass sie leise auf Englisch antwortete. Na ja. Sie hatte sich den ganzen Tag in dieser wichtigen anderen Sprache unterhalten, während sie potentiellen Kunden Räume gezeigt hatte, die, wenn sie auch großzügiger waren, dem Jungen vertraut gewesen wären, denn er war in solchen Räumen aufgewachsen.

Zsuzsi hatte mehr und mehr Erfolg. Vielleicht war es *dies*, »wofür sie geschaffen war«, das, was sie nicht hatte definieren können, als sie wusste, dass sie genug davon hatte, die kleine Schneiderin der Damen zu sein. Es bewies, dass sie etwas in sich trug, das in Ungarn nicht erkannt worden war, weil die dortige politische Situation und wirtschaftliche Ordnung dafür keine Verwendung hatte. Es gibt tatsächlich Gelegenheiten, sein Potential zu verwirklichen, sich mit den Werten einer anderen Gesellschaft ein Leben aufzubauen. Sie investierte etwas von ihren hohen Prämien an der Aktienbörse, wurde dabei von Börsenmaklern fachmännisch beraten, die das Gefühl hatten, ihr etwas schuldig zu sein – ihrer Empfindsamkeit und angeborenen Schläue (diese Osteuropäer), Zsuzsannas Verständnis für den Ehrgeiz dieser Leute, für den Status, den sie beanspruchten; Zsuzsi hatte das materielle Abbild gefunden, das Haus, das ein »Statement« war und all dies verkündete – unmissverständlich wie ein Fuchs seine Höhle hatte, die ihn auszeichnete, ein gewöhnliches reiches Schwein hatte nur seinen Stall. Fred konnte über Weihnachten, als Peter Ferien hatte und das Maklerbüro mehr oder minder ruhte, weil die meisten Kunden verreist waren – zum Segeln oder zum Skilaufen ins Ausland –, keinen Urlaub vom Supermarkt bekommen. Also fuhr sie mit Ferenc und Peter zu einer Jahreszeit in einen Club Méditerranée auf einer Insel im Indischen Ozean, als alle drei konnten – eines der vielen schönen Dinge, die sie möglich machte.

Das Maklerbüro war darauf aufmerksam geworden, dass eine Änderung der Devisengesetze es den Bürgern des Landes nun erlaubte, Immobilien im Ausland zu erwerben, etwas, was jahrzehntelang illegal gewesen war. Zsuzsi reiste zurück; nicht in die Länder, durch die die Donau floss, sondern nach Frankreich, Spanien, England. Offenbar besuchte sie mit mehreren Kollegen berühmte Firmen wie Christie's und Sotheby's, um mit ihnen Kontakt aufzunehmen und die Möglichkeit einer Zusammenarbeit auszuloten, wenn es darum ging, Anwesen für Kunden zu finden, die ein *pied-à-terre* in Spanien suchten, vielleicht sogar ein Schloss. Sie kam mit T-Shirts für den Sohn zurück, auf denen berühmte Bauten abgebildet waren – Gaudí in Barcelona, das Parlament in London –, und mit CDs von den neuesten Rave-Bands. Der Junge fragte nicht nach den Bauten, die auf seiner Brust prangen würden. Die CDs begeisterten ihn. Er war jetzt älter und machte seine Hausarbeiten mit

Kopfhörern über den Ohren, Songs aus verschiedenen Pop-sparten begleiteten ihn dabei – wie konnte sich das Kind nur konzentrieren? Aber die Mutter sagte amüsiert, wir können nicht in der Vergangenheit leben, es heißt, sogar Kühe geben mehr Milch, wenn man ihnen Musik vorspielt.

Aber das ist Mozart. Es war Ferenc, nicht Fred, der das un-vollständige Zitat korrigierte.

Seine Zsuzsi hatte – was? – eine Art schlechtes Gewissen ange-sichts der Ungerechtigkeit, auch wenn es nicht ihre Schuld war. Die übliche soziale Verwerfung der Emigration hatte einen Doktor der Philosophie ins Lager eines Supermarktes gesteckt. Die Ungerechtigkeit, dass er da nicht rauskam, so wie sie die Nähmaschine in dem kleinen Haus zurückgelassen hatte, das ihre erste Zuflucht in Afrika gewesen war, als sie in etwas Bes-seres umzogen, das sie gefunden hatte. Irgendwann im Verlauf ihrer Erfolgsgeschichte hatte sie, wiederum durch Kontakte zu Kunden, dieses Mal Kunden des Maklerbüros, von einer Mög-lichkeit für ihn gehört. Es gab für ihn vielleicht eine Stelle in einem Bereich, den ihre Kunden die Beratungsebene großer Unternehmen nannten – schließlich hatte er ja sein Studium. Solche Firmen planten, weltweit zu operieren. Er konnte ihnen doch bei der Marktforschung helfen, oder?

Er war kein Ökonom.

Irgendwo in ihr war das Kleinstadtmädchen vergraben, das die Auszeichnung, die der Budapester Philosophiestudent be-kommen hatte, als einen Baum des Wissens betrachtete, der an jedem Ast Früchte trug. Es berührte ihn, dass diese Seite von ihr wieder zum Vorschein kam; er erinnerte sich lebhaft daran, wie sie ausgesehen hatte und wie sie wirklich *gewesen war*, wie dieses Wesen, das sie war, zum Tanzen aufgestanden war, wie sie in diese Bilder gehörte, in dem die Musiker die langen Haare herumwarfen, die Körper der Tanzenden hin und her zuckten, wobei die blitzende Lichtkugel an der Decke

die Glieder auseinandernahm wie Picasso in seiner Neu-
anordnung der Körperteile. Das war in einem Studentennacht-
klub gewesen, in den er sie ausgeführt hatte.

Sie versuchte es noch mit ein paar anderen Möglichkeiten
für ihn; daraus war bisher nichts geworden. Offenbar kam eine
Anregung von einem Kunden, für den Zsuzsi dieses Mal kein
ideales Haus finden sollte, sondern der sein Haus verkaufen
wollte. Es hatte eine Sauna und einen Swimmingpool, eine
Gästewohnung und eine gesicherte Garage für drei Wagen.
Dafür hatte sie einen Käufer gefunden, der den Spitzenpreis
bezahlte, obwohl andere Maklerfirmen dem Verkäufer gesagt
hatten, seine Vorstellungen seien überzogen. In seinem Tri-
umphgefühl bot er ihr an, sich beim Vornamen anzureden, und
lud sie und ihren Mann, den er auch gleich beim Vornamen
nannte, Zsuzsi und Fred, zum Dinner in dieses erfolgreich
überpreiste Haus ein, bevor er auszog. Warum er auszog und
wohin er wollte, ging Fred nichts an und interessierte auch
Ferenc nicht. Zsuzsi wusste es wahrscheinlich auch gar nicht.
Sie führte ihn in dem Haus herum. Wie er sah, war es wirklich
schön, eine Inneneinrichtung, die verriet, dass hier jemand
am Werk gewesen war, der oder die einen Sinn dafür hatte,
wie ein Heim auszusehen hatte – war es der Verkäufer oder
seine Frau oder beide? Man sah Gebrauchsgegenstände von
bester Qualität und viel Schönheit. Die Ausblicke in den Garten
und die Landschaft waren ebenso erlesen wie die Drucke europäischer Künstler an den Wänden: Dufy und Braque, wahrscheinlich Lithographien, zu denen mit selbstbewusster Kühn-
heit afrikanische Holzskulpturen gestellt waren. Vielleicht war
es die Vision der Ehefrau gewesen, Zsuzsi hatte mal erwähnt,
dass der Mann geschieden war, oder vielleicht hatte sie gesagt,
dass er gerade dabei war, sich scheiden zu lassen.

Das also war die Welt, der Hintergrund ihres Lebens, durch
die Zsuzsanna – seine Zsuzsi – sich jeden Tag bewegte. Von
Haus zu Haus, schimmernde Küchen, die so eingerichtet wa-

ren wie vielleicht der Operationsraum eines Chirurgen, weite Zimmer, die ineinander übergingen, breite Treppen, Bar, Terrasse. Er hatte so etwas noch nie gesehen, aber es war ihre Welt. Es gab eine Verbindung zum Supermarkt: Die Spargel und Scampi, die beim Dinner von einem schwarzen Mann in weißem Jackett serviert wurden, kamen wahrscheinlich aus den Kühlschränken für delikate Gemüse und der Tiefkühlkammer, wo andere schwarze Männer ihre Lasten in wilden Bögen herumsteuerten und der Lageraufseher in seiner offenen Nische die Szene überblickte.

Der Mann hatte in seiner Garage neben drei Autos noch Platz für ein Boot. Er hatte auch einen jungen Sohn, sagte Zsuzsi, und er meinte, dass Peter vielleicht Lust hätte, mal an einem Sonntag mit ihm und seinem Sohn segeln zu gehen. Peter war halb aufgeregt, halb zweifelnd: Ich kenn die doch gar nicht. Seine Mutter ging mit, um zu erleben, wie er sich bei dem neuen Sport amüsierte. Das Boot war klein, sein Vater kam nicht mit, weder dieses Mal noch an anderen Sonntagen, als dieselbe kleine Gruppe im Sommer auf einem Stausee segelte, nicht auf einem Fluss. Wenn Zsuzsi ins Ausland fuhr, fahren musste – auf einer dieser Reisen ernannte sie die größte deutsche Touristikgruppe zur Repräsentantin in Südafrika –, unternahmen Peter und er Dinge miteinander. Er dachte sich Ausflüge aus, wie zum Beispiel einen Besuch des »Museums der Ursprünge der Menschheit«, aber das Einzige, was den Jungen wirklich begeisterte, war das Spektakel eines Fußballspiels. Er konnte sich seinen Vater dort nicht als einen der Spieler vorstellen, obwohl der ihm auf dem Feld die Position zeigte, die er gespielt hatte, siehst du, der Spieler da vorn. Der Junge sah *sich selbst*, erwachsen, in dem farbigen Trikot, den Fußballschuhen, dem erregten, geröteten Gesicht des Mannes dort.

Eine Skulptur stand auf einem kleinen Tisch neben dem Sessel, in dem Fred abends las, wenn er aus dem Supermarkt zurückkam, während sie fort war. Die Figur war irgendein

Würdenträger, dessen geschnitzter und mit Schmuck versehener Bauch auf den gekreuzten Beinen ruhte. Er saß auf einer Art niedrigem Altar, dessen hervorstehender ovaler Teil, der jetzt leer war, für Opfer gedacht gewesen war. Wenn man die Skulptur anhob, konnte man auf der Unterseite eine Inschrift, etwas mit Tinte aufs Holz Geschriebenes, sehen. König Lukengu, Stamm der Bakuba. Provinz Kasai. Wenn er von seinem Buch aufblickte, sah er die Figur; oder sie sah ihn. Sie war ein Geschenk von dem Kunden, der sie zum Abschiedsdinner eingeladen hatte. Der Blick unter gesenkten Augenlidern.

Sie musste viele andere Häuser verkauft haben, bevor die Folgen dieses Verkaufs offenbar wurden. Eines Abends, als sie von einer Reise zurückkam, die sie als Wochenendkonferenz in irgendeinem Hotel außerhalb der Stadt ausgegeben hatte, sagte sie: Ferenc, wir müssen reden. Sie hatte den Jargon der kommerziellen Welt übernommen, so wie sie damals ihre Ausdrucksweise den verstreuten »Darlings« der Damen angepasst hatte, die sich von ihr Kleider anfertigen ließen. »Wir müssen reden« war der Euphemismus für eine Krise, für etwas, was schwierig auszusprechen war. Zsuzsi wollte die Scheidung. Sie hatte irgendeine andere – wie drückte sie das aus – »Lösung« versucht, einen anderen Weg. Aber letztlich. Was. Na ja, sie waren beide so jung gewesen, damals … wussten nicht wirklich, wie sie sich entwickeln würden …Wenn sie nicht hätten weggehen müssen – sie hielt inne. Er wartete. Wenn wir nicht ausgewandert wären, vielleicht … Er sagte nichts dazu, aber es war, als hätte er es getan. Ja? Wenn wir immer noch da wären, hätte es vielleicht einen gemeinsamen Weg für uns gegeben. Sie wechselte den Ton, klagte sich selbst an: Vielleicht hätten wir da bleiben sollen. Wer weiß.

Vielleicht. Der Mann, mit dem sie jetzt zusammen war – vielleicht war es der Besitzer des Hauses, das er gesehen hatte, vielleicht der Käufer oder Verkäufer eines anderen. Sie besichtigte – das ist das Wort, Kunden wurden zu Besichtigungen dessen, was auf dem Markt war, geführt –, sie ging von Raum zu Raum, so viele potentielle Häuser für sie selbst, das tanzsaalgroße Schlafzimmer mit dem riesigen, von Vorhängen umgebenen Bett, von dem ein leichter Duft nach Parfum und Sperma ausging. Sie stellte sich vor, wie es sein würde, dort mit jemandem zu schlafen. Die Sauna des Badezimmers und der elektrische Massagesessel, der jederzeit bereit war zu beben. Die Küche mit dem Gesicht der schwarzen Köchin, die man zwischen die schimmernden Geräte gesetzt hat. Zsuzsanna hat ihre Heimat gefunden.

Er ist im Exil.

Der zweite Sinn

Gewöhnlich spricht man von fünf Sinnen –
Sehen, Hören, Riechen, Schmecken, Fühlen.
Oxford English Dictionary

Sie hat nie irgendein Ressentiment empfunden, weil er Musiker geworden ist, und daran hat sich auch jetzt nichts geändert. Man konnte ihr Flötenspiel kaum eine Berufung nennen. Neid? Nur Stolz auf die Leistung, für die er bestimmt ist. Sie sitzt an einem Computer in einem Büro der Stadtverwaltung und verdient unter ganz angenehmen Umständen ein Gehalt, das zumindest die Grundbedürfnisse abdeckt, während sein Lohn für das Privileg, Cellist in einem Symphonieorchester zu sein, manchmal durch Kammermusikengagements aufgebessert wird und manchmal auch nicht; und im Sommer, wenn das Orchester pausiert, ist er von diesen Nebenauftritten abhängig.

Ihr gesellschaftliches Leben spielt sich in seinem Berufskreis ab, Musikerkollegen, Musikkritiker, Aficionados, deren Verbindungen dafür sorgen, dass sie Freikarten bekommen, und die musikalischen Familien, in denen die meisten der Orchestermitglieder aufgewachsen sind, die Mutter Klavierlehrerin oder Chorsängerin und Väter, die in der Kirche die Orgel spielen. Wenn manche von ihnen daran denken, ihr die übliche höfliche Aufmerksamkeit zu schenken, und fragen, was sie macht, und dann ihre Antwort hören, fragen sie sich bestimmt, was sie und der Cellist, der mit ihr verheiratet ist, gemein haben. Was sie angeht, so stellte sie schon als Heranwachsende fest – die Zeit, in der Kinder die Grenzen ihrer Eltern entdecken –, dass ihr fröhlicher Vater mit seinem Sportladen – die bestrickende Herzlichkeit war eine Eigenschaft, die man in dem Geschäft brauchte – und ihre Mutter, die mit ihren Freundinnen endlos über Frauenkrankheiten von der Empfängnis bis zu den Wechseljahren redete, kein Verständnis für das hatten, was sie mal machen wollte. Als sie sechzehn war, besuchte ihre Schulklasse ein Konzert, und sie hörte aus einer schmalen Röhre, die an menschliche Lippen gehalten wurde, den Ruf der Flöte. Viel später konnte sie die akustische Erinnerung als Mozarts Flötenkonzert Nr. 2 in D-dur, KV 314 identifizieren. Aber die Zuschreibung hatte davor nicht mehr bedeutet als der unbekannte Name eines Vogels, der herzzerbrechend aus seinem Versteck im elterlichen Garten sang. Die Lehrerin, die den Konzertbesuch organisiert hatte, war verständnisvoll genug, das Mädchen mit einer Jugendmusikgruppe in der Stadt in Kontakt zu bringen; sie arbeitete an den Wochenenden als Babysitterin, um sich eine Flöte leihen zu können, und begann versuchsweise zu lernen, wie man mit dem eigenen Atem und den Fingern etwas von dem hervorbringen konnte, was sie gehört hatte.

Er befand sich unter den Jugendmusikern. Sein Instrument war das genaue Gegenteil der Flöte. Als sie einander kennenlernten, bestand die Sprache ihrer frühen gegenseitigen Attraktion aus einer Art Neckerei darüber, angeberisch, mit Slangausdrücken, kindisch. Die Laute, die er aus der übergroßen Geige zwischen seinen Beinen zog: das klagende Muhen einer kranken Kuh; das Raspeln einer stumpfen Säge; ein langer Furz. Entschuldige bitte! sagte er dann mit einem komischen Heben der Augenbrauen und heruntergezogenen Mundwinkeln. Das Instrument war das Cello, wie ihre Flöte eine milde Gabe aus zweiter Hand, die den jungen Musikern aus der Hinterlassenschaft irgendeines alten Mannes oder einer alten

Frau zugekommen war, die ihren Nachkommen etwas vererbt hatten, womit sie nichts anfangen konnten. Alaric behandelte es auf eine sinnliche Weise, die sie, wenn sie nicht so jung und unschuldig gewesen wäre, darauf hätte vorbereiten können, wie er im Bett sein würde.

Innerhalb eines Jahres wurde sein Ausnahmetalent von dem Berufsmusiker erkannt, der die jungen Leute freiwillig unterrichtete, und das Cello wurde ihm geschenkt, es war nun nicht mehr geliehen. Sie spielten aus Spaß zusammen, wenn sie allein waren, und stellten sich insgeheim vor, dass sie bereits ein Konzert gaben. Die tiefe, machtvolle Kadenz, die aus dem goldbraunen Körper des Cellos drang, ließ die Stimme ihrer Flöte noch mehr wie eine quiekende Maus klingen, als wenn sie ein Solo gespielt hätte. Im Laufe der Zeit erreichte sie eine gewisse Kompetenz, aber sie wurde nie gut. Er konnte sie nicht belügen. Unter Mithilfe seiner Freunde hatten sie eine Wohnung gefunden, wo sie miteinander schlafen konnten – für sie war es das erste Mal –, und in einer tiefen Ernsthaftigkeit, die weit über ihr jugendliches Alter hinausging, brachte er es nicht fertig, ihr etwas vorzumachen und sie der desillusionierenden Erfahrung auszuliefern, wenn sie auf einer Karriere beharrte, für die sie nicht die Voraussetzungen mitbrachte. Sie hatte schon Verletzungen erlebt, war tief enttäuscht gewesen, von anderen jungen Flötistinnen ersetzt zu werden, als Ensembles für öffentliche Auftritte »talentierter Musiker der Zukunft« ausgewählt wurden.

Du wirst immer das Vergnügen haben, das Instrument zu spielen, das du am meisten liebst. Sie würde sich immer daran erinnern, was sie darauf gesagt hatte: Das Cello ist das Instrument, das ich am meisten liebe.

Sie wuchsen heran, genug, um das zu verlassen, was als ihr Zuhause galt, die Eltern. Sie bediente in einem Restaurant, er unterrichtete Musik in Schulen, sie fanden eine Einzimmerwohnung in dem heruntergekommenen Teil der Stadt, in dem die meisten Weißen aus Angst nicht wohnen wollten, weil Schwarze dorthin gezogen waren, seit es die Rassentrennung nicht mehr gab. In der Großzügigkeit ihres leidenschaftlichen Glücks hatten sie das weitherzige, unmögliche Bedürfnis, etwas davon mit jemandem zu teilen, dieses Unerreichbare, das erreichbar geworden war, und sie nahmen einen Gast mit in ihre Kochnische, einen jungen Mann, der auf einer *kwela* unten an der Ecke Melodien pfiff, damit er eine wirkliche Mahlzeit bekam, nicht nur Kleingeld, das ihm in seine Kappe geworfen wurde. Der weiße Hausmeister machte lautstarke Einwendungen. Seid ihr verrückt. Seid ihr verrückt oder was. Holt Schwarze hier rauf, damit sie euch ausrauben und ermorden. Das gibt's in diesem Haus nicht.

Paula besuchte Computerkurse und lernte schnell. Wenn man kein Künstler ist oder Arzt oder Bürgerrechtsanwalt, welche Ausbildung macht einen dann in einem Entwicklungsland nützlich? Ausgewählt, geliebt von dem, den man liebte; was konnte es Bedeutungsvolleres geben, als auch in einem praktischen Sinn für ihn notwendig zu sein und die Fähigkeit zu besitzen, die Berufung des Mannes zu unterstützen, dessen Leistungen stellvertretend auch die deinen sind. »Was machen Sie?« Seht ihr das nicht? Sie macht die Erfüllung möglich, für sie beide.

Kinder. Als sie mehr als ein Jahr verheiratet waren, sprachen sie darüber, diese angeblich natürliche Fortschreibung der Liebe. Verschoben es auf das nächste Mal. Beim nächsten Mal gestanden sie sich die Tatsachen ein: Da seine ungewöhnliche Begabung ihm die ersten Gast-Engagements bei Musikfestivals im Ausland eintrug und die Gelegenheit, mit Orchestern zu spielen, die Prestige besaßen und bald berühmt werden würden, war es klar, dass er als Vater nicht jeden Abend rechtzeitig zur Einschlafgeschichte zu Hause sein konnte, auch würde er als Cellist, dessen Name bald auf CDs stehen sollte, kaum bei den Jugendfußballspielen am Wochenende zugucken können. Wenn sie sich jetzt noch von ihrem zunehmend verantwortungsvollen Job freimachen konnte – was manchmal nicht allzu schwierig war –, um ihn zu begleiten, so würde sie die andere Verantwortung, die Pflege eines Babys, nicht so einfach beiseiteschieben können. Sie entschieden sich für das, was sie wollten: einander, im Rahmen einer einzigen Karriere. Sollten doch ihre Mutter und deren Freundinnen sich beim Tee auf die Gefahren des Kinderkriegens konzentrieren und ihre eigene Nabelschnur betrachten. Sollten doch andere Männer Unsterblichkeit in ihren Nachkommen suchen; Musik überschritt die Grenzen einer Lebensspanne. Ein Experte sagte ihnen, das ihm überlassene Cello sei mindestens siebzig oder achtzig Jahre alt und deshalb umso besser.

Einen Monat später – wann war das – stellte sie fest, dass sie schwanger war; sie wollte es ihm immer wieder sagen, tat es aber nicht. Er stand vor einer Konzerttournee in einem anderen Landesteil, und als er zurückkam, war da nichts mehr, was sie ihm hätte sagen können. Die Prozedur war nach den neuen Gesetzen des Landes legal, glücklicherweise. Man konnte das ohne größere Schwierigkeiten in einer Klinik machen lassen, die nach Marie Stopes benannt war, einer Frauenrechtlerin, die in der Vergangenheit dafür gekämpft hatte, dass Frauen über ihren eigenen Körper bestimmen durften. Es war besser, dass er nicht – was? Vielleicht würde er es sogar bereuen, man weiß ja, dass Männer, egal wie erfolgreich, getragen von Applauswellen, immer noch das Gefühl haben, ihre Potenz beweisen zu müssen. (Wo hat sie das her? Als lauschende Heranwachsende, bei den Teegesellschaften ihrer Mutter …)

Sie war so sehr ein Teil der Orchester-Bruderschaft. Die Rivalität zwischen den Musikern ging in der Begeisterung für die Musik unter, die sie zusammen erschufen. Der Klatsch – als Außenstehende vertrauten ihr sowohl die Männer als auch die Frauen Indiskretionen an, die sie einander nicht ohne Risiko mitteilen konnten. Und wenn er Differenzen hatte mit einem Gastdirigenten aus Bulgarien oder Tokio oder Gott weiß woher – deren Egos waren so komplex wie die Betonung ihrer Namen –, konnte er seinen Ärger bei ihr loswerden, wenn er ihr im Bett von den Podiumsdramen erzählte und beide danach Zuflucht in der Liebe fanden. Wenn sie gedrückter Stimmung war – aufgrund der Fehler eines inkompetenten Kollegen, der »Herzschwäche« ihres Vaters und der langatmigen Klagen ihrer Mutter darüber, dass er gegen die Vorschriften des Arztes mit seinen Golffreunden Whisky trank –, holte er das Cello ins Schlafzimmer und spielte für sie. Manchmal schlief sie bei den tiefen zarten Tönen dessen ein, was zu seiner Stimme geworden war, der Stimme des großen bauchigen Instruments, dessen weich-rotbraune Oberfläche und schöne Masse er dicht an seinem Körper hielt und das eine Intimität teilte, die ihr gehörte. Wenn bei Konzerten sein Solopart kam, lächelte sie, ohne es zu merken, weil sie wusste, dass dies die Stimme war, die sie überall unter anderen Cellisten, die andere Instrumente strichen, erkannt hätte.

Mit jedem Jahr, das gestanden die Musikkritiker zu, wurde er besser. Übertraf sich selbst. Wenn in der Symphonie- und Opernsaison herausragende Musiker gastierten, war es nur angemessen, sie in ihr Haus einzuladen, das von dem Loch, in dem sie mal gehaust hatten, weit entfernt war. Wo andere ein besonderes Möbelstück aufbewahrten, ein Erbstück, stand in ihrem Wohnzimmer das Cello im Ruhestand, das Instrument, das ihm zuerst geliehen worden war, auf dem er gelernt hatte. Er besaß jetzt ein Amati, Mitte des 18. Jahrhunderts, das ein Händler in Prag für ihn aufgetrieben hatte. Er hatte gezögert. Wie konnte er ein solches Vermögen dafür zahlen. Aber sie war erstaunt, ärgerlich, als hätte schon jemand gewagt, eine Bemerkung über solch eine anmaßende Extravaganz zu machen. Ein Künstler macht sich nichts aus materiellen Besitztümern als solchen. Du kaufst doch keinen Mercedes, keine Yacht! Er hatte eine Stimme von unvergleichlicher Schönheit gekauft, die in ihrer Feinheit und Tiefe irgendwie menschlich war, die aber von der Klangfülle einer Orgel zu den leisesten Tönen diesseits der Stille reichte, etwas, was keine menschliche Stimme hervorbringen konnte. Er gab zu, als vertraute er es sich selbst ebenso an wie ihr, dass dieses Instrument Dinge aus ihm herausholte, von denen er nichts gewusst hatte.

In der Gesellschaft von Gästen, die wie er in der Musik zu Hause waren, reagierte er so großzügig wie ein Popsänger seinen Fans gegenüber. Er brachte dann das kostbare Instrument in seiner schwarzen Hülle herein, befreite es und nahm Platz, um zwischen den Buffettellern und den aufgefüllten Weingläsern zu spielen. Wenn er etwas zu viel getrunken hatte, witzelte er, sie einen Moment um die Taille fassend: Ich bin nur das Wunderkind, das hier ist, um *Für Elise* auf dem Klavier herunterzuklimpern. Und dann spielte er so rein, dass die Stimme des aristokratischen Cellos, die sie so gut kannte wie früher die des geschenkten, alle geselligen Unterhaltungen seltsam trivial wirken ließ. Aber die Musiker, Unternehmer und Gäste, die das Privileg hatten, bei ihnen zu sein, applaudierten, stürzten auf ihn zu, die Ehemänner, die Schwulen, legten ihm den Arm um die Schultern, die Frauen schwärmten und küssten ihn in ihrer Begeisterung manchmal auf die Lippen. Es war auch nicht ungewöhnlich, dass einer der distinguierten männlichen Gäste – nicht gerade die Japaner, aber besonders die schon älteren deutschen oder italienischen Dirigenten – sich ihr mit deutlicher Absicht näherte. Sie wusste, dass sie attraktiv genug, musikalisch und auch sonst intelligent genug war (sogar ihr Buffet war gut), um das zu bewirken, aber ihr war klar, dass es in Wirklichkeit der rosige Widerschein der Tatsache war, dass sie die Frau des so außerordentlich begabten Cellisten war, was diese Annäherungen motivierte. Stell dir vor, das nächste Mal, wenn der gefeierte Cellist unter deinem Stab in Straßburg spielt, kannst du beiläufig zu einem anderen Musiker deines Alters sagen: »Und seine Frau ist auch ziemlich gut im Bett.« Wenn die Gäste gegangen waren, lachten Gastgeber und Gastgeberin im Schlafzimmer über die flirtende Aufmerksamkeit, die ihm nicht entgangen war. Das Cello lehnte grandios an der Wand. In den Vorstädten wird viel eingebrochen, und es gibt Banden, die gut genug Bescheid wissen, um nicht nach Fernsehern und Computern zu suchen, sondern nach Gemälden und anderen wertvollen Objekten. Wenn es einen Einbruch gab, würden die ins Schlafzimmer kommen müssen, um sein edles Amati zu finden, und würden sich dem Revolver unter seinem Kissen gegenübersehen.

Bach, Mozart, Hindemith, Cage, Stockhausen, Glass werden in der Orchesterwelt nicht länger herablassend als Komponisten betrachtet, deren Musik von Schwarzen weder genossen noch verstanden und daher nicht gespielt wird. Das Nationalorchester, das seine Basis war, während ihm sein Prestige erlaubte, jederzeit zu reisen, wenn er zu Festivals eingeladen wurde oder sich einem Streicherensemble für eine Tournee anschloss, hatte einen schwarzen Posaunisten und eine junge zweite Violinistin, deren Afrozöpfe um ihren ebenholzschwarzen Nacken fielen, wenn sie den Bogen bewegte. Mit einem Gastdirigenten aus Österreich sprach sie deutsch; sie hatte im Rahmen eines Stipendiums in Straßburg studiert. Berufsmusiker sind schon immer eine internationale Truppe gewesen, eine Zeitlang hatte das Orchester einen Schlagzeuger aus Brasilien. Er wurde zu einem besonderen Freund, wohnte sogar zeitweise bei ihnen, um ihr Gesellschaft zu leisten, wenn das schöne Cello seinen Spieler nach Übersee begleitete.

Sie war sich darüber im Klaren, dass sie, ohne eine besondere Fähigkeit außer ihrer beruflichen Kompetenz im Bereich kommerzieller Kommunikation zu besitzen, das Privileg hatte, ein interessantes Leben zu führen: Sie hatte einen bemerkenswert talentierten Mann, dessen besonderes Milieu auch das ihre war.

Wie nannte man das – sie »sah die Welt«, reiste oft mit ihm.

Sie hatte sich freigenommen, um das Streicherensemble nach Berlin zu begleiten, eines der vielen musikalischen Ereignisse in Erinnerung an Mozarts 250. Geburtstag, konnte dann aber doch nicht fahren, weil ihr Vater im Sterben lag – er war unerschrocken, aber ihre Mutter brauchte Unterstützung.

Das Ensemble feierte einen außerordentlichen Erfolg, obwohl dort Musiker von großem Ruf aus vielen Ländern spielten. Er brachte einen Folder mit Pressestimmen mit – ein paar waren auf Englisch –, die vor Begeisterung glühten. Er legte den Kopf schief, um seine Gleichgültigkeit anzudeuten; vielleicht wurde man im Laufe der Zeit immun gegen Lob. Oder er war müde, erschöpft von den Anforderungen, die die Musik an ihn stellte. Sie hatte Vorschläge zu seiner Entspannung – ein Film, ein Abendessen, fern der Disziplin des Konzertsaals, mit den Ensemblemusikern, man kommt diesen Menschen sehr nahe, man hat – das wusste sie von ihm – eine besondere Beziehung zu denen, mit denen zusammen man etwas geschaffen hat. Er war nicht begeistert. Nächste Woche, nächste Woche. Er nahm das verehrte Cello aus seiner Einsamkeit in dem Kasten, der nach seiner Gestalt geformt war, heraus und spielte, spielte für sich selbst. Für sie – na ja, sie war an diesen Abenden dabei, im selben Zimmer.

Es ist seine Stimme, diese wundervolle Stimme seines Cellos; aber sie sagt etwas anderes, spricht nicht zu ihr, sondern zu jemand anders.

Er schläft mit ihr, ist das nicht immer das Zeichen der Heimkehr, wenn er fort gewesen ist?

Da ist etwas Gewolltes in seinen Liebkosungen. Fast lässt sie sich dazu hinreißen, etwas Dummes zu sagen, etwas, was, wie sie glaubten, nie zwischen ihnen gesagt werden würde: Liebst du mich noch?

Er fängt an, zu unerklärten Zeiten nicht da zu sein, oder er schützt Pflichten vor, von denen er wissen muss, dass sie weiß, sie existieren nicht.

Die Stimme des Cellos lügt nicht.

Wie soll man auf das Leben dieses Mannes den schäbigen, gewöhnlichen Umstand anwenden, dass er, wie nennt man das? Er hat eine Affäre. Künstler jeder Art ziehen Frauen an. Sie wittern darin irgendeine geheimnisvolle Art der Hingabe, die immer mit ihren eigenen, gewöhnlich verlässlichen Fähigkeiten der Verführung rivalisieren. Etwas, was sie sogar der begehrtesten Frau vorenthalten. Wer kannte diese Anziehung besser als sie selbst; aber für sie machte jene andere geheimnisvolle Energie der Hingabe die Liebe zu einem Dreierverhältnis. Das Cello mit seinem kurvigen Körper stand verehrt im Schlafzimmer.

Welche Frau.

Bei Musikfestivals auf der ganzen Welt treffen sich immer wieder dieselben Orchestermusiker, dieselben Kammermusikquartette und -trios, in denselben Ländern. Sie teilen eine Landkarte der Erfahrung, wohnen in denselben Hotels, tauschen Neuentdeckungen von Restaurants, Klagen über die Akustik von Konzerthallen und Begeisterung über die Reaktionen des Publikums aus. Sollte es eine Musikerin sein, der er auf einer bestimmten Tournee begegnet war, so hieß das nicht unbedingt, dass die Affäre eine kurze war, die endete, wenn der Mann und die Frau ihrer Wege gingen, getrennt durch Meere und Kontinente; sie könnten sich beim nächsten Festival irgendwo sonst in der Welt wiedertreffen, könnten das planen – Wien, Jerusalem, Sydney, wo er gespielt hatte oder bald zu spielen verpflichtet war. Das Stimulierende nicht nur des Auftritts vor einem unbekannten Publikum, sondern auch der Wiederbegegnung, die Erregung, die Gelegenheit geboten zu bekommen, etwas Unterbrochenes wiederaufzunehmen.

Oder war die Frau ihrer Heimat näher. Ein Mitglied des Nationalorchesters, in dem er und sein Cello Stars sind. Diese Art der Identifizierung fiel ihr deutlich schwerer, wenn sie auf diese Weise die Gruppe ihrer Freunde und Freundinnen durchging. Eine junge Frau natürlich, eine jüngere Frau als sie selbst. Aber war das nicht das Unvermeidliche – wie man am Teetisch ihrer Mutter entschieden hatte. Die Klarinettistin war Ende vierzig, aus ihrem Dekolleté schauten schöne Brüste hervor, und sie war auf nette Weise witzig. Die beiden tauschten bei Drinks oft Sticheleien aus, die Klarinette und das Cello. Die Pianistin, jung mit bis zur Taille reichenden roten (natürlich gefärbten) Haaren, war lesbisch und wurde von ihrer Frau streng bewacht. Die dritte und letzte Musikerin im Orchester war zugleich die letzte, an die man denken würde. Es war eine Grobheit, sie in Erwägung zu ziehen: Sie hieß Khomotso, die zweite Geige, sie war außerordentlich talentiert, eine von den zwei schwarzen Musikern. Sie war *so* jung. Sie betete ihr Baby an, das in den ersten paar Monaten im Wagen von Khomotsos Schwester zu den Proben gebracht wurde, damit die Mutter das Kind dort stillen konnte. Der Direktor des Orchesters hatte einmal einer Sonntagszeitung ein Interview dazu gegeben. Es war ein Beispiel für die Wandlung des Orchesters hin zu den menschlichen Werten des neuen Südafrika. Die Violinistin war mit Bestimmtheit die hübscheste, die begehrenswerteste der Frauen, in deren Gesellschaft der Cellist die intensiven Teile seiner Tage und Nächte verbrachte. Aber die Achtung, *sein* menschliches Gefühl, würden stärker sein als die sexuelle Attraktion, seine Identifikation mit ihr als einer Musikerin, die ihren Weg ging, würde es für ihn zu einem Tabu machen, sie davon abzulenken. Was ihn betraf, würde das nicht nach dem alten Südafrika aussehen, der weiße Mann, der die in gefährdeter Balance lebende junge schwarze Frau »ausnutzte«.

Seine Geliebte könnte eine der treuen Besucherinnen der Konzertsaison sein, die nach den Auftritten Partys gaben.

Er traf sich ab und zu mit einem der regulären männlichen Konzertbesucher zum Lunch, einem Industriellen und Amateur-Violaspieler, der eine hervorragende Musikbibliothek besaß, aus der er jederzeit Dinge ausleihen durfte. Es könnte also eine der Frauen solcher Männer sein. Viele von denen waren selbst Karrierefrauen, viel jünger als ihre wohlhabenden Ehemänner, und trugen mit ihrer Intelligenz und ihrem Eifer viel zu Ideen und Aktivitäten außerhalb der Künste bei. Und boten vielleicht auch das, was er als sexuelle Verfügbarkeit sehen könnte.

Es wurde nicht mehr vorausgesetzt, dass sie ihn begleitete, wie sie es immer getan hatte, wenn er Einladungen zu Empfängen oder zu Gesellschaften in Privathäusern annahm; die unausgesprochene Andeutung war jetzt, dass diese strikt professionell waren. Er schlug auch nicht mehr vor, dass sie mitkam, was immer selbstverständlich gewesen war, wenn er in einer der Städte ihres Landes auftrat. Er packte den kleinen Koffer, der offen auf dem Bett lag, nahm den schwarz eingekleideten Körper des Cellos auf und gab ihr einen Abschiedskuss. Er schlief pflichtschuldig in gewissen Abständen mit ihr, als wäre es wieder Zeit für einen Haarschnitt. Sie spürte, dass sie seinen Annäherungen im Bett allmählich auswich, bekam dann aber Angst, dass sie ihn der anderen Frau in die Arme trieb, indem sie deutlich machte, dass sie ihn nicht begehrte. Und gleichzeitig wollte sie nichts lieber, als die Hände auf den Körper neben ihr zu legen, ihn mit dem Mund zu berühren, egal wie demütigend es war, dass er dann alles so machte, als folgte er einem Rezept, das verordnet worden war, um sie zu befriedigen. Eine Rechnung, die bezahlt werden musste.

Sie wartete darauf, dass er redete. Über das, was geschehen war. Im Vertrauen auf das lange Einverständnis zwischen ihnen. Er tat es nie. Sie fragte nicht – weil sie auch Angst davor hatte, dass das, was geschehen war, einmal eingestanden, unwiderruflich real sein würde. Eines Abends stand er im Dunkeln auf, nahm das Cello aus seiner Hülle und spielte. Sie wachte auf, hörte die Stimme des Instruments, die etwas leidenschaftlich Wütendes in ihrem tiefsten Bass sagte. Dann kam die Zeit, als – war das möglich bei seinem prächtigen, exquisiten Spiel – es eine Disharmonie gab, die tiefen Noten schleppten sich dahin, als sträubte sich das Cello gegen ihn. Nächte, Wochen, dasselbe.

Also. Sie wusste, dass die Affäre vorüber war. Eine Trauer durchzog sie – Trauer für ihn. Für sich selbst, nichts. Dadurch dass sie ihn nie zur Rede gestellt hatte, war sie stumpf geworden.

Bald kam er wieder zu ihr. Die drei, er, sie und das Cello an der Wand waren zusammen.

Im Bett ist er besser als je zuvor, unbekannte Liebkosungen, subtiler und das vorwegnehmend, was in ihr erregt werden, was sie empfinden kann, was sie braucht. Als hätte er die Erfahrung eines anderen Instruments gemacht, von dem er gelernt hat.

Der dritte Sinn

Gewöhnlich spricht man von fünf Sinnen –
Sehen, Hören, Riechen, Schmecken, Fühlen.
Oxford English Dictionary

Er besitzt eine der privaten Fluglinien, welche die inländischen
Routen zwischen kleinen Städten und Regionen bedienen, um
die sich die staatliche Luftfahrtgesellschaft, deren Flugzeuge in
astronomischer Höhe zwischen den fünf Kontinenten verkeh-
ren, nicht kümmert. Oder besser, bis vor kurzem nicht kümmerte, bis ihre Maschinen mit den in Betten verwandelbaren
Sitzen und Gourmetmenus sie nicht mehr vor sinkenden Pro-
fiten bewahrt haben. Jetzt plant die staatliche Luftfahrtgesellschaft, ein paar Cents auf dem Discountmarkt der regionalen
Routen zu verdienen, sich mit kleineren Flugzeugen in die
Konkurrenz um zweitrangige Orte auf heimatlichem Boden zu
stürzen.

Aber das hatte nichts mit diesem Abend zu tun.

Es konnte auch irgendein anderer Abend gewesen sein
(dienstags spielt er Squash), wenn es nicht sogar der Abend
war, als sich die Besitzer privater Fluglinien trafen, um ihre
Protestmaßnahmen gegen die Absichten der staatlichen Gesellschaft zu diskutieren. Sie sahen das als Wettbewerbsverstoß
an, da die große Reichweite der nationalen Linie vom Geld
der Steuerzahler subventioniert wird. Sie kam nicht mit, um
sich die Diskussion anzuhören, weil sie mit der Durchsicht
und Benotung der Arbeiten ihrer Medienwissenschaftsstuden-

ten spät dran war. Sie war nicht allein an ihrem Schreibtisch, ihr Hund lag zu ihren Füßen darunter, ein langhaariger Englischer Setter, der von Herrchen und Frauchen sehr geliebt wurde, besonders seit ihr Sohn auf dem Internat war. Dina, ihr Liebling, hatte nun die frei gewordene Rolle des einzigen Kindes inne. Sie war so intelligent, dass sie anscheinend sogar Musik mochte. *Die Perlentaucher*-CD lief, und sie schlief nicht. Na ja, man durfte nicht zu albern werden, was die Liebe zu dem Hund betraf. Dina wartete wahrscheinlich darauf, seine Schritte vor der Haustür zu hören.

Es passierte, als die letzte Arbeit benotet und mit dem Rest zusammengeschoben worden war, für morgen; sie stand auf und streckte sich, wie man es ihr im Aerobic-Kurs beigebracht hatte, und folgte dem aufgeregt die Treppe hinunterspringenden Hund.

Er sicherte gerade die Tür mit allen Schlössern und der Gliederkette, zur Gewährleistung ihrer Nachtruhe, und sie tauschten das Übliche aus: Wie war's, seid ihr vorangekommen. Oh, immer im Kreis, der verdammte Anwalt ist nicht mal erschienen – aber Herrchen musste nicht wie sonst die Freudensprünge des Hundes abwehren. *Hallo Mädchen* – seine Begrüßung wurde ignoriert, diesmal landeten keine Pfoten auf seinen Schultern. Während er befragt wurde, wie der Abend verlaufen war, und sie überlegten, ob sie vor dem Zubettgehen Kaffee oder einen Drink zu sich nehmen wollten, was du lieber willst, schnüffelte der Hund eifrig an seinen Füßen herum. Er musste in etwas getreten sein. Als sie zusammen hinaufgingen, er wandte ihr dabei den Kopf zu, um noch ein paar missmutige Bemerkungen darüber zu machen, warum es so spät geworden war, warum sich das Treffen so lange hingezogen hatte, schob sich der Hund an ihr vorbei, um ihn aufzuhalten und die geweiteten Nüstern an sein Hosenbein zu heben. Dina, runter! Was machst du denn da! Er gab ihr einen Klaps auf den wolligen Rücken, damit sie vorauslief. Sie stand oben an der Treppe in der Haltung eines Pointers, ein Bein erhoben, und starrte ihn an. Dina war nie bei der Jagd gewesen, er war kein Jäger. Irgendein verdrängter atavistischer Tick war in dem verwöhnten Haustier aufgestiegen.

Während sie sich auszogen, beschlossen sie, Kaffee zu trinken. Dina sprang nicht aufs Bett, was ihre übliche Einladung war, sich ihr anzuschließen, sie beschäftigte sich höchst konzentriert mit seinen abgelegten Hosen, seinem Hemd und den Schuhen. Es mussten die Schuhe sein, deren Duft Dina anzog. Pfui, sagte Eva, wart mal eben, tu sie nicht auf den Teppich, ich lass Wasser über die Sohlen laufen: Michael lachte über den Ekel, der ihre Nase kräuselte, über ihre Sorge um den Kelim. Im Bad befeuchtete sie stattdessen etwas Toilettenpapier mit Wasser, rieb beide Sohlen ab und spülte das Papier hinunter. Obwohl an den Sohlen nichts zu sehen war, mochte ein Geruch bleiben. Sie stellte die Schuhe zum Trocknen auf, die Spitzen an die Duschwand gelehnt.

Als sie ins Schlafzimmer zurückkam, war er schon eingenickt, schlief, lag in seinen Pyjamahosen da, mit der nachlässig gefalteten Zeitung über der nackten Brust: erschrocken schlug er die Augen auf.

Willst du immer noch Kaffee?

Er nickte gähnend.

Komm, Dina. Schlafenszeit.

Wie ein Kind es gerne hat, noch im Bett der Eltern zu schmusen, bevor es in seines verbannt wird, war es die akzeptierte Regel für den Hund, zu seinem Körbchen in der Küche hinunterzulaufen, wenn das Ende der Schmuserei erklärt wurde. Heute Abend war Dina nicht bei Herrchen im Bett, sie lag neben einem Stuhl, stand langsam auf, wandte den Kopf in einem letzten kurzen Erwachen ihres Interesses und schnüffelte noch einmal an den dort liegenden Kleidern, trollte sich dann an ihren Platz, während Eva Kaffee machte.

Sie tranken ihn nebeneinander im Bett. Hab ich ihn auch

nicht zu stark gemacht? Aber dich könnte heute Abend wohl sowieso nichts wach halten.

Es gab unruhige Nächte in dieser Zeit, wenn sie von dem schlaflosen, veränderten Rhythmus des Atmens neben sich geweckt wurde, dem unterbrochenen Schlag des Herzens ihrer Intimität, den sie als Liebende sechzehn Jahre geteilt hatten. Er hatte all ihr gemeinsames Geld in seine Fluglinie gesteckt. *Flight Hadeda* (den Namen hatte sie ausgesucht, nach dem Ibis, der über ihr Haus flog und einen so entschlossenen Ruf hatte). Den Erlös aus dem Immobiliengeschäft, das er verkauft hatte; ihre Erbschaft aus den Anteilen ihres Vaters an einem Platinbergwerk. Diese Unternehmen des weißen Kapitalismus unter dem alten Regime waren nicht der Weg zu sicherem Erfolg in einer gemischten Gesellschaft – jetzt galt ein politisch korrekter Kapitalismus. Diese Firmen verhandelten nun unter großem Druck, um die Auflagen der Regierung zu erfüllen, die vorsahen, dass dieser oder jener Prozentsatz der Anteile in der Hand schwarzer Unternehmer sein sollte und dass die Arbeiter zumindest symbolisch zu Anteilseignern wurden und einen Teil der Börsengewinne der Firma bekamen. Eine kleine Fluglinie, die zumindest ihren Teil dazu beitrug, die Transportprobleme eines riesigen Entwicklungslandes zu lösen, hatte patriotische Bedeutung. Michael und sein Partner sind weiß, aber die Stewardessen, einer der Piloten und ein Ingenieur sind schwarz. Ist es nicht eine ehrliche, nicht ausbeuterische Initiative, für die sie alles aufs Spiel gesetzt haben? Sie weiß, was ihn nachts mit offenen Augen, totenstill daliegen lässt: wenn die staatliche Fluglinie die bescheidenen Routen übernimmt, werden deren Ressourcen alles, was sie aufs Spiel gesetzt haben, zermahlen, in Verluste verwandeln. Ein- oder zweimal hat sie das starre Schweigen, das sie verschonen soll, gebrochen. Sie ist ja auch bedroht. Es hat keinen Zweck, in der tiefen Nacht darüber zu reden; sie spürt, dass er den Einbruch ihrer Stimme in seine Gedanken vielleicht als eine Art Vorwurf aufnimmt: die Fluglinie ist sein Wagnis, sein Ausweg im mittleren Alter.

Die Kaffeetassen standen auf dem Boden, zu beiden Seiten ihres Bettes. Sie wandte sich ihm zu, auf den Ellenbogen gestützt, um ihm einen Gutenachtkuss zu geben, aber er hob die Hand und stand auf, um die Pyjamajacke anzuziehen. Sie hatte seine nackte Brust gern neben sich, die Muskeln ein bisschen dicker – aber nicht fett –, als sie es früher waren. Wenn man sehr müde ist, wird einem nachts leicht kalt. Als er wieder ins Bett kam, streckte er sich, um das Licht über sich auszumachen. Sein müder Seufzer war fast ein Stöhnen, lass ihn schlafen, sie erwartete nicht, dass er sich ihr zuwandte. Lass das gemeinsame Herz ruhig schlagen. Bevor sie sich jeweils auf ihre Seite des Bettes rollten, schliefen sie meist aneinandergeschmiegt ein, was sie die Löffel-und-Gabel-Umarmung nannte: sie auf der Seite und sein Körper an ihrem Rücken, oder er auf der Seite und sie hinter ihm. Er war natürlich der Löffel, wenn er ihren Rücken wie zum Schutz von den Schultern bis zu den Schenkeln abdeckte. Ihr Körper war die kürzere Linie der Gabel, die leichten gebogenen Forken berührten den Beginn seines Nackens, ihre Brüste lagen an seinen Rückenmuskeln. Es hing jeweils davon ab, wer sich zuerst auf diese oder jene Seite legte, heute drehte er sich nach rechts, der ihn erfassende Tiefschlaf schob ihn in die Richtung. Sie folgte dem sanften Impuls, sich an ihn zu schmiegen. Die weichen Brüste an den männlichen Rippen und an seinem Rückgrat sind eine der wortlosen Fragen und Antworten zwischen Männern und Frauen. Mit jener verletzten Eitelkeit, die lange überlebt, hatte sie nie vergessen, dass er einmal, in den frühen Tagen, in aller Objektivität bemerkt hatte, dass sie keine wirklich schönen Beine hatte; ihre Brüste waren seine bewundernde, dauernde Entdeckung. In den spielerischen Launen der Leidenschaft hatte sie ihm manchmal gesagt, er sei ein »Tittenmann«, und er konterte mit gespieltem Bedauern, dass er nie eine Frau gehabt hatte, die wie auf manchen Postern wirklich üppige Brüste besaß. In der heutigen Version der Löffel-und-Gabel-Umarmung legte sie immer die geschlossenen Augen an seine Haare und Nase und die Lippen an seinen Nacken. Sie liebte es, dort zu atmen, in ihn hinein und ihn einzuatmen, etwas in Besitz nehmend, ohne dass er es merkte, etwas, was doch das Wesentliche ihrer Gemeinsamkeit war. Das waren nicht die nächtlichen Momente, von denen man dem anderen erzählte, sie gehören ohnedies dem kommenden Zustand des Schlafes an, der erhöhten Aufmerksamkeit für Dinge, die das Unbewusste genannt werden. Das geht ihn nichts an, selbst für sie ist es nicht offenbar, dass sie da als Frau in ihn eindringt, da sie es nicht auf die Art kann, wie er in sie eindringt. Oder es ist einfach etwas anderes; so wie man sein Gesicht in die unglaublich unschuldige Berührung und den Geruch der Höhlung unter dem Hinterkopf eines Babys vergräbt. Aber das ist keine Erinnerung, die ihr noch aus der fernen Zeit geblieben ist, als der Fünfzehnjährige, der den Stimmbruch schon hinter sich hat, ein Baby war. Sie bewegt das Gesicht, sich selbst, in den Nacken, ohne noch die Haut zu berühren, um ihn nicht zu stören, die Berührung mit den Lippen wird erst nach der sanftesten Berührung ihres Atems kommen –

Sie zieht die Luft ein. Sie bewegt sich ein wenig von der Höhlung des Nackens zurück, der glatt und ohne Falten ist, wie bei einem Zwanzigjährigen. Kommt wieder näher. Wittert. Die Nase verengt sich, dann weiten sich die Flügel, sie zieht ein, was immer das sein mag. Wittert. Sie kennt ihren Geruch, den Geruch seiner Haut, vermischt mit dem, was sie ist, eine Mischung aus der geheimnisvollen Chemie verschiedener Vorgänge in verschiedenen Teilen ihrer Körper, die eine Flora von Fleischsäften von sich gibt, die Intensität oder das Delikate von Schweiß, Samen, Kosmetika, Speichel, salzigen Tränen: all das wird zu einem Geruch, der als Destillat nur ihnen beiden gemeinsam eigen ist.

Sie wittert an ihm den Geruch einer anderen Frau.

Sie stand vorsichtig auf. Er schlief schon so tief, dass er sich nicht rührte, als ihre Wärme ihn verließ. Sie ging ins Bad. Schaltete das Licht über dem Spiegel an und zwang sich, sich selbst zu betrachten. Um sicherzugehen. Sie stand einer Fotografie gegenüber, die niemand erfunden hatte. Es war nicht die alte Konfrontation mit sich selbst. Es gab eine andere Frau, die an die Stelle dieses Bildes getreten war. Riech sie.

Sie selbst war schon halb den dunklen Flur hinunter auf dem Weg zu dem Zimmer, das als Gästezimmer und Abstellraum diente, als sie diese nutzlose Geste verächtlich fand und zurückging. Im Bett lag sie von ihm entfernt, wollte sich ihm nicht wieder nähern, roch aber doch wieder, was sie schon gerochen hatte. Die Logik griff ein: Warum hatte er nicht geduscht, statt mit nackter Brust einzudösen und dann schlafen zu gehen. Ja, er war aufgestanden und hatte die Pyjamajacke angezogen; anstelle der Vorsichtsmaßnahme einer Dusche. Er duschte, wenn er nach Squashspielen nach Hause kam. Kam er wirklich immer aus der Squashhalle zurück, wenn er dienstagsabends nach Hause kam.

Es war nicht so, dass sie es sich nicht erlaubte, weiter zu denken; sie konnte nicht denken. Eine Leere. Damit die sich nicht füllen konnte, verließ sie wieder ebenso vorsichtig, so still wie beim ersten Mal das Bett und suchte im Bad seine Flasche mit Schlaftabletten (sie nahm solche Betäubungsmittel nie, eine Lektorenstelle an der Universität brachte nicht denselben »Stress« mit sich wie der Start und die Landung eines riskanten Flugunternehmens). Sie schüttelte etwas heraus, was aussah wie eine Plastikkugel aus goldenem Öl, und schluckte sie mit Leitungswasser, das sie in der hohlen Hand auffing. Als sie am Morgen aus der ungewohnten Betäubung erwachte, kam er strahlend frisch rasiert aus dem Bad und rief: Hallo Darling; so wie er beim Nachhausekommen ihrem Hund liebevoll »Hallo Mädchen« zurief.

Eva und Michael Tate lebten nach dem Muster der Arbeitswoche, sieben Tage, und die nächsten sieben Tage unterschieden sich nur durch die Störungen, die dadurch entstanden, dass sich bei Michael vorsichtige Hoffnungen mit Besorgtheit abwechselten, was die Verhandlungen mit der Staatslinie anging. Womöglich gab es keine Lösung, die *Flight Hadedas* Überleben sicherte, sondern eine Auflösung, die im Bankrott bestand. »Das ist nicht übertrieben.« Er teilte ihre Meinung nicht, die Tatsache, dass die Verhandlungen sich hinzogen, seien sicher ein gutes Zeichen dafür, dass die Regierung schließlich doch noch Zweifel bekommen hatte. Nach all den Vorwürfen, dass der private Sektor nicht genug Verantwortung übernahm, die Infrastruktur auf neue Weise zu entwickeln … Vielleicht begannen sie, auf die privaten Fluglinien zu hören. »Die Regierung hätte es doch einfach tun können, hätte der Staatslinie die Lizenzen nach der demokratischen Pflichtübung des ersten Treffens mit euch geben können. Warum hat sie das nicht getan? Ich glaube, sie bewegt sich in kleinen Schritten auf einen Kompromiss zu.«

Er hatte die Ober- und Unterlippe zwischen die Zähne gezogen, als wollte er sich daran hindern, etwas zu sagen, was er nicht sagen wollte.

Es gab auch Worte, die sie nicht sagen wollte.

In ihrer Wut und Ungläubigkeit tat sie etwas, was sie anekelte. Aber sie tat es. An einem Dienstagabend rief sie den Squashklub an und sagte, sie wolle Michael Tate sprechen. Die Frau am Empfang bat sie, am Apparat zu bleiben, was für sie eine Mahnung war, nicht zu atmen. Die Stimme kam zurück: Tut mir leid, Mr Tate ist heute Abend nicht hier. »Tut mir leid« – das Bedauern war eine Form der Höflichkeit, die man dem Personal beibrachte.

Eva las im Bett, und die Nachgiebigkeit dem Hund gegenüber, der neben ihr lag, wurde ausgedehnt. Musik begleitete sie, und sie sah nicht auf die Uhr, bis der Hund hinuntersprang und auf die Treppe zulief. Michael war nach Hause gekommen. Und früh. Runter, Dina, runter! Sie waren in der Tür zum Schlafzimmer, der Hund versuchte noch immer, ihn anzuspringen, ihm die Pfoten auf die Schultern zu legen. Dina hat jetzt das, was sie riecht, als Teil der Aura des Paares und des Hauses akzeptiert, sie muss sich nicht auf die Atavismen ihres Jagdinstinkts besinnen.

Eva sagt nichts zur Uhrzeit. Und er sagt nichts dazu, dass er sie schon im Bett vorfindet. Vielleicht beachtet er sie gar nicht. Sie hat nie die Erfahrung gemacht, von einem Mann zu einem anderen nach Hause zu kommen, obwohl sie einmal eine Freundin hatte, die sagte, sie habe das mit irgendeiner Art neuartigem Vergnügen hingekriegt.

»Gewonnen oder verloren?«, fragte Eva. Die gewohnte Antwortformel wäre irgendeine leicht hingeworfene Bemerkung; eine spaßhafte Entschuldigung, wenn er schlecht in Form gewesen war, eine spaßhafte Angeberei, wenn er gut gespielt hatte – sie wussten beide, dass die Dienstage für die Fitness da waren, nicht für Sport; es ging darum, den Beginn der männlichen Schwangerschaft zu verhindern, den Bauch des mittleren Alters.

»Der Klub fängt an, mich zu langweilen, glaub ich. Alle in meinem Alter gehen ins Fitnessstudio. Die meisten von uns sind darüber hinaus.«

Sie versuchte, bei der sicheren Formel zu bleiben. »Also hast du endlich mal verloren!« Er antwortete nicht.

Er war ins Bad gegangen. Da war das Regenprasseln – dieses Mal duschte er. Als er zurückkam, sah sie ihn nackt; ja, daran war nichts Ungewöhnliches, der Brustkasten, den sie mochte, der Bauch mit seinen kleinen Falten – nein, das sind Muskeln, nein, nein, kein Fett –, der Penis in seiner Vorhauthülle. Aber sie sah den nackten Körper, wie sie sich selbst in jener ersten Nacht, als sie und der Hund ihn gewittert hatten, im Badezimmerspiegel gesehen hatte.

Er sagte etwas, wandte sich von ihr ab, zog den Pyjama an. »Es sieht mit jedem Tag schlechter aus. Wir haben was gehört, was durchgesickert ist. Adams kennt einen von ihren Beamten. Die Routen, die sie fliegen wollen, sind ihnen schon zugesagt worden. Sie analysieren jetzt die Kostenstrukturen, wenn online gebucht wird, dann hätten die Passagiere keine Reisebürokosten mehr.«

»Aber das könnt ihr doch auch.«

»Wirklich? Die Reisebüros bringen uns Passagiere, die mit ihren Fernreisen zugleich Inlandsflüge gebucht haben. Wir können es uns nicht leisten, die rauszuschmeißen.«

Er trat ans Bett.

»Bringst du nicht Dina runter?«

Von wo immer er gewesen war, hierher zurückgerufen, legte er dem Hund die Hand auf den Kopf, und die beiden gingen zur Treppe. Als er wieder auftauchte, legte er sich ins Bett und beugte sich nicht zum Gutenachtkuss über sie. Der andere Grund dafür, dass er sie mied, konnte seine verzweifelte Geistesabwesenheit sein. Als Michael das Licht ausmachte, sagte er laut, aber nicht zu ihr: »Hadeda ist am Boden. Schrott.«

Zum ersten Mal in sechzehn Jahren gab es keine Möglichkeit, sich gegenseitig in einer Umarmung zu trösten. Sie sagte im Dunkeln: »Man darf nie aufgeben.« Sie wusste nicht, ob das eine Aussage über *Flight Hadeda* war oder ein bitterer Kommentar darüber, wo er an diesem und anderen Abenden gewesen war.

Sie setzten das fort, was das Vokabular des neuen Jahrtausends »Sex machen« nennt und nicht »sich lieben«. Ab und zu, weniger oft als vorher. Das geschah, wenn sie abends mit Freunden ausgegangen und viel Wein getrunken hatten oder wenn sie bei ihren akademischen Feiern pflichtgemäß herumstanden und alle immer noch mehr Wodkas, Gins, Whiskys tranken, um nicht akademisch steif zu wirken.

Es war also möglich, dass er sie begehrte. Schwer zu verstehen. Sie hatte sich immer geweigert, das schwache, sexistische Argument zu akzeptieren, dass Männer anders begehrten als Frauen. Wenn sie ihr Repertoire an Liebkosungen abspielten, ließ ihr Körper kein wirkliches Begehren zu; für sie, wie jetzt doch auch gewiss für ihn, gehörte das Begehren einer anderen Frau. Sie suchte nach dem richtigen Moment, um es zur Sprache zu bringen. Wie das sagen, was gesagt werden musste. Das »Hast du etwas mit einer anderen« der Seifenopern. »Du hast etwas mit einer anderen« – das Offensichtliche klar benennend. »Du schläfst mit irgendeiner Frau, sogar der Hund riecht sie an dir.« Keine Euphemismen mehr. Wann sollte sie reden? Abends? Früh am Morgen, war das ein Frühstücksthema? Bevor Patrick für die Ferien nach Hause kam? Was passiert, wenn solche Sachen gesagt werden. Würden sie beide nach dem Frühstück zur Arbeit fahren, mit ihrem Sohn einen Film angucken, so tun, als wären die Wörter nicht gesagt worden, bis er wieder in seiner Schule war, aus dem Weg.

Am Abend vor Ostern nahm sie einen Lammeintopf aus der Tiefkühltruhe. Es sollte das letzte gemeinsame Essen sein, bevor es ausgesprochen wurde. Das, wofür sie die richtigen Worte finden würde. Als er nach Hause kam, schloss er die Wohnzimmertür hinter sich, damit der Hund nicht hereinkommen konnte, und ging hinüber, um die Stimme des Nachrichtensprechers im Fernsehen stumm zu schalten.

»Ich mach den Laden dicht. Es geht jetzt nur noch darum, die beiden Düsenmaschinen zu verkaufen, niemand wird so dumm sein, die Lizenz zu kaufen. Da können wir lange warten. Adams und ich sind die Zahlen der letzten achtzehn Monate durchgegangen, und selbst wenn das Staatsding uns nicht begraben würde, es ist einfach so – wir fliegen nur Verluste ein.«

Die munteren Schauspielergesichter auf dem Schirm wurden gerade ausgetauscht, als er sagte, was er zu sagen hatte.

»Aber wir wussten doch, dass ihr euch mindestens zwei Jahre lang auf unser Kapital würdet stützen müssen, bevor ihr anfangt, Geld zu verdienen, das hat mit der Staatslinie doch gar nichts zu tun.«

»Die Konkurrenz macht das irrelevant, das ist alles. Warum darauf warten. Wir verkaufen die Flugzeuge. Wird den Verlust nicht ersetzen. Den Kredit.«

»Ist immerhin etwas.«

Da waren jetzt Bilder von irgendwo herumliegenden Toten, Afghanistan, Darfur, Irak.

»Wofür. Um was zu tun.«

Er ist ein Mann der Ideen gewesen, in seinen reifen Jahren, mit Verbindungen, Freunden in der Geschäftswelt.

»Du wirst dich umschauen.« Das hatte er damals getan, war darangegangen, sein Leben zu verändern – vom erdgebundenen Immobiliengeschäft zur Freiheit des Himmels.

Er hob die gespreizten Hände, die Handflächen nach oben, und ließ sie fallen, als fielen sie von den Handgelenken ab, während der Schirm von der gigantischen Grinsgrimasse eines triumphierenden Fußballers erfüllt wurde. »Wie sollen wir inzwischen leben.«

»Ich bring nicht so viel Kohle nach Hause wie ein Manager, das nicht, aber es kann gut sein, dass ich zu Beginn des neuen Semesters zur Fakultätsdirektorin ernannt werde.«

»Das wird gerade die Kosten für Patricks Millionärsschule decken.« Die Schule hatte er für seinen Sohn ausgewählt, auch das Teil seines ehrgeizigen neuen Lebens; wenn das jetzt ein Vorwurf sein sollte, so konnte der sich nur gegen ihn selbst richten, es konnte keine scharfe Reaktion darauf sein, dass sie eine vorläufige Rettungsmaßnahme angeboten hatte. Verzweiflung zerfurchte sein Gesicht wie die Anzeichen einer tödlichen Krankheit.

Sie sagte nicht, was sie zu dieser, wie sie entschieden hatte, richtigen Zeit mit den richtigen Worten hatte sagen wollen.

Sie sah, dass er es schaffte, ein wenig von dem Lamm zu essen, als eine Art Anerkennung für ihr Angebot.

Eva erinnerte sich an jenes Mal, an den Dienstag, als er von der Frau nach Hause gekommen war und über seine Kumpel auf dem Squashcourt, mit denen er gar nicht gespielt hatte – Tut mir leid, Mr Tate ist heute Abend nicht hier –, gesagt hatte, dass der Klub anfinge, ihn zu langweilen. »Alle in meinem Alter gehen ins Fitnessstudio. Die meisten von uns sind darüber hinaus.«

Darüber hinaus.

Zu spät. Das Schuljungenabenteuer von *Flight Hadeda*, sogar jene Nacht, als er versagte, es aber nicht eingestand, als er bedroht war von dem staatlichen Unternehmen, dem er nichts entgegenzusetzen hatte. Innerlich wurde Eva manchmal weich; sie hatte sein Versagen akzeptiert, vielleicht war er zu erschöpft gewesen – »gestresst« ist das Wort, das alles abdeckt –, um mit ihr zu schlafen.

Welchen anderen Weg, sich aufzubauen, sich wiederherzustellen, gab es für ihn. Dass er nicht darüber hinaus war – er brauchte den Beweis männlicher Lebenskraft, die Erregung der Potenz: durch eine andere Frau.

Eva konfrontierte Michael nie mit dem Geruch der Frau, den sie an ihm gewittert hatte. Sie wusste nicht, ob er die Frau zu irgendeiner anderen Zeit noch traf, jetzt, da er den Squashklub am Dienstagabend aufgegeben hatte; wann oder ob er die Affäre aufgegeben hatte. Sie wusste es nicht, und sie griff auch nicht noch einmal auf die Mittel zurück, die sie und der Hund besaßen, um sich Indizien zu verschaffen.